临床内科疾病诊断与治疗

主编◎王远英 王 浩 何 英

刘 冉 明 义 张丽霞

黑龙江科学技术出版社

图书在版编目（CIP）数据

临床内科疾病诊断与治疗 / 王远英等主编. -- 哈尔
滨：黑龙江科学技术出版社，2023.7
ISBN 978-7-5719-1979-5

Ⅰ.①临… Ⅱ.①王… Ⅲ.①内科-疾病-诊疗
Ⅳ.①R5

中国国家版本馆CIP数据核字(2023)第107005号

临床内科疾病诊断与治疗
LINCHUANG NEIKE JIBING ZHENDUAN YU ZHILIAO

作　者	王远英　王　浩　何　英　刘　冉　明　义　张丽霞
责任编辑	刘　路
封面设计	邓姗姗
出　版	黑龙江科学技术出版社
	地址：哈尔滨市南岗区公安街70-2号　邮编：150007
	电话：（0451）53642106　传真：（0451）53642143
	网址：www.lkcbs.cn
发　行	全国新华书店
印　刷	黑龙江龙江传媒有限责任公司
开　本	787mm×1092mm　1/16
印　张	20.5
字　数	485千字
版　次	2023年7月第1版
印　次	2023年7月第1次印刷
书　号	ISBN 978-7-5719-1979-5
定　价	128.00元

前　言

内科学是临床医学中一门涉及面极广、整体性极强的学科,它不仅是临床医学各科的基础,且与它们存在着密切的联系。许多疾病都是临床工作中的常见疾病和多发疾病,严重威胁着人们的健康。近年来,随着医学新技术的不断创新、新药物的不断问世和分子生物学的不断开拓,内科领域的诊断治疗技术也取得了突飞猛进的发展。临床内科医师需要不断学习,吸收现代医学的先进理论和经验,才能跟上时代的发展,更好地为患者服务。

为了顺应现代医学的发展,更好地为临床工作服务,在参考了大量的相关文献的同时,结合编者的经验,特别编写了本书。本书系统地介绍了内科常见疾病的诊断与治疗,重点讲述了神经系统、循环系统、呼吸系统、内分泌系统等相关疾病,同时还包括了危急重症、康复医学等相关的内容。本书涵盖内容广泛,条理清晰,具有科学性、实用性等特点。本书的编者均从事内科临床多年,具有丰富的诊疗经验和深厚的理论功底,希望本书能为各级医院内科医师及相关科室医护提供有效的帮助。

由于本书参编人员较多,文笔不尽一致,加上篇幅和编者时间限制,虽经反复多次校稿,但书中疏漏之处在所难免,望广大读者提出宝贵意见和建议,以便再版时修订。

编　者

前　　言

目　　录

第一章 常见急危重症

第一节 胸腔积液

胸膜是一层薄而光滑的浆膜,分为脏胸膜与壁胸膜两部分,具有分泌和吸收浆液的功能。由脏胸膜与壁胸膜在肺根和肺韧带处相互移行所构成的密闭的潜在腔隙,称胸膜腔。腔内呈负压,并有少量浆液(3～15mL),在呼吸运动中起润滑作用。

任何因素使胸膜腔内液体形成增加和(或)吸收减少,发生胸膜腔内液体潴留,称胸腔积液,临床主要表现为胸闷、气促、呼吸困难,可伴有发热、胸痛、心悸等。胸腔积液的出现多伴有基础疾病,可原发于肺、胸膜,也可见于心血管、肾脏等肺外疾病。我国4个大样本胸腔积液的综合分析显示,结核性占46.7%,恶性占28.2%。

本病归属于中医"悬饮"范畴。

一、病因病理

(一)西医病因和发病机制

1.胸膜毛细血管内静水压增高

充血性心力衰竭、缩窄性心包炎、血容量增加,上腔静脉或奇静脉阻塞造成静水压增加,产生胸腔积液,此类胸腔积液为漏出液。

2.胸膜毛细血管内胶体渗透压降低

低蛋白血症、肾病综合征、肝硬化、黏液性水肿等蛋白丢失或合成减少性疾病,使血浆白蛋白减少,血浆胶体渗透压降低,形成胸腔漏出液。

3.胸膜毛细血管通透性增加

胸膜炎症(结核病、肺炎)或邻近胸膜的组织器官感染(急性胰腺炎、膈下脓肿、肝脓肿)、胸膜肿瘤(恶性肿瘤转移、间皮瘤)、肺梗死或全身性疾病(系统性红斑狼疮、类风湿关节炎)累及胸膜,均可使胸膜毛细血管通透性增加,毛细血管内细胞、蛋白和液体等大量渗入胸膜腔,胸腔积液中蛋白含量升高,胸腔积液胶体渗透压升高,产生渗出性胸腔积液。

4.壁层胸膜淋巴引流障碍

发育性淋巴引流异常或癌瘤、寄生虫阻塞等造成淋巴引流受阻,胸腔积液中蛋白含量升高,产生渗出性胸腔积液。

5.损伤性胸腔积液

外伤(如肋骨骨折、食管破裂、胸导管破裂)或疾病(如胸主动脉瘤破裂)等原因,胸腔内出现血性、脓性(继发感染)、乳糜性胸腔积液,属渗出液。

6.医源性

药物过敏、放射治疗、液体负荷过大、手术或操作如中心静脉置管穿破等都可造成胸腔积液。

(二)中医病因病机

中医认为,悬饮属于痰饮病之一,是饮邪渗流于胸胁,停积不散,阻滞气血水液运行输布,而发生咳嗽、胸痛、胸闷、气急的一种病证。

主要病因病机:

1.外感时邪时

邪外袭,侵犯胸肺,肺失宣肃,少阳枢机不利,水液不能正常输布循行,停蓄于胸胁。

2.感染痨虫

痨虫袭于胸肺,肺阴受伤,宣肃失职,水液停蓄,积于胸胁。

3.痰瘀凝结

各种因素致体内痰浊瘀毒凝聚,结于胸胁,阻滞经络,气血水液循行不畅,肺气不利,水停不散。

4.脾肾阳虚

劳伤久病,脾肾阳虚,气化转运失司,水液失于输布,停于胸胁。

总之,饮停胸胁,主要因外感时邪,感染痨虫,痰瘀凝结,或大病久病致脾肾阳虚,致水液不能正常运化输布,停蓄于胸胁而成悬饮。本病病位在胸胁,与肺、脾、肾关系密切,尤其关乎肺。痰饮湿邪均源于水,总属阴性,又常相兼为病,寒热虚实夹杂,病证复杂多变。

二、临床表现

(一)症状

常见呼吸困难,多伴有胸痛和咳嗽。由于胸腔积液多在原发疾病基础上出现,所以其症状因病因不同而有所差别。如结核等感染性胸膜炎多有发热,随着胸腔积液量的增加胸痛可有缓解,但可见胸闷气促;恶性胸腔积液多见于中年以上患者,常伴有消瘦和原发部位肿瘤的症状,或有相关病史,一般不发热;心力衰竭者为漏出液,并有心功能不全的其他表现;炎性积液多为渗出液。积液量少于 0.3L 时临床症状多不明显,积液达 0.3～0.5L 或以上时,可见胸闷或气急,大量胸腔积液时气急明显,呼吸困难及心悸加重。

(二)体征

胸腔积液的体征与积液量的多少有关。少量积液时,可无明显体征或仅因胸痛出现患侧胸部呼吸运动受限,胸式呼吸减弱,触及胸膜摩擦感。中至大量胸腔积液时,患侧胸廓饱满,触觉语颤减弱或消失,叩诊浊音或实音,听诊呼吸音减弱或消失。大量胸腔积液可伴有气管、纵隔向健侧移位。

三、实验室及其他检查

(一)影像学检查

胸腔积液 X 线改变与积液量、是否有包裹或粘连有关。积液在第 4 前肋间以下称为少量胸腔积液(积液量 0.3～0.5L),胸片可见肋膈角变钝。积液达第 4 与第 2 前肋间之间属于中等量积液,可见肋膈角消失,后前位胸片有从外上方向内下方呈斜行外高内低的弧形线,膈边界不清;积液位于第 2 前肋间以上为大量胸腔积液,此时整个患侧呈致密影,纵隔向健侧移位。积液如掩益肺内原发病灶,则抽液后可发现肿瘤或其他病变。液气胸时有液平面。包裹性积液不随体位改变而变动,边缘光滑饱满,局限于叶间或肺与膈之间,超声检查有助诊断。

B超对胸腔积液的灵敏度高,定位准确,临床用于积液量和深度的估计,协助胸腔穿刺的定位。

CT检查对胸膜病变有较高的敏感性与密度分辨率,容易发现X线平片上难以显示的少量积液,并能根据胸液的密度不同判断渗出液、血液或脓液。CT扫描对胸膜病变、肺内病变、纵隔和气管旁淋巴结病变诊断、鉴别诊断有重要意义。

(二)胸腔穿刺和胸腔积液检查

大多数胸腔积液的原因可以通过胸腔穿刺抽出胸腔积液检查而确定。

1.外观

漏出液多清亮透明,静置不凝固,比重<1.018。渗出液混浊,易有凝块,比重>1.018。渗出液病因不同而呈现不同颜色,血性渗出液呈洗肉水样,或肉眼全血(静脉血样)性,多见于肿瘤,也见于结核、肺栓塞。结核性渗出液多为草绿色、淡黄或深黄色、淡红色等;脓性积液呈黄脓性,有恶臭味考虑厌氧菌感染所致;阿米巴肝脓肿破溃入胸腔能引起巧克力色积液;曲霉菌或绿脓杆菌感染则胸液分别呈黑色和绿色;乳糜胸液呈乳状。

2.细胞检查

漏出液中有核细胞数常少于$100×10^6/L$,以淋巴细胞和间皮细胞为主。渗出液有核细胞数多于$500×10^6/L$,以白细胞为主,以淋巴细胞为主的多为结核性或肿瘤性。肺炎合并胸腔积液、脓胸时细胞数可达$10000×10^6/L$以上。血性积液中红细胞数超过$5×10^9/L$时,外观淡红色,红细胞数达$10×10^{10}/L$以上时,呈肉眼血性,主要见于外伤、肿瘤、肺栓塞。系统性红斑狼疮并发胸腔积液时可找到狼疮细胞,能够为诊断提供可靠依据。恶性胸腔积液中40%~90%可检出恶性肿瘤细胞,初检阳性率为40%~60%,反复多次检查可提高检测阳性率。

3.生化检查

(1)pH:正常胸腔积液pH接近7.6。脓胸、类风湿性胸腔积液、食管破裂所致的胸腔积液pH常降低,结核性和恶性胸腔积液的pH也可降低。

(2)蛋白质:漏出液蛋白含量低(30g/L),以白蛋白为主黏蛋白试验(Rivalta试验)阴性。渗出液中蛋白含量高于30g/L,Rivalta试验阳性。

(3)葡萄糖:正常胸腔积液中葡萄糖含量与血糖相近。漏出液与大多数渗出液葡萄糖含量正常(>3.3mmol/L)。恶性肿瘤、结核性类风湿关节炎及化脓性胸腔积液中葡萄糖含量可低于3.3mmol/L。

(4)类脂:乳糜性胸腔积液中含大量甘油三酯(>1.24mmol/L),苏丹Ⅲ染色呈红色,胆固醇含量不高。脂蛋白电泳可显示乳糜微粒。胸导管破裂,由陈旧性结核性胸膜炎、类风湿关节炎、肿瘤、肝硬化等引起的假性乳糜性胸腔积液中胆固醇含量增高(>5.18mmol/L),甘油三酯含量正常,有胆固醇结晶和大量退变细胞积聚。

4.酶学检查

(1)腺苷脱氨酶(ADA):腺苷脱氨酶在淋巴细胞内含量较高。结核性胸腔积液时,因细胞免疫受刺激,淋巴细胞明显增多,故胸腔积液中ADA多高于45U/L,其诊断结核性胸膜炎的敏感度较高。

(2)乳酸脱氢酶(LDH):胸腔积液中LDH含量>200U/L,且胸腔积液LDH/血清LDH

的比值＞0.6,则可诊断为渗出液,反之考虑为漏出液。LDH 值越高,表明炎症越明显,LDH＞500U/L 时,常提示为化脓性胸腔积液或恶性胸腔积液。

5.肿瘤标志物

癌胚抗原(CEA)在恶性胸腔积液中早期即可升高,且比血清更显著。若胸腔积液 CEA＞20μg/L 或胸腔积液 CEA/血清 CEA＞1,常提示为恶性胸腔积液,其敏感性 40%～60%,特异性 70%～88%。胸腔积液端粒酶测定与 CEA 相比,其敏感性和特异性均大于 90%。近年还开展许多肿瘤标志物检测,如糖链肿瘤相关抗原细胞角蛋白 19 片段,神经元特异性烯醇化酶等,可作为鉴别诊断的参考。联合检测多种标志物,可提高阳性检出率。

6.免疫学检查

结核性胸膜炎胸腔积液 γ 干扰素多大于 200pg/mL。系统性红斑狼疮及类风湿关节炎引起的胸腔积液中补体 C_3、C_4 成分降低,且免疫复合物的含量增高。系统性红斑狼疮胸腔积液中抗核抗体滴度可达 1∶160 以上,RA 胸腔积液类风湿因子＞1∶320。

(三)胸膜活检

经皮闭式胸膜活检对胸腔积液病因诊断有重要意义,可发现肿瘤、结核和其他胸膜肉芽肿性病变。拟诊结核病时,活检标本除做病理检查外,还应做结核菌培养。胸膜针刺活检具有简单、易行、损伤性较小的优点,阳性诊断率为 40%～75%,CT 或 B 超引导下活检可提高成功率。脓胸或有出血倾向者不宜做胸膜活检。如活检证实为恶性胸膜间皮瘤,1 个月内应对活检部位行放射治疗。对上述检查不能确诊者,必要时可经胸腔镜或剖胸直视下活检。胸腔镜检查可对病变形态、范围、邻周受累情况等全面观察,对恶性胸腔积液的病因诊断率可达70%～100%。

四、诊断与鉴别诊断

(一)诊断

首先确定有无胸腔积液。中量以上者因症状体征明显,易于诊断。少量积液(0.3L)者症状及体征不明显,易于忽略。临床需根据胸闷、气促等症状,患侧呼吸音减弱或消失、叩诊浊音等体征,结合胸片、B 超、CT 等辅助检查,确定有无胸腔积液和积液量的多少,并进一步确定胸腔积液的病因。胸腔积液可由肺、胸膜、心血管、肾脏、肝脏疾病等引起,是全身疾病的一部分,常见病因为结核性胸膜炎、恶性肿瘤、肺炎、肺脓肿和支气管扩张感染。

(二)鉴别诊断

1.漏出液与渗出液

一旦确定存在胸腔积液,则首先应明确积液的性质,即漏出液或渗出液。目前多用 Light标准,尤其对蛋白质在 25～35g/L 以上者。胸腔积液中的蛋白含量与血清中的总蛋白含量比值＞0.5,LDH 含量超过 200U/L 或大于正常血清 LDH 正常值的 2/3,胸腔积液 LDH/血清LDH＞0.6,符合以上任何一条可诊为渗出液,反之为漏出液。区别积液性质还常参考积液外观、比重、细胞数、胆固醇浓度等。渗出液最常见的原因为结核性胸膜炎,漏出液可能与左心衰竭、低蛋白血症等有关。有些难以确切地划入漏出或渗出液,是由于多种机制参与积液的形成,常为恶性积液。

2.良性与恶性

良性胸腔积液临床上以结核性最为常见,恶性胸腔积液常由肺癌、乳腺癌等恶性肿瘤侵犯胸膜引起。二者治疗与预后大相径庭。恶性胸腔积液多呈血性,量大,增长迅速,$pH>7.4$,$CEA>20\mu g/L$,$LDH>500U/L$。结核性胸膜炎多伴有结核中毒症状,大多数患者 $pH<7.3$。腺苷脱氨酶(ADA)活性明显高于其他原因所致胸腔积液,CEA通常并不增高。通过详细询问病史、影像学、胸腔积液细胞学、细菌学、病理学等检查,可明确胸腔积液病因和良恶性质。

五、治疗

(一)治疗思路

胸腔积液由胸部或全身疾病引起,病因治疗尤为重要,并结合对症治疗。漏出性胸腔积液通过病因治疗多可吸收。渗出性胸腔积液则根据不同病因而处理,常见的渗出液病因为结核性胸膜炎、类肺炎性胸腔积液(肺炎、肺脓肿或支气管扩张感染引起者)、脓胸、恶性胸腔积液。强调病因治疗,但要注意局部和整体治疗的结合。

中医认为本病以实证居多,或虚实夹杂,本虚标实,辨治时除对证候进行施法处方外,还应强调祛除病因的治本之法,如杀灭痨虫、清热解毒、解毒化瘀散结等,有虚证则配以扶正之法。大量胸腔积液造成严重呼吸困难者仍以胸腔抽液为先。温阳化饮为胸腔积液治疗方法之一,适于虚证、阴证患者;阳热之证当以清热解毒或抗痨虫为主。中医治疗不仅可以驱逐水饮之邪,还能减轻胸膜肥厚和粘连,中西医结合能显著提高疗效。

(二)西医治疗

1.一般治疗

休息和加强营养,对症支持治疗。

2.病因治疗

恶性胸腔积液多为晚期恶性肿瘤并发症,除进行全身性抗肿瘤治疗外,还可通过胸腔注射抗肿瘤药物或免疫调节剂进行局部治疗。可同时注入利多卡因或地塞米松以减轻胸痛或发热,嘱患者在注药后2小时内卧床休息并定时不断更换体位,以5～10分钟为宜,使药物能与胸膜或病灶广泛接触,达到最佳治疗效果。对于急性期脓胸患者,抗感染治疗要待体温正常后持续用药2周以上,以防复发。

3.穿刺抽液

中等量以上积液需治疗性胸腔穿刺抽液或肋间插管引流,可减轻或解除肺、心血管的受压症状,减少纤维蛋白沉着及胸膜增厚,降低或避免影响肺功能。抽液速度不宜过快,量不宜过多,首次抽液不要超过700mL,以后每次抽液量不宜超过1000mL,以免造成胸腔压力骤降,出现复张后肺水肿或循环衰竭。抽液过程中出现头晕、面色苍白、出汗、心悸、四肢发凉,则考虑"胸膜反应",应立即停止操作,并使患者平卧,密切观察血压等变化,防止休克,必要时皮下注射0.1%肾上腺素0.5mL。

结核性胸腔积液患者抽胸腔积液后,可注入链激酶防止胸膜粘连,抽胸腔积液后结核毒血症状也可减轻,体温下降。多数类肺炎性胸腔积液量较少,经有效抗感染治疗后可吸收,积液量大者应胸穿抽液或肋间插管闭式引流。引流胸腔积液是脓胸最基本的治疗方法,在全身足量应用抗菌药物的同时,应反复抽脓或闭式引流。可用2%碳酸氢钠或0.9%氯化钠注射液反复冲洗胸腔,然后注入适量抗生素及链激酶。有支气管胸膜瘘者不宜冲洗。恶性胸腔积液生长迅速,常需反复抽液或置闭式引流管引流。抽液后胸腔注入抗肿瘤药物如顺铂、丝裂霉素等,也可注入干扰素、白细胞介素-2等免疫调节剂,此疗法既有杀伤肿瘤细胞的作用,又可减缓胸腔积液产生,并能促使胸膜粘连。反复抽液可致大量蛋白丢失。

4.糖皮质激素

糖皮质激素可降低炎症反应,减轻结核性胸腔积液的中毒症状,加快胸腔积液吸收,减少胸膜增厚、粘连的机会。在有效抗结核治疗同时,主要用于有严重结核出血症状,经抽液、抗结核治疗未有效缓解的中等量以上胸腔积液患者。通常用中小剂量(泼尼松,15～30mg/d),疗程一般不超过 4～6 周。糖皮质激素具有免疫抑制作用,可导致结核播散,必须谨慎应用,症状得到控制后逐渐减量停药,同时注意药物的不良反应。

(三)中医治疗

辨证论治

1.邪犯胸肺证

症状:胸胁疼痛,呼吸、转侧疼痛加重,咳嗽,气急,寒热往来,或发热,汗出而热不解,口苦,咽干,心下痞硬,干呕,舌苔薄白或黄,脉弦数。

治法:和解少阳,宣利枢机。

方药:柴枳半夏汤加减。若热盛有汗,咳喘气粗,去柴胡,合麻杏石甘汤以宣肺泄热;胸胁痛剧,去杏仁,加延胡索、郁金、丝瓜络以理气和络;心下痞硬,口苦心烦,加黄连以泻心开结;痰热甚而咳吐黄稠痰者,合用凉膈散以清泻膈热;热结便秘者,加生大黄泄热通便。

2.饮停胸胁证

症状:胸胁胀痛,咳逆气喘,不能平卧或仅能偏卧于停饮一侧,病侧肋间胀满,甚则可见病侧胸廓隆起,舌苔白腻,脉沉弦或弦滑。

治法:泻肺逐饮。

方药:十枣汤加减。体弱者用葶苈大枣泻肺汤加减。临床可酌加前胡、椒目、茯苓、桑白皮以宣肺利水;伴郁热者,加柴胡、黄芩、栀子;如水饮久停难去,胸胁支满,体弱食少者,加桂枝、白术、甘草等以健脾通阳化饮,不宜再予峻攻。

3.热毒结胸证

症状:高热,或见寒战,胸痛胸闷,气促,咳嗽,病侧胸廓饱满,口干,乏力,舌红苔黄,脉数。

治法:清热解毒,泄肺排脓。

方药:五味消毒饮合黄芩泻白散加减。热甚者加生石膏;咳逆胸闷甚者加葶苈子;气阴两伤者加麦冬,沙参,西洋参。

4.痰瘀阻络证

症状:胸闷疼痛,咳嗽气促,动则尤甚,病久不愈,神疲倦怠,面白少华,纳少,舌质黯或有瘀斑瘀点,苔白滑,脉弦涩。

治法:补气利肺,散结消饮。

方药:椒目瓜蒌汤合补中益气汤加减。若咳剧,可加杏仁、炙杷叶肃肺止咳;久痛不已,加郁金、乳香、没药通络止痛;水饮不减,加桂枝、路路通、大腹皮等以通阳行气祛饮通络。

5.阴虚内热证

症状：胸胁闷痛，干咳少痰，心烦，颧红，口干咽燥，手足心热，午后潮热，盗汗，形体消瘦，舌红少苔，脉细数。

治法：滋阴清热。

方药：沙参麦冬汤加减。潮热甚者，加银柴胡、鳖甲、胡黄连、功劳叶滋阴退热；兼气虚者，加西洋参、太子参气阴双补；胸闷明显，加瓜蒌皮、郁金宽胸理气。

六、预后

胸腔积液的预后与原发病的关系密切。漏出性胸腔积液通过治疗原发病或纠正胸腔液体漏出的原因多可吸收或稳定。渗出性胸腔积液则根据病因不同有所差异。结核性胸腔积液、化脓性胸腔积液预后一般良好，恶性胸腔积液预后多不佳。

七、预防与调护

(1)要注意加强体质锻炼，提高抗病能力，吸烟者应戒烟。

(2)居住地要保持干燥，避免湿邪侵袭，不恣食生冷，不暴饮暴食，保持脾胃功能的正常。

(3)病后要及时治疗，避风寒，慎起居，怡情志，以期早日康复。

第二节　慢性肺源性心脏病

肺源性心脏病简称肺心病，是指由支气管-肺组织、胸廓或肺血管病变致肺血管阻力增加，产生肺动脉高压，继而右心室结构或（和）功能改变的疾病。根据起病缓急和病程长短，可分为急性和慢性肺心病两类。临床上以后者多见。本节论述慢性肺源性心脏病。急性肺心病常见于急性大面积肺栓塞。

慢性肺源性心脏病简称慢性肺心病，是由肺组织、肺血管或胸廓的慢性病变引起肺组织结构和（或）功能异常，产生肺血管阻力增加，肺动脉压力增高，使右心室扩张或（和）肥厚，伴或不伴右心功能衰竭的心脏病，并排除先天性心脏病和左心病变引起者。

慢性肺心病是呼吸系统的一种常见病、多发病。1992年在北京、湖北、辽宁农村调查102230例居民的慢性肺心病患病率为4.4%，其中≥15岁人群的患病率为6.7%。其患病率存在地区差异，东北、西北、华北患病率高于南方地区，农村患病率高于城市，吸烟者比不吸烟者患病率明显增多。患病年龄多在40岁以上，并随年龄增长而增加。急性发作以冬、春季节多见。

本病属中医学"肺胀""喘证""痰饮""心悸""水肿"等范畴。早在东汉时期就对其有了初步的认识，如《金匮要略·痰饮咳嗽病》中提到的"咳逆倚息，短气不得卧，其形如肿"，与现在肺心病的临床症状一致。

一、病因病机

(一)中医

本病的发生，多因久病肺虚，痰浊潴留，每因再感外邪，诱使病情反复发作加重。病变首先在肺,进而侵及脾、肾、心等脏。先以肺气虚为主,后出现气阴两虚,再逐渐发展为阳虚,使病情复杂,经久不愈。

1.痰浊内蕴

肺病经久不愈,反复发作,正气必虚。肺虚及脾,脾运失健,痰浊内生,痰随气上逆,阻遏气道,气机不利,肃降失常而咳喘。肺虚及肾,肾虚水不化气,水液泛滥肌肤则水肿,上凌于心则短气、心悸;痰浊雍盛,阻塞气道,则咳逆上气,蒙闭神窍则烦躁、嗜睡、昏迷。若痰浊内蕴化热,热动于风,则可并见肌肉震颤,甚则抽搐,或动血而并见出血。

2.痰瘀互结

心主血脉,肺朝百脉而助心行血。肺病日久,痰浊滞留,肺气型塞,不能治理调节心血的运行,血行不畅,滞而成瘀。痰阻血脉则心动悸,脉结代,唇暗舌紫。

3.感受外邪肺虚

卫外不顾,六淫外邪易反复乘袭,诱使病情发作。

综上所述,本病病因与外感六淫、痰浊、水饮、瘀血息息相关。肺虚为发病的基础,痰与瘀是发病的关键。反复感受外邪是本病反复发作,病情日益加重之条件。本病病位首先在肺,继而影响脾肾,后期累及于心。病变性质属本虚标实。急性发作期以邪实为主,虚实错杂;缓解期以脏腑虚损为主。

(二)西医

1.病因

(1)支气管、肺疾病:包括COPD、支气管哮喘、支气管扩张、重症肺结核、肺尘埃沉着症、结节病、间质性肺炎、过敏性肺泡炎、嗜酸性肉芽肿、药物相关性肺疾病等。其中以COPD最为多见,占80%~90%。

(2)胸廓运动障碍性疾病:较少见。广泛性胸膜肥厚粘连、胸廓成形术后、类风湿关节炎、严重的脊椎后凸或侧凸、脊椎结核等造成的严重胸廓或脊柱畸形,以及神经肌肉疾患如脑炎、脊髓灰质炎,均可引起胸廓活动受限、肺受压、支气管扭曲或变形,导致肺功能受损。

(3)肺血管疾病:反复肺动脉栓塞、肺小动脉炎、累及肺动脉的过敏性肉芽肿病,以及原因不明的原发性肺动脉高压,均可引起血管内膜增厚、管腔狭窄、阻塞,引起肺血管阻力增加、肺动脉高压,发展为慢性肺心病。

(4)其他:睡眠呼吸暂停低通气综合征、原发性肺泡通气不足及先天性口咽畸形等亦可产生低氧血症,引起肺血管收缩,导致肺动脉高压,发展成慢性肺心病。

2.发病机制和病理

引起右心室扩大、肥厚的因素很多。但先决条件是肺功能和结构的不可逆性改变,发生反复的气道感染和低氧血症,导致一系列体液因子和肺血管的变化,使血管阻力增加,肺动脉血管的结构重塑,产生肺动脉高压。

(1)肺动脉高压的形成。

1)肺血管阻力增加的功能性因素:上述支气管、肺疾病的病变可出现阻塞性通气功能障碍。限制性肺部疾病或胸部活动受限制可出现限制性通气功能障碍,使肺活量、残气量和肺总量减低。进一步发展则通气血流比值失调而出现换气功能失常,最终导致低氧血症和高碳酸血症。缺氧、高碳酸血症和呼吸性酸中毒使肺血管收缩、痉挛,其中缺氧是肺动脉高压形成最重要的因素。引起缺氧性肺血管收缩的原因很多,现认为体液因素在缺氧性肺血管收缩中占重要地位。缺氧时收缩血管的活性物质增多,使肺血管收缩,血管阻力增加,特别受重视的是花生四烯酸环氧化酶产物前列腺素和脂氧化酶产物白三烯。白三烯、5-羟色胺(5-HT)、血管紧张素Ⅱ、血小板活化因子(PAF)等起收缩血管的作用。内皮源性舒张因子(EDRF)和内皮源性收缩因子(EDCF)的平衡失调,在缺氧性肺血管收缩中也起一定作用。

缺氧使平滑肌细胞膜对 Ca^{2+} 的通透性增加,细胞内 Ca^{2+} 含量增高,肌肉兴奋收缩耦联效应增强,直接使肺血管平滑肌收缩。高碳酸血症时,由于 H^+ 产生过多,使血管对缺氧的收缩敏感性增强,致肺动脉压增高。

2)肺血管阻力增加的解剖学因素:解剖学因素系指肺血管解剖结构的变化,形成肺循环血流动力学障碍。主要原因是:①长期反复发作的慢性阻塞性肺疾病及支气管周围炎,可累及邻近肺小动脉,引起血管炎,管壁增厚、管腔狭窄或纤维化,甚至完全闭塞,使肺血管阻力增加,产生肺动脉高压。②随肺气肿的加重,肺泡内压增高,压迫肺泡毛细血管,造成毛细血管管腔狭窄或闭塞。肺泡壁破裂造成毛细血管网的毁损,肺泡毛细血管床减损超过70%时肺循环阻力增大。③肺血管重塑和血栓形成:慢性缺氧使肺血管收缩,管壁张力增高,同时缺氧时肺内产生多种生长因子(如多肽生长因子),可直接刺激管壁平滑肌细胞、内膜弹力纤维及胶原纤维增生。这种肺血管结构重建使肺血管顺应性下降,管腔变窄,血管阻力增加。肺血管重构、肺血管数量减少,肺微动脉中原位血栓形成,更加重了肺动脉高压。在慢性肺心病肺动脉高压的发生机制中,功能性因素较解剖学因素更为重要。在急性加重期经过治疗,缺氧和高碳酸血症得到纠正后,肺动脉压可明显降低,部分患者甚至可恢复到正常范围。

3)血液黏稠度增加和血容量增多:慢性缺氧引起代偿性红细胞增多,血液黏稠度增加。缺氧可使醛固酮增加,使水、钠潴留,血容量增多。血液黏稠度增加和血容量增多,更使肺动脉压升高。

(2)心脏病变和心力衰竭:肺动脉高压早期,右心室尚能代偿,舒张末期压仍正常。随着病情的进展,特别是急性加重期,肺动脉压持续升高,超过右心室的代偿能力,右心失代偿,右心排血量下降,右心室收缩末期残留血量增加,舒张末压增高,促使右心室扩大和右心室功能衰竭。一般认为慢性肺心病是右心室受累的心脏病,但也有少数可见左心室损害。由于缺氧、高碳酸血症、酸中毒、相对血流量增多等因素,使左心负荷加重。如病情进展,则可发生左心室肥厚,甚至导致左心衰竭。

3.其他重要器官的损害

缺氧和高碳酸血症除影响心脏外,尚导致其他重要器官如脑、肝、肾、胃肠及内分泌系统、血液系统等发生病埋改变,引起多器官的功能损害,最后导致多脏器衰竭。

二、临床表现

(一)症状与体征

本病病程进展缓慢,临床上除出现原有肺、胸疾病的各种症状和体征外,主要是逐渐出现肺、心功能衰竭和其他器官损害的征象。按其功能分代偿期与失代偿期两个阶段。

1.肺、心功能代偿期

(1)症状:慢性咳嗽、咳痰和喘息,活动后可有心悸、乏力、呼吸困难。

(2)体征:肺气肿体征,包括桶状胸、肺部叩诊呈过清音、呼吸音降低。常可闻及干、湿性啰音。心音遥远,肺动脉瓣区第二心音亢进,右房室瓣(三尖瓣)区可出现收缩期杂音或剑突下心脏搏动增强,提示有右心室肥厚。部分患者有颈静脉充盈。

2.肺、心功能失代偿期

肺组织损害严重可导致呼吸和(或)心力衰竭。急性呼吸道感染为其最常见诱因。

(1)呼吸衰竭。

1)症状:呼吸困难加重,心悸,胸闷。常有头痛、失眠、白天嗜睡,甚至出现表情淡漠、神志恍惚、谵妄,甚至昏迷等肺性脑病的表现。

2)体征:发绀,球结膜充血水肿,严重时可有视神经盘水肿等颅内压升高的表现。腱反射减弱或消失,出现病理反射。

(2)右心衰竭。

1)症状:气促更明显,心悸、食欲不振、腹胀、尿少、下肢水肿等。

2)体征:发绀、颈静脉怒张,心率增快,可出现心律失常,剑突下可闻及收缩期杂音,甚至出现舒张期杂音。肝大且有压痛,肝颈静脉回流征阳性,下肢水肿,重者可有腹腔积液。少数患者可出现急性肺水肿或全心衰竭的体征。

(二)并发症

1.肺性脑病

是由于呼吸功能衰竭所致缺氧、二氧化碳潴留而引起精神障碍、神经系统症状的一种综合征。肺性脑病是慢性肺心病死亡的首要原因,应积极防治。

2.酸碱失衡及电解质紊乱

慢性肺心病出现呼吸衰竭时,由于缺氧和二氧化碳潴留,当机体发挥最大限度代偿能力仍不能保持体内平衡时,可发生各种不同类型的酸碱失衡及电解质紊乱,使呼吸衰竭、心力衰竭、心律失常的病情更为恶化,对患者的预后有重要影响。应进行严密监测,并认真判断酸碱失衡及电解质紊乱的具体类别及时采取处理措施。

3.心律失常

多表现为房性期前收缩及阵发性室上性心动过速,其中以紊乱性房性心动过速最具特征性。也可有心房扑动及心房颤动。少数病例由于急性严重心肌缺氧,可出现心室颤动以至心脏骤停。

4.休克

慢性肺心病并发休克并不多见,一旦发生,预后不良。其发病率决定于患者病情的严重程度,控制感染及其他治疗措施是否恰当。

5.上消化道出血

慢性肺心病出现严重呼吸衰竭时,胃肠道黏膜屏障功能损伤,导致胃肠道黏膜充血水肿、糜烂渗血或应激性溃疡,引起上消化道出血。

（三）实验室和其他检查

1.X线检查

除肺、胸基础疾病的特征外，尚有肺动脉高压和右心增大等表现。肺动脉高压时可见右下肺动脉干扩张，横径≥15mm；其横径与气管横径比值≥1.07；肺动脉段明显突出或其高度≥3mm；中央动脉扩张，外周血管纤细，形成"残根"征。右心室增大者见心尖上翘或圆突，后前位观呈二尖瓣型。皆为诊断慢性肺心病的主要依据。

2.心电图检查

主要为右心室肥大的改变，如电轴右偏、额面平均电轴≥＋90°、重度顺钟向转位，RV_1＋SV_5≥1.05mV及肺型P波。也可见右束支传导阻滞及低电压图形，可作为诊断慢性肺心病的参考条件。有时在 $V_{1\sim3}$，可出现 QS 波，酷似陈旧性心肌梗死的图形。

3.超声心动图检查

通过测定右心室流出道内径（≥30mm）、右心室内径（≥20mm）、右心室前壁的厚度、左右心室内径比值（＜2）、右肺动脉内径或肺动脉干及右心房增大等指标，可诊断慢性肺心病。

4.血气分析

肺功能失代偿期可出现低氧血症或合并高碳酸血症，当 PaO_2＜60mmHg、$PaCO_2$＞50mmHg 时，表示有呼吸衰竭。

5.血液检查

红细胞计数及血红蛋白可升高。全血黏度及血浆黏度常增加，红细胞电泳时间延长；合并呼吸道感染时白细胞总数增高，中性粒细胞增加。部分患者血清学检查可有肾功能或肝功能改变；在呼吸衰竭不同阶段可出现高钾、低钠、低钾或低氯、低钙、低镁等变化。

6.痰细菌学检查

对急性加重期慢性肺心病可以指导抗生素的应用。

三、诊断与鉴别诊断

（一）临床诊断要点

根据患者有慢性支气管炎、肺气肿、其他胸肺疾病或肺血管病变，有肺动脉高压、右心室增大或右心功能不全，如肺动脉瓣区第二心音亢进、颈静脉怒张、肝大、肝颈静脉反流征阳性、下肢水肿及体静脉压升高等表现，心电图、X线胸片、超声心动图有右心增大肥厚的征象，可以做出诊断。

（二）鉴别诊断

1.冠状动脉粥样硬化性心脏病（冠心病）

慢性肺心病与冠心病均多见于中年以上患者，均可有心脏扩大、心律失常及心力衰竭，而且常有两病共存。冠心病多有心绞痛史、X线及心电图检查呈左心室肥厚的表现，口服扩冠药物后可改善症状。慢性肺心病合并冠心病时鉴别有较多困难，应详细询问病史，并结合体格检查和有关心、肺功能检查加以鉴别。

2.风湿性心脏病

风湿性心脏病的右房室瓣疾患，应与慢性肺心病的相对右房室瓣关闭不全相鉴别。前者多发生于青少年，往往有风湿性关节炎和心肌炎病史，其他瓣膜如左房室瓣、主动脉瓣常有病变,X线、心电图、超声心动图有特殊表现。

3.原发性心肌病

本病多为全心增大,无肺动脉高压的 X 线表现,结合心电图、超声心动图检查等进行鉴别。

四、治疗

(一)中医辨证分型治疗

1.急性加重期

(1)肺肾气虚,外感风寒。

症候特点:咳嗽喘促,痰多稀薄色白,或伴恶寒、全身不适,舌质淡红,苔白滑,脉浮紧。

治法:温化寒痰、宣肺平喘。

方药:小青龙汤加减(麻黄、桂枝、干姜、细辛、半夏、甘草、白芍药、五味子)。

加减:若寒痰郁而化热,可用小青龙汤加石膏或厚朴麻黄汤寒热兼治;痰气不利,痰多质黏不易咯出,加白芥子、苏子、莱菔子。

(2)肺肾气虚,外感风热。

症候特点:咳嗽喘促,痰黄黏稠,或伴发热,烦闷。舌质淡红,苔黄,脉浮数或滑数。

治法:宣肺化痰,清热平喘。

方药:麻杏石甘汤合苇茎汤加减(炙麻黄、生石膏(先煎)、杏仁、生甘草、苇茎、薏苡仁、冬瓜仁、桃仁、鱼腥草、瓜蒌皮)。

加减:痰黏稠不易咯出,加海蛤粉;口渴咽干,加天花粉、芦根;痰涌便秘,加葶苈子、生大黄;痰鸣喘息,不得平卧,加射干、葶苈子。

(3)痰浊壅肺证。

症候特点:咳嗽、咳声重浊,痰多色白黏腻如泡沫状,喘促,胸闷,脘痞纳少,倦怠乏力,大便时溏。舌质淡,苔白腻,脉濡滑。

治法:燥湿化痰,降气平喘。

方药:二陈汤合三子养亲汤加减(半夏、茯苓、陈皮、甘草、白芥子、苏子、莱菔子)。

加减:若痰浊壅盛,胸满,气喘难平者,加葶苈子、杏仁;若痰湿重,痰多黏腻或稠厚,胸闷,脘痞,加苍术、厚朴;若寒痰较重,痰黏白如泡沫,怕冷,加干姜、细辛;脾虚症候明显加党参、白术。

(4)痰热郁肺证。

症候特点:喘咳气逆,痰黄黏稠,难咯,或咯吐血痰,胸胁胀满,咳时引痛,或有身热,口干欲饮,舌质红,苔黄腻,脉滑数。

治法:清热化痰,降逆止咳。

方药:桑白皮汤(桑白皮、黄芩、黄连、栀子、贝母、杏仁、苏子、半夏)。

加减:痰热壅盛者加鱼腥草、金荞麦根、冬瓜仁清化痰热;胸满咳逆,痰涌,便秘者,加葶苈子、大黄、芒硝泻肺涤痰通腑;痰热伤津者,加北沙参、天冬、花粉养阴生津。

(5)痰蒙神窍证。

症候特点:神志恍惚,谵语,烦躁不安,嗜睡,甚至昏迷,咳嗽,喘促,或伴痰鸣,舌质紫暗,苔厚腻,脉滑数。

治法:涤痰开窍。

方药:涤痰汤(半夏、橘红、茯苓、甘草、竹茹、枳实、胆南星、石菖蒲、人参、生姜)。

加减:痰热内盛可加黄芩、竹沥、人工牛黄粉;唇甲紫暗者加丹参、红花、桃仁。另可以用安宫牛黄丸、至宝丹等,增强清心开窍化痰之力。

(6)阳虚水泛证。

症候特点:喘咳气逆,不能平卧,咳痰清稀,心悸,尿少,肢体水肿,面唇青紫。舌体胖,质淡或紫暗,苔白滑,脉沉细。

治法:温阳利水。

方药:真武汤加味(附子、茯苓、白术、白芍药、生姜)。

加减:可加桂枝、黄芪、泽泻、葶苈子温肾益气行水;丹参、桃仁、川芎活血化瘀。

(7)元阳欲绝证。

症候特点:神志不清,气促,面色晦暗,汗出不止,四肢厥冷,脉沉细数,甚至脉微欲绝。

治法:益气固脱、回阳救逆。

方药:参附龙牡汤合参麦散(人参、麦冬、五味子、附子、龙骨、牡蛎)。

加减:加黄芪益气固表而敛汗;若伴有躁烦内热,口干颧红,汗出黏手,为气阴俱竭,可去附子,用西洋参、山萸肉。

2.缓解期

本期以肺肾气(阳)虚为主,症见咳嗽,气短,活动后加重,或有少量泡沫痰,腰酸腿软,或畏寒肢冷,舌质淡,苔薄白,脉沉细。

治法:补益肺肾。

方药:玉屏风散合金匮肾气丸或七味都气丸(黄芪、白术、防风、熟地、山药、山茱萸、茯苓、泽泻、丹皮、附子、肉桂、五味子)。

加减:阳虚明显者用玉屏风散合金匮肾气丸加补骨脂、仙灵脾、鹿角片;阴虚明显者用玉屏风散合七味都气丸加麦冬、当归、龟板;脾虚湿痰者,加二陈汤;心悸甚者可予炙甘草汤加减;血瘀者加丹参赤芍药、川芎、红花。

(二)中成药治疗

1.参附注射液

40~60mL,加入5%葡萄糖注射液250mL中静脉滴注,每日1次,治疗元阳欲绝证。

2.清开灵注射液

40mL加入5%葡萄糖注射液250mL中静脉滴注,或醒脑静脉注射液20mL加入5%葡萄糖注射液250mL中静脉滴注,每日1次,治疗痰蒙神窍证。

3.参麦注射液

20~40mL加入5%葡萄糖注射液250mL中静脉滴注,每日1次,治疗气阴两虚型。

4.川芎嗪注射液

160mg加入5%葡萄糖注射液250mL中静脉滴注,每日1次,7~14天一疗程,治疗血瘀,热象不显著。

5.复方丹参注射液

30mL 加入 5%葡萄糖注射液 250mL 中静脉滴注,每日 1 次,7～14 天一疗程,治疗血虚血瘀型。

(三)外治

(1)针灸疗法。

偏于风寒者,取穴:大椎肺俞、合谷、风池、风门等,毫针浅刺,用泻法。

偏于风热者,取穴:大椎、肺俞、合谷、曲池、外关等,毫针浅刺,用泻法。

偏于痰湿者,取穴:天突、肺俞、大椎、丰隆等,毫针浅刺,用泻法。

偏于水饮者,取穴:肺俞、肾俞、丰隆、阴陵泉、足三里、三阴交等,毫针浅刺,用平补平泻法。

肺脾肾虚者,取穴:肺俞、定喘、脾俞、肾俞、足三里、三阴交、关元、气海,毫针浅刺,用补法。

(2)穴位敷贴、穴位注射、穴位埋线

(四)西医治疗

1.急性加重期

积极控制感染;通畅呼吸道,改善呼吸功能;控制呼吸和心力衰竭;积极处理并发症。

(1)控制感染:呼吸道感染是发生呼吸衰竭和心力衰竭的常见诱因。故需积极控制。参考痰菌培养及药敏试验选择抗生素。在还没有培养结果前,根据感染的环境及痰涂片革兰染色选用抗生素。社区获得性感染以革兰阳性菌占多数,医院感染则以革兰阴性菌为主。或选用二者兼顾的抗生素。常用的有青霉素类、头孢菌素类、氨基糖苷类及喹诺酮类抗感染药物。长期应用抗生素要注意防止真菌感染。

(2)氧疗:氧疗的目的是纠正低氧血症。可用鼻导管吸氧或面罩给氧;并发呼吸衰竭者,参阅呼吸衰竭章节的治疗方案。

(3)控制心力衰竭:慢性肺心病心力衰竭的治疗与其他心脏病心力衰竭的治疗有其不同之处,因为慢性肺心病患者一般在积极控制感染、改善呼吸功能后心力衰竭便能得到改善,不需加用利尿药。但对治疗无效的重症患者,可适当选用利尿药、正性肌力药或扩血管药物。

1)利尿治疗:通过减少血容量而达到减轻右心负荷、消除水肿的目的。原则上宜选用作用轻的利尿药,小剂量使用。如氢氯噻嗪 25mg,1～3 次/日,一般不超过 4 天;尿量多时需加用 10%氯化钾 10mL,3 次/日,或用保钾利尿药,如氨苯蝶啶 50～100mg,1～3 次/日。重度而急需行利尿的患者可用呋塞米 20mg,肌内注射或口服。利尿药应用后可出现电解质紊乱尤其是低钾、低氯和碱中毒,可引起血液浓缩,使痰液黏稠不易排痰,加重气道阻塞,应注意预防。

2)强心治疗:慢性肺心病患者由于慢性缺氧及感染,对洋地黄类药物的耐受性很低,疗效较差,且易发生心律失常。强心药物的剂量宜小,一般约为常规剂量的 1/2 或 2/3 量,应选用作用快、排泄快的洋地黄类药物,如毛花苷 C0.2～0.4mg,或毒毛花苷 K0.125～0.250mg 加于 10%葡萄糖液 20mL 中,静脉缓慢注射。用药前应注意纠正缺氧,防治低钾血症,以防洋地黄中毒。低氧血症、感染等均可使心率增快,故不宜以心率作为衡量洋地黄类药物的应用和疗效考核指征。应用指征是:①感染已被控制、呼吸功能已改善、用利尿药后有反复水肿的心力衰竭患者;②以右心衰竭为主要表现而无明显感染的患者;③合并急性左心衰竭的患者。

3)血管扩张药治疗:血管扩张药可减轻心脏前、后负荷,增加心肌收缩力,对部分顽固性心力衰竭有一定效果,但并不像治疗其他心脏病那样效果明显。全身性血管扩张药大多对肺血管也有扩张作用,如硝苯地平、酚妥拉明、卡托普利等,均可不同程度地降低肺动脉压力。但应注意这些药物在扩张肺动脉的同时也扩张体动脉,往往造成体循环血压下降,反射性产生心率增快、氧分压下降、二氧化碳分压上升等不良反应,因而限制了血管扩张药在慢性肺心病的临床应用。

(4)控制心律失常:一般经过治疗慢性肺心病的感染、缺氧后,心律失常可自行消失。如果持续存在可根据心律失常的类型选用药物。

(5)抗凝治疗:应用普通肝素或低分子肝素防止肺微小动脉原位血栓形成。

2.缓解期

原则上采用中西医结合综合治疗措施,目的是增强患者的免疫功能,去除诱发因素,减少或避免急性加重期的发生,希望使肺、心功能得到部分或全部恢复。

具体措施有:①长期家庭氧疗;②呼吸肌功能锻炼,如腹式呼吸、缩唇呼气等;③调整免疫功能,可用核酪注射液、卡介苗提取素、冬虫夏草制剂等;④化痰和平喘药,如盐酸氨溴索、氨茶碱等;⑤加强营养。

第三节　多脏器功能障碍综合征

一、概述

多脏器功能障碍综合征(MODS)是由严重感染、严重免疫紊乱、创伤、烧伤以及各种休克所引起的,以严重生理紊乱为特征的临床综合征,其临床特征是多个器官序贯或同时发生的多个器官功能障碍或衰竭。严格来讲,多脏器功能障碍综合征是在严重感染、创伤、烧伤、休克及重症胰腺炎等疾病过程中,发病在 24 小时以上,出现 2 个或 2 个以上的器官或系统序贯性的功能障碍或衰竭。若发病在 24 小时内死亡者,则属于复苏失败,需排除。

二、诊断与鉴别诊断

(一)诊断要点

目前国际上尚没有公认的诊断标准,为了便于临床使用,以 FRY－MODS 诊断标准为中心,提出本病的诊断要点如下:

1.循环系统

收缩压低于 90mmHg,并持续 1 小时以上,或需要药物支持才能使循环稳定。

2.呼吸系统

急性起病,氧合指数[氧合指数＝动脉血氧分压/吸入氧浓度$(PaO_2/FiO_2)\leqslant 200mmHg$(无论是否应用 PEEP)],X 线正位胸片见双侧肺浸润,肺动脉嵌顿压$\leqslant 18mmHg$ 或无左房压力升高的证据。

3.肾

血肌酐$> 177\mu mol/L$ 伴有少尿或多尿,或需要血液净化治疗。

4.肝

血胆红素>34.2μmol/L,并伴有转氨酶水平升高,大于正常值2倍以上,或已出现肝性脑病。

5.胃肠

上消化道出血,24小时出血量超过400mL,或胃肠蠕动消失不能耐受食物,或出现消化道坏死或穿孔。

6.血液

血小板计数<50×10⁹/L或降低25%,或出现DIC。

血小板计数$<50×10^9/L$或降低25%,或出现DIC。

7.代谢

不能为机体提供所需的能量,糖耐量降低,需要用胰岛素;或出现骨骼肌萎缩、无力等表现。

8.中枢神经系统

格拉斯哥昏迷评分<7分。在发病诱因的情况下,加上以上两种以上情况出现就可诊断。

(二)证候诊断

本病临床表现复杂,因原发病不同所表现出的临床证候也不尽相同,是一种动态的变化。

根据其临床表现将其分为虚实两类,病变的初期以实证为主,表现为"正盛邪亦盛"的病理变化;随着病情的不断深入发展,病变表现为"虚实夹杂"的复杂证候;最后突出在"正衰邪衰"的状态,由脏器的功能失调最终发生"脏器衰竭"的局面。

1.初期

多表现为实证。

(1)毒热内盛证:高热持续不退,烦躁,神昏,恶心呕吐,舌质红绛,脉数。

(2)瘀毒内阻证:高热,或神昏,或疼痛状如针刺刀割,痛处固定不移,常在夜间加重,肿块,出血,舌质紫黯或有瘀斑,脉沉迟或沉弦。

2.中晚期

多表现虚实夹杂之证,以虚证为主。

(1)气阴耗竭证:身热骤降,烦躁不安,颧红,神疲气短,汗出,口干不欲饮,舌质红少苔,脉细数无力。

(2)阳气暴脱证:喘急,神昏,大汗淋漓,四肢厥冷,脉微欲绝,舌淡苔白。

(三)鉴别诊断

多脏器功能障碍综合征是在某种诱因的作用下,所产生的一系列病理过程,所强调的关键是疾病在不停地发生变化,同各种慢性疾病器官长期失代偿时所产生的多个器官衰竭不同,其鉴别要点在于以下几个方面:

(1)多脏器功能障碍综合征患者发病前大多器官功能良好,休克和感染是其主要病因,大都经历了严重的应激反应或伴有全身炎性反应综合征或免疫功能低下。

(2)发生功能障碍或衰竭的器官往往不是原发因素直接损伤的器官。

(3)从最初打击到远隔器官功能障碍,时间上常有几天或数周的间隔。

(4)多脏器功能障碍综合征的功能障碍与病理损害在程度上往往不相一致,病理变化也缺乏特异性,主要发现为广泛的炎性反应,如炎性细胞浸润、组织水肿等,而慢性器官衰竭失代偿时,以组织细胞坏死、增生为主,伴有器官的萎缩和纤维化。

(5)多脏器功能障碍综合征病情发展迅速,一般抗休克、抗感染及支持治疗难以奏效,死亡率很高;而慢性的衰竭可经过适当的治疗而反复缓解。

(6)多脏器功能障碍综合征除非到终末期,器官功能和病理改变一般是可以逆转的,一旦治愈,临床不遗留后遗症,不会复发,也不会转入慢性病程。

三、处理原则

(一)控制原发病

控制原发病是 MODS 治疗的关键,如感染者积极引流感染灶和合理使用有效的抗生素;创伤者积极清创,预防感染;休克的患者争分夺秒地进行休克复苏等。

(二)动态观察病情变化和动态增减医嘱

MODS 患者病情变化快,动态监测病情变化、动态增减医嘱是非常最重要的一项内容。虽然动态器械监测非常重要,但不能取代医护人员的床旁监护,二者要有机结合,这是抢救患者成功的重要基础。

(三)改善氧代谢,纠正组织缺氧

通过改善心脏泵功能,增加血红蛋白浓度、提高血氧分压,来增加氧的输送;同时降低氧的消耗。

(四)代谢支持与代谢调理

代谢支持是指为机体提供适当的营养底物,以维持细胞的代谢需求。与营养支持不同的是,代谢支持既防止底物供应受限影响器官的代谢和功能,又避免底物供应过剩增加器官的负担。代谢调理是代谢支持的必要补充,是指应用药物和生物制品,降低代谢率,促进蛋白的合成,以调理机体的代谢。

四、急救处理

本病病情危重且复杂,临床上一定要中西医结合,主次分明,全力抢救,方可达到一定的疗效。"菌毒并治"理论(即由王今达教授在 20 世纪 70 年代提出的新理论)的运用,极大地提高了本病的抢救成功率,尤其是针对感染性疾病诱发的 MODS,能显著降低死亡率。北京友谊医院王宝恩教授、张淑文教授总结的"四证"的运用,即实热证(高热、口干欲饮、腹胀便结、舌红苔黄、脉洪数或细数、末梢血白细胞变化)、血瘀证(固定性压痛、出血、发绀、舌质红绛、舌下静脉曲张、血液流变学、凝血与纤溶参数和甲皱微循环异常)、腑气不通证(腹胀、呕吐、无排便排气肠鸣音减弱或消失,肠管扩张或积液、腹部 X 线片有液平)、厥脱证(面色苍白、四肢湿冷、大汗、尿少、脉细数或微欲绝、血压下降),有一定的临床指导意义。另外,MODS 病情变化快,因此,加强器官功能的监测十分重要,在某种情况下,比诊断更为最要。

(一)改善心脏功能和血液循环

MODS 常发生心功能不全、血压下降、微循环瘀血、动静脉短路开放血流分布异常、组织氧利用障碍,故应对心功能及其前、后负荷和有效血容量进行严密监测,确定输液量、输液速度、晶体液与胶体液、糖液与盐水、等渗液与高渗液的科学分配,血管活性药的合理搭配,在扩容基础上联合使用多巴胺、多巴酚丁胺和酚妥拉明加硝酸甘油、硝酸异山梨酯或硝普钠,对血

压很低的患者加用间羟胺,老年患者宜加硝酸甘油等扩冠药。白蛋白、新鲜血浆的应用,不仅能补充血容量有利于增加心搏量,而且能维持血浆胶体渗透压,防止肺间质和肺泡水肿,增加免疫功能。全血的使用宜控制,血细胞比容在40%以下为好。血管扩张剂的使用有利于减轻心脏前、后负荷,增大脉压差,促使微血管管壁黏附的白细胞脱落,疏通微循环。洋地黄和中药人参、黄芪等具有强心补气功效。纳洛酮对各类休克均有效,尤其感染性休克更需使用。

(二)加强呼吸支持

肺是敏感器官,ALI、ARDS时肺泡表面活性物质破坏,肺内分流量增大,肺血管阻力增加,肺动脉高压,肺顺应性下降,导致PaO_2降低;随着病程迁延、炎性细胞浸润和纤维化形成,治疗更棘手。呼吸机辅助呼吸应尽早使用,PEEP是较理想模式,但需注意对心脏、血管、淋巴系统的影响,压力宜渐升缓降,一般不宜超过15mmHg。潮气量宜小,防止气压伤和肺部细菌和其他病原体向血液扩散。吸氧浓度不宜超过60%,否则可发生氧中毒和肺损害。晚近提出为了保证供氧维持一定PaO_2水平,而$PaCO_2$可以偏高,即所谓"允许性高碳酸血症"。加强气道湿化和肺泡灌洗是清除呼吸道分泌物、防治肺部感染、保护支气管纤毛运动的一项重要措施。避免使用呼吸兴奋药,而激素、利尿剂、支气管解痉药和血管扩张剂的合理应用,糖皮质激素大剂量、短疗程使用,气道内给予地塞米松有利于提高PaO_2水平,对AL、ARDS的治疗有好处。晚近使用一氧化氮(NO)、液体通气、膜肺(CECMO)和血管内气体交换(IVOX)等治疗。

(三)肾衰竭的防治

注意扩容和血压维持,避免或减少应用血管收缩药,保证和改善肾血流灌注。多巴胺和酚妥拉明、硝普钠等扩肾血管药物具有保护肾功能并阻止血液中尿素氮、肌酐水平上升的作用。

床旁血液透析和持续动静脉超滤(CAVHD)及血浆置换内毒素清除具有较好效果。呋塞米等利尿药对防治急性肾衰竭有一定疗效,但注意过大剂量反而有损于肾实质。

(四)胃肠道出血与麻痹和肝衰竭的处理

MODS的研究热点转移至消化道,其难点是肠源性感染及其衰竭。消化道出血传统采用西咪替丁、雷尼替丁等H_2受体拮抗剂,降低胃酸,反而促使肠道细菌繁殖,黏膜屏障破坏,毒素吸收,细菌移居引起肠源性肺损伤、肠源性脓毒血症,加剧MODS发展。MODS患者肠道中双歧杆菌、拟杆菌、乳杆菌明显低于正常人,专性厌氧菌与黏膜上皮细胞紧密结合形成一层"生物膜",有占位性保护作用,当大量应用抗生素治疗MODS时,该膜遭破坏导致肠道菌群失调,故应用微生态制剂是有益的。中药大黄经临床和基础研究证明具有活血止血、保护肠黏膜屏障、清除氧自由基和炎性介质、抑制细菌生长,以及促进胃肠蠕动、排出肠道毒素等作用,对胃肠道出血、保护胃肠功能、防治肝衰竭均有较好疗效。剂量3～10g,每日2～3次,亦可灌肠10～30g。大剂量维生素C对保肝和体内清除氧自由基有益。

(五)DIC的防治

需早检查、早医治,一旦血小板计数进行性下降,有出血倾向时,应尽早使用肝素。因MODS各器官损害呈序贯性,而DIC出现高凝期和纤溶期可叠加或混合并存,故肝素不仅用于高凝期,而且亦可在纤溶期使用,但剂量宜小,给药方法采用输液泵控制,静脉持续滴注,避免血中肝素浓度波动。血小板悬液、新鲜全血或血浆、冷沉淀粉、凝血酶原复合物和各种凝血因子等的补充,以及活血化瘀中药均有较好疗效。

(六)营养与代谢管理

MODS 时机体常处于全身炎性反应高代谢状态,热能消耗极度增加,由于体内儿茶酚胺、肾上腺素、胰高血糖素等升血糖激素分泌亢进,而内源性胰岛素阻抗和分泌相对减少,又因肝功能受损,治疗中大剂量激素应用和补糖过多导致难治性高血糖症和机体脂肪利用障碍,造成支链氨基酸消耗过大,组织蛋白分解,出现负氮平衡,同时蛋白急性丢失,器官功能受损,免疫功能低下。采用营养支持的目的是:①补充蛋白质及过度消耗的能量;②增加机体免疫和抗感染能力;③保护器官功能和创伤组织修复的需要。热量分配非蛋白热卡 30kcal/(kg·d),葡萄糖与脂肪比为(2~3):1,根据笔者经验,氨基酸,尤其支链氨基酸比例增加,如需加大葡萄糖必须相应补充胰岛素,故救治中需增加胰岛素和氨基酸量。新近发现,MODS 患者体内生长激素和促甲状腺素均减少,适当补充可有较好效果。中长链脂肪乳剂可减轻肺栓塞和肝损害,且能提供热能以防治代谢衰竭。重视各类维生素和微量元素的补充。深静脉营养很重要,但不能完全代替胃肠营养,现已认识创伤早期胃肠道麻痹主要在胃及结肠,而小肠仍存在吸收功能,故进行肠内营养有利于改善小肠供血,保护肠黏膜屏障。肠黏膜营养不仅依赖血供,而且50%的小肠黏膜营养和 80%的结肠黏膜营养需来自肠腔内营养物质。但注意 MODS 肠内营养采用持续胃内滴注,可使胃酸分泌减少,pH 升高,致细菌繁殖,应以间断法为宜,而空肠喂养可避免胃中 pH 升高。代谢紊乱除与缺乏营养支持有关外,主要与休克、低氧和氧耗/氧供(VO_2/DO_2)失衡关系密切,故要视酸碱、水电解质失衡和低氧血症的情况给予纠正。

(七)免疫与感染控制

重点在于控制院内感染和增加营养。MODS 患者细胞和体液免疫、补体和吞噬系统受损,易产生急性免疫功能不全,增加感染概率。应选用抗革兰阴性杆菌为主的广谱抗菌药,注意真菌的防治。为了减轻抗真菌药的毒副作用,可用两性霉素 B 脂质体。全谱标准化血清蛋白和丙种球蛋白的使用有利于增强免疫机制。结核菌在 MODS 有抬头趋势,应注意监测及控制。预计肿瘤坏死因子(TNF)单克隆抗体、白细胞介素(IL)和血小板活化因子(PAF)受体拮抗剂以及超氧化物歧化酶(SOD)等的出现,对 MODS 的救治疗效能有提高。警惕深静脉插管引起感染发热。最近提出为了避免肠源性肺损伤和脓毒症,采用肠道给予难吸收抗生素的所谓"选择性消化道去污染术",可降低肺感染的发生率。总之,MODS 的救治主要是祛除病因,严密监测,综合救治。

五、分证论治

对本病的辨证救治要处处体现中医学"不治已病治未病"的学术思想,运用中医学的"衡动观",把握证候的"虚实"。临床上将本病分为两期进行救治。

(一)实证期

多表现为毒热内盛证和瘀毒内阻证。

治法:解毒泻热,化瘀理气,醒神开窍。

方药:承气汤合犀角地黄汤。

水牛角、生大黄、生地黄、炒栀子、枳实、赤芍、牡丹皮。

以阳明腑实为主者,当用大承气汤,荡涤肠胃;瘀血证为主者,加丹参,红花等;以神昏为主者,加用安宫牛黄丸。

(二)虚证期

多表现为气阴耗竭证和阳气暴脱证。

治法:救阴回阳,醒神固脱。

方药:阴竭者以生脉散。

人参、麦冬、五味子、山茱萸。

阳脱者以参附汤。

六、预防护理

(1)MODS病情隐蔽、发展迅速,在观察病情时,除了注意原发性器官的损伤外,更应该关注远隔器官的功能变化,尤其是肺、胃肠等。

(2)要有先进的监护设备,配备血气分析、全自动血生化分析仪、各类型呼吸机、血液净化设备及各种抢救设备和药品。

(3)建立中心静脉通道。

(4)监测呼吸、心率、心律、血压、出入量等的变化。

第四节 心力衰竭

心力衰竭(HF)是由于各种原因的心肌损伤和(或)心脏负荷过重(心肌梗死、心肌病、高血压、瓣膜疾病、炎症等),引起心肌结构和功能的变化,最后导致心室泵血和(或)充盈功能低下,临床上以组织血液灌注不足以及肺循环和(或)体循环瘀血为主要特征的一组临床综合征。心力衰竭是一种进行性的病变,一旦起始以后,即使没有新的心肌损害,临床亦处于稳定阶段,仍可通过心肌重构不断进展。

心力衰竭是一种复杂的临床症状群,是各种心脏病的终末阶段。本病按心力衰竭发病缓、急可分为急性心衰和慢性心衰;按心力衰竭发生的部位可分为左心、右心和全心衰竭;按收缩及舒张功能障碍可分为收缩性心力衰竭和舒张性心力衰竭。慢性心力衰竭是大多数心血管疾病的最终归宿和主要死亡原因。据国外统计,人群中心衰的患病率为1.5%~2.0%,65岁以上可达6%~10%。我国对35~74岁城乡居民随机抽样调查显示,心衰患病率为0.9%,心衰患者约为400万。据我国50家医院住院病例调查,心力衰竭住院率占同期心血管病的20%。

心力衰竭的原因过去我国以心瓣膜病为主,近年则以高血压、冠心病居多。

一、慢性心力衰竭

慢性心力衰竭是各种病因所致心脏疾病的终末阶段,主要表现为呼吸困难,乏力和液体潴留。慢性心衰发病率高,有临床症状患者五年存活率与恶性肿瘤相仿。

(一)病因病理

1.西医病因病理

(1)病因:心脏功能主要由心肌收缩力、前负荷(容量负荷)、后负荷(压力负荷)、心率四种因素决定,这些因素中任何一种因素异常影响到心脏的泵血功能,使心脏不能提供适当的组织血液灌注都可引起心力衰竭。

1)心肌舒缩功能障碍:见于缺血性心肌损害,如冠心病的心绞痛和心肌梗死等;各种类型的心肌炎及心肌病,如病毒性心肌炎、原发性扩张型心肌病、限制型心肌病、心肌致密化不全等;心肌代谢障碍性疾病,如糖尿病性心肌病、维生素 B_1 缺乏症及心肌淀粉样变性心脏病等;心肌浸润性病变,如白血病浸润等;药物所致的心肌损伤与坏死等。

2)前负荷增加:心脏瓣膜关闭不全,如主动脉瓣关闭不全、二尖瓣关闭不全等;左向右心分流先天性心血管病,如房间隔缺损、室间隔缺损、动脉导管未闭等;伴有全身血容量增多或循环血量增多的疾病,如甲状腺功能亢进症、长期贫血等。

3)后负荷增加:如高血压、主动脉瓣狭窄、肺动脉高压、肺动脉瓣狭窄等。

4)心脏整合功能异常:如左右心室收缩不同步、房室不协调及心室内收缩不协调等。

(2)诱发因素。

1)感染:呼吸道感染、感染性心内膜炎和其他部位严重感染。其中呼吸道感染是最常见、最重要的诱因。

2)心律失常:各种类型的快速性心律失常以及严重的缓慢性心律失常,其中房颤是诱发心力衰竭最重要的因素。

3)血容量增加:如摄入过多钠盐,静脉输液过多、过快等。

4)过度劳累或情绪激动:如妊娠后期及分娩过程、暴怒等。

5)应用心肌抑制药物:不恰当地使用心肌抑制药物如 β 受体阻滞剂、钙离子拮抗剂、奎尼丁、普鲁卡因胺等。

6)其他:如洋地黄类药物用量不足或过量,高热严重贫血等。

(3)病理:导致心衰发生发展的基本机制是心肌重构。心肌重构是由于一系列复杂的分子和细胞机制造成心肌结构、功能和表型的变化。其特征为:①伴有胚胎基因再表达的病理性心肌细胞肥大,导致心肌细胞收缩力降低,寿命缩短;②心肌细胞凋亡是心衰从代偿走向失代偿的转折点;③心肌细胞外基质过度纤维化或降解增加。临床上可见心肌重构和心室容量的增加,以及心室形状的改变,横径增加呈球状。

在初始的心肌损伤以后,交感神经系统和肾素－血管紧张素醛固酮系统(RAAS)兴奋性增高,多种内源性的神经内分泌和细胞因子激活;其长期、慢性激活促进心肌重构,加重心肌损伤和心功能恶化,又进一步激活神经内分泌和细胞因子等,形成恶性循环。因此,治疗心衰的关键就是阻断神经内分泌的过度激活,阻断心肌重构。

2.中医病因病机

本病主要是由于外邪入侵、饮食偏嗜、情志所伤、先天不足、年老体衰等因素导致,上述因素久之影响及心,致心气衰弱,气不行血,血不利则为水,瘀水互结,损及心阳、心阴,气血衰败,发展为心衰之病。

(1)气虚血瘀:气虚血瘀是心衰的基本证候,可见于心衰的各期。由于各种致病因素影响及心,致心气虚弱。心主血脉,气为血之帅,气行则血行。心气不足,鼓动无力,必致血行不畅而成瘀,出现神疲乏力、口唇青紫甚至胁痛积块。

(2)气阴两虚:气阴两虚可见于心衰各期,气虚致气化机能障碍,使阴液生成减少,早期阴虚多与原发疾病有关,中后期阴虚则是病情发展的结果。

(3)阳虚水泛:多见于心衰中后期,或久病体弱,素体阳虚的患者。心气虚久,累及心阳,致心阳受损;或素体阳虚影响心阳,也可致心阳受损,可见心悸、胸痛、面色苍白、畏寒怕冷等症状。随着病情的发展,心阳虚的证候日渐显著,到心力衰竭的终末期以阳虚为突出表现,最终表现为阳气厥脱之危象。心阳亏虚,累及肾阳,致命门火衰。肾阳虚亏,气不化津,津失敷布,水溢肌肤则浮肿。

(4)痰饮阻肺:本证属本虚标实而以标实为主。心肺气虚,脾肾俱病,水湿不化,聚而为痰,壅阻于肺,肺失清肃,而致痰饮阻肺,则见咳喘气急、张口抬肩、不能平卧、痰多,若痰郁而化热,则痰黄而稠、咯吐不爽、苔黄厚腻。

总之,心衰病的病位在心,病变脏腑涉及肺、肝、脾、肾,为本虚标实之证,本虚为气虚、阳虚、阴虚,标实为血瘀、痰饮、水停、标本俱病,虚实夹杂。心气虚是发病基础,气虚血瘀是基本病机,贯穿于心衰始终,阴阳失调是病理演变基础,痰饮水停则是其最终产物。诸病理因素及诸脏相互影响,造成恶性循环,最后酿成虚实夹杂的复杂证候,终致阴竭阳脱乃至死亡。

(二)临床表现

心衰的临床表现取决于多种因素,包括患者的年龄、心功能受损程度、病变发展速度及受累的心室状况等。心衰的发展过程分为 A、B、C、D 四个阶段。阶段 A 为"前心衰阶段",为心衰的高发危险人群,但目前尚无心脏的结构或功能异常,也无心衰的症状和(或)体征。阶段 B 属"前临床心衰阶段",患者从无心衰的症状和(或)体征,到已发展成结构性心脏病。阶段 C 为"临床心衰阶段",患者已有基础的结构性心脏病,以往或目前有心衰的症状和(或)体征,或目前虽无心衰的症状和(或)体征,但以往曾因此治疗过。阶段 D 为"难治性终末期心衰阶段",患者有进行性结构性心脏病,虽经积极的内科治疗,休息时仍有症状,且需要特殊干预。有典型心衰临床表现见于 C 和 D 阶段。

1.左心衰竭

以肺瘀血及心排血量降低致组织器官低灌注等临床表现为主。

(1)症状。

1)呼吸困难。

①劳力性呼吸困难:是左心衰竭最早出现的症状,因运动使回心血量增加,肺瘀血加重。

②端坐呼吸:肺瘀血达到一定程度时,患者卧位时呼吸困难加重,坐位时减轻。由于坐位时的重力作用,部分血液转移到下垂部位,可减轻肺瘀血,且膈下降可增加肺活量。

③夜间阵发性呼吸困难:熟睡后突然憋醒,可伴呼吸急促,阵咳,咯泡沫样痰或呈哮喘状态,又称为"心源性哮喘"。轻者坐起数分钟即缓解。其发生与睡眠时平卧回心血量增加、膈肌上升、肺活量减少、夜间迷走神经张力增加、支气管易痉挛而影响呼吸等有关。

2)咳嗽、咳痰、咯血:因肺泡和支气管黏膜淤血和(或)支气管黏膜下扩张的血管破裂所致,痰常呈白色浆液性泡沫样,痰中可带血丝,也可由于肺血管和支气管血液循环之间形成侧支,引起血管破裂出现大咯血。

3)其他:心排血量减少,器官、组织灌注不足可引起乏力、疲倦、头昏、心慌症状。肾脏血流量明显减少,出现少尿症状;长期慢性的肾血流量减少可出现血尿素氮、肌酐升高,并可有肾功能不全的相应症状。

(2)体征。

1)肺部湿啰音:多见于两肺底部,与体位变化有关。这是因肺毛细血管压增高,液体渗到肺泡所致。心源性哮喘时两肺可闻及哮鸣音,胸腔积液时有相应体征。

2)心脏体征:除原有心脏病体征外,慢性左心衰竭一般均有心脏扩大,心率加快,肺动脉瓣区第二心音亢进,心尖区可闻及舒张期奔马律和(或)收缩期杂音,可出现交替脉等。

2.右心衰竭

以体循环静脉瘀血的表现为主。

(1)症状:主要由慢性持续瘀血引起各脏器功能改变所致,如长期胃肠道瘀血引起食欲不振、腹胀、恶心、呕吐等;肝瘀血引起上腹饱胀,甚至腹痛;肾脏瘀血引起肾功能减退,白天少尿,夜尿增多,蛋白尿等。

(2)体征:除原有心脏病体征外,右心衰竭时若右心室显著扩大形成功能性三尖瓣关闭不全,可有收缩期杂音;体循环静脉瘀血体征如颈静脉怒张和(或)肝颈静脉反流征阳性,下垂部位凹陷性水肿;胸腔积液和(或)腹腔积液;肝大,有压痛,晚期可有黄疸、腹腔积液等。

3.全心衰竭

左、右心衰均存在,有肺瘀血、心排血量降低致器官低灌注和体循环瘀血的相关症状和体征。右心衰竭继发于左心衰竭时,因右心排血量减少,呼吸困难等肺瘀血表现可有不同程度的减轻。

(三)实验室及其他检查

1.X 线检查

可反映心影大小和外形。肺瘀血时,肺门及上肺血管影增强;肺间质水肿时可见 Kerley B 线;肺动脉高压时,肺动脉影增宽,部分可见胸腔积液。肺泡性肺水肿时,肺门影呈蝴蝶状。

2.心电图

可有左、右心室肥厚。V_1 导联 P 波终末电势($PtfV_1$)$\leqslant -0.04mm \cdot s$。

3.超声心动图

提供心脏各心腔大小变化、心瓣膜结构,评估心脏的收缩、舒张功能。射血分数(EF)是评估左心室收缩功能最常用的指标,正常 EF 值>50%,运动时至少增加 5%。

心动周期中舒张期心室充盈速度最大值(E峰)与舒张晚期心室充盈速度最大值(A峰)之比值可用于评价左心室舒张功能,正常 E/A 值不小于 1.2。

4.放射性核素检查

放射性核素心血池显影,可判断心室腔大小,评价心脏的收缩、舒张功能。

5.心衰标志物

BNP/NT-pro BNP 的测定有助于心衰诊断和预后判断。BNP<100ng/L 时不支持心衰的诊断,NT-pro BNP<300ng/L,可排除心衰,其阴性预测值为 99%。

6.有创性血流动力学检查

主要用于严重威胁生命并对治疗无反应的泵衰竭患者,或需对呼吸困难和低血压休克作鉴别诊断的患者。

（四）诊断与鉴别诊断

1.诊断

有明确器质性心脏病的诊断,结合症状、体征、实验室及其他检查可做出诊断。临床诊断应包括心脏病的病因(基本病因和诱因)、病理解剖、病理生理、心律及心功能分级等诊断。

(1)美国纽约心脏病协会(NYHA)心功能分级:Ⅰ级,日常活动无心衰症状;Ⅱ级,日常活动出现心衰症状(呼吸困难、乏力);Ⅲ级,低于日常活动出现心衰症状;Ⅳ级,在休息时出现心衰症状。反映左室收缩功能的 LVEF 与心功能分级症状并非完全一致。

(2)6 分钟步行试验:此方法安全、简便、易行,已逐渐在临床应用,不但能评定患者的运动耐力,而且可预测患者预后。6 分钟步行距离<150m 为重度心衰,150～425m 为中度心衰,426～550m 为轻度心衰。

2.鉴别诊断

心力衰竭主要应与以下疾病鉴别。

(1)支气管哮喘:心源性哮喘有心脏病史,多见于老年人,发作时强迫端坐位,两肺湿啰音为主,可伴有干啰音,甚至咳粉红色泡沫痰;而支气管哮喘多见于青少年,有过敏史,咳白色黏痰,肺部听诊以哮鸣音为主,支气管扩张剂有效。胸片和 BNP/NT－pro BNP 测定有助于两者鉴别。

(2)心包积液、缩窄性心包炎、肝硬化等引起的水肿和腹腔积液:心包积液、缩窄性心包炎可引起颈静脉充盈,静脉压增高,肝大,腹腔积液,但心尖冲动弱,心音低,并有奇脉,超声心动图有助于鉴别。腹腔积液也可由肝硬化引起,但肝硬化无颈静脉充盈和肝颈静脉回流征阳性。

（五）治疗

1.治疗思路

慢性心衰的治疗自 20 世纪 90 年代以来已有了非常值得注意的转变从短期血流动力学/药理学措施转为长期的、修复性的策略,目的是改变衰竭心脏的生物学性质。心衰的治疗目标不仅仅是改善症状、提高生活质量,更重要的是针对心肌重构的机制,防止和延缓心肌重构的发展,从而降低心衰的死亡率和住院率。心衰病为本虚标实之证,本虚为气虚、阳虚、阴虚,标实为血瘀、痰饮、水停。气虚血瘀是病机之本,贯穿于心衰病的全过程,因此益气活血是治疗心衰病的基本治则。阳虚、阴虚、痰浊、水饮是心衰病常见的证候,应谨察病机,灵活运用温阳、养阴、化痰、利水等治法。

2.西医治疗

(1)一般治疗。

1)去除或缓解病因:对患者导致心力衰竭的病因进行评估,如有原发性瓣膜病并发心力衰竭 NYHA 心功能Ⅱ级以上,主动脉瓣疾病伴有晕厥、心绞痛的患者均应予手术修补或置换瓣膜;缺血性心肌病心力衰竭患者伴心绞痛,左室功能低下但证实尚有存活心肌的患者,冠状动脉血管重建术可改善心功能;其他如甲状腺功能亢进的治疗、室壁瘤的手术矫正等均应注意。

2)去除诱发因素:控制感染,治疗心律失常特别是心房颤动并发快速心室率,纠正贫血、电解质紊乱,注意是否并发肺梗死等。

3)改善生活方式,干预心血管损害的危险因素:控制高血脂、高血压、糖尿病,戒烟、戒酒,肥胖患者减轻体重。饮食宜低盐、低脂,重度心力衰竭患者应限制每日摄入水量,应每日称体重以早期发现液体潴留。应鼓励心力衰竭者做适当运动。在呼吸道疾病流行或冬春季节,可给予流感、肺炎球菌疫苗等以预防感染。

4)密切观察病情演变及定期随访:了解对药物治疗的依从性、药物的不良反应和患者的饮食等情况,及时发现病情恶化并采取措施。

(2)药物治疗。

1)利尿剂:利尿剂通过抑制肾小管特定部位钠或氯的重吸收抑制心力衰竭时的钠潴留,减少静脉回心血流而减轻肺瘀血,降低前负荷,改善心功能。常用的利尿剂有作用于 Henle 袢的袢利尿剂,如呋塞米;作用于远曲肾小管的噻嗪类,如氢氯噻嗪和氯噻酮;以及保钾利尿剂如螺内酯、氨苯蝶啶、阿米洛利,后二者不受醛固酮调节。

①适应证:所有病情稳定并无禁忌证的心功能不全患者一经诊断均应立即应用。

②应用方法:通常从小剂量开始,如呋塞米每日 20mg,氢氯噻嗪每日 25mg,并逐渐增加剂量至尿量增加,以体重每日减轻 0.5～1.0kg 为宜。利尿剂应用的目的是控制心力衰竭的液体潴留,一旦病情控制(表现为肺部啰音消失,水肿消退,体重稳定),即以最小有效量长期维持,一般需长期使用。在利尿剂治疗的同时,应适当限制钠盐的摄入量。

③不良作用:利尿剂可引起低钾、低镁血症而诱发心律失常。利尿剂的使用可激活内源性神经内分泌,特别是肾素-血管紧张素系统(RAS),短期增加电解质丢失的发生率和严重程度,长期激活会促进疾病的发展,除非患者同时接受神经内分泌拮抗剂治疗。过量应用利尿剂可降低血压和损害肾功能。

必须充分认识到利尿剂在心力衰竭治疗中起关键作用,利尿剂是唯一能够最充分控制心力衰竭液体潴留的药物。合理使用利尿剂是其他治疗心力衰竭药物取得成功的关键因素之一。

2)血管紧张素转换酶抑制剂(ACEI):ACEI 通过抑制循环和组织的 RAS 及作用于激肽酶Ⅱ,抑制缓激肽的降解,提高缓激肽水平,有益于慢性心力衰竭的治疗,可以明显改善远期预后,降低死亡率。

①适应证:所有左心室收缩功能不全(LVEF＜40％)患者,均可应用 ACEI,除非有禁忌证或不能耐受;无症状的左室收缩功能不全(NYHA 心功能Ⅰ级)患者亦需使用,可预防或延缓患者发生心力衰竭。伴有体液潴留者应与利尿剂合用。

②应用方法:ACEI 应用的基本原则是从较小剂量开始,逐渐递增,直至达到目标剂量,一般每隔 3～7 天剂量倍增 1 次。剂量调整的快慢取决于每个患者的临床状况。

有低血压史、低钠血症、糖尿病、氮质血症以及服用保钾利尿剂者,递增速度宜慢。应尽量将剂量增加到目标剂量或最大耐受剂量,且需终生使用。ACEI 的良好治疗反应通常要到 1～2 个月或更长时间才显现出来,但即使症状改善并不明显,仍应长期维持治疗,以减少死亡或住院的危险性。ACEI 剂的撤除有可能导致临床状况恶化,应予避免。

③慎用或禁忌证:双侧肾动脉狭窄,血肌酐升高[＞265pmol/L(3mg/dL)],高钾血症(＞5.5mmol/L),低血压(收缩压＜90mmHg),应禁用 ACEI;低血压患者经其他处理,待血流动

力学稳定后再决定是否应用 ACEI;对 ACEI 曾有致命性不良反应的患者,如曾有血管神经性水肿、无尿性肾衰竭或妊娠妇女绝对禁用 ACEI。

④不良反应:主要有低血压、肾功能恶化、钾潴留、咳嗽和血管神经性水肿。

3)血管紧张素Ⅱ受体拮抗剂(ARB):ARB 在理论上可阻断所有经 ACE 途径或非 ACE 途径(如糜酶)生成的 AngⅡ与血管紧张素Ⅱ1 型受体(AT$_1$)结合,从而阻断或改善因 AT$_1$ 过度兴奋导致的诸多不良作用,如血管收缩、水钠潴留、组织增生、胶原沉积、促进细胞坏死和凋亡等,而这些都是在心衰发生发展中起作用的因素。ARB 可用于 A 阶段患者,以预防心衰的发生;亦可用于不能耐受 ACEI 的 B、C 和 D 阶段患者,替代 ACEI 抑制剂作为一线治疗,以降低死亡率和心血管不良事件发生率;对于常规治疗(包括 ACEI)后心衰症状持续存在且 LVEF 低下者,可考虑加用 ARB。ARB 的不良反应与 ACEI 相同,能引起低血压、高血钾及肾功能不全等。

4)β受体阻滞剂:β受体阻滞剂通过抑制交感神经过度激活而抑制心肌重构,降低心力衰竭患者的死亡率、住院率。

①适应证:所有病情稳定并无禁忌证的心功能不全患者一经诊断均应立即应用。

②应用方法:起始治疗前患者需无明显液体潴留,体重恒定(干体重),利尿剂已维持在最合适剂量。需从低剂量开始,如美托洛尔控释片 12.5mg,每日 1 次;比索洛尔 1.25mg,每日 1 次;卡维地洛 3.125mg,每日 2 次。患者如能耐受前一剂量,可每隔 2～4 周将剂量加倍。以用药后的清晨静息心率 55～60 次/分为达到目标剂量或最大耐受量,但不宜低于 55 次/分,应按照患者的治疗反应来确定剂量。

③禁忌证:支气管痉挛性疾病、心动过缓(心率<60 次/分)、Ⅱ度及以上房室传导阻滞(除非已安装起搏器)均不能应用。

④不良反应的监测:β受体阻滞剂应用时应监测低血压、液体潴留、心衰恶化、心动过缓、房室传导阻滞等不良反应。如有发生,则需停药或减量。

β受体阻滞剂对心力衰竭的症状改善常在治疗 2～3 个月后才出现,即使症状未能改善,仍能减少疾病进展的危险。β受体阻滞剂是负性肌力药,治疗初期对心功能有抑制作用,但长期治疗(3 个月以上)则改善心功能,使 LVEF 增加。因此,β受体阻滞剂只适用于慢性心力衰竭的长期治疗,不能作为"抢救"治疗应用于急性失代偿性心力衰竭。

5)洋地黄类:洋地黄的正性肌力作用通过抑制心力衰竭心肌细胞膜 Na^+-K^+-ATP 酶,使细胞内 Na^+ 水平升高,促进 Na^+-Ca^{2+} 交换,使细胞内 Ca^{2+} 水平提高。此外,洋地黄通过抑制副交感传入神经的 Na^+-K^+-ATP 酶和肾脏的 Na^+-K^+-ATP 酶,使肾脏分泌肾素减少,降低神经内分泌系统的活性,从而起到治疗作用。目前地高辛是治疗慢性心力衰竭常用的洋地黄制剂。

①适应证:心力衰竭是其主要适应证,尤其适宜心力衰竭伴有快速心室率的心房颤动患者;对甲亢、贫血性心脏病、B 族维生素缺乏性心脏病及心肌病、心肌炎所致心力衰竭疗效欠佳。

②应用方法:多采用自开始即用固定的维持量给药方法,地高辛 0.125～0.250mg/d;对于 70 岁以上或肾功能受损者,地高辛宜用小剂量(0.125mg),每日 1 次或隔日 1 次。

③禁忌证:窦房传导阻滞、Ⅱ度或高度房室传导阻滞无永久起搏器保护的患者均不能应用地高辛。与能抑制窦房结或房室结功能的药物(如胺碘酮、β受体阻滞剂)合用时,尽管患者常可耐受地高辛治疗,但须谨慎。肺心病导致心力衰竭常有低氧血症,应慎用。

④不良反应:洋地黄制剂的主要不良反应包括:a.心律失常。期前收缩、折返性心律失常和传导阻滞,以室性期前收缩最常见;b.胃肠道症状。厌食、恶心和呕吐;c.神经精神症状。视觉异常、定向力障碍、昏睡及精神错乱。洋地黄制剂的治疗量范围与中毒量范围有明显重叠,如地高辛的治疗量血药浓度范围在 2.0ng/mL 内,这些不良反应常出现在血清地高辛浓度＞2.0ng/mL 时,特别在低血糖、低血镁甲状腺功能低下时更易发生。地高辛与奎尼丁、维拉帕米、普鲁卡因胺、胺碘酮、丙吡胺、普罗帕酮等合用时,可使血清地高辛浓度增加,从而增加洋地黄中毒的发生率,此时地高辛宜减量。

⑤洋地黄中毒的处理:发生洋地黄中毒后应立即停药。轻者停药可以消失,快速性心律失常者如血钾低则可静脉补钾,钾不低者可用苯妥英钠,禁用电复律;缓慢性心律失常可用阿托品 0.5～1.0mg,皮下注射。

6)醛固酮受体拮抗剂:醛固酮有独立于 AngⅡ和相加于 AngⅡ对心肌重构的不良作用,特别是对心肌细胞外基质。人体衰竭心脏中,心室醛固酮生成及活化增加,且与心衰严重程度成正比。如能在 ACEI 基础上加用醛固酮受体拮抗剂,进一步抑制醛固酮的有害作用,可望有更大的益处。醛固酮受体拮抗剂适用于 NYHAⅢ～Ⅳ级的中、重度心衰患者,急性心肌梗死后合并心衰且 LVEF＜40％的患者亦可应用。螺内酯是常用的醛固酮受体拮抗剂,应用方法为 20～40mg/d,本药主要的不良反应是高钾血症和肾功能异常。

(3)非药物治疗。

包括心脏再同步化治疗(CRT)、植入型心律转复除颤器(ICD)、心脏移植等。

3.中医治疗

(1)辨证论治。

1)气虚血瘀。

症状:心悸怔忡,胸闷气短,甚则喘咳,动则尤甚,神疲乏力,面白或暗淡,自汗,口唇青紫,甚者胁痛积块,颈脉怒张,舌质紫黯或有瘀斑,脉虚涩或结代。

治法:养心补肺,益气活血。

方药:保元汤合桃红饮加减。若饮停喘咳者,合用葶苈大枣泻肺汤。

2)气阴两虚。

症状:心悸气短,身重乏力,心烦不寐,口咽干燥,小便短赤,甚则五心烦热,潮热盗汗,眩晕耳鸣,肢肿形瘦,唇甲稍暗,舌质暗红,少苔或无苔,脉细数或促或结。

治法:益气养阴,活血化瘀。

方药:生脉饮合血府逐瘀汤。若兼肝肾阴虚,五心烦热,潮热盗汗,眩晕耳鸣者,合用六味地黄丸;若心动悸,脉结代者,合用炙甘草汤。

3)阳虚水泛。

症状:心悸怔忡,气短喘促,动则尤甚,或端坐而不得卧,精神萎靡,乏力懒动,腰膝酸软,形寒肢冷,面色苍白或晦暗,肢体浮肿,下肢尤甚,甚则腹胀脐突,尿少或夜尿频多,舌淡苔白,脉沉弱或迟。

治法:温阳利水。

方药:参附汤、五苓散合葶苈大枣泻肺汤、丹参饮加减。若心肾阳虚突出,而水肿轻微者,合用金匮肾气丸。

4)痰饮阻肺。

症状:喘咳气急,张口抬肩,不能平卧,痰多色白或黄稠,心悸烦躁,胸闷脘痞,面青汗出,口唇发绀,舌质紫暗,舌苔厚腻或白或黄,脉弦滑而数。

治法:温化痰饮,泻肺逐水。

方药:苓桂术甘汤、葶苈大枣泻肺汤合保元汤、丹参饮加减。若痰郁化热,喘急痰黄难咳,舌红苔黄者,可用苇茎汤合温胆汤。

(2)常用中药制剂。

1)芪苈强心胶囊功效:益气温阳,活血通络,利水消肿。适用于阳气虚乏,络瘀水停证。口服,每次 4 粒,每日 3 次。

2)补益强心片功效:益气养阴,活血利水。适用于气阴两虚兼血瘀水停证。口服,每次 4 片,每日 3 次。

3)心宝丸功效:温补心肾,益气助阳,活血通脉。适用于心肾阳虚,心脉瘀阻证。口服,慢性心功能不全按心功能Ⅰ、Ⅱ、Ⅲ级一次分别用 120mg、240mg、360mg,每日 3 次,在心功能正常后改为日维持量 60～120mg。

(六)预后

慢性心衰的预后取决于原发性心脏病的性质和诱发因素的可治性,其主要死因为进行性血流动力学障碍、恶性心律失常。心衰患者要尽早治疗心衰,去除各种诱发因素并积极控制原发疾病,以期延长生存时间,改善生存质量。

(七)预防与调护

预防心衰的根本措施是积极治疗原发疾病,消除导致心衰的各种诱发因素,如感受外邪、情绪激动、暴饮暴食、过度劳倦、妊娠、药物使用不当等。患者应合理休息,适当减少活动,增加休息时间。对重度心衰,应限制下床活动,体位以半卧位为宜。其他轻中度患者可进行适当的康复运动训练,增强体质,提高心脏代偿能力,改善生活质量。心衰患者应避免情绪激动,重视精神调摄,避免不良刺激。饮食要清淡,以低盐、低脂肪、低热量、多纤维素为宜。

二、急性心力衰竭

急性心力衰竭是指由于急性心脏病变引起心排血量显著、急骤降低,导致组织器官灌注不足和急性瘀血的综合征。临床以急性左心衰较常见,主要表现为急性肺水肿,重者伴心源性休克。急性右心衰较少见,临床可发生于急性右室心肌梗死和大块肺栓塞等。本节主要讨论急性左心衰竭。

(一)病因病理

1.病因

(1)慢性心衰急性加重:为常见原因。

(2)急性心肌坏死和(或)损伤:如急性冠脉综合征、急性重症心肌炎、围生期心肌病、药物所致的心肌损伤与坏死。

（3）急性血流动力学障碍：如急性瓣膜大量反流和（或）原有瓣膜反流加重、高血压危象、重度主动脉瓣或二尖瓣狭窄、左心房内血栓或黏液瘤嵌顿二尖瓣口、主动脉夹层、心包填塞、急性舒张性左心衰竭使心室和左心房容量负荷突然剧增，以及输液、输血过多或过快等。

（4）严重的心律失常：如快速性心房颤动、心搏骤停、显著的心动过缓等。

2.病理

主要的病理基础为左心室收缩力突然严重减弱，心排血量急剧减少，或左室舒张末压迅速升高，肺静脉压快速增加，肺毛细血管内液体渗入到肺间质和肺泡内，形成急性肺水肿。

（二）临床表现

1.早期表现

原来心功能正常的患者出现原因不明的疲乏或运动耐力明显降低以及心率增加 $15\sim20$ 次/分，可能是左心功能降低的最早征兆。继而可出现劳力性呼吸困难、夜间阵发性呼吸困难，查体可发现左心室增大，舒张早期或中期奔马律，P_2 亢进，两肺底有细湿啰音。

2.急性肺水肿

突发的严重呼吸困难、端坐呼吸喘息不止、烦躁不安并有恐惧感，呼吸频率可达 $30\sim50$ 次/分；频繁咳嗽或咳出大量粉红色泡沫样血痰；听诊心率快，心尖部常可闻及奔马律；两肺满布湿啰音和哮鸣音。

3.心源性休克

主要表现为：

（1）持续低血压，收缩压降至 90mmHg 以下，或原有高血压的患者收缩压降幅$\geqslant$60mmHg，且持续 30 分钟以上。

（2）组织低灌注状态，可有：①皮肤湿冷、苍白和发绀，出现紫色条纹；②心动过速$>$110 次/分；③尿量显著减少（$<$20mL/h），甚至无尿；④意识障碍，常有烦躁不安、激动焦虑、恐惧和濒死感；收缩压低于 70mmHg，可出现抑制症状如神志恍惚、表情淡漠、反应迟钝，逐渐发展至意识模糊甚至昏迷。

（3）血流动力学障碍，PCWP$\geqslant$18mmHg，心脏排血指数（CI）$\leqslant$2.2L/(min·m²)。

（4）低氧血症和代谢性酸中毒。

（三）实验室及其他检查

1.心电图

可明确心肌缺血损伤改变、心律失常、心房和心室扩大及负荷增加等情况。

2.胸部 X 线检查

肺纹理增多、增粗或模糊，肺间质水肿所致的 Kerley B 线。双肺门有呈放射状分布的大片云雾状阴影，或呈粗大结节影、粟粒状结节影。

3.超声心动图

可了解心脏的结构及室壁运动情况，测定左室射血分数（LVEF）及心脏收缩/舒张功能，估测肺动脉压、左右心室充盈压等。

4.心衰标志物

B型利钠肽(BNP)及其N末端B型利钠肽原(NF—pro BNP)的浓度测定对心衰的临床诊断有重大意义。

5.心肌坏死标志物

心肌肌钙蛋白T或I(cTnT或cTnl)、肌酸激酶同工酶(CK—MB)、肌红蛋白升高可以评价是否存在心肌损伤或坏死及其严重程度。

6.动脉血气分析

急性左心衰竭常伴低氧血症,血氧饱和度<90%。

(四)诊断与鉴别诊断

1.诊断

根据基础心脏病史,突然出现典型的急性心衰症状,如严重乏力,呼吸困难,端坐呼吸,烦躁不安,皮肤湿冷,频发咳嗽,甚至咳粉红色泡沫样痰,听诊心率增快,双肺或肺底闻及湿啰音或哮鸣音,舒张期奔马律,P₂亢进,可做出初步诊断。结合心电图、胸部X线改变,血气分析异常(氧饱和度<90%),超声心动图和BNP/NT—pro BNP异常,做出明确诊断。

2.鉴别诊断

急性心衰应与支气管哮喘发作和哮喘持续状态、急性大块肺栓塞、肺炎、严重的慢性阻塞性肺病(COPD)等相鉴别,还应与其他原因所致的非心源性肺水肿(如急性呼吸窘迫综合征)以及非心源性休克等疾病相鉴别。

(五)治疗

1.治疗思路

急性心衰常危及生命,必须紧急施救和治疗,迅速采取措施缓解各种严重症状,稳定血流动力学状态,纠正水、电解质紊乱和维持酸碱平衡,保护重要脏器如肺、肾、肝和大脑血液灌注,防止功能损害,降低死亡危险,改善近期和远期预后。中医治疗采用口服速效制剂和静脉注射剂,以益气活血,回阳固脱,有助于缓解症状,稳定血流动力学状态,改善心脏功能。

2.西医治疗

(1)一般处理。

1)体位:静息时应半卧位或端坐位,双腿下垂,以减少回心血量。

2)吸氧:立即用鼻导管高流量给氧或面罩加压给氧,氧气可通过加入适量(50%～75%)酒精的湿化瓶或使用有机硅消泡剂,使泡沫的表面张力降低而破裂,改善肺泡通气。

3)开放静脉通道:至少开放两条静脉通道,并保持通畅。必要时可采用深静脉穿刺置管。

4)饮食:进易消化食物,避免一次大量进食,不要饱餐。

5)出入量管理:限制饮水量和静脉输液速度。对无明显低血容量因素者每天入液量一般控制在1500mL以内,保持每天水出入量负平衡(约500mL/d),严重肺水肿者的水负平衡为1000～2000mL/d,甚至可达3000～5000mL/d,逐渐过渡到出入液量大体平衡。注意防止发生低血容量、低血钾和低血钠等。

(2)药物治疗。

1)镇静剂:主要应用吗啡,不仅可以镇静,使呼吸深度减小,频率减慢,从而改善通气和换气功能,减少躁动给心脏带来的额外负担,还可迅速扩张外周静脉及小动脉,减少心脏前后负荷。用法为 2.5～5.0mg 静脉缓慢注射,亦可皮下或肌肉注射。

2)支气管解痉剂:氨茶碱可扩张支气管并有正性肌力及利尿作用。0.125～0.250g 以葡萄糖注射液稀释后静脉推注(10 分钟),4～6 小时后可重复一次。

3)利尿剂:应采用静脉利尿制剂,首选呋塞米,静脉注射 20～40mg,根据利尿情况可多次重复应用,起初 24 小时不超过 200mg。

4)血管扩张剂:能降低心室前后负荷,从而缓解肺瘀血。可用硝普钠、硝酸酯类药物等。

①硝普钠:扩张动、静脉,根据血压调整用量,维持收缩压在 100mmHg;临床应用宜从小剂量(10μg/min)开始,2～5 分钟起效,可酌情逐渐增加剂量至 50～250μg/min。

②硝酸酯类药物:硝酸甘油静脉滴注,起始剂量 5～10μg/min,每 5～10 分钟递增 5～10μg/min,最大剂量 100～200μg/min;硝酸异山梨酯静脉滴注,剂量 5～10mg/h。

5)正性肌力药物。

①洋地黄类:此类药物能轻度增加心排血量,降低左心室充盈压,对急性左心衰竭患者的治疗有一定帮助。一般应用毛花苷 C0.2～0.4mg 缓慢静脉注射,2～4 小时后可以再用0.2mg,伴快速心室率的房颤患者可酌情增加剂量。

②多巴胺:严重低血压时,5～15μg/(kg·min)静脉滴注。

③多巴酚丁胺:可与多巴胺合用。

(3)非药物治疗:包括主动脉内球囊反搏(IABP)、机械通气、血液净化治疗、心室机械辅助装置、外科手术等。

3.中医治疗

(1)速效救心丸功效:行气活血,祛瘀止痛。适用于气滞血瘀证。含服,一次 4～6 粒,每日 3 次;急性发作时,一次 10～15 粒。

(2)参麦注射液功效:益气固脱,养阴生津。适用于气阴两虚证。2～4mL 肌肉注射,每日 1 次,或 20～60mL 加入 5％葡萄糖注射液 250mL 静脉滴注,每日 1 次。

(3)参附注射液功效:回阳救逆,益气固脱。适用于心肾阳虚或心阳虚脱证。2～4mL 肌肉注射,每日 1 次,或 20～60mL 加入 5％葡萄糖注射液 250mL 静脉滴注,每日 1 次。

(六)预后

急性心衰的预后很差,住院病死率为 3％,60 天病死率为 9.6％,三年和五年病死率分别高达 30％和 60％。急性心衰患者在纠正了异常的血流动力学状态和病情稳定后,即应转入进一步的后续治疗。主要根据预后评估,有无基础心血管疾病和有无心衰这三方面的情况确定治疗策略,并做好随访和患者教育工作。

(七)预防与调护

积极治疗原发病,注意避免心功能不全的诱发因素,如感染、过度劳累、输液过快过多等。育龄妇女应避孕。饮食宜清淡易消化,多食蔬菜、水果,防止便秘;戒烟酒。合理安排活动与休息,避免重体力劳动,轻度活动以不出现胸闷为宜。严格遵医嘱服药,尤其是长期服用地高辛的患者,切忌随意增减或撤掉药物。日常生活注意防寒保暖,防止受凉受湿,避免情绪激动。叮嘱患者定期门诊随访,防止病情发展。

第五节　致命性心律失常

致命性心律失常即为危及生命的心律失常,是猝死的重要原因之一。心脏骤停是指心脏泵血突然停止,是心脏性猝死的前期过程。80％以上的心脏骤停是由室性心动过速或心室颤动引起,少部分由缓慢性心律失常引起,若不及时抢救,绝大多数心脏骤停将转化为心脏性猝死,对致命性心律失常的诊断和治疗也就极为重要。心律失常一般以虚证多见,也有气滞、瘀血或痰阻为主者,临床治疗当有所侧重,随证加减。

一、快速性心律失常

致命性快速性心律失常主要是室性心律失常,起源于左右心室的激动,频率超过 100 次/分,连续 3 次以上时即可称之为室性心动过速(简称室速,VT)。

(一)室性心律失常分类

ACC/AHA/ESC 指南详细描述了室性心律失常的不同分类,并加以确切的定义。分类如下。

1.根据临床表现分类

(1)血流动力学稳定:无症状、轻微症状。

(2)血流动力学不稳定:晕厥前兆(头昏、头晕、乏力或虚脱、黑蒙)、晕厥、心脏骤停、心脏性猝死(SCD)。

其中"血流动力学不稳定"虽在广泛使用但尚没有严格定义,其含义是:心律失常伴有低血压和组织灌注不足,如不及时治疗很可能导致休克或心脏骤停。

2.根据电生理分类

(1)非持续性室性心动过速:包括单型和多型性室速。

(2)持续性室速:包括单型和多型室速。

(3)束支折返性室速。

(4)双向性室速。

(5)尖端扭转性室速(Tdp)。

(6)室扑、室颤(VF)。

3.根据病因分类

室性心律失常包括慢性冠心病、心力衰竭、先天性心脏病、心肌病(扩张型心肌病、肥厚型心肌病、致心律失常性右室心肌病)等。

(二)病因

室性心动过速大多都存在心脏病基础,国外报道约 80％,特别是缺血性心脏病,其中的 75％发生猝死与室颤、室速有关。还有药物中毒、电解质紊乱、神经系统异常、代谢失调、先心病、心肌病等因素,部分与先天遗传有关。还有部分患者发生于正常心脏,称特发性室速。

中医病因有外邪入侵、情志失调、饮食不节损伤脾胃、劳倦内伤、先天禀赋不足、大病久病失养等。

(三)发病机制

室性心动过速目前了解的机制,一般认为有折返、自律性增强和触发激动三种机制,临床常规检查鉴别是很困难的,通过电生理检查对鉴别不同机制有一定帮助。一般而言,发生在无器质性心脏病患者身上的特发性室速占了临床上室速的大部分,其中,右室流出道室速约占特发性室速的 2/3,而此类室速的机制主要是触发性机制。与左束支的分支末梢的浦肯野纤维有关的左室特发性室速已被大量的证据证实为折返性机制。自律性机制的室速无论在特发性还是器质性室速患者中均比较少见。大量的临床资料已经证实,折返机制在器质性的单型、持续性室速的发生机制当中占了大多数。折返性室速的发生必须有一个缓慢传导通路的存在,这个慢传导通路可以是功能性的,其周围应当存在病变的心肌作为其永久性或功能性的屏障。较易引发折返性室速的心脏病主要有致心律失常性右室心肌病、冠心病、肥厚性以及扩张性心肌病。

快速型心律失常属中医学"心悸""怔忡"范畴。多数医家认为,其主要病机是"心气不能主血脉,血脉运行失畅所致"。心气不能主血脉之因可分虚实两方面,虚为气虚、阳虚、阴虚、血虚,实为气滞血瘀、瘀血阻滞、痰热淤阻等。气阴两虚为基础,而气滞血瘀、瘀血阻滞、痰热淤阻等则是快速性心律失常的病理改变。二者相互影响,互为因果,使其具有虚实夹杂、寒热错杂、病程较长的病理特点。

(四)临床表现

室速的临床表现取决于两个方面:①室速发生的频率和时间,是否引起血流动力学的改变;②是否有心脏病的存在和心功能不全的状态。临床上患者可以没有症状,也可以出现轻微的不适感。若为非器质性心脏病,室速发作大多短暂,症状也较轻,可以自行恢复,用药后一般疗效较好,虽然反复发作但一般预后较佳。若器质性心脏病并发室速,特别是伴发频率较快者常症状严重,常见心悸、低血压、全身乏力、眩晕和晕厥、休克,也可出现急性肺水肿、呼吸困难、心绞痛和脑供血不足的症状,严重者发生室扑、室颤、阿一斯综合征而猝死。

室速发作时可见颈静脉搏动强弱不等,心尖区第一心音的强度和血压不一致,节律可齐也可轻微不齐或绝对不规律,常可闻及宽分裂的心音和奔马律,可出现面色苍白、四肢厥冷,还可出现不同程度的神经、精神症状。

心电图可出现:①一系列快速基本规则(扭转型室速除外)伴宽大畸形 QRS 波(>0.12秒),频率>100 次/分,但可因室速类型不同,速率不一,常伴有 ST－T 改变;②干扰性房室脱节,室率>房率,P 与 QRS 无关或埋藏于宽大畸形的 QRS－T 中,使 P 波难以分辨;③完全性心室夺获表现为室速过程中出现所谓提前窦性心搏,QRS 为室上性,其前面又可见 P 波且 PR间期>0.12 秒;④室性融合波,为不完全性心室夺获和部分室性异位搏动所控制形成,图形介于窦性和室性之间;⑤室速发作前后可见部分患者出现与室速类似的室性早搏。

快速性心律失常中医学表现常为心悸不安,伴气短乏力,胸闷胸痛,汗出烦躁,头晕日眩,夜寐不安,舌质淡或暗红,有瘀点、瘀斑,苔薄白或少苔、黄腻,脉象多见促、结、代、数、疾、涩等。

(五)诊断

1.无创检查

(1)必须进行 12 导联心电图检查,不仅可识别心律失常,还可发现电解质紊乱、器质性心脏病所致的束支阻滞、房室阻滞、心室肥厚、MI、QRS 间期异常和复极异常等。室速必须与宽 QRS 室上性心动过速相鉴别,如伴有束支传导阻滞、室内差异性传导和预激综合征并发室上速等。鉴别两者的方法及心电图标准很多,其中 Brugada 提出的 4 步鉴别诊断方法简单明了,临床应用逐渐增多。

第 1 步:胸导联有无 RS 图形,胸前导联 QRS 波群不存在 RS 图形时诊断为室性心动过速,有 RS 图形者进入第 2 步。

第 2 步(胸导联 RS 间期):胸前导联的 RS 间期(R 波起点至 S 波谷峰间的间期),在一个胸导联>100ms 时诊断为室性心动过速,<100ms 时进行第 3 步分析。

第 3 步:室房有无分离,有室房分离时,诊断为室性心动过速,否则进入第 4 步分析。

第 4 步:V_1、V_2、V_6 导联有无室速的 QRS 波图形,有则为室速,不符合者为室上速伴差传。

(2)运动试验,主要用于检查疑似冠心病的无症状性心肌缺血,运动过程中可诱发心肌缺血或室性心律失常。

(3)Holter、心电监测或植入记录仪监测可判断患者的症状是否与一过性室性心律失常的发做相关。

(4)T 波电交替(TWA)是指在一组连续心脏搏动中,通过计算机技术分析得到的 T 波向量和幅度的细微变化。T 波交替与心肌组织的动作电位变化相关,它反映了心脏复极不均一性的程度。有心功能不全的心肌梗死患者,如果阴性,该患者发生猝死的风险较小。TWA 有助于诊断室性心律失常或对有致命性室性心律失常风险的患者进行危险分层。

(5)左室功能与影像学检查,对于怀疑有心脏结构异常引起的室性心律失常和有严重室性心律失常或 SCD 高危因素的患者,如扩张型心肌病、肥厚型心肌病或右室心肌病、AMI 存活者,或与 SCD 相关的遗传性疾病患者均应进行心脏超声检查。对于无症状心肌缺血的室性心律失常患者,当其存在中度冠心病危险因素,常规心电图难以可靠诊断时,可行运动试验、心脏超声或 SPECT 检查,不能行运动试验者可行心脏超声或心肌灌注 SPECT 的药物负荷试验。

心脏超声不能准确评估左室、右室的结构或功能改变情况下,推荐用 MRI 或放射 CT 性血管显像,必要时行冠脉造影。MRI 可对心室容积、心室重量和心功能进行准确定量,尤其对疑诊致心律失常右室心肌病的诊断有重要价值,可对右室大小、功能和局部运动准确评估,还可检出右室心肌中的脂肪浸润。与 MRI 相同,CT 能对左室容积、EF 值和左室重量进行准确的定量分析,但与 MRI 不同的是,CT 能对冠状动脉节段及其钙化程度进行定量。

2.有创性检查

心脏电生理检查(EP)是通过记录心内电图以及在基线水平和用药后电刺激的情况,评估室性心律失常并进行危险分层。其中,EP 在冠心病患者主要应用于陈旧性心肌梗死有室性心律失常相关症状者、指导和评估冠心病患者室速消融的效果及用于冠心病不明原因宽 QRS 快速心律失常的诊断。

(六)治疗

室性心律失常患者的症状轻重和基础心脏病的严重程度是评估预后和确定治疗方案的主要因素。此外,对室性心律失常恰当治疗措施的选择还有赖于:对心律失常病因和机制的理解;对可能导致心律失常恶化的相关医疗状况的评估;对心律失常带来的风险与治疗的风险得益比的评估。

1.病因治疗

治疗原发病,如改善心肌缺血、纠正电解质紊乱、停用某些药物等。无论是紧急情况下通过静脉或是慢性情况下通过口服补充钾和镁,提高这些电解质在血液中的浓度可影响与室性心律失常相关的诱发电位的水平,尤其是存在低钾和低镁血症的情况下更为有效,即使在没有电解质降低的情况下,也应作为辅助治疗。在冠脉血栓性闭塞的高危人群中,抗栓和抗血小板治疗可能有助于降低冠心病猝死的发生率。

2.药物治疗

在抗心律失常药物中,β受体阻滞剂对无论是否合并心功能不全的心脏病患者,都可有效地抑制室性早搏,减少心脏性猝死,被认为是抗心律失常治疗的中流砥柱;除此之外,现有的其他抗心律失常药物在随机的临床试验中没有显示对恶性室性心律失常或心脏性猝死的预防有益处,不应作为治疗室性心律失常的一线选择。尽管胺碘酮可以减少心脏性猝死,但胺碘酮不增加生存的益处。索他洛尔有类似于胺碘酮的抑制室性心律失常的作用,但显著的促心律失常作用使其不能改善生存率。

有快速室性心律失常又不适合植入自动复律除颤器(ICD)者,仍然推荐β受体阻滞剂作为一线治疗药物,如果治疗剂量无效,可在监测其不良反应的情况下试用胺碘酮或索他洛尔。

已植入ICD者,因反复VT/VF而ICD频繁放电(被称为除颤风暴),需要增加抗心律失常药物和(或)射频消融来控制VT的反复发作和减少ICD电击,索他洛尔可以有效地抑制室性快速心律失常,β受体阻滞剂与胺碘酮联合应用也可作为选择之一。

3.室性心律失常的非药物治疗

(1)植入性和体外电复律器:包括ICD、体外自动除颤器(AED)、马甲式自动除颤器,均被FDA批准。对陈旧心肌梗死和非缺血性心肌病导致左心功能不全的高危患者,ICD治疗可提高生存率。与传统的抗心律失常药物比较,ICD在不同的危险组(一级预防试验与二级预防试验)可降低死亡率23%～55%。

(2)射频消融治疗:持续性单型室速、药物治疗无效、不能耐受或不愿长期药物治疗者推荐消融治疗;束支折返性室速者也可行消融治疗;因持续性室速多次放电,不能有效程控或药物治疗无效的ICD植入者,预激综合征房颤经旁道下传、快速心室率诱发室颤、心脏骤停复苏者,均推荐消融治疗。有症状的非持续性室速、频发的室性期前收缩或有症状的预激综合征旁道不应期<240毫秒者,也可考虑消融治疗。

(3)心脏交感神经切除术:对获得性长QT综合征(LQTS),植入ICD后仍反复发作晕厥和(或)有心脏骤停事件,β受体阻滞剂无效或不能耐受时,左颈胸的交感神经节切除术可能有辅助治疗的意义。

(4)血管重建:冠脉血管重建包括经皮球囊/支架成形术或旁路手术,是有效的抗缺血治疗方法,可以减少室性心律失常的频度和复杂性,可减少冠心病猝死的发生,特别是左主干或左前降支近端病变血管的重建。

4.特殊室性心律失常的紧急处理

(1)急性冠脉综合征(ACS)相关的心律失常:急诊冠脉血管成形术和β受体阻滞剂的应用

显著减少急性冠脉综合征室颤的发生,肯定了β受体阻滞剂的早期预防性应用,纠正低钾血症和低镁血症可预防电解质紊乱诱发的室颤。预防性应用利多卡因应被废弃,因其虽可减少急性冠脉综合征室颤的发生,但会增加与之相关的(如心动过缓)原因的死亡率。

(2)宽 QRS 心动过速:室速最多见,尤其是有器质性心脏病时,室上性者为少数,主要包括伴有室内差异性传导的室上速、窦律时存在束支或室内阻滞的室上速以及经房室旁道前传的快速室上性心律失常(如预激伴房颤/房扑)。血流动力学不稳定的宽 QRS 心动过速,即使不能立即明确心动过速的类型,也应尽早行电复律;血流动力学稳定者,宜先进行鉴别诊断,在能够确诊的情况下按照各自的治疗对策处理,如果诊断不清,按照室速处理。

(3)单形性室速:持续性单形性室速伴有血流动力学异常时,首选直流电复律并给予镇静治疗,如电转复效果不佳或给予其他药物后复发,建议静脉给予胺碘酮,经静脉导管起搏终止也可能起效,现已证实胺碘酮在提高心脏骤停、对除颤效果不佳的室颤患者的院内生存率方面优于利多卡因。稳定的持续单形性室速可首先给予静脉普鲁卡因胺。反复发作的单形性室速,主要包括特发性室速,尤其右室流出道型,通常无须紧急处理,静脉胺碘酮、β受体阻滞剂和普鲁卡因胺有效。

(4)多形性室速:多形性室速可以是持续的,一般血流动力学不稳定,可蜕变为室颤,有时也可由于自身窦律的下传而自行终止。血流动力学稳定者应鉴别有无 QT 延长。持续的多形性室速伴有血流动力学异常,宜直流电复律并给予适当镇静治疗。窦性心律时 QT 间期正常的多形性室速最常见于急性缺血或心肌梗死患者,也见于心肌病、心力衰竭等,静脉β受体阻滞剂有效;复发的多形性室速,在除外 LQTS 所致的复极异常时,静脉给予负荷量胺碘酮也有效;在不能除外心肌缺血时,考虑急诊冠脉造影及血运重建。在采取上述措施的同时,应积极治疗心力衰竭,纠正电解质紊乱,补充钾离子、镁离子。

(5)尖端扭转型室速(Tdp):有明显的 QT 延长,形态上区别于多形性室速的 Tdp 常见于三种情况:先天性 LQTS、药物诱发的以及原有的心脏传导系统疾病进展为心脏阻滞。对于 Tdp 患者,首先要停用所有诱发该心律失常的药物,并纠正电解质紊乱;如果 Tdp 与心脏传导阻滞及有症状的心动过缓有关,宜紧急和长期的起搏治疗。对于 LQTS,Tdp 发作时可以静脉给予硫酸镁,而 QT 间期正常者,镁剂无效;合并窦缓的 Tdp 者,急性期治疗可予以临时起搏和β受体阻滞剂联合应用;反复的长间歇依赖的 Tdp 患者,给予紧急和长期的起搏治疗;长间歇依赖的 Tdp 患者,如除外先天性 LQTS,可临时给予异丙肾上腺素。

(6)不能中止的室速:反复、频繁发作,需要电转复的室速症候群称为"VT 风暴";频繁的 ICD 放电,也是一种"VT 风暴"。血流动力学稳定的室速持续数小时称为"不能中止"。"VT 风暴"可以是单形的,也可是多形的,这些患者常有严重的心脏病。对于"VT 风暴"的处理,首先应确认并纠正诱因,最常见的包括药物、电解质紊乱和急性心肌缺血。对于多形性"VT 风暴",β受体阻滞剂是单独使用的最有效药物。对于单形性"VT 风暴",静脉给予胺碘酮或普鲁卡因胺有效,导管消融也可能有效。

5.中医治疗

快速性心律失常的主要治疗方法为益气补肾、活血化瘀、行气活血、清热泻火、宁心安神等。苦参味苦性寒,有清热燥湿、杀虫利尿之功,既往并无主治心悸、怔忡的记载,但现代实验研究证实该药具有奎尼丁样之效能,对各型快速性心律失常均有较好疗效。单味中药炙甘草具有强心利尿、抗休克、抗心律失常之药理作用,可降低异位起搏点的兴奋性,调节心脏传导功能,减轻动脉粥样硬化,提高机体应激能力。黄连中的小檗碱可抑制钠离子通道,减少期前收缩后除极;阻滞钙离子通道,减轻钙超载;抑制钾离子内流,增加浦肯野纤维和心室肌细胞的动作电位时间。青蒿能抑制离体心肌细胞内向整流钾通道,从而降低心肌细胞自律性,延长动作电位时程。经现代药理研究表明,黄芪、人参可通过抑制 Na^+-K^+-ATP 酶,发挥其强心及改善心功能作用。黄芪黄酮,抗心律失常机制可能在于黄芪黄酮可使豚鼠心室肌动作电位的 APA 降低,ADP 延长。麻黄中的麻黄碱能使冠状动脉血管扩张,增加冠脉流量和心排血量。附子有效成分之一消旋去甲乌药碱具有 R 受体激动作用,能提高窦房结的自律性,改善和加快窦房及房室传导。麦冬具有显著的抗心律失常及调节心肌兴奋性的功能。五味子有加强和调节心肌细胞的能量代谢、改善心肌营养和功能的作用。细辛挥发油可明显增加心脏冠脉流量,对心脏有明显的兴奋作用,具有正性肌力、正性频率作用。黄连素长期以来作为抗菌药物应用于临床,近 10 多年来有不少治疗室性心律失常的报道。沙棘和莫雷西嗪合用能增强莫雷西嗪抗室性心律失常作用,尤其适用于缺血性心脏病伴快速性室性心律失常的患者。黄杨宁可降低胆固醇和血液黏稠度,改善微循环,增强心肌收缩,改善心功能,属于抗心律失常药物中延长动作电位时间类的药物。延胡索提取物罗通定的抗房颤机制与其延长心房和房室有效不应期有关。

麦冬、炙甘草、三七、云南白药、甘松、青皮、冬虫夏草等均有较好的抗心律失常作用。治疗室性早搏以山楂、黄连、茵陈蒿、常山、万年青、苦甘草、半夏、苦参、羌活等为佳;治疗房性期前收缩以延胡索、山楂、汉防己、黄连素、茵陈蒿、常山、万年青、半夏、苦参等为佳;结性期前收缩以延胡索、常山、山楂为佳;治疗心房颤动、扑动以山楂、汉防己、万年青、甘松、延胡索、常山、石菖蒲、茵陈蒿等为佳;治疗室上速以常山、万年青、汉防己等为佳;治疗阵发性室速以万年青、常山等为佳。表明单味中药也可能存在类似西药所谓"窄谱"和"广谱"的抗心律失常药理作用机制。古方《伤寒论》中,张仲景首创炙甘草汤治疗心动悸、脉结代,此方具有益气养阴、补血复脉之功效,后世又称为复脉汤,临床用其治疗快速性心律失常不仅具有一定疗效,而且中医药治疗快速性心律失常具有毒性低、副作用少的特点。但因起效慢、剂型限制、中医辨证标准不一等,对致命性、快速性心律失常的应用有一定局限性。

二、缓慢性心律失常

缓慢性心律失常是指心动过缓伴有血流动力学改变而有症状者,包括窦性心动过缓、窦房传导阻滞或窦性停搏、房室阻滞和室内阻滞等。与心脏性猝死有关的缓慢性心律失常主要为病窦综合征、房室传导阻滞等,多由器质性心脏损害引起,也可由一过性因素引起,如严重的高血钾、药物中毒等。病窦综合征发生的缓慢性心律失常是导致心脏性猝死的重要原因之一,Ⅲ度房室阻滞较窦性心动过缓更容易发生晕厥或心脏性猝死。

(一)病因及病理

缓慢性心律失常常见病因:①特发性传导系统纤维化、退行性变等;②各种器质性心脏病,如冠心病、风心病、心肌病等;③各种原因的心肌炎症,如风湿性、病毒性心肌炎和其他感染;④迷走神经兴奋,常为夜间发生,非持续性;⑤药物影响,如洋地黄和抗心律失常药物;⑥电解质紊乱,如高血钾、尿毒症等;⑦心脏外科手术损伤、导管射频术并发症。病窦综合征的病理改变主要为淀粉变性或脂肪浸润、窦房结胶原支架异常、窦房结动脉病变等不明原因的退行性变,导致窦房结及其邻近组织的器质性病变。房室阻滞的病理改变主要为传导系统或心肌退行性变,其他病变引起的心肌纤维变性、退行性变导致传导阻滞。

中医理论认为,心肾阳虚是本病的共同病理基础。其主要病机是由于心肾阳虚、心气虚弱、气虚血滞、血液运行无力所致。

(二)临床表现

多为老年人,其发病隐匿,病史较长,进展缓慢。主要症状为心率缓慢所致的脑、心、肾等脏器供血不足,尤其是脑供血不足为主,轻者乏力、头昏、眼花、失眠、记忆力差、反应迟钝或易激动等,重者为阿斯综合征发作或猝死。可合并快速性心律失常,心动过速终止时出现心室暂停伴或不伴有晕厥发作。

缓慢型心律失常中医学多见迟脉,并见沉、细、结脉等,临床表现以胸闷、心悸、气短、疲乏等心气虚弱的证候为主,同时伴有面白畏寒、眩晕晕厥、腰膝酸软等心肾阳虚的证候特点。

(三)心电图表现

1.病窦综合征

病窦综合征是由于窦房结或其周围组织的功能障碍导致窦房结冲动形成障碍,或窦房结致心房冲动传导障碍所致。包括下述一系列心律失常。

(1)严重而持续的窦性心动过缓:窦性心律<60次/分称为窦性心动过缓,窦性心律<50次/分称为严重的窦性心动过缓,可出现相关症状,即症状性心动过缓。

(2)窦性停搏和(或)窦房传导阻滞:窦性停搏是指在一段时间内窦房结不能发放冲动,心房无除极和心室无搏动。心电图出现长P-P间期,与基本P-P间期之间无公倍数关系,长间歇后可出现结性或室性逸搏。窦房传导阻滞是窦房结产生的冲动部分或全部不能达到心房,引起心房和心室逸搏。窦房传导阻滞分为Ⅰ度、Ⅱ度和Ⅲ度阻滞,Ⅰ度和Ⅲ度窦房传导阻滞从心电图上无表现,Ⅱ度窦房传导阻滞表现为P-P间期与基本P-P间期之间有公倍数关系,有些病例可出现文氏现象。

(3)慢快综合征:以心动过缓为基础,包括窦性心动过缓、窦房传导阻滞或窦性停搏,伴有阵发性房性心动过速、心房扑动或心房颤动,心动过缓与心动过速交替出现。

(4)逸搏节律:交界区逸搏连续3次以上为交界区逸搏心律,40~60次/分,QRS波形态与窦性时相同。也可出现室性逸搏心律,30~40次/分,QRS波群宽大畸形。

(5)慢性房颤:最后可发展为慢性心室率缓慢的心房颤动。

2.房室阻滞

房室传导阻滞是冲动传导过程中受到阻滞,阻滞部位可在房室结、希氏束及双束支。分为Ⅰ度、Ⅱ度和Ⅲ度房室阻滞。

(1)Ⅰ度房室阻滞:P波后都有相应的QRS波,P-R间期>0.20秒。

(2)Ⅱ度房室阻滞:P波后无相应的QRS波,存在不同的传导比例。Ⅱ度AVB分为莫氏Ⅰ型(文氏型AVB或Ⅱ度Ⅰ型AVB)和莫氏Ⅱ型(Ⅱ度Ⅱ型AVB),Ⅱ度Ⅰ型AVB表现为PR间期逐渐延长,直到P波不能下传而脱落一次QRS波,在QRS脱落前的PR间期最长,脱落后的第一个 PR 间期最短,此后 P-R 间期又逐渐延长直至 QRS 波又脱落一次,如此周而复始。Ⅱ度Ⅱ型 AVB 表现为 PR 间期正常或轻度延长,但恒定不变,P 波突然不能下传而 QRS 波脱落。2∶1 房室阻滞,为一特殊类型,每隔一个 P 波才有 QRS 波,无法判断为下传的 P 波后是否有 P-R 间期延长,故不能诊断Ⅱ度Ⅰ型 AVB 还是Ⅱ度Ⅱ型 AVB。

(3)Ⅲ度 AVB 又称完全性房室传导阻滞;表现为心房激动完全不能下传到心室,P 波与 QRS 波无固定关系,P 波频率较 QRS 波快。心室激动可由房室交界区、希氏束或束支-浦氏系统控制,如果完全阻滞在房室结内,则起搏点在希氏束附近,QRS 波不宽,室率多在 40～60 次/分。如果阻滞在希氏束以下或三束支,则起搏点低,QRS 波宽大畸形,室率常在 30～50 次/分,可行电生理检查确定阻滞部位。高度 AVB 的表现为可有下传的 QRS 波,房室传导比例为 3∶1 或更高。

3.室内阻滞

室内阻滞是指希氏束分支以下部位的传导阻滞,包括右束支传导阻滞(RBBB)、左束支传导阻滞(LBBB)、双侧束支阻滞、分束支阻滞、广泛的室内传导阻滞。双侧束支阻滞和分束支阻滞极易发展成完全性房室传导阻滞,预后较差。

(1)右束支传导阻滞:心电图为 V$_1$ 导联呈 rsR′,V$_5$、Ⅰ、aVL 有宽而不深的 S 波,T 波方向与 QRS 主波方向相反,QRS≥0.12 秒为完全性右束支传导阻滞,QRS<0.12 秒为不完全性右束支传导阻滞。

(2)左束支传导阻滞:心电图为 V$_5$ 导联呈单向宽阔、顶端有顿挫的 R 波,无 Q 波。V$_1$ 有宽大而深的 S 波,T 波方向与 QRS 主波方向相反,QRS≥0.12 秒为完全性左束支传导阻滞,QRS<0.12 秒为不完全性左束支传导阻滞。

(3)双侧束支阻滞:主要指左、右束支主干部发生的传导阻滞,由于两束支有相同或不同程度阻滞,使体表心电图表现复杂,双束支不同程度的Ⅰ度传导阻滞,可表现为 P-R 间期延长伴 RBBB 或 LBBB;双束支均为Ⅱ度传导阻滞,可表现为不同程度的 AVB 与束支阻滞;双束支Ⅲ度传导阻滞可表现为完全性房室传导阻滞,逸搏点低,QRS 波宽大畸形,逸搏节律不稳定,频率常低于 35 次/分。

(4)分束支阻滞:包括左前分支阻滞(LAH)、左后分支阻滞(LPH)、双分支阻滞和三分支阻滞。LAH 心电图表现为电轴左偏超过-45°,Ⅰ、aVL 导联呈现 qR 波,Ⅱ、Ⅲ、aVF 呈 rS 波,SⅢ>SⅡ。LPH 心电图表现为电轴右偏,在+90°～120°之间,Ⅰ、aVL 导联呈现 rS 波,Ⅱ、Ⅲ、aVF 呈 qR 波,RⅢ>RⅡ。双分支阻滞主要指 RBBB+LAH 和 RBBB+LPH,三分支阻滞主要指 RBBB+LAH+LPH。

(5)广泛的室内传导阻滞心电图:特点为 QRS≥0.12 秒,其图形既不符合 RBBB,又不符合 LBBB,电轴正常或轻度左偏。

(四)诊断

主要是通过心电图及 Holter 等心电监测方法确诊。对慢性窦性心动过缓患者可进行踏车和平板运动试验,若运动后心率不能增加,提示窦房结功能不良。对于怀疑病窦综合征患者可以进行阿托品试验,方法为静脉注射阿托品 1.5～2mg,于注射后 1、2、3、5、10、15、20 分钟观察窦性心律不能达到 90 次/分和(或)出现窦房传导阻滞、交界性心律、室上性心动过速为阳性。可经食道心房起搏检测窦房结功能,病窦综合征患者固有心率(给予阿托品 2mg 加普萘洛尔 5mg 静脉注射后测定)在 80 次/分以下,窦房结恢复时间＞1500 毫秒、窦房传导时间＞180 毫秒可以诊断。心内电生理检查可评定窦房结功能、房室结功能及希、浦氏纤维系统功能,诊断更加明确但为有创检查,不作为常规应用。对于不明原因晕厥,怀疑与心律失常有关,但又无足够临床证据的患者可植入循环心电监测仪,将该仪器埋植皮下,进行 14～18 个月的心电监测,能获得持续高质量的心电图记录及事件记录,但亦为有创的检查手段且费用较昂贵。

(五)治疗

1.病因治疗

首先明确病因,治疗原发病,改善心肌供血、停用有关药物、纠正电解质紊乱等。

2.药物治疗

(1)阿托品:为抗胆碱药。解除迷走神经对心脏的抑制作用,可口服 0.3mg,每日 3～4 次,必要时可皮下或静脉注射 1～2mg。

(2)异丙肾上腺素:为肾上腺素能 β 受体兴奋剂。能兴奋心脏高位起搏点及改善心脏传导,增加心室自律性,用量过大可致快速性室性心律失常,1～2μg/min,静脉滴注。

3.心脏起搏器

出现症状性心动过缓(如心率低于 50 次/分或出现大于 3 秒的长间歇时可出现相关的症状)是植入起搏器的指征。

(1)临时起搏的指征:因急性心肌炎、急性心肌梗死、药物中毒、电解质紊乱等引起窦房结功能障碍,药物治疗效果不满意,临床上出现明显症状甚至晕厥者,应紧急安置临时起搏器。

(2)永久起搏器的指征:ACC/AHA/NASPE 2002 年公布植入型心脏起搏器指南,指南中依据的资料来源于多个多中心临床随访试验则将其依据程度定为 A 级,若资料来源于有限的临床试验,如包括的临床病例较少或设计合理的非随机试验资料或为观察性注册资料,其依据程度为 B 级,以专家们的共同认识为主要来源的建议则定为 C 级。

根据以往的分类,植入型心脏起搏器应用适应证分为三类。

Ⅰ类:有充分的证据和(或)得到公认,治疗是有用的和有效的。

Ⅱ类:关于治疗是有效和有用,存在不同意见。

Ⅱa 证据和多数意见认为是有用和有效的。

Ⅱb 较少的证据和意见认为是有用和有效的。

Ⅲ类:充分的证据和(或)公认,治疗是无效和无用的,某些情况甚至是有害的。

成人获得性房室阻滞永久性起搏建议如下。

Ⅰ类。

(1)任何解剖水平的Ⅲ度和高Ⅱ度房室阻滞,伴有任一下列情况者:

1)由于房室阻滞所致的有症状的心动过缓(包括心力衰竭)(证据级别:C)。

2)由于心律失常及其他医疗情况需用药物治疗,而这些药物又能导致症状性心动过缓(证据级别:C)。

3)证明心搏停顿≥3 秒,或清醒时逸搏心率慢于 40 次/分钟,无症状者(证据级别:B,C)。

4)房室结经导管消融后(证据级别:B,C)。对此没有试验来评价不予起搏的后果,事实上这种情况总是给予起搏的,除非施行的是房室交界区改良术。

5)心脏手术后房室阻滞已无恢复希望(证据级别:C)。

6)神经肌肉疾患伴有房室阻滞,不论有无症状,因为这些疾病具有不可预测的房室传导疾病的进展(证据级别:B)。

(2)Ⅱ度房室阻滞,不论其类型与阻滞位置,有心动过缓的症状(证据级别:B)。

Ⅱa类。

(1)任何解剖水平的Ⅲ度房室阻滞,无症状,但清醒时平均心室率为40次/分或稍快,特别是伴有心脏扩大或左心功能障碍(证据级别:B,C)。

(2)无症状的Ⅱ度Ⅱ型房室阻滞伴以窄 QRS 波。当Ⅱ度Ⅱ型房室阻滞伴以宽 QRS 波,则成为起搏的Ⅰ级适应证(证据级别:B)。

(3)无症状的位于 His 束内或 His 束下的Ⅱ度Ⅰ型房室阻滞,恰好在为其他原因而作的电生理检查中发现(证据级别:B)。

(4)Ⅰ度或Ⅱ度房室阻滞,伴有类似起搏器综合征的症状,经临时性房室顺序起搏证明可以消除该症状(证据级别:B)。

Ⅱb类。

(1)显著的Ⅰ度房室阻滞(>0.30秒)伴有左心功能障碍及充血性心力衰竭症状,缩短 AV 间期可改善其血流动力学,可能是通过降低其左心房充盈压之故(证据级别:C)。

(2)神经肌肉疾患伴有房室阻滞,伴有任何程度的房室阻滞(包括Ⅰ度房室阻滞),不论有无症状,因为这些疾病具有不可预测的房室传导疾病的进展(证据级别:B)。

Ⅲ类。

(1)无症状的Ⅰ度房室阻滞(证据级别:B)。

(2)无症状的Ⅱ度Ⅰ型房室阻滞,位于 His 束以上(房室结)或已知不在 His 束以内或以下(证据级别:B,C)。

(3)房室阻滞可望恢复或不大可能复发(证据级别:B)。

慢性双分支和三分支阻滞永久性起搏建议如下。

Ⅰ类。

(1)间歇性Ⅲ度房室阻滞(证据级别:B)。

(2)Ⅱ度Ⅱ型房室阻滞(证据级别:B)。

(3)交替性束支阻滞(证据级别:C)。

Ⅱa类。

(1)不能证明晕厥系由于房室阻滞,而其他可能原因,特别是室性心动过速(简称室速),已被排除(证据级别:B)。

(2)无症状患者,恰好于电生理检查中发现 HV 间期显著延长(≥100毫秒)(证据级别:B)。

(3)恰好于电生理检查中发现有调搏诱发的非生理性 His 束下阻滞(证据级别:B)。

Ⅱb类。

神经肌肉疾患伴有任何程度的分支阻滞,不论有无症状,因为这些疾病具有不可预测的房室传导疾病的进展(证据级别:C)。

Ⅲ类。

(1)分支阻滞不伴有房室阻滞,也无症状(证据级别:B)。

(2)分支阻滞伴有Ⅰ度房室阻滞,没有症状(证据级别:B)。

窦房结功能障碍永久性起搏治疗的建议如下。

Ⅰ类。

(1)窦房结功能障碍导致有症状的心动过缓,包括频繁的、有症状的窦性停搏;必须使用某种类型和剂量的药物进行治疗,这些药物引起或加重心动过缓并产生症状者(证据级别:C)。

(2)窦房结变时功能不佳而引起症状者(证据级别:C)。

Ⅱa类。

(1)自发或药物诱发的窦房结功能低下,心率<40次/分钟,虽有心动过缓的症状,但未证实症状与心动过缓有关。

(2)无法解释原因的晕厥,存在窦房结功能异常或电生理检查诱发者(证据级别:C)。

Ⅱb类。

清醒状态下心率长期慢于40次/分,但症状轻微(证据级别:C)。

(1)无症状的患者,包括长期应用药物所致的窦性心动过缓(心率<40次/分)。

(2)虽有类似心动过缓的症状,但证实该症状并非窦性心动过缓引起。

(3)非必须应用的药物引起的有症状的心动过缓。

4.中药治疗

对缓慢性心律失常的治疗,大多医家以其病因或病理机制为立法依据,本着辨证求因、审因论治的精神处方用药。可辨证为心气(阳)不足、气阴两虚心肾阳虚、阳虚欲脱、痰浊内阻心血(脉)瘀滞等证型。心气(阳)不足者以温阳益气为法,方用人参四逆汤加味;气阴两虚者以益气养阴为法,方用生脉散加减;心肾阳虚者以温阳祛寒为法,方用参附汤合右归丸加减;阳虚欲脱者以益气回阳、救逆固脱为法,方用参附龙牡汤加味;痰浊内阻者以通阳化痰、宜痹通络为法,方用瓜蒌薤白半夏汤合导痰汤加减;心血(脉)瘀滞者以活血通脉、祛瘀止痛为法,方用血府逐瘀汤加减。缓慢性心律失常,如病态窦房结综合征、传导阻滞的中医治疗,以麻黄附子细辛汤、生脉散、补阳还五汤、参附汤等使用较多。其中最常用的首推麻黄附子细辛汤,此方集中体现了温阳益气的治疗大法,同样,中药因其起效缓慢,对缓慢性心律失常的应用也有一定的局限性。

第二章　呼吸系统疾病

第一节　急性气管－支气管炎

急性气管－支气管炎是由感染、物理与化学性刺激或过敏引起的气管－支气管黏膜的急性炎症。临床主要症状有咳嗽和咳痰。常见于寒冷季节或气候突变之时诱发，也可由急性上呼吸道感染的病毒或细菌蔓延而来。

一、病因与发病机制

急性气管－支气管炎可以由病毒、细菌直接感染，也可因急性上呼吸道感染的病毒或细菌蔓延引起。常见病毒是腺病毒、鼻病毒、冠状病毒、流感病毒、呼吸道合胞病毒和副流感病毒等；常见细菌为流感嗜血杆菌、肺炎链球菌、卡他莫拉菌等；衣原体和支原体感染有所增加。常在病毒感染的基础上继发细菌感染。物理与化学性刺激，如过冷空气、粉尘，某些刺激性气体等，均易引起本病。寄生虫，如钩虫、蛔虫等幼虫在肺脏移行时，也可以引起支气管炎。儿童有反复急性气管－支气管炎发作者，应排除少见疾病，如囊性纤维化肺病或低免疫球蛋白血症的可能性。

二、病理

气管、支气管黏膜充血水肿，淋巴细胞和中性粒细胞浸润；同时可伴纤毛上皮细胞损伤、脱落；黏液腺体肥大增生。合并细菌感染时，分泌物呈脓性。

三、临床表现

（一）症状和体征

起病较急，常先有急性上呼吸道感染症状。当炎症累及气管、支气管黏膜，则出现咳嗽、咯痰，先为干咳或少量黏液性痰，后可转为黏液脓性，痰量增多，咳嗽加剧，偶可痰中带血。如支气管发生痉挛，可出现程度不等的气促，伴胸骨后发紧感。体检两肺呼吸音粗糙，可有散在干、湿性啰音，啰音部位常不固定，咯痰后可减少或消失。全身症状一般较轻，可有发热，38℃左右，多于 3～5 天降至正常。咳嗽和咯痰可延续 2～3 周才消失，如迁延不愈，日久可演变为慢性支气管炎。

（二）辅助检查

白细胞计数和分类多无明显改变。细菌性感染较重时白细胞计数可增高。痰涂片或培养可发现致病菌。X 线胸片检查大多数正常或肺纹理增粗。

四、治疗及预后

（一）治疗

一般患者无须住院治疗。有慢性心肺基础疾病者，流感病毒引起的支气管炎导致严重通气不足时，需住院接受呼吸支持和氧疗。

剧烈干咳或少痰者,可适当应用镇咳剂,如右美沙芬、喷托维林。咳嗽有痰或痰不易咳出者可用盐酸氨溴索、桃金娘油提取物化痰。若咳嗽持续不缓解,可考虑应用可待因或吸入糖皮质激素缓解症状。伴有支气管痉挛、气流受限时可用 β_2-受体激动剂沙丁胺醇、氨茶碱。

大多数急性-支气管炎的患者都接受抗生素治疗,但应避免滥用抗生素。盲目应用抗生素会导致耐药菌的产生、二重感染等一些严重后果。若患者出现发热、脓性痰和重症咳嗽,则是应用抗生素的指征。肺炎支原体、衣原体和百日咳杆菌感染,推荐阿奇霉素治疗 5 天(第一天 500mg,每天 1 次。第 2～5 天 250mg,每天 1 次),流感病毒 A 型感染可予以奥司他韦(75mg,每天 2 次)治疗 5 天。全身不适及发热为主要症状者应卧床休息,多饮水,服用阿司匹林,对乙酰氨基酚等退热剂。

在流行性感冒流行期间,如有急性气管-支气管炎的表现应该应用抗流感的治疗措施。

(二)预后与预防

多数患者的预后良好,但少数治疗延误或者不当、反复发作的患者,可因病情迁延发展为慢性支气管炎。积极锻炼,增强体质,避免过度劳累。冬季注意保暖,避免上呼吸道感染。改善劳动卫生条件,防止有害气体、烟雾和粉尘的产生和扩散。

第二节　肺炎链球菌肺炎

肺炎链球菌肺炎是由肺炎链球菌(亦称肺炎球菌或肺炎双球菌)引起的急性肺部炎症,病变常呈叶、段分布,又称为大叶性肺炎。肺炎链球菌常寄生在人体鼻咽部,根据荚膜多糖的抗原特性,肺炎链球菌可分为 86 个血清型,其中部分菌株致病力很强。这种细菌引起的肺炎在获得性肺炎中占首位。由于抗菌药物的广泛应用,致使本病的起病方式、症状及 X 线改变均不典型。

一、临床表现

发病前常有受凉、淋雨、疲劳或上呼吸道感染等诱因,多有上呼吸道感染的前驱症状。发病急骤,高热(38～40℃),寒战,伴全身肌肉酸痛、乏力等。可有患侧胸痛,放射至肩部或腹部,咳嗽或深呼吸时加剧。咳嗽,咳黏痰或脓性痰、血性痰或呈铁锈色痰。病变广泛者可有呼吸困难部分患者可有消化道症状及神经系统症状。严重病例可发生感染性休克及中毒性心肌炎。

二、辅助检查

(一)血常规

白细胞计数(10～20)×10^9/L,中性粒细胞多在 80% 以上,可有核左移,细胞内可见中毒颗粒。血小板减少,凝血酶原时间延长。

(二)痰涂片及痰培养

可查见肺炎链球菌。部分患者血培养阳性。聚合酶链反应(PCR)及荧光标记抗体检测可提高病原学诊断率。如合并胸腔积液,可抽取积液进行细菌培养。

（三）血生化检查

可见血清酶学升高,部分患者可有血胆红素增高。动脉血气分析可正常,严重病例可有 PaO_2 及 $PaCO_2$ 减低,pH 增高,呈低氧及呼吸性碱中毒。休克合并代谢性酸中毒,则 pH 降低。

（四）胸部 X 线检查

早期肺部有均匀淡片状阴影,典型表现为大片均匀致密阴影,可见支气管充气征,呈叶、段分布。可有少量胸腔积液。老年患者容易形成机化性肺炎。

三、诊断

凡急性发热伴咳嗽、胸痛和呼吸困难都应怀疑为肺炎链球菌肺炎,应做进一步检查以确诊。根据病史、体征、胸部 X 线改变,痰涂片、痰培养或血培养,涂片革兰染色可见成对或短链状排列的阳性球菌、荚膜肿胀反应而缺乏其他优势菌群,并有大量的中性粒细胞,可做出初步诊断。痰培养分离出肺炎链球菌是诊断本病的主要依据,但若能在胸液、血液、肺组织或经气管吸出物中检出肺炎链球菌,则具有确诊价值。严重的患者病情变化急骤,开始表现轻微,但在数小时内发生唇绀、呼吸急促、鼻翼翕动和末梢循环衰竭引起休克等。无发热,特别是低体温往往与病情恶化相关。

四、鉴别诊断

（一）常见表现鉴别诊断

1.肺癌

少数周围型肺癌 X 线影像颇似肺部炎症。但一般不发热或仅有低热,周围血白细胞计数不高,痰中找到癌细胞可以确诊。中央型肺癌可伴阻塞性肺炎,经抗生素治疗后炎症消退,肿瘤阴影渐趋明显或者伴发肺门淋巴结肿大、肺不张。对于有效抗生素治疗下炎症久不消散或者消散后又复出现者,尤其是年龄较大者,要注意分析,必要时做 CT、痰脱落细胞和纤支镜检查等,以确定诊断。

2.其他病菌引起的肺炎

葡萄球菌肺炎和革兰阴性杆菌肺炎的临床表现较严重。克雷白杆菌肺炎等常见于体弱、心肺慢性疾病或免疫受损患者,多为院内继发感染;痰液、血或胸液细菌阳性培养是诊断不可缺少的依据。病毒和支原体肺炎一般病情较轻,支原体肺炎和衣原体肺炎较少引起整个肺叶实变,可常年发作无明显季节特征;白细胞常无明显增加,临床过程,痰液病原体分离和血液免疫学试验对诊断有重要意义。

（二）非典型表现鉴别诊断

1.渗出性胸膜炎

可与下叶肺炎相混淆,有类似肺炎的表现,如胸痛、发热、气急等症,但咳嗽较轻,一般无血痰,胸液量多时可用 X 线检查、B 超定位进行胸腔穿刺抽液,以明确诊断,须注意肺炎旁积液的发生。

2.肺栓塞

常发生于手术、长期卧床或下肢血栓性静脉炎患者,表现为突然气急、咳嗽、咯血、胸痛甚至昏迷,一般无寒战和高热,白细胞中等度增加,咯血较多见,很少出现口角疱疹。肺动脉增强螺旋 CT 或肺血管造影可以明确诊断;但须警惕肺炎与肺栓塞可同时存在。

3.腹部疾病

肺炎的脓毒血症可发生腹部症状,病变位于下叶者可累及膈胸膜,出现上腹痛,应注意与膈下脓肿、胆囊炎、胰腺炎、胃肠炎等进行鉴别。

五、治疗

(一)药物治疗

一经疑似诊断应立即开始抗生素治疗,不必等待细菌培养结果。青霉素可作为肺炎链球菌肺炎的首选药物,对无并发症的肺炎链球菌肺炎经验性治疗推荐青霉素,给青霉素G80万～240万单位静脉注射,1次/4～6小时。青霉素自问世以来一直被认为是治疗肺炎链球菌感染的常规敏感药物。但自从20世纪六七十年代在澳大利亚和南非首次报道发现耐青霉素肺炎链球菌(PRSP)以来,PRSP流行呈上升趋势;对PRSP引起的各种感染均应选择青霉素以外的抗生素治疗,而对低度耐药株可用大剂量的青霉素G,使血药浓度远高于MIC(最低抑菌浓度),以取得较好的抗菌效果。

对于严重肺炎链球菌感染伴发原发疾病患者,也可选用青霉素G,但须在治疗过程中注意观察疗效,并根据药敏结果及时调整给药方案。

医源性感染患者对青霉素低度耐药者可选用大剂量青霉素G治疗,β-内酰胺类抗生素中以阿莫西林为最有效的药物,其他有效药物包括青霉素类的氨苄西林,头孢菌素中的头孢唑啉、头孢丙烯、头孢克洛、头孢噻肟、头孢曲松。

万古霉素对PRSP感染有极强的抗菌活性,替考拉宁的作用与万古霉素相似,不良反应减轻,半衰期延长。对青霉素过敏者,可静脉滴注红霉素或口服克拉霉素或阿奇霉素。

(二)并发症的处理

1.肺外感染

经适当抗生素治疗以后,高热一般在24小时内消退或在数天内呈分离性下降,如体温再升或3天后仍不退者,应考虑肺炎链球菌的肺外感染,如脓胸、心包炎或关节炎等。持续发热的其他原因还有混杂细菌感染、药物热或存在其他并存的疾患。肺炎治疗不当,可有5%并发脓胸,对于脓胸患者应予置管引流冲洗,慢性包裹性脓胸应考虑外科肋间切开引流。

2.脑膜炎

如疑有脑膜炎时,给予头孢噻肟2g静脉注射,1次/4～6小时或头孢曲松1～2g静脉注射,1次/12小时,同时给予万古霉素1g静脉注射,1次/12小时,可加用利福平600mg/d口服,直至取得药敏结果。除静脉滴注有效抗生素外,应行腰椎穿刺明确诊断,并积极脱水,吸氧并给予脑保护。

3.感染性休克

强有效的控制感染是关键,有并发症(如脓胸)而需要引流或有转移感染灶(如脑膜炎、心内膜炎、脓毒性关节炎)需加大青霉素剂量。补充血容量,对老年发热患者慎用解热镇痛药,特别合并低血压者注意防止虚脱,补足液体量。可加用血管活性药物以维持休克患者的血压,保证重要脏器的血液灌流,并维持血压不低于100/60mmHg,现临床上常用以下方法。

(1)多巴胺以微量泵入,严重时加间羟胺静脉滴注。

(2)一般鼻导管给氧,呼吸衰竭可考虑气管插管、气管切开和呼吸机辅助通气。

（3）纠正水、电解质和酸碱失衡。监护期间要密切随访血电解质、动脉血气，尤其是对慢性阻塞性肺病（COPD）患者。

4.其他

临床表现腹痛又合并高热患者，排除外科急腹症可应用解热镇痛药；因基础病不同，酌情予以解痉止痛药。如果临床症状逐步改善，而且病因明确，不应改变治疗方案。当患者仍无好转时，需考虑以下因素：病因诊断错误药物选用不当，疾病已属晚期或重复感染、并发症使患者抵抗力低下、用药方法错误、肺炎链球菌属耐药菌株。青霉素的发现使肺炎链球菌性肺炎的病死率大大降低，本病总病死率为 10%，但在已知病原菌的社区获得性肺炎死亡病例中，肺炎链球菌肺炎仍占较大比例。一般主张对 35 岁以上的患者要随访 X 线检查。胸部 X 线检查可能要在几周之后才能看到浸润消散，病情严重及有菌血症或原先已有慢性肺病的患者尤其如此。有肿瘤或异物阻塞支气管时，肺炎虽在治疗后消散，但阻塞因素未除，仍可再度出现肺炎。治疗开始 6 周或 6 周以上仍然有浸润，应怀疑其他疾病（如原发性支气管癌或结核）的可能。

第三节　支气管扩张症

支气管扩张症（简称支扩）是由于多种原因引起支气管树病理性、永久性的扩张，导致反复化脓性感染及气道慢性炎症，临床上表现为持续或反复地咳嗽、咯痰，有时伴有咯血，症状反复发作，可导致呼吸功能障碍及慢性肺源性心脏病。支气管扩张症可分为先天性与继发性两种。

先天性支气管扩张症较少见，继发性支气管扩张症的发病基础多为反复感染、支气管阻塞及支气管壁的炎性损伤。炎症造成阻塞，阻塞又导致感染或引起感染的持续存在，最终导致支气管管壁平滑肌、弹力纤维，甚至软骨的破坏，逐渐形成支气管持久性扩张。下呼吸道感染，尤其是婴幼儿时期下呼吸道感染、支气管和肺结核是支气管扩张症最常见的病因，还应注意排除支气管异物、误吸、免疫缺陷病、纤毛功能异常等少见病因。

一、诊断标准

支气管扩张症的诊断应根据既往病史、临床表现、体征及实验室检查等综合分析确定，胸部高分辨 CT（HRCT）是诊断支气管扩张的主要手段。明确诊断后还需要通过病史和相应的检查了解有无相关的基础疾病。

（一）临床表现

咳嗽是支扩最常见的症状，且多伴有咯痰，痰常为脓性，清晨为多，可伴有呼吸困难。半数患者可出现咯血，多与感染相关，咯血量大小不等，可痰中带血至大量咯血。仅有咯血而无咳嗽及咯痰的称干性支气管扩张。原有症状中任一症状加重（痰量增加或脓性痰、呼吸困难加重、咳嗽增加、肺功能下降、疲劳乏力加重）或出现新症状（发热、胸膜炎、咯血）、需要抗菌药物治疗往往提示感染导致的急性加重。反复发作者可有食欲减退、消瘦和贫血等全身症状。

听诊时于病变部位闻及粗糙的湿啰音是支气管扩张症特征性的表现，以肺底部最为多见，多自吸气早期开始，吸气中期最响亮，一直持续至吸气末，且部位固定，不易消失。1/3 的患者也可闻及哮鸣音或粗大的干啰音。杵状指(趾)较常见。

常见的并发症有反复肺部感染、脓胸、气胸和肺胀肿等,小部分患者可出现肺心病。

(二)辅助检查

1.胸部 HRCT

胸部 HRCT 诊断支气管扩张症的敏感性和特异性均达到了 90% 以上,可代替支气管碘油造影确诊支气管扩张症。支扩在 HRCT 上的主要表现为支气管内径与其伴行动脉直径对比的增大,称为"印戒征",此外还可见到支气管呈柱状及囊状改变(呈"双轨征"或"串珠"状)、气道壁增厚、黏液阻塞,细支气管炎时可出现树芽征及马赛克征。

2.支气管镜检查

有助于排除异物堵塞等病因,通过支气管镜检查获取下呼吸道分泌物,有助于明确病原菌,经支气管冲洗可清除气道内分泌物,解除气道阻塞。

3.肺功能检查

所有患者均建议行肺通气功能检查,并至少每年复查一次,多数患者表现为阻塞性通气功能障碍,弥散功能下降,33%~76% 的患者存在气道高反应性。合并气流阻塞者应行舒张试验评价用药后肺功能改善情况。

4.微生物学检查

所有支扩患者均常规留取合格痰标本行微生物学检查,急性加重时应在应用抗菌药物前留取痰标本,痰培养及药敏试验对抗菌药物的选择具有重要的指导意义。

5.其他检查

糖精试验和(或)鼻呼出气一氧化氮测定可用于筛查纤毛功能异常,疑诊者须进行鼻和支气管黏膜活检的电镜检查;两次汗液氯化物检测及 CFTR(囊性纤维化穿膜传导调节蛋白)基因突变分析有助于除外囊性纤维化。

二、治疗

支气管扩张症的治疗原则:确定并治疗潜在病因以阻止疾病进展;维持或改善肺功能;减少日间症状和急性加重次数;改善患者的生活质量。

(一)物理治疗

物理治疗可促进呼吸道分泌物排出,提高通气的有效性,维持或改善运动耐力,缓解气紧、胸痛症状。排痰可有效清除气道分泌物,是支气管扩张症患者长期治疗的重要环节,特别是对于慢性咳痰和(或)高分辨率 CT 表现为黏液阻塞者,痰量不多的支气管扩张症患者也应学习排痰技术,以备急性加重时应用。常用排痰技术如下。

1.体位引流

采用适当的体位,依靠重力的作用促进某一肺叶或肺段中分泌物的引流。一项随机对照研究结果证实,主动呼吸训练联合体位引流效果优于坐位主动呼吸训练。胸部 CT 结果有助于选择合适的体位。

治疗时可能需要采取多种体位,患者容易疲劳,每天多次治疗一般不易耐受,通常对氧合状态和心率无不良影响;体位引流应在饭前或饭后 1~2 小时内进行;禁忌证包括无法耐受所需的体位、无力排出分泌物、抗凝治疗、胸廓或脊柱骨折、近期大咯血和严重骨质疏松者。

2.震动拍击

腕部屈曲,手呈碗形在胸部拍打或使用机械震动器使聚积的分泌物易于咳出或引流,可与体位引流配合应用。

3.主动呼吸训练

支气管扩张症患者应练习主动呼吸训练以促进排痰。每次循环应包含三部分:①胸部扩张练习,即深呼吸,用力呼气,放松及呼吸控制,尤其是深吸气,使气流能够通过分泌物进入远端气道;②用力呼气,可使呼气末等压点向小气道一端移动,从而有利于远端分泌物清除;③呼吸控制,即运动膈肌缓慢呼吸,可避免用力呼气而加重气流阻塞。

4.辅助排痰技术

包括气道湿化(清水雾化)、雾化吸入盐水、短时雾化吸入高张盐水、雾化吸入特布他林以及无创通气;祛痰治疗前雾化吸入灭菌用水、生理盐水或临时吸入高张盐水并预先吸入 β_2- 受体激动剂,可提高祛痰效果;喘憋患者进行体位引流时可联合应用无创通气;首次吸入高张盐水时,应在吸入前和吸入后 5 分钟测定 FEV_1(第一秒用力呼气量)或呼气峰流速,以评估有无气道痉挛;气道高反应性患者吸入高张盐水前应预先应用支气管舒张剂。

5.其他

正压呼气装置通过呼气时产生震荡性正压,防止气道过早闭合,有助于痰液排出,也可采用胸壁高频震荡技术等。患者可根据自身情况选择单独或联合应用上述祛痰技术,每天 1～2 次,每次持续时间不应超过 30 分钟,急性加重期可酌情调整持续时间和频度。吸气肌训练适用于合并呼吸困难且影响到日常活动的患者。两项小规模随机对照研究结果表明,与无干预组相比,吸气肌训练可显著改善患者的运动耐力和生活质量。

(二)抗菌药物治疗

支气管扩张症患者出现急性加重并发症状恶化,即咳嗽、痰量增加或性质改变、脓痰增加和(或)喘息、气急咯血及发热等全身症状时,应考虑应用抗菌药物。仅有黏液脓性或脓性痰液或仅痰培养阳性不是应用抗菌药物的指征。支气管扩张症患者急性加重时的微生物学研究资料很少,估计急性加重一般是由定植菌群引起,60％～80％的稳定期支气管扩张症患者存在潜在致病菌的定植,最常分离出的细菌为流感嗜血杆菌和铜绿假单胞菌。其他革兰阳性菌,如肺炎链球菌和金黄色葡萄球菌也可定植患者的下呼吸道。应对支气管扩张症患者定期进行支气管细菌定植状况的评估。痰培养和经支气管镜检查均可用于评估支气管扩张症患者细菌定植状态,两者的评估效果相当。许多支气管扩张症患者频繁应用抗菌药物,易于造成细菌对抗菌药物耐药,且支气管扩张症患者气道细菌定植部位易于形成生物被膜,阻止药物渗透,因此推荐对大多数患者进行痰培养,急性加重期开始抗菌药物治疗前应送痰培养,在等待培养结果时即应开始经验性抗菌药物治疗。急性加重期初始经验性治疗应针对这些定植菌,根据有无铜绿假单胞菌感染的危险因素来确定。无铜绿假单胞菌感染高危因素的患者应立即经验性使用对流感嗜血杆菌有活性的抗菌药物。对有铜绿假单胞菌感染高危因素的患者,应选择有抗铜绿假单胞菌活性的抗菌药物,还应根据当地药敏试验的监测结果调整用药,并尽可能应用支气管穿透性好且可降低细菌负荷的药物。应及时根据病原体检测及药敏试验结果和治疗反应调整抗菌药物治疗方案,若存在一种以上的病原菌,应尽可能选择能覆盖所有致病菌的抗菌药物。临床疗效欠佳时,需根据药敏试验结果调整抗菌药物,并即刻重新送检痰培养。若因耐药无法单用一种药物,可联合用药,但没有证据表明两种抗菌药物联合治疗对铜绿假单胞菌引起的支气管扩张症急性加重有益。急性加重期不需常规使用抗病毒药物。采用抗菌药物轮换策略有助于减轻细菌耐药,但目前尚无临床证据支持其常规应用。

急性加重期抗菌药物治疗的最佳疗程尚不确定,建议所有急性加重治疗疗程均应为14天左右。支气管扩张症稳定期患者长期口服或吸入抗菌药物的效果及其对细菌耐药的影响尚需进一步研究。

(三)非抗菌药物治疗

1.黏液溶解剂

气道黏液高分泌及黏液清除障碍导致黏液潴留是支气管扩张症的特征性改变。吸入高渗药物,如高张盐水可增强理疗效果,短期吸入甘露醇则未见明显疗效。急性加重时应用溴己新可促进痰液排出,羟甲半胱氨酸可改善气体陷闭。成人支气管扩张症患者不推荐吸入重组人DNA酶。

2.支气管舒张剂

由于支气管扩张症患者常常合并气流阻塞及气道高反应性,因此,经常使用支气管舒张剂,但目前并无确切依据。合并气流阻塞的患者应进行支气管舒张试验评价气道对 β_2 -受体激动剂或抗胆碱能药物的反应性,以指导治疗;不推荐常规应用甲基黄嘌呤类药物。

第四节 肺脓肿

肺脓肿是由于多种病原菌所引起的肺实质坏死的肺部化脓性感染。早期为肺组织的感染性炎症,继而坏死液化,由肉芽组织包绕形成脓肿。临床主要表现为高热、咳嗽,脓肿破溃进入支气管后咯大量脓臭痰。脓肿一般为单个病灶,偶尔可出现多发性散在病灶,典型胸部X线显示肺实质呈圆形空腔并伴有气液平面。本病可见于任何年龄,多发生于青壮年,男性多于女性。临床上,根据感染的不同病因和感染途径将肺脓肿分为三种类型:吸入性肺脓肿、继发性肺脓肿和血源性肺脓肿。根据发病的时间可分为急性肺脓肿和慢性肺脓肿。自抗生素广泛应用以来,肺脓肿的发病率已明显下降。

一、诊断标准

根据有口腔手术、昏迷、呕吐、异物吸入等病史,结合临床表现(如急性或亚急性起病,畏寒发热,咳嗽和咯大量脓性痰或脓臭痰,外周血白细胞总数和中性粒细胞比例显著增高,胸部X线检查显示肺部大片浓密炎性阴影中有脓腔及液平的征象),可以做出急性肺脓肿的诊断;血、痰培养,包括需氧菌与厌氧菌培养,有助于病原学诊断。

有皮肤创伤感染、疖肿等化脓性病灶者,出现发热不退、咳嗽、咯痰症状,胸部X线显示双肺多发性小脓肿,可诊断为血源性肺脓肿。

(一)临床表现

1.症状

(1)急性吸入性肺脓肿:起病急骤,患者畏寒、发热,体温可高达 39～40℃。伴咳嗽、咯黏液痰或黏液脓痰。炎症波及局部胸膜可引起胸痛,呼吸时加重。病变范围较大者,可出现气急。此外,还有精神不振、乏力、纳差等。如感染不能及时控制,1～2 周后,咳嗽加剧,脓肿破溃于支气管,咳出大量脓臭痰及坏死组织,每天可达 300～500mL,臭痰多为厌氧菌感染所致。约有 1/3 的患者有痰血或小量咯血,偶有中、大量咯血。如治疗及时有效,一般在咯出大量脓臭痰后体温即明显下降,全身毒性症状随之减轻,数周以后一般会逐渐恢复正常,获得治愈。如机体免疫力下降和病变发展迅速时,脓肿可破溃到胸膜腔,出现突发胸痛、气急等脓气胸症状。

(2)继发性肺脓肿:多继发于肺部其他疾病,如细菌性肺炎或支气管扩张、支气管肺癌、空洞型肺结核等。继发于葡萄球菌性肺炎、肺炎杆菌肺炎、流感嗜血杆菌肺炎及军团菌肺炎等,可在发病后 2～3 周,此时肺炎本应治愈或好转,再出现高热、脓痰量增加,常伴乏力等症状。

(3)血源性肺脓肿:多常有肺外感染史,先有原发病灶引起的畏寒、高热等全身的脓毒血症的症状,经数日至 2 周才出现咳嗽、咯痰,痰量不多,极少咯血。

(4)慢性肺脓肿:急性阶段未能及时有效治疗,支气管引流不畅,抗菌治疗效果不佳,不充分、不彻底,迁延 3 个月以上即为慢性肺脓肿。患者常有慢性咳嗽、咯脓痰、反复咯血,不规则发热、贫血、消瘦等慢性毒性症状。

2.体征

体征与肺脓肿的大小和部位有关。疾病早期病变较小或肺深部病变,肺部可无异常体征或患侧出现湿性啰音等肺炎体征。病变继续发展、病变较大时,可出现实变体征,叩诊呈浊音或实音,可闻及支气管呼吸音,有时可闻湿啰音。疾病较晚,肺脓肿脓腔较大时,支气管呼吸音更明显,可有空瓮音或空洞性呼吸音。如病变累及胸膜,可闻及患侧胸膜擦音或出现胸腔积液体征。产生脓胸或脓气胸时可出现相应的体征。慢性肺脓肿患者患侧胸廓略塌陷,叩诊浊音,呼吸音减低,常有杵状指(趾)。血源性肺脓肿体征大多阴性。

(二)辅助检查

1.血常规

外周血白细胞总数升高,总数可达$(20～30)×10^9/L$,中性粒细胞在 90％以上,核明显左移,常有中毒颗粒。慢性肺脓肿患者的白细胞可稍升高或正常,但可有轻度贫血,红细胞沉降率加快。

2.病原学检查

痰液涂片革兰染色检查、痰液培养、厌氧菌培养和细菌药物敏感试验。可采用纤维支气管镜防污染毛刷采集标本或经胸腔穿刺采集胸腔脓液,进行厌氧菌和需氧菌培养。血源性肺脓肿患者的血培养可发现致病菌。

3.影像学检查

肺脓肿的 X 线表现根据类型、病期、支气管的引流是否通畅,以及有无胸膜并发症而有所不同。

（1）吸入性肺脓肿在早期化脓性炎症阶段,其典型的 X 线征象为大片密度较高的炎性模糊浸润阴影,边缘不清,分布在一个或数个肺段,与细菌性肺炎相似。脓肿形成后,大片密度高的炎性阴影中出现圆形透亮区及液平面。在消散期,脓腔周围炎症逐渐被吸收,脓腔缩小直至消失,最后残留少许纤维条索阴影。

（2）慢性肺脓肿脓腔壁增厚,内壁不规则,周围炎症略消散,但不完全,伴纤维组织显著增生,并有程度不等的肺叶收缩,胸膜增厚。纵隔向患侧移位。

（3）血源性肺脓肿在一侧或两侧圆形多发的浸润阴影中心可见透亮区及液平。

（4）肺脓肿并发脓胸时,患侧胸部呈大片浓密阴影;若伴发气胸,则可见液平。

（5）胸部 CT 扫描较普通的胸部平片敏感,胸部 CT 检查可发现多发类圆形的厚壁脓腔,脓腔内可有液平出现。脓腔内壁常表现为不规则状,周围有模糊炎性阴影。

4.纤维支气管镜检查

纤维支气管镜检查有助于明确病因、病原学诊断及治疗。如见异物取出可以解除梗阻,使气道引流恢复通畅;如怀疑肿瘤,可通过组织活检做病理检查,以明确诊断;经支气管镜保护性防污染采样,做相应的病原学培养,可明确病原。借助支气管镜吸引脓液和病变部位注入抗生素,可促进支气管引流和脓腔愈合。

二、鉴别诊断

由于肺内空腔样病变,肺脓肿应与下列疾病相鉴别。

(一)细菌性肺炎

早期肺脓肿与细菌性肺炎在症状及 X 线表现上很相似。细菌性肺炎中肺炎球菌肺炎最常见,常有口唇疱疹、咯铁锈色痰而无大量黄脓痰。胸部 X 线片示肺叶或肺段实变或呈片状淡薄炎性病变,边缘模糊不清,但无脓腔形成。如细菌性肺炎经正规的抗生素治疗后,高热不退、咳嗽加剧、并咳出大量脓痰时,应该考虑肺脓肿可能。

(二)空洞型肺结核

发病缓慢,病程长,常伴有午后低热、乏力、盗汗、长期咳嗽、食欲减退、反复咯血等症状。胸部 X 线片示空洞壁较厚,其周围可见结核浸润病灶或伴有斑点、结节状病变,一般空洞不伴液平,有时伴有同侧或对侧的结核播散病灶。痰中可找到结核杆菌。继发感染时,亦可有多量黄脓痰,应结合病史,在治疗继发感染的同时,反复查痰涂片抗酸染色可发现结核杆菌。

(三)肺囊肿继发感染

肺囊肿呈圆形,腔壁薄而光滑,当继发感染时,其周围组织可有炎症浸润,囊肿内可见液平,但炎症反应较轻,常无明显的感染中毒症状,咳嗽较轻,脓痰较少。感染控制、炎症吸收后,可呈现光滑整洁的囊肿壁。若有感染前的 X 线片相比较,则更易鉴别。

三、治疗

(一)抗生素治疗

肺脓肿的首要治疗是抗生素治疗。为了避免复发,疗程可能需要 2~4 个月。监测的指标包括体温、痰量及影像学改变等。

1.抗生素的使用

对细菌性肺脓肿而言,经验性抗生素治疗应覆盖临床怀疑的所有可能的病原体。明确社区获得性肺炎病史或住院时肺脓肿形成病史对抗生素的选择非常重要。对于继发于院内感染的肺脓肿患者,抗生素的选择应覆盖克雷伯菌属、肠杆菌属和假单胞菌属。

肺脓肿或坏死性肺炎大多继发于吸入,其主要病原菌是厌氧菌。早期的一线治疗首选青霉素 G(240 万～1000 万单位/天),但随着细菌耐药的出现,尤其是产生 β-内酰胺酶的革兰阴性厌氧杆菌的增多,青霉素 G 的治疗效果欠佳,甚至治疗失败。甲硝唑和克林霉素,辅以青霉素 G,对严重的厌氧菌肺炎是一种有效的选择(克林霉素 600mg 静脉滴注 1 次/8 小时)。青霉素 G 对某些厌氧球菌的抑菌浓度需达 8μg/mL,故所需治疗量非常大(成人需 1000 万～2000 万单位/天)。因此目前青霉素 G、氨苄西林、阿莫西林不再推荐单独用于中重度厌氧性肺脓肿或坏死性肺炎的治疗。而对于轻症患者,静脉青霉素,甚至口服青霉素或头孢菌素也能取得令人满意的效果。

大多数厌氧菌对四环素耐药,因此,不推荐用作治疗厌氧菌感染。除某些消化性链球菌、变形梭杆菌、产气荚膜杆菌等菌株,克林霉素对大多数厌氧菌有效。但亦有一些数据显示,超过 20%脆弱杆菌出现对克林霉素耐药。因此,克林霉素与青霉素 G 合用,虽可扩大抗菌谱,但可能仍不能覆盖脆弱杆菌。甲硝唑对所有革兰阴性厌氧菌有很好的抗菌效果,包括脆弱杆菌和一些产 β-内酰胺酶的细菌。某些厌氧球菌、多数微需氧链球菌放线菌等对甲硝唑耐药,因此,甲硝唑在治疗厌氧性肺脓肿或坏死性肺炎时,也常需与青霉素 G(或红霉素)联用。头孢西丁、羧基青霉素(羧苄西林和替卡西林)和哌拉西林对脆弱杆菌属、一些产 β-内酰胺酶的拟杆菌、大多数的厌氧菌,以及肠杆菌科细菌有效。头孢西丁对金葡菌有效,而哌拉西林对铜绿假单胞菌有很好的抗菌活性。三代头孢菌素对厌氧菌的效果,尤其是对脆弱杆菌的效果不如头孢西丁和半合成青霉素。亚胺培南和美洛培南对所有厌氧菌都有很好的抗菌活性。β-内酰胺/β-内酰胺酶抑制剂,如替卡西林/克拉维酸、氨苄西林/舒巴坦对厌氧菌、金葡菌和很多革兰阴性杆菌有效。氯霉素对大多数厌氧菌,包括产 β-内酰胺酶厌氧菌有效。新一代喹诺酮类抗生素对厌氧菌和其他一些病原菌也有较好的效果。

血源性肺脓肿常为葡萄球菌感染,可选用耐青霉素酶的青霉素。当青霉素过敏时,可选择静脉用头孢菌素及万古霉素。万古霉素用于耐甲氧西林金葡菌感染,而青霉素 G 用于 A 组葡萄球菌感染。对于肺炎克雷白杆菌或需氧革兰阴性杆菌,氨基糖苷类抗生素是个不错的选择。

因庆大霉素的耐药率升高,所以更推荐选用阿米卡星。半合成青霉素、某些新一代头孢菌素、氨曲南,以及 β-内酰胺/β-内酰胺酶抑制剂也有很好的效果。复方磺胺甲噁唑和新一代喹诺酮对很多非厌氧的革兰阴性杆菌有效,常用于联合治疗。在重症患者,特别是免疫抑制的患者,β-内酰胺类抗生素与氨基糖苷类的组合是个很好的选择。亚胺培南和美洛培南基本能够覆盖除耐甲氧西林金葡菌以外的大部分细菌。其他的抗生素,如红霉素或利福平用于军团菌感染,磺胺类抗生素用于奴卡菌感染。结核杆菌感染应行正规的抗结核治疗。

有研究发现肺炎克雷白杆菌成为社区获得性肺脓肿的一个重要致病菌(21%),对青霉素及克林霉素耐药的厌氧菌及米勒链球菌感染比例亦明显增加。鉴此,学者推荐 β-内酰胺/β-内酰胺酶抑制药或二代、三代头孢菌素联合克林霉素或甲硝唑作为社区获得性肺脓肿的经验性治疗方案。

2.治疗反应

肺脓肿大多对抗生素治疗敏感,临床改善可表现为抗生素治疗 3～4 天后体温下降,7～10天体温恢复正常。恶臭痰可在 3～10 天内消失。影像学改变通常较缓慢,往往在第 1 周浸润阴影有扩大,甚至有新的空洞出现,2～3 周浸润病灶边缘清楚,以后可转变为薄壁空洞或残存条索状影。如治疗超过 2 周后仍存在发热,提示治疗失败,应进一步检查以明确治疗失败的原因。

抗生素疗效差的原因:异物或新生物阻塞支气管;所选抗生素未能覆盖到病原体(如分枝杆菌、真菌)或耐药;空洞范围大(直径超过 6cm),出现脓胸、支气管胸膜瘘等并发症,常需要延长疗程或外科介入处理;以往存在的囊肿、肺大疱等的感染可能是抗生素治疗效果欠佳的原因。另外,还需考虑是否存在无菌性肺空洞、肺癌、肺栓塞或韦格纳肉芽肿的可能。

(二)脓液引流

肺脓肿患者应行体位引流以促进痰液排出,从而减轻症状,改善气体交换。引流的体位应使脓肿处于最高位,每日 2～3 次,每次 10～15 分钟。经纤支镜冲洗及吸引也是引流的有效方法。经皮肺穿刺引流:主要适用于肺脓肿药物治疗失败,患者本身条件不能耐受外科手术,肺脓肿直径＞4cm,患者不能咳嗽或咳嗽障碍不能充分的自我引流;均质的没有液气平面的肺脓肿。CT 引导下的经皮肺穿刺可增加成功率。减少其不良反应。

第三章 循环系统疾病

第一节 高血压

一、病因和发病机制

(一)病因

1.遗传与基因

高血压有明显遗传倾向,据估计人群中 20%～40%的高血压是由遗传决定的,高血压发病有明显的家族聚集性。研究也表明,高血压患者存在着遗传缺陷,基因的突变、缺失、重排和表达的差异可能是导致高血压的基础,高血压候选基因可能有 5～8 种。

2.高钠、低钾膳食

人群中钠盐(氯化钠)摄入量与血压水平和高血压患病率呈正相关,钾盐摄入量与血压水平呈负相关。膳食钠/钾比值与血压的相关性更强。有研究表明,膳食钠盐摄入量平均每天增加 2g,收缩压和舒张压分别增高 2.0mmHg 和 1.2mmHg。高钠低钾膳食是我国大多数高血压患者发病最主要的危险因素。我国大部分地区,人均每天盐摄入量在 12～15g。在盐与血压的国际协作研究(INTERMAP)中,反映膳食钠/钾量的 24 小时尿钠/钾比值,我国人群在 6 以上,而西方人群仅为 2～3。

3.超重和肥胖

脂肪含量与血压水平呈正相关。体重指数(BMI)与血压水平呈正相关,BMI 每增加 $3kg/m^2$,4 年内发生高血压的风险,男性增加 50%,女性增加 57%。我国 24 万成人随访资料的汇总分析显示,BMI≥$24kg/m^2$者发生高血压的风险是体重正常者的 3～4 倍。脂肪的分布与高血压发生也有关,腹部脂肪聚集越多,血压水平就越高。腰围男性≥90cm 或女性≥85cm,发生高血压的风险是腰围正常者的 4 倍以上。随着我国社会经济发展和生活水平提高,人群中超重和肥胖的比例与人数均明显增加。在城市中年人群中,超重者的比例已达到 25%～30%。超重和肥胖将成为我国高血压患病率增长的又一重要危险因素。

4.过量饮酒

过量饮酒是高血压发病的危险因素,人群高血压患病率随饮酒量增加而升高。如果每天平均饮酒＞3 个标准杯(1 个标准杯相当于 12g 酒精,约合 360g 啤酒或 100g 葡萄酒或 30g 白酒),收缩压与舒张压分别平均升高 3.5mmHg 与 2.1mmHg,且血压上升幅度随着饮酒量增加而增大。在我国,部分高血压患者有长期饮酒嗜好和饮烈度酒的习惯,应重视长期过量饮酒对血压和高血压发生的影响。饮酒还会降低降压治疗的疗效,而过量饮酒可诱发急性脑出血或心肌梗死发作。

5.精神紧张

长期精神过度紧张也是高血压发病的危险因素,长期从事高度精神紧张工作的人群高血压患病率增加。

6.饮食结构不合理

蛋氨酸摄入过多,即动物蛋白摄入过多;维生素 B_6、B_{12} 与叶酸摄入不足,尤其叶酸摄入不足,可导致体内同型半胱氨酸(HCY)过高,当 HCY 水平 $\geq15\mu mol/L$,属于高 HCY 血症,伴有高 HCY 的高血压,称为"H 型高血压"。

7.其他

高血压发病的其他原因包括缺乏体力活动等。吸烟、血脂异常、糖尿病等均可能对血压产生影响。

(二)发病机制

1.交感神经活性亢进

交感神经活性亢进在高血压的形成和维持过程中起了极其重要的作用。高血压患者40%左右循环儿茶酚胺水平升高。长期精神紧张、焦虑、压抑等,可造成交感神经和副交感神经平衡失调,交感神经兴奋性增加,释放儿茶酚胺增多,引起小动脉和静脉收缩,心排血量增加,并改变肾脏-容量关系,从而使血压升高。

2.肾素-血管紧张素-醛固酮系统(RAAS)

激活体内存在循环 RAAS 和局部 RAAS。肾素主要由肾小球入球小动脉的球旁细胞分泌,它能促进主要由肝脏合成的血管紧张素原(AN)转变为血管紧张素Ⅰ(AngⅠ)。AngⅠ必须由血管紧张素转换酶转换成血管紧张素Ⅱ(AngⅡ),才能对血管平滑肌、肾上腺皮质和脑发挥作用。AngⅡ在氨基肽酶作用下可转变成血管紧张素Ⅲ(AngⅢ),但 AngⅢ收缩血管的能力仅为 AngⅡ的 $30\%\sim50\%$,其加压作用仅为 AngⅡ的 20%。AngⅡ为强力加压物质,能使小动脉平滑肌直接收缩,也可通过脑和自主神经系统间接加压,并能促进肾上腺皮质球状带排泌醛固酮,后者具有潴留水钠、增加血容量的作用。正常情况下,肾素、血管紧张素和醛固酮三者处于动态平衡之中,相互反馈和制约。病理情况下,RAAS 可成为高血压发生的重要机制。

不同组织内(心、血管壁、肾、脑等)能自分泌和旁分泌 RAAS。上述组织内 RAAS 排泌异常,在导致血管平滑肌细胞增殖、血管收缩心肌细胞肥厚和心肌细胞纤维化,使血管壁增厚、血管阻力增高、左心室肥厚和顺应性降低,以及血压持续升高方面具有更重要的作用。

3.肾脏潴留过多钠盐

肾脏是调节钠盐的最主要器官。与肾脏有关的高血压发病机制分为肾素依赖型和水钠依赖型。前者常见于急进型恶性高血压和肾血管性高血压,后者更常见。据钠盐负荷诱发高血压状况,分为盐敏感性和盐不敏感性两类人群。

4.血管重构

血管重构既是高血压所致病理变化,又是高血压维持和加剧的结构基础。血管重构包括血管壁增厚、血管壁腔比增加、小动脉稀少、血管功能异常。血管壁增厚的原因:①内膜下间隙与中层的细胞总体积以及细胞外基质的增加;②血管总体积不变,但组成成分重新分布,导致血管内外径缩小。血压因素、血管活性物质、生长因子以及遗传因素共同参与高血压血管重构过程。

5.内皮细胞功能受损

内皮细胞具有调节血管舒缩功能、血流稳定性和血管重构的重要作用。血压升高,使血管壁剪切力和应力增加,去甲肾上腺素和血管紧张素Ⅱ等血管活性物质增多,均可损害内皮细胞。内皮受损后间隙开放、血管通透性增加,LDL、胰岛素以及各种细胞生长因子进入血管壁;同时 NO 与前列环素释放减少,具有强力缩血管作用的内皮素、血栓素释放增加,导致血管舒张减弱和收缩增强;黏附分子增多,造成白细胞、血小板在血管壁黏附、聚集和释放,单核细胞穿入内皮下层;白细胞黏附管壁并激活释放多种细胞因子,如白介素、肿瘤坏死因子、氧自由基等;同时内皮受损后其抗血栓形成能力减弱。

6.胰岛素抵抗

半数高血压患者存在胰岛素抵抗。胰岛素抵抗是机体组织的靶细胞对胰岛素作用的敏感性和反应性降低的一种病理生理反应。胰岛素在促进葡萄糖摄取和利用方面的作用明显受损,一定量的胰岛素产生的生物学效应低于预计水平,导致代偿性胰岛素分泌增加,发生继发性高胰岛素血症,使电解质代谢障碍,通过 Na^+-K^+ 交换和 Na^+-K^+-ATP 酶激活,细胞内钠增加,并使血管紧张素Ⅱ刺激醛固酮产生和作用加强,导致钠潴留;还使血管对体内升压物质反应性增强,血中儿茶酚胺水平增加,血管张力增高。高胰岛素血症可影响跨膜阳离子转运,使细胞内钙升高,加强缩血管作用,增加内皮素释放,减少扩血管的前列腺素合成,从而影响血管舒张功能。

二、诊断性评估

诊断性评估的内容包括以下3个方面:①确定血压水平及其他心血管危险因素;②判断高血压的原因,明确有无继发性高血压;③寻找靶器官损害以及相关临床情况,从而做出高血压病因的鉴别诊断和评估患者的心血管风险程度,以指导诊断与治疗。

(一)病史

应全面详细了解患者病史,包括以下内容:①家族史:询问患者有无高血压、糖尿病、血脂异常、冠心病、脑卒中或肾脏病的家族史。②病程:患高血压的时间、血压最高水平、是否接受过降压治疗及其疗效与不良反应。③症状及既往史:目前及既往有无冠心病、心力衰竭、脑血管病、外周血管病、糖尿病、痛风、血脂异常、支气管哮喘、睡眠呼吸暂停综合征、性功能异常和肾脏疾病等症状及治疗情况。④有无提示继发性高血压的症状:如肾炎史或贫血史,提示肾实质性高血压;有无肌无力、发作性软瘫等低血钾表现,提示原发性醛固酮增多症;有无阵发性头痛、心悸、多汗,提示嗜铬细胞瘤。⑤生活方式:膳食蛋白、脂肪、盐、酒摄入量,吸烟支数、体力活动量以及体重变化等情况。⑥药物引起高血压:是否服用使血压升高的药物,如口服避孕药、甘珀酸、滴鼻药、可卡因、安非他明、类固醇、非甾体抗炎药促红细胞生长素环孢素以及中药甘草等。⑦心理社会因素:包括家庭情况、工作环境、文化程度及有无精神创伤史。

(二)体格检查

仔细的体格检查有助于发现继发性高血压的线索和靶器官损害情况。体格检查包括:正确测量血压和心率,必要时测定立卧位血压和四肢血压;测量体重指数(BMI)、腰围及臀围;观察有无库欣面容、神经纤维瘤性皮肤斑、甲状腺功能亢进性突眼征或下肢水肿;听诊颈动脉、胸主动脉、腹部动脉和股动脉有无杂音;触诊甲状腺;全面的心肺检查;检查腹部有无肾脏增大

(多囊肾)或肿块,检查四肢动脉搏动和神经系统体征。

(三)实验室检查

1.基本项目

血生化(钾、空腹血糖、血清总胆固醇、甘油三酯、高密度脂蛋白胆固醇、低密度脂蛋白胆固醇和尿酸、肌酐);同型半胱氨酸;全血细胞计数、血红蛋白和血细胞比容;尿液分析(尿蛋白、糖和尿沉渣镜检);心电图。

2.推荐项目

24 小时动态血压监测(ABPM)、超声心动图、颈动脉超声、餐后血糖(当空腹血糖 ≥ 6.1mmol/L 时测定)、尿白蛋白定量(糖尿病患者必查项目)、尿蛋白定量(用于尿常规检查蛋白阳性者)、眼底检查、胸片、脉搏波传导速度(PWV)以及踝臂血压指数(ABI)等。

3.选择项目

对怀疑继发性高血压的患者,根据需要可以分别选择以下检查项目:血浆肾素活性、血和尿醛固酮、血和尿皮质醇、血浆游离甲氧基肾上腺素(MN)及甲氧基去甲肾上腺素(NMN)、血和尿儿茶酚胺、动脉造影、肾和肾上腺超声、CT 或 MRI、睡眠呼吸监测等。对有并发症的高血压患者进行相应的脑功能、心功能和肾功能检查。

(四)血压测量

血压测量是评估血压水平、诊断高血压以及观察降压疗效的主要手段。目前,在临床和人群防治工作中,主要采用测量诊室血压、动态血压以及家庭血压 3 种方法。

诊室血压由医护人员在诊室按统一规范进行测量,目前仍是评估血压水平和临床诊断高血压并进行分级的常用方法。动态血压监测(ABPM)则通常由自动的血压测量仪器完成,测量次数较多,无测量者误差,可避免白大衣效应,并可测量夜间睡眠期间的血压,因此,既可更准确地测量血压,也可评估血压短时变异和昼夜节律。家庭血压监测(HBPM)通常由被测量者自我完成,这时又称自测血压或家庭自测血压,但也可由家庭成员等协助完成,也可以避免白大衣效应。家庭血压监测还可用于评估数日、数周甚至数月、数年血压的长期变异或降压治疗效应,有助于增强患者的参与意识,改善患者治疗的依从性。

诊室血压与动态血压相比更易实现,与家庭血压相比更易控制质量,是目前评估血压水平的主要方法。但如果能够进行 24 小时动态血压监测,可以 24 小时动态血压为诊治依据。

(五)评估靶器官损害

高血压患者靶器官损伤(心、脑、肾或血管等)的识别,对于评估患者的心血管风险,早期积极治疗具有重要意义。在高血压到最终发生心血管事件的整个疾病过程中,亚临床靶器官损伤是极其重要的中间环节。

1.心脏

心电图检查可以发现左心室肥厚、心肌缺血、心脏传导阻滞或心律失常。近来有报道,aVL 导联 R 波电压与左心室重量指数密切相关,甚至在高血压不伴有心电图左心室肥厚时,也可以预测心血管事件的发生。胸部 X 线检查可以了解心脏轮廓、大动脉及肺循环情况。超声心动图在诊断左心室肥厚和舒张期心力衰竭方面优于心电图。必要时可采用其他诊断方法:心脏磁共振成像(MRI)和磁共振血管造影(MRA)、计算机断层扫描冠状动脉造影(CTA)、心脏放射性核素显像、运动试验或冠状动脉造影等。

2.血管

颈动脉内膜中层厚度(IMT)和粥样斑块可独立于血压水平预测心血管事件。研究证实，脉搏波传导速度(PWV)增快是心血管事件的独立预测因素。踝/臂血压指数(ABI)能有效筛查外周动脉疾病，评估心血管风险。

3.肾脏

肾脏损害主要根据血清肌酐升高、估算的肾小球滤过率(eGFR)降低或尿白蛋白排出量(UAE)增加。微量白蛋白尿是心血管事件的独立预测因素。高血压患者，尤其合并糖尿病患者应定期检查尿白蛋白排泄量，24小时尿白蛋白排泄量或晨尿白蛋白/肌酐比值为最佳，随机尿白蛋白/肌酐比值也可接受。估算的肾小球滤过率(eGFR)是判断肾脏功能的简便而且敏感的指标，eGFR降低与心血管事件发生之间存在着强相关性。血清尿酸水平增高对心血管风险可能也有一定的预测价值。

4.眼底

视网膜动脉病变可反映小血管病变情况。常规眼底镜检查的高血压眼底改变，按Keith－Wagener和Backer四级分类法，3级或4级高血压眼底对判断预后有价值。

5.脑

头颅MRA或CTA有助于发现腔隙性病灶或脑血管狭窄，钙化和斑块病变。经颅多普勒超声(TCD)对诊断脑血管痉挛狭窄或闭塞有一定帮助。目前认知功能的筛查评估主要采用简易精神状态量表(MMSE)。

三、高血压分类与分层

(一)按血压水平分类

目前采用正常血压(收缩压<120mmHg和舒张压<80mmHg)、正常高值(收缩压120～139mmHg和(或)舒张压80～89mmHg)和高血压[收缩压≥140mmHg和(或)舒张压≥90mmHg]进行血压水平分类。以上分类适用于男女性，18岁以上任何年龄的成人。

高血压定义为在未使用降压药物的情况下，非同日3次测量血压，收缩压≥140mmHg和(或)舒张压≥90mmHg。收缩压≥140mmHg和舒张压<90mmHg为单纯性收缩期高血压。

患者既往有高血压史，目前正在使用降压药物，血压虽然<140/90mmHg，也诊断为高血压。根据血压升高水平，又进一步将高血压分为1级、2级和3级。

(二)按心血管风险分层

脑卒中、心肌梗死等严重心脑血管事件是否发生、何时发生难以预测，但应当评估。高血压及血压水平是影响心血管事件发生和预后的独立危险因素，但并非唯一决定因素。高血压患者的诊断和治疗不能只根据血压水平，必须对患者进行心血管风险的评估并分层。高血压患者的心血管风险分层有利于确定启动降压治疗的时机，有利于采用优化的降压治疗方案，有利于确立合适的血压控制目标，有利于实施危险因素的综合管理。

高血压患者按心血管风险水平分为低危、中危、高危和很高危四个层次。

四、鉴别诊断

在确诊高血压之前，应排除各种继发性高血压。继发性高血压在高血压人群中约占

10%；常见病因为肾实质性高血压、内分泌性高血压、肾血管性高血压和睡眠呼吸暂停综合征，由精神心理问题而引发的高血压也时常见到。

(一)肾实质性高血压

病因为原发性或继发性肾脏实质病变，是最常见的继发性高血压之一，其血压升高常为难治性，是青少年高血压急症的主要病因；常见的肾脏实质性疾病包括急慢性肾小球肾炎、多囊肾；慢性肾小管－间质病变(慢性肾盂肾炎、梗阻性肾病)；代谢性疾病肾损害(痛风性肾病、糖尿病肾病)；系统性或结缔组织疾病肾损害(狼疮性肾炎、硬皮病)；也少见于遗传性肾脏疾病(Liddle 综合征)、肾脏肿瘤(肾素瘤)等。

肾实质性高血压的诊断依赖于：①肾脏实质性疾病病史；蛋白尿、血尿及肾功能异常多发生在高血压之前或同时出现；②体格检查往往有贫血貌、肾区肿块等。常用的实验室检查包括：血、尿常规；血电解质、肌酐、尿酸、血糖、血脂测定；24 小时尿蛋白定量或尿白蛋白/肌酐比值(ACR)、12 小时尿沉渣检查，如发现蛋白尿、血尿及尿白细胞增加，则需进一步行中段尿细菌培养、尿蛋白电泳、尿相差显微镜检查，明确尿蛋白、红细胞来源及排除感染；肾脏 B 超：了解肾脏大小、形态及有无肿瘤；如发现肾脏体积及形态异常或发现肿物，则需进一步做肾脏 CT/MRI 以确诊并查病因；眼底检查；必要时应在有条件的医院行肾脏穿刺及病理学检查。

肾实质性高血压需与高血压引起的肾脏损害和妊娠高血压相鉴别，前者肾脏病变的发生常先于高血压或与其同时出现；血压水平较高且较难控制，易进展为恶性高血压；蛋白尿/血尿发生早、程度重、肾脏功能受损明显。妊娠 20 周内出现高血压伴蛋白尿或血尿，而且易发生先兆子痫或子痫，分娩后仍有高血压，则多为肾实质性高血压。

肾实质性高血压应低盐饮食(每日＜6g)；大量蛋白尿及肾功能不全者，宜选择摄入高生物价蛋白，并限制在 0.3～0.6g/(kg·d)；在针对原发病进行有效治疗的同时，积极控制血压在＜130/80mmHg，有蛋白尿的患者应首选 ACEI 或 ARB 作为降压药物；长效钙拮抗剂、利尿剂、β受体阻滞剂、α受体阻滞剂均可作为联合治疗的药物；如肾小球滤过率＜30mL/min 或有大量蛋白尿时，噻嗪类利尿剂无效，应选用袢利尿剂治疗。

(二)内分泌性高血压

内分泌组织增生或肿瘤所致的多种内分泌疾病，由于其相应激素，如醛固酮、儿茶酚胺、皮质醇等分泌过度增多，导致机体血流动力学改变而使血压升高。这种由内分泌激素分泌增多而致的高血压称为内分泌性高血压，也是较常见的继发性高血压，如能切除肿瘤，去除病因，高血压可被治愈或缓解。

1.原发性醛固酮增多症

原发性醛固酮增多症是由于肾上腺自主分泌过多醛固酮而导致水钠潴留、高血压、低血钾和血浆肾素活性受抑制的临床综合征，常见原因是肾上腺腺瘤、单侧或双侧肾上腺增生，少见原因为腺癌和糖皮质激素可调节性醛固酮增多症(GRA)。原发性醛固酮增多症在高血压中占 5%～15%，在难治性高血压中接近 20%，仅部分患者有低血钾。建议对早发高血压或血压水平较高，特别是血压＞180/110mmHg 的患者；服用 3 种以上降压药物而血压不能达标的难治性高血压；伴有持续性或利尿剂引起的低血钾(血钾＜3.5mmol/L)或肾上腺腺瘤的高血压；40 岁以前有脑血管意外家族史的高血压患者和原发性醛固酮增多症一级亲属中的高血压患者进行原发性醛固酮增多症的筛查。

确诊为单侧醛固酮分泌瘤或单侧肾上腺增生的患者,服用盐皮质激素受体拮抗剂,待血压、血钾正常后行腹腔镜单侧肾上腺手术切除术。如为肾上腺肿瘤所致,则手术切除肿瘤后高血压可得到纠正,也可用导管消融术治疗。如患者不能手术,推荐用盐皮质激素受体拮抗剂进行长期治疗;如为双侧肾上腺增生,推荐用盐皮质激素受体拮抗剂治疗,螺内酯为一线用药,依普利酮为选择用药;推荐用小剂量肾上腺糖皮质激素治疗 GRA 患者以纠正高血压和低血钾。

成人地塞米松开始剂量为 $0.125 \sim 0.25 mg/d$,泼尼松开始剂量为 $2.5 \sim 5 mg/d$;仅有少数原发性醛固酮增多症患者报告使用其他药物,如 CCB、ACEI、ARB,这些药物有抗高血压作用,但无明显拮抗高醛固酮的作用。

2.嗜铬细胞瘤

嗜铬细胞瘤是一种起源于肾上腺嗜铬细胞的过度分泌儿茶酚胺,引起持续性或阵发性高血压和多个器官功能及代谢紊乱的肿瘤。嗜铬细胞瘤可起源于肾上腺髓质、交感神经节或其他部位的嗜铬组织。嗜铬细胞瘤 90%以上为良性肿瘤,80%～90%的嗜铬细胞瘤发生于肾上腺髓质嗜铬质细胞,90%左右为单侧单个病变。起源肾上腺以外的嗜铬细胞瘤约占 10%,恶性嗜铬细胞瘤约占 5%～10%。嗜铬细胞瘤间断或持续的释放儿茶酚胺作用于肾上腺素能受体后,可引起持续性或阵发性高血压,伴典型的嗜铬细胞瘤三联征,即阵发性"头痛、多汗、心悸",同样可造成严重的心、脑、肾血管损害;肿瘤释放的大量儿茶酚胺入血可导致剧烈的临床症候,如高血压危象、低血压休克及严重心律失常等称为嗜铬细胞瘤危象。如果能早期、正确诊断并行手术切除肿瘤,临床可治愈,建议出现以下情况应进行筛查:①高血压:为阵发性、持续性或持续性高血压伴阵发性加重;压迫腹部、活动、情绪变化或排大小便可诱发高血压发作;一般降压药治疗常无效。②高血压发作时伴头痛、心悸、多汗三联症表现。③高血压患者同时有直立性低血压。④高血压患者伴糖、脂代谢异常、腹部肿物。⑤高血压伴有心血管、消化、泌尿、呼吸、神经系统等相关体征,但不能用该系统疾病解释的高血压。

嗜铬细胞瘤的诊断依赖于肿瘤的准确定位和功能诊断,CT、MRI 可以发现肾上腺或腹主动脉旁交感神经节的肿瘤,对肾上腺外嗜铬细胞瘤诊断的敏感性较低,而间位碘苄胍(MIIBG)扫描弥补了 CT、MRI 的缺点,尤其是对肾上腺外、复发或转移肿瘤的定位具有一定的优势,对于嗜铬细胞瘤的定位诊断具有重要的价值;嗜铬细胞瘤的功能诊断主要依赖于生化检测体液中的儿茶酚胺含量,其中包括肾上腺素、去甲肾上腺素和多巴胺及其代谢产物;间甲肾上腺素类物质(MNs)是儿茶酚胺的代谢产物,具有半衰期较长、不易产生波动、受药物影响小的优点,其诊断价值优于儿茶酚胺。多数嗜铬细胞瘤为良性,手术切除是最有效的治疗方法,手术有一定的危险性,术前需做好充分准备;[131]I－MIBG 治疗是手术切除肿瘤以外最有价值的治疗方法,主要用于恶性及手术不能切除的嗜铬细胞瘤。α受体阻滞剂和(或)β受体阻滞剂可用于控制嗜铬细胞瘤的血压、心动过速心律失常和改善临床症状。

3.库欣综合征

库欣综合征即皮质醇增多症,其主要病因分为 ACTH 依赖性或非依赖性库欣综合征两大类;前者包括垂体 ACTH 瘤或 ACTH 细胞增生(即库欣病)、分泌 ACTH 的垂体外肿瘤(即异位 ACTH 综合征);后者包括自主分泌皮质醇的肾上腺腺瘤、腺癌或大结节样增生。有下述临床症状与体征的肥胖高血压患者应进行库欣综合征临床评估及确诊检查：①向心性肥胖、水牛背、锁骨上脂肪垫；满月脸、多血质；皮肤菲薄、瘀斑、宽大紫纹、肌肉萎缩。②高血压、低血钾、碱中毒。③糖耐量减退或糖尿病。④骨质疏松或病理性骨折、泌尿系结石。⑤性功能减退，男性阳痿、女性月经紊乱、多毛、不育等。⑥儿童生长、发育迟缓。⑦神经、精神症状。⑧易感染、机体抵抗力下降。

（三）肾动脉狭窄

肾动脉狭窄的根本特征是肾动脉主干或分支狭窄，导致患肾缺血，肾素－血管紧张素系统活性明显增高，引起高血压及患肾功能减退。肾动脉狭窄是引起高血压和（或）肾功能不全的重要原因之一，患病率约占高血压人群的 1%～3%。目前，动脉粥样硬化是引起我国肾动脉狭窄的最常见病因，约为 70%，其次为大动脉炎（约 25%）及纤维肌性发育不良（约 5%）。

肾动脉狭窄诊断的目的包括：

（1）明确病因。

（2）明确病变部位及程度。

（3）血流动力学意义。

（4）血管重建是否能获益：其临床线索包括：①恶性或顽固性高血压；②原来控制良好的高血压失去控制；③高血压并有腹部血管杂音；④高血压合并血管闭塞证据（冠心病、颈部血管杂音、周围血管病变）；⑤无法用其他原因解释的血清肌酐升高；⑥血管紧张素转换酶抑制剂或血管紧张素Ⅱ受体拮抗剂降压幅度非常大或诱发急性肾功能不全；⑦与左心功能不匹配的发作性肺水肿；⑧高血压并两肾大小不对称。目前有许多无创诊断方法，主要包括两方面：肾动脉狭窄的解剖诊断（多普勒超声、磁共振血管造影、计算机断层血管造影）和功能诊断（卡托普利肾图、分肾肾小球滤过率、分肾静脉肾素活性）。经动脉血管造影目前仍是诊断肾动脉狭窄的金标准。如肾动脉主干或分支直径狭窄≥50%，病变两端收缩压差≥20mmHg 或平均压差≥10mmHg，则有血流动力学的功能意义。

（四）主动脉缩窄

主动脉狭窄系少见病，包括先天性主动脉缩窄及获得性主动脉狭窄。先天性主动脉缩窄表现为主动脉的局限性狭窄或闭锁，发病部位常在主动脉峡部原动脉导管开口处附近，个别可发生于主动脉的其他位置；获得性主动脉狭窄主要包括大动脉炎、动脉粥样硬化及主动脉夹层剥离等所致的主动脉狭窄。主动脉狭窄只有位于主动脉弓、降主动脉和腹主动脉上段才会引发临床上的显性高血压，升主动脉狭窄引发的高血压临床上常规的血压测量难以发现，肾动脉开口水平远端的腹主动脉狭窄一般不会导致高血压。本病的基本病理生理改变为狭窄所致血流再分布和肾组织缺血引发的水钠潴留和 RAS 激活，结果引起左心室肥厚、心力衰竭、脑出血及其他重要脏器损害。由于主动脉狭窄远端血压明显下降和血液供应减少，可导致肾动脉灌注不足。

主动脉缩窄主要表现为上肢高血压，下肢脉弱或无脉，双下肢血压明显低于上肢（ABI＜0.9），听诊狭窄血管周围有明显血管杂音。无创检查，如多普勒超声、磁共振血管造影、计算机断层血管造影可明确狭窄的部位和程度。一般认为，如果病变的直径狭窄≥50%，且病变远近端收缩压差≥20mmHg，则有血流动力学的功能意义。

(五)阻塞性睡眠呼吸暂停低通气综合征

睡眠呼吸暂停低通气综合征是指由于睡眠期间咽部肌肉塌陷,堵塞气道,反复出现呼吸暂停或口鼻气流量明显降低,临床上主要表现为睡眠打鼾、频繁发生呼吸暂停的现象,可分为阻塞性、中枢性和混合性三型,以阻塞性睡眠呼吸暂停低通气综合征(OSAHS)最为常见,约占SAHS 的 80%～90%,是顽固性高血压的重要原因之一。其诊断标准为每晚 7 小时睡眠中,呼吸暂停及低通气反复发作在 30 次以上和(或)呼吸暂停低通气指数≥5 次/小时;呼吸暂停是指口鼻气流停止 10 秒以上;低通气是指呼吸气流降低到基础值的 50%以下并伴有血氧饱和度下降超过 4%;其临床表现为:①夜间打鼾,鼾声,气流停止,喘气－鼾声交替出现,严重者可以憋醒。②睡眠行为异常,表现为夜间惊叫恐惧、呓语、夜游。③白天嗜睡、头痛、头晕、乏力,严重者可随时入睡。部分患者精神行为异常,注意力不集中、记忆力和判断力下降、痴呆等。④个性变化,烦躁、激动、焦虑;部分患者可出现性欲减退、阳痿;患者多有肥胖、短颈、鼻息肉;鼻甲、扁桃体及腭垂肥大;软腭低垂、咽腔狭窄、舌体肥大、下颌后缩及小颌畸形;OSAHS常可引起高血压、心律失常、急性心肌梗死等多种心血管疾病。

多导睡眠监测是诊断 OSAHS 的"金标准";呼吸暂停低通气指数(AHI)是指平均每小时呼吸暂停低通气次数,依据 AHI 和夜间 SaO_2 值,分为轻、中、重度。轻度:AHI5～20,最低SaO_2≥86%;中度:AHI21～60,最低 $SaO_2$80%～85%;重度:AHI＞60,最低 SaO_2＜79%。

减轻体重和生活模式改良对 OSAHS 很重要,口腔矫治器对轻中度 OSAHS 有效;中重度OSAHS 往往需用持续正压通气(CPAP);注意选择合适的降压药物:鼻、咽、腭、颌解剖异常者可考虑相应的外科手术治疗。

(六)药物性高血压

药物性高血压是常规剂量的药物本身或该药物与其他药物之间发生相互作用而引起血压升高,当血压＞140/90mmHg 时即考虑药物性高血压。主要包括:①激素类药物;②中枢神经类药物;③非类固醇类抗炎药物;④中草药类;⑤其他。原则上,一旦确诊高血压与用药有关,应该停用这类药物,换用其他药物或者采取降压药物治疗。

五、治疗

(一)治疗目标

1.标准目标

对检出的高血压患者,在非药物治疗的基础上,使用高血压诊断与治疗指南推荐的抗高血压药物,特别是那些每日 1 次使用能够控制 24 小时血压的降压药物,使血压达到治疗目标,同时,控制其他的可逆性危险因素,并对检出的亚临床靶器官损害和临床疾病进行有效干预。

2.基本目标

对检出的高血压患者,在非药物治疗的基础上,使用国家食品与药品监督管理局审核批准的任何安全有效的抗高血压药物,包括短效药物每日 2～3 次使用,使血压达到治疗目标,同时,尽可能控制其他的可逆性危险因素,并对检出的亚临床靶器官损害和临床疾病进行有效干预。

3.高血压治疗的基本原则

(1)高血压是一种以动脉血压持续升高为特征的进行性"心血管综合征",常伴有其他危险因素、靶器官损害或临床疾患，需要进行综合干预。

（2）抗高血压治疗包括非药物治疗和药物治疗两种方法，大多数患者需长期甚至终身坚持治疗。

（3）定期测量血压；规范治疗，改善治疗依从性，尽可能实现降压达标；坚持长期、平稳、有效的控制血压。

4.治疗高血压的主要目的

最大限度地降低心脑血管并发症发生和死亡的总体危险，应在治疗高血压的同时干预所有其他的可逆性心血管危险因素（如吸烟、高胆固醇血症或糖尿病等），并适当处理同时存在的各种临床情况。危险因素越多，其程度越严重，若还兼有临床情况，则心血管病的绝对危险就越高，对这些危险因素的干预力度也应越大。

5.降压目标

心血管危险与血压之间的关系在很大范围内呈连续性，即便在＜140/90mmHg的所谓正常血压范围内也没有明显的最低危险阈值。因此，应尽可能实现降压达标。

高血压患者的降压目标：一般高血压患者，应将血压（收缩压/舒张压）降至140/90mmHg以下；65岁及以上的老年人的收缩压应控制在150mmHg以下，如能耐受还可进一步降低；伴有慢性肾脏疾病、糖尿病或病情稳定的冠心病或脑血管病的高血压患者，治疗更宜个体化，一般可以将血压降至130/80mmHg以下。伴有严重肾脏疾病或糖尿病或处于急性期的冠心病或脑血管病患者，应按照相关指南进行血压管理。舒张压＜60mmHg的冠心病患者，应在密切监测血压的情况下逐渐实现降压达标。

（二）治疗策略

按低危、中危、高危及很高危分层。应全面评估患者的总体危险，并在危险分层的基础上作出治疗决策。

1.很高危患者

立即开始对高血压及并存的危险因素和临床情况进行综合治疗。

2.高危患者

立即开始对高血压及并存的危险因素和临床情况进行药物治疗。

3.中危患者

先对患者的血压及其他危险因素进行为期数周的观察，评估靶器官损害情况，然后决定是否以及何时开始药物治疗。

4.低危患者

对患者进行较长时间的观察，反复测量血压，尽可能进行24小时动态血压监测，评估靶器官损害情况，然后决定是否以及何时开始药物治疗。

（三）非药物治疗

非药物治疗主要指生活方式干预，即去除不利于身体和心理健康的行为和习惯。它不仅可以预防或延迟高血压的发生，还可以降低血压，提高降压药物的疗效，从而降低心血管风险。

1.减少钠盐摄入

钠盐可显著升高血压以及高血压的发病风险，而钾盐则可对抗钠盐升高血压的作用。我国各地居民的钠盐摄入量均显著高于目前 WHO 每日应＜6g 的推荐,而钾盐摄入则严重不足。因此,所有高血压患者均应尽可能减少钠盐的摄入量,并增加食物中钾盐的摄入量。主要措施包括:①尽可能减少烹调用盐,建议使用可定量的盐勺;②减少味精、酱油等含钠盐的调味品用量;③少食或不食含钠盐量较高的各类加工食品,如咸菜、火腿、香肠以及各类炒货;④增加蔬菜和水果的摄入量;⑤肾功能良好者使用含钾的烹调用盐。

2.控制体重

超重和肥胖是导致血压升高的重要原因之一,中心型肥胖还会进一步增加高血压等心血管与代谢性疾病的风险,适当减轻体重,减少体内脂肪含量,可显著降低血压。

衡量超重和肥胖最简便和常用的生理测量指标是体质指数(BMI)[计算公式为:体重(k)÷身高^2(m^2)]和腰围。前者通常反映全身肥胖程度,后者主要反映中心型肥胖的程度。成年人正常体质指数为 18.5～23.9kg/m^2,BMI 在 24～27.9kg/m^2 为超重,提示需要控制体重;BMI≥28kg/m^2 为肥胖,应减重。成年人正常腰围＜90/85cm(男/女),如腰围≥90/85cm(男/女),同样提示需控制体重,如腰围≥95/90cm(男/女),也应减重。

最有效的减重措施是控制能量摄入和增加体力活动。在饮食方面要遵循平衡膳食的原则,控制高热量食物(高脂肪食物、含糖饮料及酒类等)的摄入,适当控制主食(碳水化合物)用量。在运动方面,规律的、中等强度的有氧运动是控制体重的有效方法。减重的速度因人而异,通常以每周减重 0.5～1kg 为宜。对于非药物措施减重效果不理想的重度肥胖患者,应在医师指导下使用减肥药物控制体重。

3.不吸烟

吸烟是心血管病和癌症的主要危险因素之一,被动吸烟也会显著增加心血管疾病的危险。吸烟可损害血管内皮,显著增加高血压患者发生动脉粥样硬化的风险。戒烟的益处十分肯定,任何年龄戒烟均能获益。烟草依赖是一种慢性成瘾性疾病,不仅戒断困难,复发率也很高。医师应强烈建议并督促高血压患者戒烟,并鼓励患者寻求药物辅助戒烟(使用尼古丁替代品、安非他酮缓释片和伐尼克兰等),同时也应对戒烟成功者进行随访和监督,避免复吸。

4.限制饮酒

长期大量饮酒可导致血压升高,限制饮酒量则可显著降低高血压的发病风险。我国男性长期大量饮酒者较多,部分少数民族女性也有饮酒的习惯。高血压患者均应控制饮酒量。每日酒精摄入量男性不应超过 25g;女性不应超过 15g。不提倡高血压患者饮酒,如饮酒,则应少量:白酒、葡萄酒(或米酒)与啤酒的量分别少于 50mL、100mL、300mL。

5.合理膳食

膳食结构合理,摄入蛋白、脂肪、碳水化合物及植物纤维比例合理,补充维生素 B$_6$、B$_{12}$ 与叶酸,尤其应补充叶酸。

6.体育运动

一般的体力活动可增加能量消耗,对健康十分有益。定期体育锻炼可产生重要的治疗作用,可降低血压、改善糖代谢等。每天应进行适当的 30 分钟左右的体力活动;每周则应有 1 次以上的有氧体育锻炼,如步行、慢跑、骑车、游泳、做健美操、跳舞和非比赛性划船等。典型的体力活动计划包括 3 个阶段:①5～10 分钟的轻度热身活动;②20～30 分钟的耐力活动或有氧运动;③放松阶段,约5分钟,逐渐减少用力,使心脑血管系统的反应和身体产热功能逐渐稳定下来。运动的形式和运动量均应根据个人的兴趣、身体状况而定。

7.减轻精神压力,保持心理平衡

心理或精神压力引起心理应激(反应),即人体对环境中心理和生理因素的刺激作出的反应。长期、过量的心理反应,尤其是负性的心理反应会显著增加心血管风险。精神压力增加的主要原因包括过度的工作和生活压力以及病态心理,包括抑郁症、焦虑症、A型性格(一种以敌意、好胜和妒忌心理及时间紧迫感为特征的性格)、社会孤立和缺乏社会支持等。应采取各种措施,帮助患者预防和缓解精神压力以及纠正和治疗病态心理。

(四)高血压的药物治疗

1.降压的目的和平稳达标

(1)降压治疗的目的:实施降压药物治疗的目的是,通过降低血压,有效预防或延迟脑卒中、心肌梗死、心力衰竭、肾功能不全等心脑血管并发症的发生;有效控制高血压的疾病进程,预防高血压急症、亚急症等重症高血压的发生。较早进行的以舒张压(≥90mmHg)为入选标准的降压治疗试验显示,舒张压每降低5mmHg(收缩压降低10mmHg),可使脑卒中和缺血性心脏病的风险分别降低40%和14%;稍后进行的单纯收缩期高血压(收缩压≥160mmHg,舒张压<90mmHg)降压治疗试验显示,收缩压每降低10mmHg(4mmHg),可使脑卒中和缺血性心脏病的风险分别降低30%和23%。

(2)降压达标的方式:将血压降低到目标水平(140/90mmHg以下;高风险患者130/80mmHg;老年人收缩压150mmHg),可以显著降低心脑血管并发症的风险。但在达到上述治疗目标后,进一步降低血压可能增加心血管风险。大多数高血压患者应根据病情在数周至数月内将血压逐渐降至目标水平。年轻、病程较短的高血压患者,降压速度可快一点;但老年人、病程较长或已有靶器官损害或并发症的患者,降压速度则应慢一点。

(3)降压药物治疗的时机:高危、很高危或3级高血压患者,应立即开始降压药物治疗。确诊的2级高血压患者,应考虑开始药物治疗;1级高血压患者,可在生活方式干预数周后血压仍≥140/90mmHg时,再开始降压药物治疗。

2.降压药物应用的基本原则

降压药物应用应遵循以下4项原则,即小剂量开始、优先选择长效制剂、联合用药及个体化。

(1)小剂量开始:初始治疗时通常应采用较小的有效治疗剂量,并根据需要逐步增加剂量。

(2)优先选择长效制剂:尽可能使用一天一次给药而有持续24小时降压作用的长效药物,以有效控制夜间血压与晨峰血压,更有效预防心脑血管并发症的发生。

(3)联合用药:增加降压效果又不增加不良反应,在低剂量单药治疗疗效不满意时,可以采用两种或多种降压药物联合治疗。2级以上高血压为达到目标血压常需联合治疗。对血压≥160/100mmHg或中危及以上患者,起始即可采用小剂量两种药联合治疗或用小剂量固定复方制剂。

(4)个体化:根据患者具体情况和耐受性及个人意愿或长期承受能力,选择适合的降压药物。

3.常用降压药物的种类和作用特点

常用降压药物包括钙拮抗剂(CCB)、血管紧张素转换酶抑制剂(ACEI)、血管紧张素受体阻滞剂(ARB)、利尿剂和β受体阻滞剂5类,以及由上述药物组成的固定配比复方制剂。此外,α受体阻滞剂或其他种类降压药有时亦可应用于某些高血压人群。

CCB、ACEI、ARB、利尿剂和β受体阻滞剂及其低剂量固定复方制剂,均可作为降压治疗的初始用药或长期维持用药,单药或联合治疗。

(1)钙拮抗剂:主要通过阻断血管平滑肌细胞上的钙离子通道发挥扩张血管降低血压的作用。包括二氢吡啶类钙拮抗剂和非二氢吡啶类钙拮抗剂。前者如硝苯地平、尼群地平、拉西地平、氨氯地平和非洛地平等。此类药物可与其他4类药联合应用,尤其适用于老年高血压、单纯收缩期高血压以及伴稳定型心绞痛、冠状动脉或颈动脉粥样硬化及周围血管病患者。常见不良反应包括反射性交感神经激活导致心跳加快、面部潮红、脚踝部水肿、牙龈增生等。二氢吡啶类钙拮抗剂没有绝对禁忌证,但心动过速与心力衰竭患者应慎用如必须使用,则应慎重选择特定制剂,如氨氯地平等长效药物。急性冠状动脉综合征不推荐使用短效硝苯地平。

临床上常用的非二氢吡啶类钙拮抗剂主要包括维拉帕米和地尔硫䓬两种药物,也可用于降压治疗。常见不良反应包括抑制心脏收缩功能和传导功能,有时也会出现牙龈增生。禁用于二至三度房室传导阻滞、心力衰竭患者。在使用非二氢吡啶类钙拮抗剂前应详细询问病史,进行心电图检查,并在用药2~6周内复查。

(2)ACEI:作用机制是抑制血管紧张素转换酶,阻断肾素－血管紧张素系统发挥降压作用。常用药包括卡托普利、依那普利、贝那普利、雷米普利、培哚普利等。ACEI单用降压作用明确,对糖脂代谢无不良影响。限盐或加用利尿剂可增加ACEI的降压效应。尤其适用于伴慢性心力衰竭、心肌梗死后伴心功能不全、糖尿病肾病、非糖尿病肾病、代谢综合征、蛋白尿或微量白蛋白尿患者。最常见的不良反应为持续性干咳,多见于用药初期,症状较轻者可坚持服药,不能耐受者可改用ARB。其他不良反应有低血压、皮疹,偶见血管神经性水肿及味觉障碍。长期应用有可能导致血钾升高,应定期监测血钾和血肌酐水平。双侧肾动脉狭窄、高钾血症及孕妇禁用。

(3)ARB:作用机制是阻断血管紧张素Ⅰ型受体发挥降压作用。常用药包括氯沙坦、缬沙坦、厄贝沙坦、替米沙坦等,临床试验研究显示,ARB可降低高血压患者心血管事件危险;降低糖尿病或肾病患者的蛋白尿及微量白蛋白尿。尤其适用于伴左心室肥厚、心力衰竭、心房颤动预防、糖尿病肾病、代谢综合征、微量白蛋白尿或蛋白尿患者,以及不能耐受ACEI的患者。不良反应少见,偶有腹泻,长期应用可升高血钾,应注意监测血钾及肌酐水平变化。双侧肾动脉狭窄、妊娠、高钾血症者禁用。

(4)利尿剂:通过利钠排水、降低高血容量负荷发挥降压作用。主要包括噻嗪类利尿剂、袢利尿剂、保钾利尿剂与醛固酮受体拮抗剂等几类。用于控制血压的利尿剂主要是噻嗪类利尿剂。我国常用的噻嗪类利尿剂主要是氢氯噻嗪和吲达帕胺。PATS研究证实,吲达帕胺治疗可明显减少脑卒中再发危险。小剂量噻嗪类利尿剂(如氢氯噻嗪6.25~25mg)对代谢影响很小,与其他降压药(尤其ACEI或ARB)合用可显著增加后者的降压作用。此类药物尤其适用于老年和高龄高血压、单纯收缩期高血压或伴心力衰竭患者,也是难治性高血压的基础药物之一。其不良反应与剂量密切相关。噻嗪类利尿剂可引起低血钾,长期应用者应定期监测血钾,并适量补钾。痛风者禁用;对高尿酸血症、肾功能不全者慎用,后者如需使用利尿剂,应使用袢利尿剂,如呋塞米等。

保钾利尿剂如阿米洛利、醛固酮受体拮抗剂如螺内酯等有时也可用于控制血压。在利钠排水的同时不增加钾的排出,在与其他具有保钾作用的降压药如 ACEI 或 ARB 合用时需注意发生高钾血症的危险。螺内酯长期应用有可能导致男性乳房发育等不良反应。

(5)β 受体阻滞剂:主要通过抑制过度激活的交感神经活性、抑制心肌收缩力、减慢心率发挥降压作用。常用药物包括美托洛尔、比索洛尔、卡维地洛和阿替洛尔等。美托洛尔、比索洛尔对 β 受体有较高的选择性,因此阻断 β_2 受体而产生的不良反应较少,既可降低血压,也可保护靶器官、降低心血管事件风险。β 受体阻滞剂尤其适用于伴快速性心律失常、冠心病、心绞痛、慢性心力衰竭、交感神经活性增高以及高动力状态的高血压患者。常见的不良反应有疲乏、肢体冷感、激动不安、胃肠不适等,还可能影响糖、脂代谢。高度心脏传导阻滞、哮喘患者为禁忌证。慢性阻塞性肺疾病、运动员、周围血管病或糖耐量异常者慎用;必要时也可慎重选用高选择性 β 受体阻滞剂。长期应用者突然停药可发生反跳现象,即原有的症状加重或出现新的表现,较常见有血压反跳性升高,伴头痛、焦虑等,称为撤药综合征。

(6)α 受体阻滞剂:不作为一般高血压治疗的首选药,适用高血压伴前列腺增生患者,也用于难治性高血压患者的治疗,开始用药应在入睡前,以防直立性低血压的发生,使用中注意测量坐立位血压,最好使用控释制剂。直立性低血压者禁用。心力衰竭者慎用。

(7)肾素抑制剂:为一类新型降压药,其代表药为阿利吉伦,可显著降低高血压患者的血压水平,但对心脑血管事件的影响尚待大规模临床试验评估。

4.降压药的联合应用

(1)联合用药的意义:联合应用降压药物已成为降压治疗的基本方法。许多高血压患者为了达到目标血压水平需要应用≥2 种降压药物。

(2)联合用药的适应证:2 级高血压和(或)伴有多种危险因素、靶器官损害或临床疾患的高危人群,往往初始治疗即需要应用 2 种小剂量降压药物,如仍不能达到目标水平,可在原药基础上加量或可能需要 3 种,甚至 4 种以上降压药物联合应用。

(3)联合用药的方法:两药联合时,降压作用机制应具有互补性,因此,具有相加的降压效果,并可互相抵消或减轻不良反应。例如,在应用 ACEI 或 ARB 基础上加用小剂量噻嗪类利尿剂,降压效果可以达到甚至超过将原有的 ACEI 或 ARB 剂量翻倍的降压幅度。同样的,加用二氢吡啶类钙拮抗剂也有相似效果。

(4)联合用药方案。

1)ACEI 或 ARB 加噻嗪类利尿剂:利尿剂的不良反应是激活 RAAS,可造成一些不利于降低血压的负面作用。与 ACEI 或 ARB 合用则抵消此不利因素。此外,ACEI 和 ARB 由于可使血钾水平略有上升,从而能防止噻嗪类利尿剂长期应用所致的低血钾等不良反应。ARB 或 ACEI 加噻嗪类利尿剂联合治疗有协同作用,有利于改善降压效果。

2)二氢吡啶类钙拮抗剂加 ACEI 或 ARB:前者具有直接扩张动脉的作用,后者通过阻断 RAAS,既扩张动脉,又扩张静脉,故两药有协同降压作用。二氢吡啶类钙拮抗剂常见的踝部水肿可被 ACEI 或 ARB 消除。CHIEF 研究表明,小剂量长效二氢吡啶类钙拮抗剂加 ARB 初始联合治疗高血压患者,可明显提高血压控制率。ACEI 或 ARB 也可部分阻断钙拮抗剂所致反射性交感神经张力增加和心率加快的不良反应。

3)钙拮抗剂加噻嗪类利尿剂:我国 FEVER 研究证实,二氢吡啶类钙拮抗剂加噻嗪类利尿剂治疗可降低高血压患者脑卒中发生风险。

4)二氢吡啶类钙拮抗剂(D-CCB)加 β 受体阻滞剂:前者具有的扩张血管和轻度增加心率的作用,正好抵消 β 受体阻滞剂的缩血管及减慢心率的作用。两药联合可使不良反应减轻。

临床主要推荐应用的优化联合治疗方案是:D-CCB+ARB;D-CCB+ACEI;ARB+噻嗪类利尿剂;ACEI+噻嗪类利尿剂;DCCB+噻嗪类利尿剂;D-CCB+β 受体阻滞剂。

次要推荐使用的可接受联合治疗方案是:利尿剂+β 受体阻滞剂;α 受体阻滞剂+β 受体阻滞剂;D-CCB+保钾利尿剂;噻嗪类利尿剂+保钾利尿剂。

不常规推荐的但必要时可慎用的联合治疗方案是:ACEI+β 受体阻滞剂;ARB+β 受体阻滞剂;ACEI+ARB;中枢作用药+β 受体阻滞剂。

多种药物的合用:①三药联合的方案:在上述各种两药联合方式中加上另一种降压药物便构成三药联合方案,其中二氢吡啶类钙拮抗剂+ACEI(或 ARB)+噻嗪类利尿剂组成的联合方案最为常用。②四药联合的方案:主要适用于难治性高血压患者,可以在上述三药联合基础上加用第 4 种药物,如 β 受体阻滞剂、螺内酯、可乐定或 α 受体阻滞剂等。

(5)固定配比复方制剂:是常用的一组高血压联合治疗药物。通常由不同作用机制的两种小剂量降压药组成,也称为单片固定复方制剂。与分别处方的降压联合治疗相比,其优点是使用方便,可改善治疗的依从性。对 2 级或 3 级高血压或某些高危患者可作为初始治疗的药物选择之一。应用时注意其相应组成成分的禁忌证或可能的不良反应。

1)传统的固定配比复方制剂包括:①复方利血平(复方降压片);②复方利血平氨苯蝶啶片(降压 0 号);③珍菊降压片等。以当时常用的利血平、氢氧氯噻嗪、盐酸双屈嗪或可乐定为主要成分。此类复方制剂组成成分的合理性虽有争议,但仍在基层广泛使用。

2)新型的固定配比复方制剂:一般由不同作用机制的两种药物组成,多数每天口服 1 次,每次 1 片,使用方便,改善依从性。目前我国上市的新型的固定配比复方制剂主要包括:ACEI+噻嗪类利尿剂;ARB+噻嗪类利尿剂;二氢吡啶类钙拮抗剂+ARB;二氢吡啶类钙拮抗剂+β 受体阻滞剂;噻嗪类利尿剂+保钾利尿剂等。

3)降压药与其他心血管治疗药物组成的固定复方制剂:有二氢吡啶类钙拮抗剂+他汀、ACEI+叶酸等;此类复方制剂使用应基于患者伴发的危险因素或临床疾患,需掌握降压药和相应非降压药治疗的适应证及禁忌证。

5.危险因素的处理

(1)调脂治疗:血脂异常是动脉粥样硬化性疾病的重要危险因素,高血压伴有血脂异常显著增加心血管病危险,高血压对我国人群的致病作用明显强于其他心血管病危险因素。《中国成人血脂异常防治指南》强调了在中国人群中高血压对血脂异常患者心血管综合危险分层的重要性。

他汀类药物调脂治疗对高血压或非高血压者预防心血管事件的效果相似,均能有效降低心脑血管事件;小剂量他汀类药物用于高血压合并血脂异常患者的一级预防安全有效。他汀类药物降脂治疗对心血管疾病危险分层为中高危者可带来显著临床获益,但低危人群未见获益。

对高血压合并血脂异常的患者,应同时采取积极的降压治疗以及适度的降脂治疗。调脂治疗建议如下:首先应强调治疗性生活方式改变,当严格实施治疗性生活方式 3～4 个月后,血脂水平不能达到目标值,则考虑药物治疗,首选他汀类药物。血 TC 水平较低与脑出血的关系仍在争论中,需进一步研究。他汀类药物应用过程中应注意肝功能异常和肌肉疼痛等不良反应,需定期检测血常规、转氨酶(ALT 和 AST)和肌酸磷酸激酶(CK)。

(2)抗血小板治疗:阿司匹林在心脑血管疾病二级预防中的作用有大量临床研究证据支持,且已得到广泛认可,可有效降低严重心血管事件风险 25%,其中非致命性心肌梗死下降 1/3,非致命性脑卒中下降 1/4,所有血管事件下降 1/6。①高血压合并稳定型冠心病、心肌梗死、缺血性脑卒中或 TIA 史以及合并周围动脉粥样硬化疾病患者,需应用小剂量阿司匹林(100mg/d)进行二级预防;②合并血栓症急性发作,如急性冠状动脉综合征、缺血性脑卒中或 TIA、闭塞性周围动脉粥样硬化症时,应按相关指南的推荐使用阿司匹林,通常在急性期可给予负荷剂量(300mg/d),而后应用小剂量(100mg/d)作为二级预防;③高血压合并房颤的高危患者宜用口服抗凝剂,如华法林,中低危患者或不能应用口服抗凝剂者,可给予阿司匹林;④高血压伴糖尿病、心血管高风险者可用小剂量阿司匹林(75～100mg/d)进行一级预防;⑤阿司匹林不能耐受者可用氯吡格雷(75mg/d)代替。

高血压患者长期应用阿司匹林应注意:①需在血压控制稳定(<150/90mmHg)后开始应用,未达良好控制的高血压患者,阿司匹林可能增加脑出血风险。②服用前应筛查有无发生消化道出血的高危因素,如消化道疾病(溃疡病及其并发症史)、65 岁以上、同时服用皮质类固醇或其他抗凝药或非甾体抗炎药等。如果有高危因素,应采取预防措施,包括筛查与治疗幽门螺杆菌感染,预防性应用质子泵抑制剂,以及采用合理联合抗栓药物的方案等。③合并活动性胃溃疡、严重肝病、出血性疾病者需慎用或停用阿司匹林。

(3)血糖控制:高血压伴糖尿病患者心血管病发生危险更高。高于正常的空腹血糖或糖化血红蛋白(HbA1c)与心血管病发生危险增高具有相关性。治疗糖尿病的理想目标是空腹血糖≤6.1mmol/L 或 HbA1c≤6.5%。对于老年人,尤其是独立生活的、病程长、并发症多、自我管理能力较差的糖尿病患者,血糖控制不宜过于严格,空腹血糖≤7.0mmol/L 或 HbA1c≤7.0%,餐后血糖≤10.0mmol/L 即可。对于中青年糖尿病患者,血糖应控制在正常水平,即空腹血糖≤6.1mmol/L,餐后 2 小时血糖≤8.10mmol/L,HbA1c≤6.5%。

(4)综合干预多种危险因素:高血压患者往往同时存在多个心血管病危险组分,包括危险因素、并存靶器官损害、伴发临床疾患。除了针对某一项危险组分进行干预外,更应强调综合干预多种危险组分。综合干预有利于全面控制心血管危险因素,有利于及早预防心血管病。

高血压患者综合干预的措施是多方面的,常用的有降压、调脂、抗栓治疗。有资料提示,高同型半胱氨酸与脑卒中发生危险有关,而添加叶酸可降低脑卒中发生危险,因此,对叶酸缺乏人群,补充叶酸也是综合干预的措施之一。通过控制多种危险因素、保护靶器官、治疗已确诊的糖尿病等疾患,来达到预防心脑血管病发生的目标。

(五)特殊类型高血压

1.白大衣性高血压

指至少偶测 3 次诊所血压≥140/90mmHg,非诊所测血压至少 2 次<140/90mmHg,同时没有靶器官损害。

据估计,我国白大衣性高血压者有 4000 万人;白大衣性高血压者心室壁增厚更早,RAAS和交感神经系统活性更强,更早出现胰岛素抵抗、脂质水平升高等代谢性改变。白大衣性高血压者的不良转归与正常血压者相似。

2.隐蔽性高血压(MH)(逆白大衣性高血压、蒙面性高血压)

指诊所偶测血压<140/90mmHg,而动态血压或家庭自测白天血压≥135/85mmHg。患病率8%～15%,男性多,约 35%可发展为持久性高血压,并有较高的心血管危险性,我国估计有 5000 万隐蔽性高血压者。

(1)机制:机制不明,可能与下列因素有关:

1)与体位反射有关:日常活动中由于体位变化,反射出现直立性血压升高,常是高血压的早期表现。

2)与血管活性物质平衡失调有关。

3)与交感神经兴奋性增强有关,运动试验时血压明显升高者,常提示可能有隐蔽性高血压。24 小时动态血压监测常示日间收缩压升高更明显。

4)与 25－羟化维生素 D 水平呈负相关。

5)与人体必需微量元素 Ni 水平低下有关(Ni 维持心肌细胞膜结构的稳定)。

6)与不良生活方式有关(饮酒、吸烟、喝咖啡、少体力活动)。

(2)临床特点:常有较多的危险因素,如 LDL－C 升高、体重指数增大、饮酒多、吸烟多。有程度不等的心血管及肾损害(中心动脉压升高、动脉顺应性下降、发生动脉硬化、尿 β_2－MG增高)。

(3)防治对策:注意检出(24 小时动态血压监测)、生活方式干预、有靶器官损害时按高血压治疗、给予降压药(长效 CCB、ACEI、ARB、β 受体阻滞剂)。

3.单纯夜间高血压

国际合作数据库分析示中国患病率约为 10%,欧洲为 7%,多项前瞻性人群研究示夜间高血压与靶器官损害及心血管事件关系密切。此类患者夜间血压仅轻度升高,但大动脉弹性功能显著下降。

上海市高血压研究所对单纯夜间高血压者随访 3.5 年后,再次进行 24 小时血压测定,其中 1/3 仍为夜间高血压,1/3 为正常,1/3 日夜血压均高。

此类患者易漏诊,应尽量进行 24 小时动态血压监测,及早检出。针对此类患者究竟用什么药治疗,其效果如何均不清楚,国内最近正在进行多中心研究。

4.H 型高血压

指伴有血浆同型半胱氨酸升高(HCY≥15μmol/L)的原发性高血压。①病因:与人种、遗传基因、环境、生活习惯有关。如蛋氨酸摄入过多;维生素 B_6、B_{12} 与叶酸摄入过少;含硫氨基酸排泄障碍;甲状腺功能减退;遗传因素有关。同型半胱氨酸是蛋氨酸代谢过程中产生的一种含硫氨基酸,是导致血管粥样硬化的主要危险因素之一。②同型半胱氨酸升高引起的病理变化:损伤血管内皮细胞;影响血管平滑肌细胞增殖;促使载脂蛋白在血管壁堆积;影响纤溶蛋白活性。高同型半胱氨酸可增加心脑血管风险。H 型高血压是卒中的双重危险因素。在中国高血压人群中的比例高达 75%。中国 40% 的卒中者伴高同型半胱氨酸血症。③治疗:控制多重危险因素,预防为主。除降血压外,还必须降低同型半胱氨酸水平,补充叶酸可预防卒中。我国生产的依那普利/叶酸可用。

5.直立性高血压(体位性高血压)(OHT)

多以舒张压升高为主。指卧位时血压正常(舒张压<90mmHg),但立位时血压升高(舒张压≥90mmHg)。患者应卧位 10 分钟和直立位 3 分钟后测血压;必要时行直立倾斜试验。

在国内高血压者中占 4.2%(80 岁以上老年人患病率达 8.7%),国外报道占 10%。

(1)机制:在正常人,体位改变多是卧位到立位,血液从胸内血管床转到腿部,此时心室舒张末容量减少,心搏量及心排血量降低,经压力感受器反射性兴奋交感神经系统引起周围血管收缩,阻力升高,脉压轻度降低。体位性高血压者也是类似反应,但更大。下垂静脉中的血液由于重力性充盈过度(重力血管池),使静脉回流明显减少,输出量降低,交感神经兴奋,血管阻力明显升高,引起高血压。可见于多种疾病(自主神经功能紊乱、嗜铬细胞瘤、老年高血压等)。

(2)临床体征:①伴有体位性的心动过速加剧;②立位时腿足部呈蓝色;③不能耐受利尿剂的治疗,利尿剂不但不降低血压,反而激发血压进一步升高;④严重者可伴有心悸、易疲乏、入睡快、血浆肾素活性较正常人高。

(3)治疗:主要是控制交感神经激活。药物如 α_1 受体拮抗剂或 α_2 肾上腺素受体激动剂如可乐定。其他,如锻炼身体,增加肌肉,防止下垂部位过度充盈;可服用 B 族维生素、谷维素、肌苷等,调节神经功能。

第二节　急性病毒性心肌炎

病毒性心肌炎(VMC)系指嗜心性病毒感染对心脏的直接损伤和随后发生的免疫损伤,造成心肌细胞变性、溶解、坏死的病理过程。病变可以同时累及心脏起搏传导系统,也可以累及心包膜。部分患者演变为扩张型心肌病(DCM)。由于急性病毒性心肌炎病程中部分表现为慢性心肌炎,部分演变为扩张型心肌病,有学者统称为病毒性心肌病。特发性心肌病多数指病毒性心肌炎。

国内外均缺乏病毒性心肌炎确切发病率的详细报道,原因在于多数成人轻型病毒性心肌炎呈亚临床型,能自行恢复而未就医,即使就医也因确诊困难常被漏诊或误诊,一般认为约 5% 的病毒感染可累及心脏。近年来我国病毒性心肌炎发病率有逐年增加的趋势,特别是柯萨奇 B 组病毒致心肌炎的发病率增加更明显。肠道病毒包括柯萨奇 B 组及 A 组病毒、埃可病毒、脊髓灰质炎病毒引起的心肌炎在夏秋季多发,流感病毒引起的心肌炎冬季多发,单纯疱疹及带状疱疹病毒引起的心肌炎全年散发。病毒性心肌炎可发生于任何年龄的人群,其中 40 岁以下发病的占80%左右。男性发病率略高于女性,比例为(1.2~1.6):1。病毒性心肌炎的发病率、病情进展与转归的影响因素:病毒种类、流行季节、年龄、性别、妊娠、健康状态、遗传因素、药物等。

一、病因与发病机制

(一)病因

几乎各种病毒都可引起心肌炎。目前已证实能引起心肌炎的病毒包括:①小核糖核酸病毒——柯萨奇病毒、埃可(ECHO)病毒、脊髓灰质炎病毒、鼻病毒;②虫媒病毒——黄热病毒、登革热病毒、白蛉热病毒、流行性出血热病毒;③肝炎病毒——甲型、乙型、丙型、丁型、戊型肝炎病毒;④狂犬病病毒;⑤流感病毒;⑥副粘病毒——流行性腮腺炎病毒、麻疹病毒、呼吸道合胞病毒;⑦风疹病毒;⑧天花病毒;⑨腺病毒;⑩疱疹病毒——单纯疱疹病毒、水痘带状疱疹病毒、巨细胞病毒。

柯萨奇B组病毒是引起病毒性心肌炎最常见的病毒(约占50%),其中以2、3、4型最易引发。柯萨奇A组病毒(约占23%)的4、16型,埃可病毒6、8、9、22、30型及脊髓灰质炎病毒也是引起病毒性心肌炎的常见病毒。

(二)发病机制

病毒性心肌炎的发病机制到目前为止仍不十分清楚,可能为:①急性期嗜心肌病毒直接侵犯心肌导致心肌损伤;②随后发生的免疫损伤是急性病毒性心肌炎发生发展的主要机制。

1.病毒直接侵入心肌导致心肌损伤

(1)受体作用机制:有学者认为病毒对心肌直接损伤机制主要可能是肠道病毒受体作用。由炎症介质诱发产生的柯萨奇B族病毒各亚型及肠道病毒属中许多其他病毒的内在化多功能受体,这些受体属免疫球蛋白超家族成员,对细胞间接触。黏附中起主要作用,与心肌损伤有关。

(2)蛋白激酶切割机制:近年有研究显示,CVB3感染心肌细胞后,CVB蛋白激酶2A具有切割心肌细胞骨架蛋白Dystrophin的作用,从而导致心肌细胞损伤。CVB蛋白激酶2A、3C切割作用抑制宿主蛋白质合成CVB3的蛋白激酶2B,可改变心肌内质网和浆膜的渗透性,导致胞质游离钙离子浓度增加和膜的损伤。

(3)信号调节酶作用机制:有学者研究发现CVB3感染可触发细胞外信号调节酶1和2的信号激活,而心肌中信号调节酶1和2活性增强,又促进了病毒大量复制。病毒通过参与宿主细胞信号调节酶1和2信号传导途径而扩大自身复制。

通过上述机制,感染病毒的宿主可以引起病毒血症,病毒从血流直接侵犯心肌,导致心肌纤维溶解、水肿、坏死,心肌细胞破坏,炎症细胞浸润而出现临床症状。

2.免疫反应介导心肌损伤机制

(1)抗体作用:尸解发现心肌组织中主要组织相容性抗原复合物表达明显提高;也有学者认为病毒与心肌蛋白交叉反应抗体在免疫介导致心肌损伤中可能起重要作用。

(2)细胞因子作用:有研究发现病毒性心肌炎的发病可能和白介素-1、白介素-2、白介素-6、白介素-12、肿瘤坏死因子(TNF-α)、γ干扰素(INF-γ)、降钙素基因相关肽等有关。

(3)心肌细胞凋亡:病毒性心肌炎的心肌组织除炎症坏死外,可以通过诱导细胞免疫、体液免疫及多种细胞因子导致心肌细胞凋亡,凋亡心肌细胞数量越多,病变越严重,不同病毒可启动不同细胞凋亡通路。

(4)心肌细胞纤维化:动物小鼠实验显示,随着心肌炎病程的持续,心肌病变炎症反应减轻,但心肌纤维化进行性加重,同时 ADAMTS-1 mRNA 含量亦进行性增加,可能是病毒性心肌炎的心肌纤维化导致扩张型心肌病。

(5)其他:患者免疫功能低下对本病发病可能也起着重要作用。

病毒性心肌炎病变可呈局灶性或弥散性,心肌组织学改变缺乏特异性。初期受累心肌细胞发生变性坏死,间质内有淋巴细胞和中性粒细胞浸润。随后淋巴细胞和单核细胞增多,纤维细胞增生,病灶最终发生纤维化,部分可形成瘢痕组织。肉眼观察,若为局灶性病变,心脏一般不增大;若为弥散性病变,多数呈心脏扩大和心肌肥厚,也可仅有心肌扩大而心肌肥厚不明显。

病毒性心肌炎病情较重者心肌松软无力,心腔扩大,切面呈灰黄色或苍白,可见微小出血灶。柯萨奇 B 病毒性心肌炎的一个特点是病灶伴有大量钙化。

急、慢性心肌炎均可累及心脏的起搏传导系统,引起各种心律失常,如期前收缩和传导阻滞。此外,病毒性心肌炎也可累及心包、心内膜、血管以及瓣膜、腱索等,引起急、慢性心包炎、瓣膜炎,少数发展为缩窄性心包炎心瓣膜病。病变广泛而严重者可致泵功能衰竭。

二、临床表现

病毒性心肌炎的临床表现差异很大,主要取决于心肌病变的范围、部位和程度。当病变呈局灶性分布时,症状很轻甚至无症状。当病变弥漫波及整个心脏时,可表现为暴发性、致死性心泵功能衰竭、心源性休克或猝死。病毒性心肌炎的病程多数呈良性经过。各种年龄均可发病,但以儿童和青年为多见。

(一)症状

急性病毒性心肌炎的临床表现特点取决于病变的范围、广泛的程度。约半数患者发病前1～3周有病毒感染的前驱症状:①发热,咽痛、全身肌痛、倦怠,即所谓"感冒"症状。②或有恶心、呕吐、腹泻等消化道症状。③心脏受累表现:症状为心悸、胸痛、气促,重症者可在短期内出现心力衰竭、低血压或心源性休克,甚至可出现阿斯综合征。体格检查轻者心界不大,重者心浊音界扩大,可见与发热程度不平行的心动过速,可有各种心律失常(包括期前收缩、心动过速、房室传导阻滞);第一心音(S_1)低钝,可闻及第三心音或第三心音(S_3)奔马律或杂音;可有颈静脉怒张、肝大、肝颈静脉回流征阳性等心力衰竭体征,重症者可有心源性休克。

当病毒侵犯其他脏器时可同时出现睾丸炎、肾炎、肝炎、肺炎、胸膜炎、肠炎、关节炎、脑脊髓炎等相应的症状。近年注意到病毒性感染中有肌痛和周围肌肉压痛者可能是心肌受累的先兆。有些病毒性心肌炎患者可能仅有轻微心肌炎症状,以后却演变成扩张型心肌病。某些无心脏结构异常的心律失常患者,某些有胸痛症状但冠状动脉造影正常的患者,可能在过去某个时候患过亚临床病毒性心肌炎。

(二)体征

患者可有急性病容。心动过速常见,且与体温升高不成比例。偶尔可表现为难以解释的严重的心动过缓。低血压常见,脉压差常变小。常有心律失常,表现为期前收缩、传导阻滞、心房颤动等。第一心音可减弱。当心腔扩大时,可出现二尖瓣和(或)三尖瓣关闭不全的收缩期吹风样杂音,强度一般不超过 3/6 级,杂音于心肌炎好转后减轻或消失。出现心包摩擦音表明心包受累。轻症患者心脏正常。重症患者心脏显著扩大,出现充血性心力衰竭。左、右心衰竭常同时并存,但以左心衰竭为主或先出现左心衰竭。患者有呼吸困难、房性和室性奔马律、交替脉、颈静脉充盈、肝大等体征。当心排血量重度降低时,可引起心源性休克,患者血压下降,脉细速,面色苍白,皮肤湿冷,烦躁不安或神志模糊、迟钝,尿量减少(<20mL/h),严重心律失常可导致猝死。

三、辅助检查

(一)血象及血清学检查

临床疑诊心肌炎时,需行血清学生物标志物检查,主要包括非特异性炎症指标、心肌损伤标记物、脑钠肽(BNP)及 N 末端前体 BNP(NT-pro BNP)等。

非特异性炎症指标常用于心肌炎病情评估,而非诊断,主要包括白细胞计数、C 反应蛋白(CRP)、高敏 C 反应蛋白(hs-CRP)和红细胞沉降率(ESR)等。血白细胞可轻度升高,但左移不明显,CRP、hs-CRP 和 ESR 升高。

急性心肌炎和慢性活动性心肌炎患者血清谷草转氨酶(AST),乳酸脱氢酶(LDH)、肌酸磷酸激酶(CK)及其同工酶(CK-MB)浓度可升高,特别是心肌炎广泛者,提示心肌坏死。心肌酶特别是 CK-MB 升高程度与病变严重性呈正相关。心肌酶升高的持续时间长短不一,但较心肌梗死者持续时间长,且无特征性的动态变化。肌钙蛋白 I/T 升高是心肌细胞破坏或死亡的信号,但目前许多研究显示单一肌钙蛋白的升高诊断心肌炎敏感度较低。有报道约 35% 的临床疑似心肌炎患者肌钙蛋白升高,若将 >0.1ng/mL 作为诊断切点,心肌炎诊断的敏感性为 53%,特异性为 94%。如果患者表现为超过 24 小时逐渐升高的肌钙蛋白浓度,并且在初始升高后 1 天或数天达到高峰,则罹患心肌炎的可能性大于急性缺血性疾病。

在心肌炎及扩张性心肌病患者中进行 BNP 和 NT-pro BNP 浓度测定,对于预测心力衰竭发生具有较高的敏感性和特异性。而对于所有考虑心肌炎的患者,均需行甲状腺功能检查排除甲状腺功能亢进性心脏病。

(二)免疫学检查

多数研究发现 NK 细胞的活力低下及 T 细胞亚群改变,外周 T 细胞及 T_4 细胞(辅助细胞)及 Tg 细胞(杀伤细胞)下降。此外,抗核因子、抗心肌抗体、类风湿因子、抗补体抗体阳性,补体 C_3 及 CH_{50} 降低。近年来,有关抗 ADP/ATP 载体抗体在病毒性心肌炎中的作用受到关注。有研究认为 ADP 载体抗体在病毒性心肌炎中的检出率在 60%~90%。

(三)病毒学检查

病毒学检查包括:①咽、肛拭子病毒分离:婴幼儿中病毒分离的阳性率较高,但成人病毒性心肌炎一般在心脏症状出现前咽、肛拭子或心肌中基本上不能分离出病毒。国外目前应用分子生物学手段,如点杂交、原位杂交及聚合酶链反应检测左或右心室内膜活检标本中巨细胞病毒脱氧核酸作为心肌病毒感染的证据。国内目前绝大多数医院尚未开展这些病毒学检测。②病毒中和抗体测定:由于柯萨奇 B 组病毒是病毒性心肌炎最常见的病原体,检测该组病毒双份血清中和抗体变化可作为诊断病毒性心肌炎的依据,即取发病初血清与相距 2 周以上的第二次血清,测定病毒中和抗体效价,以第二次血清效价比第一次高 4 倍作为阳性标准。单次效价值＞1∶640 也可作为阳性标准,而单次效价值＞1∶320 作为可疑阳性。③特异性 IgM 抗体测定:在病程早期 1～3 天即可出现阳性结果,不需做双份血清检查,特异性不高。④血凝抑制试验:该试验可明确流感病毒与心肌炎的关系,即用血凝抑制试验检测患者急性期及恢复期双份血清流感病毒的抗体效价,若恢复期较发病早期抗体效价≥4 倍或单次≥1∶640 为阳性。

Lerner 等将病毒性心肌炎与病毒学检查的相关性分为三级。①高度相关:自心肌、心内膜或心包液中分离出病毒或用免疫荧光法在病毒部位检出病毒抗原。②中度相关:自咽拭或粪便中分离出病毒,并伴有血清相应抗体效价 4 倍以上升高或检出 1∶32 的特异性 IgM 抗体。③低度相关:单纯自咽拭或粪便中分离出病毒或仅有血清抗体效价 4 倍上升或仅有 1∶32 特异性 IgM 抗体。

(四)心电图

心电图异常较临床症状更早出现、更为多见。心电图异常多数为暂时性,但少数病例可持续较长时间甚至终生存在。最常见的变化是 ST－T 的异常,即 T 波倒置、低平或双相,ST 段移位,特别是反映下壁的导联。室性、房性心律失常和房室传导阻滞常见,特别是室性期前收缩和一度房室传导阻滞最为多见。室性期前收缩可以是单源性或多源性,并常表现为室性并行心律。室性心动过速较少见,但可引起明显的血流动力学障碍,如发生心室颤动可致猝死。有些病例可出现心房颤动和三度房室传导阻滞,多为暂时性,可完全恢复正常,但在少数严重心肌病变的病例,三度房室传导阻滞可为永久性,是猝死的重要原因之一。束支传导阻滞常见于心肌有严重损害的病例,往往预示患者预后不良。部分病例出现病理性 Q 波,R 波降低,需与急性心肌梗死鉴别。

(五)X 线检查

病毒性心肌炎病灶局限者 X 线检查心影多正常,心肌炎病变弥漫心腔扩大时心影增大,心搏减弱,这些改变也可能由于合并心包积液所致。心力衰竭患者 X 线可见肺充血或肺水肿改变。

(六)超声心动图

超声心动图改变表现多样而无特异性,可以完全正常或明显改变,一般可有如下表现:

(1)心脏扩大,以左心扩大为主。

(2)左心室收缩和舒张功能障碍,前者表现为室壁运动障碍,大部分患者表现为局限性室壁运动减弱,也可表现为运动消失或矛盾运动,类似于心肌梗死的改变。以上改变在下壁、心尖部较为常见。心肌炎较严重时,室壁运动障碍的程度和范围也越明显。在并发心力衰竭的患者,整个心室壁弥散性运动减弱。此外,短轴缩短分数减少,左心室射血分数降低(＜40%);前者表现为左心室舒张早期快速充盈后突然停止舒张,在 M 型超声心动图上表现为左心室后壁舒张中晚期的平坦现象,在二维超声显像中可表现为左心室舒张停顿,在超声多普勒上可见 E 峰减少,A 峰增大,A/E 比例增大。

(3)某些病例心肌回声增强且不均匀,尤其是在室间隔部位。

(4)有些病例表现为暂时性室壁厚度增加,特别是左心室厚度增加,乳头肌明显增粗,于发病后几天或几周内出现,若干个月后逐渐消失。

(5)在以充血性心力衰竭为主要表现的急性心肌炎中,有些病例可见左心室附壁血栓。心肌炎可累及右心室,致右心室腔明显扩大和室壁运动减弱。右心室壁运动异常也可呈节段性。

(七)核素检查

放射性核素心肌灌注显像可显示弥散性或局限性炎症或坏死,对诊断病毒性心肌炎有一定帮助,但心肌显像阴性不能否定心肌炎的诊断,阳性心肌显像诊断心肌炎的敏感性和特异性仍有待确定。放射性核素心血管造影可以评价心功能状态和心脏大小。

$99m$ 锝(^{99}mTc)焦磷酸盐和 201 铊(^{201}TI)心肌显像及门电路心血池显像对心肌炎的诊断无特异性,而对炎症有亲和力的同位素^{67}镓(^{67}Ga)心肌显像为活动性心肌炎有前途的诊断方法,但由于技术方面的原因限制它的广泛应用。111 铟(^{111}In)抗肌球蛋白单克隆抗体是对损伤心肌有亲和力的一种同位素,对可疑患者用它行心肌显像,其敏感性为 83%,特异性为 53%,正常影响的阳性预测值为 92%。抗肌球蛋白抗体阳性而活检阴性的患者可能是由于活检时未检测到炎症的部位。然而,抗肌球蛋白抗体显像检测心肌损伤与病因无关。

(八)心血管磁共振显像(CMR)

CMR 近年来正逐渐成为确诊急性心肌炎常规和敏感的非侵入性检查手段。CMR 不使用造影剂,通过三维图像能很好地显示心脏解剖结构,结合心电图改变等有助于心肌炎的定位定性诊断。

近期心肌炎 CMR 国际共识小组提出心肌炎 CMR 诊断标准,包括:①与心肌炎临床表现一致。②有新近心肌损伤证据。③CMR 增强信号或延迟增强与心肌水肿、炎症一致。④心肌活检的心肌炎症证据。综合使用 3 个组织标记(早期心肌钆增强、加权成像、延迟钆增强)情况下,若 3 项心肌炎组织改变中 2 个以上为阳性,预测心肌炎的准确率可达 78%;若仅仅表现为坏死或纤维化,诊断准确率只有 68%,故 CMR 目前只是作为增加诊断依据的一项辅助检查,而不能由此确诊或排除心肌炎。随着造影剂增强磁共振技术的发展,在无创条件下,通过一次检测,便可以获得左心室的功能参数、形态及心肌灌注情况,为诊断与评价急慢性病毒性心肌炎心肌损伤区域与程度、心脏功能、心肌病程提供可靠的影像学依据。而心电图变化结合心脏磁共振影像资料对诊断具有重要意义。

(九)心内膜心肌活检

心内膜心肌活检是一种有创性的检查方法,以往大多数行右心室心内膜活检,目前国外大多数行左心室心内膜活检。心内膜标本可用以提供病理学、免疫组化及病毒核糖核酸(RNA)测定。病理学方面基本上都采用 Dallas 诊断标准。病毒性心肌炎的 Dallas 诊断分类标准包括首次活检与随访活检的分类。

1.首次活检

(1)急性心肌炎(活动性心肌炎):必须具备炎症细胞浸润,心肌细胞不同程度的损伤和坏死。心肌细胞损伤可表现为胞质有空泡形成,细胞外形不整,细胞破裂,淋巴细胞聚集在细胞表面。

(2)可疑心肌炎:炎症细胞浸润数量过少,光镜下未见肯定的心肌细胞损伤,心肌炎性病变的证据不足,宜重复切片或重复活检以确定诊断。

(3)无心肌炎。

2.随访活检

(1)进行性心肌炎:与前次活检比较,炎症细胞浸润未减轻,甚至加重,伴或不伴纤维性变。

(2)康复期心肌炎:与前次活检比较,炎症细胞浸润明显减轻,炎症细胞离心肌纤维略远,从而使细胞壁"皱褶"消失,恢复其平滑外形。胶原组织轻度增生,早期胶原纤维排列松弛,其间可见炎症细胞,偶尔可见灶性坏死,后期可见纤维性变。

(3)痊愈性心肌炎:炎症细胞浸润消失,但仍常可见少数远离心肌纤维的炎性细胞。间质有明显灶性、融合性或弥散性纤维性变。

病毒性心肌炎的 Dollas 心内膜心肌首次活检与随访活检分类标准为病毒性心肌炎的诊断、动态观察和患者的转归提供了较完整和科学的病理学依据,不过心内膜心肌活检对一般患者也难以实行。这一标准较适宜应用于病情严重而医疗条件又具备的患者。

病毒性心肌炎 Dollas 心内膜心肌活检分类标准曾一度认为是确诊心肌炎的"金标准",但心肌炎的灶性分布可造成漏诊,形态学诊断依据也长期不统一,限制了该标准的价值。为了更好发挥心内膜活检的临床实用价值,应注意心肌活检标本的伪迹问题,即注意区分活检的人为损伤和心脏本来就存在的病变;应增加取材数目(3~6 处)及多层深切包埋组织块,以减少病变遗漏,增加活检阳性率。此外,进行序列心肌活检,随访组织学改变的动态变化,既可了解心肌炎的自然病程及治疗效果,亦可探索心肌炎与心肌病的关系提供重要病理资料。

2007 年 AHA/ACCF/ESC 联合声明推荐心内膜心肌活检指征(1B 类):①新出现心力衰竭症状少于 2 周,左心室大小正常或扩大,血流动力学不稳定者。②新出现心力衰竭症状 2 周至 3 个月,左心室扩大,新发的室性心律失常,二或三度房室传导阻滞或在 1~2 周内对常规治疗无反应者。

四、诊断与鉴别诊断

(一)诊断

尽管 2009 年加拿大公布了关于心肌炎诊断和治疗指南,但是迄今为止,心肌炎仍没有公认的诊断标准,因此,临床上急性心肌炎易误诊或漏诊。

典型的病毒性心肌炎可根据患者先有上呼吸道或消化道感染症状,1~3 周内出现心脏症状,结合体征、血清学病毒学检查、心电图、X 线、超声心动图、核素检查及 CMR 等多方面资料综合分析,并通过排除其他心脏疾病确定诊断。病毒感染时出现与体温不成比例的心动过速是心肌炎的可疑征象。要注意有无心肌受累的先兆:肌痛和周围肌肉压痛。心悸、胸闷、心前区隐痛不适,病程早期心肌酶升高,心电图 ST-T 改变、新出现的频发期前收缩或房室阻滞,X 线或超声心动图示心脏扩大及室壁运动障碍(常表现为节段性室壁运动障碍)是诊断心肌炎的主要依据。病毒学检查是发现病毒感染存在与否的主要依据。心内膜活检可为病毒性心肌炎的诊断提供重要帮助。

急性病毒性心肌炎的心功能分级按 Killip 泵功能分级可分为:

Ⅰ级,尚无明显心力衰竭。

Ⅱ级,有左心衰竭,肺部啰音小于 50% 肺野。

Ⅲ级,有急性肺水肿,全肺大、小、干、湿啰音。

Ⅳ级,有心源性休克等不同程度或阶段的血流动力学变化。

我国心肌炎心肌病专题研讨会提出的成人急性心肌炎诊断参考标准(1999年)如下。

1.病史与体征

在上呼吸道感染、腹泻等病毒感染后3周内出现心脏表现,如出现不能用一般原因解释的感染后严重乏力、胸闷、头晕(心排血量降低)、心尖部第一心音明显减弱、舒张期奔马律、心包摩擦音、心脏扩大、充血性心力衰竭或阿斯综合征等。

2.上述感染后3周内出现下列心律失常或心电图改变者

(1)窦性心动过速、房室传导阻滞、窦房传导阻滞或束支传导阻滞。

(2)多源、成对室性期前收缩,自主性房性或交界性心动过速,阵发或非阵发性室性心动过速,心房或心室扑动或颤动。

(3)2个以上导联ST段呈水平型或下斜型卜移≥0.5mV或ST段异常抬高或出现异常Q波。

3.心肌损伤的参考指标

病程中血清心肌肌钙蛋白I或肌钙蛋白T(强调定量测定),CK-MB明显增高。超声心动图示心腔扩大或室壁活动异常和(或)核素检查证实左心室收缩或舒张功能减弱。

4.病原学依据

(1)在急性期从心内膜、心肌、心包或心包穿刺液中检测出病毒、病毒基因片段或病毒蛋白抗原。

(2)病毒抗体第二份血清中同型病毒抗体(如柯萨奇B组病毒中和抗体或流行性感冒病毒血凝抑制抗体等)滴度较第一份血清升高4倍(2份血清应相隔2周以上)或一次抗体效价≥640者为阳性,320者为可疑(如以1:320为基础者则宜以≥256为阳性,128为可疑阳性)。

(3)病毒特异性IgM以≥1:320者为阳性。如同时有血中肠道病毒核酸阳性者更支持有近期病毒感染。

同时具有上述1、2[(1)、(2)、(3)中任何一项]、3中任何两项。在排除其他原因心肌疾病后,临床上可诊断急性病毒性心肌炎。如具有4中的第(1)项者可从病原学上确认急性病毒性心肌炎;如仅具有4中第(2)、(3)项者,在病原学上只能拟诊为急性病毒性心肌炎。

(二)鉴别诊断

由于成人病毒性心肌炎诊断缺乏特异性,需与下述疾病相鉴别。

1.风湿性心肌炎

风湿性心肌炎过去可能有风湿热病史,也可能已有风湿性心脏病存在,约2/3患者发病前1~5周有咽炎或扁桃体炎等链球菌感染病史。风湿性心肌炎只是风湿性心脏病的一部分,心内膜炎累及二尖瓣可产生器质性二尖瓣反流性收缩期杂音和短促、低调的舒张中期杂音,此时不一定伴有明显的心脏扩大。患者常有游走性关节炎。咽拭子A组链球菌培养可阳性。血清抗DNA酶B、抗链球菌溶血素"O"、抗透明质酸酶三者测定必有一种阳性。超声心动图可见二尖瓣前叶脱垂,瓣尖和瓣体增厚,腱索增粗。而病毒性心肌炎发病前有上呼吸道或消化道感染史,当心脏扩大明显时可出现功能性二、三尖瓣关闭不全的反流性收缩期杂音,罕有舒张期杂音。咽或肛拭子病毒分离,病毒中和抗体检测特异性IgM抗体测定、血凝抑制试验检查结果阳性有助于诊断病毒性心肌炎。

2.β受体亢进综合征

也称为心脏自主神经功能紊乱或β受体功能亢进症。临床上多见于年轻女性,常有一定精神因素为诱因,表现为心悸、气促、胸闷,多无心脏异常体征。心电图常有窦性心动过速及Ⅱ、Ⅲ、aVF等导联的ST－T改变,口服普萘洛尔20～30mg后半小时,可使ST－T改变恢复正常。无发热、心肌酶增高、血沉增快等炎症证据。无器质性心脏病的证据。

3.扩张型心肌病

本病病程较长,进展缓慢,易发生充血性心力衰竭。超声心动图显示心脏明显扩大,室壁变薄,室壁运动呈弥散性减弱而不表现为节段性障碍。血清病毒中和抗体效价短期内无明显增高。心肌活检对鉴别诊断有很大帮助。但慢性心肌炎晚期不易与扩张型心肌病鉴别。

4.二尖瓣脱垂

多见于年轻女性,患者常主诉心悸、胸闷,多数患者在心前区有收缩中晚期喀喇音或伴收缩期杂音。心电图上常出现ST－T改变及各种心律失常。M型超声可显示收缩期二尖瓣叶如吊床样弓形向后移位,二维超声可显示二尖瓣叶对合的位置后移,1叶或2叶在收缩期向上运动,超越二尖瓣环水平。

5.急性心肌梗死

病毒性心肌炎可有心前区痛,CK和CK－MB增高,心电图有"缺血"样ST－T改变,甚至可出现Q波,超声心动图可表现为节段性运动障碍,因而在年长的患者需与急性心肌梗死鉴别。

急性心肌梗死有冠心病易患因素,表现为剧烈胸痛,心电图和血清心肌损伤标记物CK、CK－MB和肌钙蛋白等有典型的动态变化。

(三)分期和分型

1.分期

按照国内学者分期法,分为3期。①急性期:病毒感染1～3周后发病,临床症状和体征各异,明显多变,病程6个月内。②恢复期:经休息和急性期恢复治疗后,临床症状好转,但预后各异,有逐渐痊愈,也有病情发展进入慢性期。③慢性期:病程多在1年以上,临床症状反复,有部分进入扩张型心肌病,部分无急性期,临床发现时已进入慢性期。

2001年Liu等学者在Circulation杂志发表文章,将病毒型心肌炎分为3期。

第一期(病毒复制期)。①症状:为病毒感染所致,可有发热和胸痛等。②实验室检查:心电图可出现房/室性心律失常、宽大QRS波,左束支传导阻滞,ST－T波改变等,超声心动图可显示心室收缩功能减退、室壁运动减弱等。③治疗:如肯定有病毒感染,可抗病毒治疗(免疫球蛋白、干扰素等)。

第二期(免疫反应期)。这一期可能已进入第三期。①症状:病毒感染症状已缓解。②实验室检查:细胞内黏附因子1、可溶性Fas配体、T细胞激活标志物等均高于正常人群,心脏特异性自身抗体病毒血清学常阳性。③治疗:若肯定为此期,可用较成熟免疫抑制剂。

第三期(扩张型心肌病期)。基本按扩张型心肌病治疗,但需监测病毒的复燃及自身免疫标志情况。

2.分型

目前尚无指南或专家共识的分型法,临床上根据患者症状、体征、实验室检查及病程等可分为以下 7 型。

(1)亚临床型:病毒感染后无明显自觉症状,心电图检查发现房/室性期前收缩,ST－T 轻度改变,数周后可以逐渐消失。

(2)自限型:病毒感染后 1～3 周内出现轻度心悸、胸闷和心前区不适,心脏体检发现柔和收缩期杂音或期前收缩,无心脏扩大或心力衰竭表现,心电图 ST－T 改变和各种期前收缩,心肌酶学一度升高,经充分卧床休息和适当治疗,在 2～3 个月内逐渐恢复而不遗留心肌损伤表现。

(3)普通型:症状和体征较自限型显著。心脏可能扩大,心音低钝,心尖部有明显收缩期杂音,可有奔马律和各种心律失常、肺部有啰音、颈静脉怒张、肝大等心力衰竭体征,心电图及心肌酶学异常改变,持续时间长,但持久时间不定,经适当治疗,症状和体征可缓解,临床表现痊愈,但数年后由于免疫损伤出现扩张型心肌病,此型也称隐匿进行型。

(4)慢性迁延型:急性病毒性心肌炎病史明确,可能未得到适当治疗或治疗反应不佳,症状及病情时轻时重,迁延不愈,其转归各异,约半数患者半年至数年后逐渐痊愈,另半数发展为扩张型心肌病,这些患者有称心肌炎后扩张型心肌病。

(5)心律失常型:除有心悸、胸闷外,主要为心律失常,各种类型心律失常均可出现,但以室性心律失常和房室传导阻滞为多见,严重者可出现阿斯综合征,少数可遗留一度房室传导阻滞和左束支传导阻滞。

(6)重症型:多为暴发病毒流行的地区,此型发病急骤,病毒感染后 1～3 周内很快出现症状:胸闷、心悸、呼吸困难、心动过速、心力衰竭,少数出现心源性休克,且出现各种心律失常,也有少数心电图出现急性心肌梗死,有称"急性坏死型心肌炎",此型病情多凶险,若抢救不及时或不积极,可在数天至数周死于泵衰竭或严重心律失常,故有人称此型为暴发型病毒性心肌炎。

(7)猝死型:较少见,若发生者,多为婴幼儿和青少年,此型心脏损伤表现不多或缺乏,但在活动中猝死,尸解证实为急性心肌炎。

五、治疗

目前,对急性病毒性心肌炎的治疗在总体上说,仍缺乏有效而特异的方法。治疗原则包括:①休息并减轻心脏负担;②提高免疫能力,促进心肌修复;③治疗并发症如心律失常、心力衰竭、心源性休克和血栓形成及栓塞。具体的治疗措施如下。

(一)减轻心脏负荷

1.充分休息,防止过劳

急性心肌炎患者应卧床休息,严格限制体力活动。使患者心率、血压、心排血量及心肌收缩力降低,从而减轻心脏负担,防止心脏扩大。卧床休息有利于限制病毒复制,增强机体清除病毒的能力。卧床休息应延长至症状完全消失,一般需 3 个月左右。运动员患心肌炎时应禁止运动 6 个月以上,直至心脏大小和功能基本恢复正常。有心脏扩大者须卧床半年至 1 年左右,直至心脏恢复正常大小或停止缩小为止。恢复期活动量应在密切观察下逐渐增加。采用改良的卧床休息模式很有意义。例如,使用床边便器较在床上使用便盆心脏做功小,坐在椅子上较躺在床上做功小。被动活动或轻微的医师指导下的主动活动可防止肌肉萎缩并减少血栓形成和栓塞。

2.注意饮食,加强营养

进食易消化、富含维生素和蛋白质的食物是急性病毒性心肌炎非药物治疗的重要措施之一。

3.对症支持治疗

有低氧血症者应给予吸氧治疗。解热镇痛药可减轻不适,并通过退热减轻心脏负荷。患者不宜使用可引起心肌炎的药物,如可卡因和苯丙胺。不宜使用加重心肌炎的药物,如β受体阻滞剂、布洛芬、环孢素。尽量少用拟交感性药物,因可致中毒性心肌炎。合并细菌感染时,予抗生素治疗。严重病例应加强心电血压监护,及时发现心电和血流动力学的变化。

(二)营养心肌,改善心肌代谢

可用辅酶 A100～200U,腺苷 200～500mg,腺苷三磷酸 20～40mg,细胞色素 C30mg 肌内注射或加入葡萄糖液中静脉滴注,每天 1 次,单用或合用。大剂量维生素 C 静脉滴注可能有益。极化液中加入 25％硫酸镁 5～10mL,每天静脉滴注 1 次,2 周为一疗程,对频发室性期前收缩有一定效果。1,6—二磷酸果糖静脉滴注 5～10g/d,连用 1～2 周,可用于重症病毒性心肌炎、心肌炎并发心力衰竭或心源性休克的患者。B 族维生素常规口服或静脉滴注。

(三)免疫抑制剂的应用

1.糖皮质激素

目前最常见的免疫抑制剂,在病毒性心肌炎不同病程中应用各异。从动物实验及临床研究结果来看,应用肾上腺皮质激素各有利弊,需慎重考虑。有利方面:①激素可以抑制抗原抗体反应,降低血管通透性,减轻局部炎症和水肿消失。②对危重症患者能帮其度过危险期,为患者抢救赢得时机,得益率大于风险率。③对于反复发作,病情迁延不愈者,应用激素适当延长时间有益。不利方面:①病毒性心肌炎急性期,心肌损害主要是由于致病病毒直接侵犯心肌所致。此时应用激素不利于限制病毒复制。②抑制干扰素的合成和释放,引致机体防御功能下降,导致病毒繁殖加速和病情加重。

大多数学者认为,急性病毒性心肌炎在发病 10～14 天内,病情并非严重者,不主张用激素,但有下述情况者:①严重的脓毒血症、高热等;②短期内心脏急剧增大;③急性、严重心力衰竭;④心源性休克;⑤严重心律失常,包括三度房室传导阻滞、持续室性心动过速或其他恶性心律失常;⑥合并多脏器损害等。应用激素可抑制心肌炎症水肿,抑制免疫反应,减轻毒素作用,应尽早应用激素。

激素剂量及用法:泼尼松龙 200～300mg/d 静脉滴注或地塞米松 10～30mg/d,分次静脉推注或氢化可的松 200～300mg/d 静脉滴注,连用 3～7 天。病情改善后改口服地塞米松 4～8mg/d 或泼尼松 10～40mg/d,并依病情减量或停药,一般疗程不超过 2 周。慢性期一般不用激素,但如为慢性迁延性病毒性心肌炎或心肌的损害释放自身抗原,激发或加重自身免疫反应时,应用激素治疗可抑制免疫反应,减轻心肌炎病变,提高生存率。

2.其他免疫抑制剂

(1)糖皮质激素＋硫唑嘌呤,心肌炎性浸润减轻,左心室射血分数提高。

(2)普乐克复(FK－506)作用强,抑制 T、B 细胞功能似乎较好。

(3)FTY720 新型合成制剂,作用机制有待阐明。

(四)免疫调节剂

目前多数研究发现病毒性心肌炎患者存在免疫失控,故免疫调节剂治疗病毒性心肌炎可能有益。常用药物包括:

1.干扰素

抗病毒及调节细胞免疫作用已被肯定。许多研究均提示它对病毒性心肌炎有防治作用,能抑制心肌内病毒复制。每支 1.5～2.5 万 U,每天 1～2 支肌内注射,2 周为一疗程。

2.胸腺素

刺激 T 淋巴细胞成熟,增加 E 花环的形成,增加主动免疫功能。每天肌内注射 10mg,共 3 个月,然后改为肌内注射 10mg,2 天 1 次,共 6 个月。

3.免疫核糖核酸

一种传递免疫信息的物质,能将供体的免疫信息传递给受体,具有免疫重建作用。每 2 周皮下或肌内注射 3mg,共 3 个月,以后每月注射 3mg,连续 6～12 个月。

4.转移因子

能调节和增强机体免疫功能。每次肌内或皮下注射 1mg,每周 1～2 次。

5.多克隆免疫球蛋白及 TNF－α 抗体

可用于病毒性心肌炎的治疗。在儿童,大剂量的人血丙种球蛋白静脉滴注可加快心脏的恢复,减少病死率。

新近的欧洲心肌炎性疾病治疗及流行病学多中心研究证实,在心肌中有巨细胞病毒基因持续存在的患者可应用高效价免疫球蛋白。心肌炎患者肠道病毒 PCR 检测阳性患者可应用 α 干扰素。

(五)纠正心律失常,防治心衰和休克

1.心律失常的治疗

病毒性心肌炎常并发各种心律失常,处理方法与一般心律失常相同。处理原则:①疗效好、不良反应少。②有循证医学证据。③病情危重,影响血流动力学,先静脉给药,有效或病情稳定者,改为口服。室上性心律失常,包括房性、交界性期前收缩,阵发性室上性心动过速,心房扑动及颤动等,可选用普罗帕酮、莫雷西嗪、β 受体阻滞剂(美托洛尔、比索洛尔、索他洛尔、阿罗洛尔等)、胺碘酮等,心房扑动或颤动可用毛花苷 C、毒毛花苷 K 等。室性心律失常,可用胺碘酮、β 受体阻滞剂、利多卡因、普罗帕酮、美西律等,心室颤动可用电复律或安装临时/永久起搏器等。缓慢心律失常(AVB、严重窦性心动过缓、病态窦房结综合征等),根据病情选用阿托品、异丙肾上腺素、激素或安装临时/永久起搏器等。目前有学者认为,出现缓慢型心律失常者,尽早按照临时起搏器,可避免药物的不良反应,有利于患者的康复。

2.防治心衰及休克

急性病毒性心肌炎,出现心衰或休克,多数提示炎症范围广、病情重,需尽快抢救、合理治疗。心力衰竭处理方法与一般心衰基本相同,即半坐卧位、低盐饮食、吸氧,给予强心、利尿、血管扩张剂。心肌炎患者对洋地黄的耐受性较低,用量为常规剂量的 $1/2\sim2/3$。利尿应避免过度,防止发生低血压,注意水、电解质、酸碱平衡。严重心力衰竭同时伴有低血压、休克时,应做床边血流动力学监测。在监测下应用多巴胺、多巴酚丁胺等药物,并在血压提升后联用降低心脏负荷的药物如硝普钠、硝酸甘油、乌拉地尔等。当上述治疗效果不满意时,暂时的机械辅助循环如主动脉内球囊反搏术、ECMO、部分或完全心肺转流术可能帮助患者度过危险。

(六)中药治疗

黄芪有抗病毒及调节免疫的功能,对干扰素系统有激活作用,在淋巴系统中可诱导生成 γ 干扰素,可口服黄芪口服液(每支含生药黄芪 15g)1 支,每天 2 次或黄芪注射液(每支 2mL 含黄芪 4g),每天肌内注射 $1\sim2$ 次或 5% 葡萄糖溶液 500mL 内加黄芪注射液 $4\sim5$ 支静脉滴注,每天 1 次。生脉饮对心肌炎有好处。板蓝根、牛磺酸、连翘、大青叶、虎杖、苦参等中药有研究认为对病毒性心肌炎可能有效。但因实验设计及诊断标准的偏差,是否上述中药对病毒性心肌炎有确切疗效,还有待于进一步观察研究。

(七)钙拮抗剂、α_1 受体拮抗剂和血管紧张素转换酶抑制剂

动物研究表明,这些药物可减少心脏负荷,减轻心肌损伤,具有明显的心肌保护作用,是治疗病毒性心肌炎的有潜力的药物,但在人心肌炎中的疗效有待研究。

病毒性心肌炎多数属急性、良性、自限性疾病,预后良好,经过适当休息或治疗后大多数患者获得痊愈,不遗留任何症状与体征。有心脏增大和心力衰竭的患者预后通常较差。极少数重症患者可因严重心律失常、急性心力衰竭和心源性休克而死亡。部分患者于急性期后炎症持续,发展为慢性心肌炎或扩张型心肌病,后者经心内膜心肌活检有多达 63% 患者有活动性心肌炎。还有少数患者经过数周或数月后病情稳定,但以后可复发或恢复后遗留心脏扩大、心律失常、心功能减退等后遗症。婴儿、儿童和妊娠妇女发病多呈暴发性和致命性。

目前已普遍应用脊髓灰质炎减毒活疫苗预防脊髓灰质炎,收到良好效果。柯萨奇病毒及埃可病毒型别甚多,故制备型特异的疫苗有一定的困难,目前尚不能普遍应用。对易引起严重心肌炎的柯萨奇 B 组 2、3、4 型病毒,有些国家正在试制减毒活疫苗。重视环境卫生和个人卫生,加强体格锻炼,有助于防止柯萨奇病毒和埃可病毒的流行。对接触患者的婴幼儿,可静脉注射丙种球蛋白 $3\sim6$ mL 以预防感染。

第三节　肥厚型心肌病

肥厚型心肌病(HCM)是以左心室和(或)右心室肥厚为特征,常为不对称肥厚并累及室间隔,左心室血液充盈受阻、舒张期顺应性下降为基本特征的心肌病。根据左室流出道有无梗阻又可分为梗阻性和非梗阻性 HCM。梗阻性者主动脉瓣下部室间隔肥厚明显,过去称为特发性肥厚型主动脉瓣下狭窄(IHSS)。本病为青年猝死的常见原因,后期可出现心力衰竭。

HCM 发病率约为 0.2%(1/500),发病年龄可从出生当天至 90 岁,但以 $10\sim35$ 岁多见。

成人年死亡率为 2%～3%,儿童(<14 岁)患者青春后年死亡率为 2%～4%。发病男性多于女性,男女比约为 2：1,80% 有左室舒张功能障碍。

一、病因与发病机制

本病常有明显的家族史(约占 1/3),目前被认为是常染色体显性遗传疾病。现已发现 12 个致病基因,1440 余种突变。其中 10 个编码心肌肌原纤维蛋白,2 个分别编码 AMP 激活的蛋白激酶(AMPK)和细胞骨架 LIM 蛋白。多为点突变,导致蛋白质中关键氨基酸被替换。公认的与肌节有关的基因突变 7 个,它们是:β 肌球蛋白重链(β-MHC)、肌钙蛋白 T(TnT)、α-原肌凝蛋白(α-TM)、肌球蛋白结合蛋白-C(MyBP-C)、必须性肌球蛋白轻链(ELC)、调节性肌球蛋白轻链(RLC)和 肌钙蛋白 I(TnI),由这些基因突变引起的 HCM 占所有 HCM 病例的 70%。尽管二代测序技术已广泛应用,明确 HCM 患者致病基因者尚不足 50%。

基因突变改变了相关蛋白结构与功能的关系,但基因缺陷如何导致 HCM 的心肌肥厚目前尚不十分明确。目前有两种学说即"毒性肽"学说和"无效等位基因"学说给以解释。虽均有实验支持,但均为理论模型。"毒性肽"学说认为突变的肌节蛋白使肌小节结构、功能异常及生化缺陷,使心肌难以承受正常"负荷",启动机体的代偿机制,而引起心肌肥厚,心肌细胞排列紊乱,间质纤维化和壁内冠状动脉狭窄、闭塞。代偿机制主要是一些细胞因子和激素的增加或上调:如胰岛素样生长因子(IGF-1)、转移生长因子(TGF-β)、内皮素-1(ET-1)、血管紧张素 Ⅱ、儿茶酚胺等,心肌细胞内的 Ca^{2+} 水平明显升高。激活了原癌基因的表达,蛋白合成增加,引起心肌肥厚间质纤维化。将突变的肌节蛋白掺入肌纤维中,可导致其功能下降。"无效等位基因"学说认为:突变的基因不能表达或即使表达,其蛋白质结构不稳定,造成肌节蛋白的有效数量不足,代偿性引起心肌肥厚,将小鼠的肌球蛋白重链(MYHC)等位基因敲除,可导致肌节结构异常和心肌细胞功能的下降。

HCM 主要的病理生理改变:

根据血流动力学,可将 HCM 分为梗阻性和非梗阻性;根据梗阻的部位,可将前者分为左室流出道(LVOT)梗阻和左室中部梗阻;根据梗阻的状态,可分为显性梗阻和隐匿性梗阻,前者表示在静息状态即存在梗阻,激发因素使之加重,后者表示在激发条件下方出现梗阻。存在梗阻者为肥厚性梗阻性心肌病(HOCM)。HCM 多为非梗阻性者,约 75% 的患者静息状态下测不到流出道压差。根据目前 ACC/ESC 达成的共识,梗阻的判定标准为跨流出道压差≥30mmHg。

(一)左室流出道(LVOT)梗阻

非对称性肥厚的室间隔收缩期突入左室流出道,同时由于流体力学的"射流效应",使 LV-OT 血流加速,二尖瓣前叶在心室收缩期前向移动(SAM),从而导致 LVOT 狭窄,使左室腔与左室流出道间在收缩期出现压差,此为 HOCM 最具特征性的改变。室间隔肥厚者易出现明显的 LVOT 梗阻,而心尖肥厚型则不易形成狭窄。老年患者由于二尖瓣环和后叶出现退行性钙化,可使 SAM 更加明显,从而加重梗阻。与主动脉瓣狭窄不同,LVOT 梗阻是动态的,即随左心室负荷状态或心肌收缩力改变而改变。激发因素如运动、Valsalva 动作和某些药物如强心药、扩血管药、异丙肾上腺素可使梗阻加重。

目前认为,发生 LVOT 梗阻的机制如下:①Venturi 效应;②舒张期左室流出道容积变小,二尖瓣在心室内位置前移及瓣叶面积与长度相对增大;③室间隔肥厚;④左室腔形状、容量及乳头肌、二尖瓣结构异常。LVOT 梗阻所致的左室收缩压、室壁张力及需氧量增加,产生心肌缺血和心律失常,降低心肌顺应性。梗阻可分为静息状态下梗阻和隐匿性梗阻。

(二)左室收缩和舒张功能障碍

HCM 患者心肌顺应性明显减低,使舒张功能受损,晚期出现收缩功能障碍。舒张功能障碍表现为左房排空减慢及左室早期舒张减慢和对左房收缩的依赖性增加,患者常有左房压升高和肺淤血等症状。舒张功能障碍的机制可能包括:①局部心肌排列紊乱及在舒缩过程中的不同步性;②肌原纤维分子水平上与钙调节异常有关的心肌松弛减慢,电机械活动异常,心肌缺血及部分心肌纤维化;③有人认为舒张期的流入梗阻是舒张功能异常的主要原因。舒张压升高和舒张期充盈阻力增加,造成舒张期容量减少与肺静脉淤血,患者常有运动时疲劳和晕厥。

(三)微血管病变和心肌缺血

心肌缺血和心绞痛是肥厚型心肌病的重要特征,但病理检查可无冠状动脉粥样硬化。肥厚型心肌病患者节段性室壁运动异常和心肌瘢痕的出现,提示心室区域性收缩功能障碍的病因是血管性的。心肌缺血可能的机制:①支配心肌纤维化区域的心肌壁内小冠状动脉中层和内膜增厚,小动脉狭窄或阻塞;②冠状动脉毛细血管密度降低,冠脉储备功能受损,心内膜下心肌缺血的易感性升高;③运动和心动过速时,左室舒张压升高及舒张功能损害的进一步加重,可使心内膜下心肌冠脉灌注明显降低;④心肌缺氧和葡萄糖无氧酵解能力下降;⑤左室等容收缩期不同步收缩导致心肌耗氧量增加;⑥冠状动脉痉挛;⑦心肌桥压迫冠脉或小冠状动脉。

大体解剖:肉眼可见心脏体积增大,重量增加,主要为心室肥厚,以左心室为主,心腔不扩张,容量正常或减少。绝大多数为非对称性肥厚,其中以非对称性室间隔肥厚最为多见,室间隔高度肥厚向左心室腔内突出,收缩时引起左心室流出道梗阻者,称为"肥厚型梗阻性心肌病"(HOCM)。在乳头肌水平以下心肌肥厚为心尖肥厚型心肌病(APH),日本虽多有报道,但国人亦不少见。如肥厚主要发生在乳头肌水平,则形成心室中部梗阻。心室中部梗阻常伴有心尖部心肌梗死及室壁瘤形成。75%的尸检标本可见在与二尖瓣前叶对应的室间隔内膜下有特异的纤维斑块,可能为与二尖瓣接触撞击而成。

二、临床表现

本病起病多隐匿,约 1/3 有家族史。虽可在儿童至高龄的任何年龄段内发病,但症状大多开始于 30 岁以前。男女同样罹患。其临床表现差别较大,患者可以完全无症状,只是根据心脏杂音、异常心电图或超声心动图做出诊断。即使心肌有明显的肥厚亦可以无任何症状而以猝死作为首发表现(HCM 是引起运动员猝死的首位病因)。HCM 的典型临床表现是活动后气短(80%)、心绞痛(60%)、前兆晕厥或晕厥(30%)。心房颤动发病率为 22.5%,年发病率为 3.1%。房颤致脑栓塞和外周动脉栓塞的发生率为 27.1%,年发生率为 3.8%。晚期出现心脏扩大,室壁变薄,左室流出道压差降低,收缩力下降等,类似于扩张型心肌病。

体格检查时可见心浊音界向左扩大,心尖冲动向左下移位,有抬举性冲动或有心尖双搏动(心房向顺应性降低的心室排血时,产生的搏动在心尖冲动之前被触及)。胸骨左缘下段心尖内侧可听到收缩中、晚期喷射性杂音,向心尖而不向心底传播,可伴有收缩期震颤,见于有心室流出道梗阻的患者。凡增加心肌收缩力或减轻心脏负荷的措施如给洋地黄类、异丙肾上腺素（2μg/min）、硝酸甘油、Valsalva 动作、体力劳动后或期前收缩后均可使杂音增强；凡减弱心肌收缩力或增加心脏负荷的措施如给血管收缩药、β 受体阻滞剂、下蹲、紧握拳时均可使杂音减弱。约半数患者同时可听到二尖瓣关闭不全的杂音。第二心音可呈反常分裂，是由于左心室喷血受阻，主动脉瓣延迟关闭所致。第三心音常见于伴有二尖瓣关闭不全的患者。

三、辅助检查

（一）心电图

心电图主要改变有两类：一类为心肌肥厚改变，有异常 Q 波、高振幅 R 波、ST－T 异常，部分以心尖肥厚型者由于冠状动脉异常而有巨大的倒置的 T 波（常以 V_3、V_4 导联为中心）。异常 Q 波是本病特征性改变，也称中隔 Q 波。其特点为：①Ⅰ、aVL、V_5、V_6 导联上有深而不宽的 Q 波，反映不对称性室间隔肥厚，不应误认为心肌梗死。有时在Ⅱ、Ⅲ、aVF、V_1、V_2 导联上也可有 Q 波，其发生可能与左室肥厚后心内膜下与室壁内心肌中冲动不规则和延迟传导所致。左心房波形异常，可能见于 1/4 患者。②Q 波不伴心肌梗死的 ST－T 演变及酶学改变。另一类为各种心律失常，其中以室内传导阻滞和期前收缩多见，部分患者合并预激综合征。

（二）超声心动图（UCG）

对本病具有确诊意义。可显示室间隔的非对称性肥厚，厚度大于 15mm，舒张期室间隔的厚度与左室后壁之比大于或等于 1.3∶1，间隔运动低下。左室长轴切面可见室间隔呈纺锤形或瘤样增厚，增厚的室间隔心肌回声增加，并呈毛玻璃样或粗细不均斑点状回声。梗阻者还可见室间隔流出道部分向左心室内突出、二尖瓣前叶在收缩期前移（SAM）。由于肥厚型心肌病患者左心室顺应性减退，左心室充盈受限，因而向后漂浮二尖瓣的力量减低，M 型超声心动图表现为二尖瓣前叶 E－F 斜率明显减慢。多普勒超声心动图示等容舒张时间延长，舒张早期血流峰值速度（E）减低，舒张晚期血流峰值速度（A）增大，E/A 比值＜1。运用多普勒法可以了解杂音的起源和计算梗阻前后的压力差。

（三）心导管检查

可发现各种血流动力学异常，包括左心室舒张末压和肺嵌压增高。有梗阻者在左室腔与流出道间有收缩期压力差＞30mmHg，Brockenbrough 现象阳性（即在有完全代偿间歇的室早时，期前收缩后的心搏增强，心室内压上升但同时由于收缩力增强梗阻亦加重，所以主动脉内压反而降低）。此现象为梗阻性心肌病的特异表现，而在主动脉瓣狭窄病例则主动脉压与左室心内压成正比上升。心室造影显示左室腔变形如呈香蕉状、舌状或纺锤状（心尖部肥厚时）。冠状动脉造影多无异常。

（四）放射性核素检查

能反映出心室壁、心室腔的解剖改变和心功能的改变，且不受肥胖、肺气肿及操作者经验等因素影响，对本病为无创、较为精确的一项检查方法。对肥厚型心肌病患者在行核素心室造影检查时，可见到左心室腔变小、变形，放射性浓度降低，围绕左心血池可见一圈放射性空白区，为肥厚的心肌壁影。因本病多为不对称性室间隔肥厚，故可见增厚的室间隔突出心腔，二尖瓣前移，流出道狭窄，放射性减低。患者的左心室收缩功能呈高动力状态，且在收缩早期改变更为明显，左心室射血分数（LVEF）、左心室前 1/3 射血分数（1/3EF）及高峰充盈时间正常或增高,但病变心肌顺应性降低致使射血时间延长。随着病情进展,少数患者可出现左心室收缩功能受损的表现,由高动力型转变为低动力型,左心室射血分数及峰充盈率下降。在心肌灌注显像时可见到心肌不对称性增厚,尤以室间隔增厚明显。

(五)磁共振成像(MRI)

MRI 对本病可从形态、功能、组织特性和代谢方面进行诊断。MRI 对本病所见为室间隔和(或)室壁肌局限性或普遍性肥厚,僵硬,室腔变形、缩小和(或)流出道狭窄。MRI 可取代左心室造影,对超声心动图不能测得的肥厚处,如心尖肥厚型心肌病患者有特殊诊断价值。但安装起搏器、义肢、人工关节、钢针的患者不能进行该项检查,故该项检查的应用有一定的局限性。

四、诊断与鉴别诊断

根据本病的主要症状——呼吸困难、心绞痛及晕厥,体格检查时所见体征可作出临床诊断,心电图可作为初步筛选检查,有可疑者再作超声心动图检查。如还不能确诊,可作核素、磁共振成像检查以明确诊断,并区分出类型。对可疑患者应仔细询问家族病史,包括有无同类患者及猝死者等。对确诊者,也应对其直系血缘家族进行有关检查,可以发现一些患者,有时从确诊的家族中使就诊者得到诊断。所以总的来讲,在尚无基因分析条件时,综合病史及临床检查,大多数患者均可得到临床诊断。

本病需与因左心室收缩或舒张期负荷过重引起的左心室肥厚疾病及其导致心绞痛及晕厥的疾病进行鉴别,还应注意非对称性室间隔肥厚是诊断肥厚型心肌病的重要条件之一,但其并不具有特异性,在主动脉瓣狭窄、高血压性心脏病、心肌梗死以及引起右心负荷增加的先天性心脏病也可出现。

诊断 HCM 时,应注意以下事项:

(一)轻型 HCM 需与运动员心脏进行鉴别

年轻运动员中未预料的猝死,其最常见的原因为肥厚型心肌病。心血管系统适应了有规则的大运动量训练,由此而形成的"运动员心脏"和肥厚型心肌病迥然不同。将这两种状况区别开来至关重要。

有症状及肥厚型心肌病家族史和(或)有过早猝死家族史应高度怀疑肥厚型心肌病。一般而言,运动员的训练仅会导致心肌重量的轻度增加,且只有少于 2% 的顶尖运动员,其室壁厚度才会大于 13mm、高强度训练的运动员左心室壁厚度>16mm(男性)或>13mm(女性)方可作出肥厚型心肌病的诊断。

其他有利于诊断肥厚型心肌病的超声心动图指标有左心室腔直径较小(运动员心脏倾向于左心室舒张末直径增加),左心房增大以及有左心室流出道压力阶差。多普勒超声心动图有舒张功能受损的证据,亦要高度怀疑肥厚型心肌病。

运动员心脏常见的心电图表现为电压达到左心室肥厚的标准、窦性心动过缓以及窦性心律失常;而肥厚型心肌病患者可出现 Q 波、ST 段压低和(或)T 波深倒,如出现后者应高度怀疑肥厚型心肌病,而不应考虑运动员心脏。

运动员训练的类型亦可能与诊断相关,因为在一些特殊的运动项目如赛艇、自行车等,心室肥厚最明显。等张运动似不会引起心室肥厚反应。在极少情况下,需要停止训练 3～6 个月以鉴别究竟是肥厚型心肌病,抑或"运动员心脏"。

(二)梗阻性肥厚型心肌病与主动脉瓣狭窄的鉴别

两者主动脉瓣区都有杂音,心电图都有左心室肥厚或伴劳损性改变,X 线胸片也有相似处,两者病因及治疗方法不同,应予鉴别。若有困难可做心室造影、核素检查或磁共振成像检查可以明确诊断。

(三)与高血压性心脏病的鉴别

高血压性心脏病是常见病,有长期高血压病史,除心脏外亦合并有其他脏器受损的表现。高血压患者多至 50% 可有左心室肥厚。左心室肥厚的发生由多种因素决定,包括高血压的程度、性别和种族。一般而言,肥厚型心肌病患者较高血压患者心室肥厚要严重得多,如最大室壁厚度超过 2cm,就应考虑为肥厚型心肌病。高血压患者中向心性肥厚较常见,而肥厚型心肌病患者则多见非对称性室间隔肥厚,但这两者中任一种肥厚类型的特异性均不高。换言之,无论向心性肥厚,还是非对称性室间隔肥厚实际上均可见于高血压或肥厚型心肌病患者,不能作为鉴别诊断的主要依据。

1985 年 Topol 报道了一组老年高血压患者,具有严重左心室向心性肥厚、左室腔径缩小、收缩功能指数增加、舒张功能受损等特点,其临床症状、超声表现非常类似于一般的高血压性心肌肥厚和原发性肥厚型心肌病,并首次将其命名为老年高血压肥厚型心肌病(简称 HHC−ME)。HHC−ME 的发病机制至今不清,多数学者认为是多种因素(如神经、体液因素)综合作用的结果。其主要特征为:①老年女性多见;②有长期高血压病史;③临床有胸闷、劳力性呼吸困难、心绞痛、心功能不全,洋地黄及硝酸酯类疗效不佳,β 受体阻滞剂及钙拮抗剂有一定效果;④左心室收缩功能正常,舒张功能明显受损,极少发生流出道梗阻;⑤超声心动图显示重度心肌肥厚>1.4cm,多为对称性,左心室腔径缩小,呈小管型。Karam 提出此病可能是一种潜在的心肌病,出现高血压后使心肌肥厚迅速加重。因此,对老年期高血压患者,左心室显著肥厚、舒张功能明显减低,应考虑为老年期高血压肥厚型心肌病。

(四)与冠状动脉粥样硬化性心脏病的鉴别

心绞痛是肥厚型心肌病的主要临床症状之一,又因心电图有异常 Q 波,ST−T 改变易误诊为冠心病心绞痛或心肌梗死,年轻患者有心绞痛,如伴有杂音,短时间内心电图无动态变化,含服硝酸甘油后症状不减轻甚至加重,应考虑为肥厚型心肌病,做相关检查不难确诊。肥厚型心肌病出现上述异常心电图改变,短时间心电图也无动态变化,其 Q 波窄而深呈柳叶样,异常 Q 波的分布较离散,无心肌酶谱及肌钙蛋白升高,均与心肌梗死不同,出现 Q 波的导联 T 波多直立(Q 波与 T 波方向不一致)。另外,有些肥厚型心肌病患者,可以合并冠状动脉粥样硬化性心脏病(冠心病)。

(五)与先天性心脏病鉴别

年轻患者胸骨左缘的收缩期杂音及震颤,可误诊为室间隔缺损,但室间隔缺损的杂音为全收缩期,可向心尖及胸骨右缘传导,心电图或正常或表现为左心室和(或)右心室肥大,无病理性 Q 波,脉搏无变化,增加血管阻力时杂音增强,降低周围血管阻力时杂音减弱,多普勒超声心动图可见到分流。

(六)老年人肥厚型心肌病应与其他老年常见心脏病鉴别

本病的症状和体征类似老年人的其他常见心脏病,如杂音,易被误诊为瓣膜病,特别是主动脉瓣狭窄(Krasnow 指出老年肥厚型心肌病主动脉可不缩小而是扩张)、二尖瓣反流、联合瓣膜病、二尖瓣环钙化、乳头肌功能不全、二尖瓣脱垂等。如伴有心绞痛、异常 Q 波及高血压则易误诊为冠心病、高血压。如有神经系统症状则易被误诊为脑血管病或心脏传导阻滞。在行超声心动图检查前很少疑及肥厚型心肌病。Krasnow 报道的 15 例年龄大于 60 岁的患者中只有 5 例在未做特异性检查前疑及本病。年龄是老年组对本病误诊的主要原因。

五、治疗

本病的治疗原则为弛缓心肌,防止心动过速及维持正常窦性心律,减轻左室流出道狭窄和抗室性心律失常。肥厚型心肌病的治疗包括药物治疗和非药物治疗。药物治疗可改善左心室舒张期充盈进而减少心肌缺血。因此,药物治疗是缓解肥厚型梗阻性心肌病患者症状的主要方法,也是针对肥厚型非梗阻性心肌病的唯一治疗措施。非药物治疗方法包括手术治疗[肥厚间隔部分切除术和(或)二尖瓣替换术、心脏移植]和介入治疗(双腔起搏器治疗、置入式心脏除颤器及经皮腔内肥厚间隔心肌化学消融术),只有在高危的肥厚型梗阻性心肌病患者对药物治疗无效时,根据其病情选择适宜的非药物治疗措施。

(一)一般处理

由于病因不明,预防较困难。为预防发病,应避免劳累、激动、突然用力。凡增强心肌收缩力的药物如洋地黄类、β 受体兴奋药如异丙肾上腺素等,以及减轻心脏前负荷的药物如硝酸甘油等使左心室流出道梗阻加重,尽量不用。如有二尖瓣关闭不全,应预防发生感染性心内膜炎。

(二)药物治疗

1.β 受体阻滞剂

已经被广泛用于梗阻性及非梗阻性有症状的肥厚型心肌病患者,目前为一线选择。在有症状的患者中,通常首选 β 受体阻滞剂,其初始有效率为 60%~80%。现有的研究结果表明,β 受体阻滞剂对静息时的左室流出道压差并无影响,但可通过增加左室舒张末期容积来增加左室流出道面积和室间隔与二尖瓣前叶之间的距离,从而使运动时升高的左室流出道压差明显降低。β 受体阻滞剂宜从小剂量开始,依据心室率及左室流出道压差下降水平,逐渐增至最大耐受量,心室率一般应控制在 55~65 次/分,左室流出道压差应控制在≤20mmHg。普萘洛尔应用最早,开始每次 10mg,每天 3~4 次,逐步增大剂量,以求改善症状而心率、血压不致过低,最大剂量可达 200mg/d。β 受体阻滞剂对症状缓解及运动耐量的改善主要是通过减慢心率而延长舒张期,增加被动心室充盈,改善心室舒张功能。通过减弱心肌收缩力而减少心肌耗氧,并降低运动过程中的流出道压差。β 受体阻滞剂长期使用的耐受性较好,导致停药的主要症状包括乏力及偶有的直立性低血压。

当应激状态使 LVOT 梗阻急剧加重,出现肺水肿伴低血压时,可考虑以 β 受体阻滞剂静脉注射并与血管收缩药合用。

2.钙通道阻滞剂

主要是非二氢吡啶类钙通道阻滞剂,其主要作用为降低心肌耗氧量,抑制心肌收缩,减慢心率,扩张冠状动脉、解除冠状动脉痉挛,增加冠状动脉血流量,从而增加心肌供氧,扩张周围血管降低心脏后负荷。

维拉帕米的用量应根据个体反应而定,一般从小量开始逐渐增加至有效剂量。国外用量可达 $240\sim720mg/d$,国内用量应适当减少,用药中尤其是较大剂量时应注意观察血压、心率及心功能的变化,但应注意,若出现严重的不良反应,有时与剂量并非呈正相关。此外,部分患者尤其是在静息状态下即有明显梗阻者,应用钙拮抗剂后可使血流动力学情况恶化,这可能是由于药物的血管扩张作用导致血压下降,引起心室流出道压力阶差和左心室舒张末压增加而使血流动力状态恶化所致。故 LVOT 压力阶差大的梗阻患者、静脉压明显升高者、病态窦房结综合征及有房室传导阻滞者(事先植入心脏起搏器者除外)、低血压及左心室舒张末压较高者均列为禁忌证。除维拉帕米外,地尔硫䓬也已被应用于本病的治疗,其通过增加左心室舒张早期充盈速度改善舒张功能。在与维拉帕米的双盲对照研究中发现二者均能改善肥厚型心肌病患者的症状及左心室舒张功能,但维拉帕米在改善运动耐量方面似乎更为有效,故亦为一线选择。当 β 受体阻滞剂或维拉帕米不耐受或禁忌时,可考虑改为地尔硫䓬。

3.丙吡胺(disopyramide,双异丙吡胺)

此药除抗心律失常作用外有较强的负性肌力作用,可抑制心肌收缩力,减慢射血速率,消除或减少二尖瓣叶及瓣下结构的收缩期前移,减少左心室流出道压力阶差,减少二尖瓣反流,从而改善血流动力学状态,但对舒张功能影响小,被广泛用于治疗肥厚型心肌病伴显著左心室流出道梗阻的患者,疗效较好。但在有的患者中不能长期维持治疗效果。该药的抗胆碱能作用所产生的不良反应,如口干、尿潴留、青光眼等亦使其应用受到限制,尤其是老年人。现不主张单用,而应与 β 受体阻滞剂合用。

4.胺碘酮

由于以上药物对控制严重心律失常及减少室上性心律失常发作的效果均较差,而胺碘酮对此均有疗效,因而被用于肥厚型心肌病的治疗。此药也可改善梗阻型或非梗阻型患者的临床症状及运动耐量,可能是因其减慢心率或负性肌力作用改善舒张功能所致。长期使用该药可引起甲状腺功能亢进和肺组织纤维化,并有致心律失常作用,故该药仅在肥厚型心肌病患者使用 β 受体阻滞剂或钙离子拮抗剂失效或不能耐受,以及频发室上性和室性心律失常时才可以应用。用量为 $200\sim600mg/d$。

5.利尿剂

对左心室流出道梗阻有症状者,可谨慎地应用小剂量袢利尿剂或噻嗪类利尿剂,以改善劳力性呼吸困难等症状。

6.抗凝治疗

由于并发房颤后脑栓塞的发生率高,所以不论阵发性、持续性还是永久性房颤除积极复律外,均应积极抗凝治疗。可选择维生素 K 拮抗剂(华法林),将 INR 控制在 $2\sim3$ 之间,对不愿口服华法林者,可联合使用阿司匹林和氯吡格雷,亦可口服新型抗凝剂如凝血酶抑制剂(达比加群酯)或 Xα 抑制剂(利伐沙班、阿哌沙班)。长期抗栓治疗(无论是华法林、阿司匹林＋氯吡格雷还是新型抗凝剂)均应评估出血的风险,可采用 HAS－BLED 评分[高血压、肝/肾功能异常、卒中、出血史或易感性,不稳定的国际标准化比值(INR)、老年患者(＞65 岁)和精神药物/

酒精滥用],HAS−BLED 评分＞3 分为高危,应规律复诊,严密观察以防止出血事件的发生。

(三)非药物治疗

1.外科治疗

对在静息状态下有明显的左心室流出道压差(LVOTG)(≥50mmHg)并伴严重心力衰竭症状、药物治疗无效的患者应予以手术治疗,目的是使左心室流出道增宽,消除二尖瓣收缩期前移(SAM)及室间隔与二尖瓣的接触,进而消除左心室流出道梗阻和二尖瓣反流,达到治疗目的。有效率在 90％以上,围术期死亡率在有经验的医学中心(如 Mayo 医院)不超过 0.8％,大多医院维持在 3％～4％。70％～80％的患者可长期获益。

2.经皮经腔间隔心肌消融术(PTSMA)

PTSMA 术是近年来正在发展中的新技术,主要通过在冠状动脉左前降支的第一间隔支内缓慢匀速的注入 96％～99％的无水酒精 0.5～3.0mL,使其产生化学性闭塞,导致前间隔基底段心肌梗死,遂使该处心肌变薄,以达到减少或消除左心室流出道压力阶差、左心室肥厚及减轻症状的目的。PTSMA 的主要适应证为伴有室间隔厚度≥18mm,主动脉瓣下梗阻,静息时左心室流出道压力阶差≥50mmHg 或静息时仅 30～50mmHg,应激时＞70mmHg 的严重症状性肥厚型梗阻性心肌病患者且药物治疗无效或不能耐受者或对外科手术有高度危险患者。仅轻度症状的肥厚型梗阻性心肌病,以及合并严重二尖瓣病变、冠状动脉三支病变或左束支传导阻滞者均为非适应证,年幼、高龄者亦须慎重考虑。对室间隔肥厚严重(＞30mm)或广泛瘢痕(心脏磁共振所见)者效果不佳,而室间隔厚度≤16mm 时,易发生室间隔缺损。主要并发症为房室传导阻滞(AVB)、需永久起搏者约为 10％～15％,原有左束支传导阻滞或Ⅰ度 AVB 者更易发生。

因至今尚无手术切除室间隔与化学消融术的随机对照研究,在两法之间如何做出最佳选择,目前争议极大。2015ESC 指南建议本法需在经验丰富、多学科团队协作的中心进行。

3.永久性双腔起搏器治疗

从理论上讲,DDD 方式起搏使心尖、部分心底部(流出道)心肌收缩程序逆转,并保持房室同步,有可能使收缩期二尖瓣水平的左室流出道增宽,从而减轻流出道梗阻。但已完成的几个随机双盲对照试验(PIC 以及 MPATHY)研究表明,DDD 起搏治疗只有主观症状的改善,而无客观指标的改善,属安慰剂效应。目前不作为一线选择。当部分或应激状态下 LVOT 压力阶差≥50mmHg,药物治疗无效且仍维持窦性心律,有手术或化学消融禁忌证者可以考虑行双腔起搏器治疗,在此基础上继续优化药物治疗。

4.植入式心律转复除颤器(ICD)的应用

猝死可发生于任何年龄,但多见于青年,猝死前常常没有症状。根据观察资料,对于确定高危的 HCM 患者,ICD 是目前最恰当的治疗方法。第一个以 ICD 作为 HCM 心脏猝死一级和二级预防的试验表明,ICD 可改善患者预后。

病程发展缓慢,预后不定。可以稳定多年不变,但一旦出现症状则可以逐步恶化。猝死与心力衰竭为主要的死亡原因。猝死多见于儿童及年轻人,其出现与体力活动有关,与有无症状或有否梗阻有关。心室壁肥厚程度高,有猝死家族史,有持续性室性心动过速者为猝死的危险因子。猝死的可能机制包括快速室性心律失常、窦房结病变与心传导障碍、心肌缺血、舒张功能障碍和低血压,以前二者最重要。心房颤动的发生可以促进心力衰竭。少数患者有感染性心内膜炎或栓塞等并发症。

第四节　扩张型心肌病

扩张型心肌病主要以心腔扩大,收缩功能下降为特征,人群发病率 1:2500,是最常见和最重要的心肌疾病,分别是心力衰竭的第三大病因及心脏移植的最常见原因。扩张型心肌病是严重影响人类健康和生命,并消耗大量医疗资源的重要疾病。

一、病因及发病机制

扩张型心肌病多呈散发发病,其病因广泛,包括:感染因素(病毒、细菌、立克次体、寄生虫等)、中毒、慢性饮酒、化疗药物、金属或化合物、自身免疫性和系统性疾病嗜铬细胞瘤、神经肌肉障碍、线粒体病、代谢性疾病、内分泌疾病和营养性疾病。病史特征及心内膜活检对这些病因的鉴别非常关键。

在扩张型心肌病的各种继发病因中,病毒感染所致慢性活动性心肌炎最终将发展为扩张型心肌病,在扩张型心肌病的病因和发病机制中占有重要地位。特发性扩张型心肌病的活检病理主要表现为心肌细胞肥大、肌纤维稀疏化、间质增生等,缺乏炎症细胞浸润。

20%～30%的扩张型心肌病呈家族性,与至少 20 个位点和基因有关。主要表现为常染色体显性遗传,伴 X 连锁的常染色体隐性遗传及线粒体遗传少见。常染色体显性遗传的扩张型心肌病与编码收缩性肌节蛋白的基因突变有关,其中部分突变基因也是肥厚型心肌病的致病基因,包括:α肌动蛋白、α肌凝蛋白、肌钙蛋白、β和α肌球蛋白重链、肌球蛋白结合蛋白 C 等。

Z-disc 蛋白编码基因:包括肌界核蛋白、α肌动蛋白-2、ZASP 和肌联蛋白。引起扩张型心肌病的其他基因突变还包括编码细胞骨架和肌纤维膜、核膜、肌小节、转录激活因子的突变,其中以核纤层蛋白 A/C 的基因最常见。

二、临床表现

扩张型心肌病的初期症状较轻,进展缓慢。有些人在体格检查时才发现心脏扩大或心电图异常。有些人虽心脏扩大,但较长一段时间并无症状,甚至射血分数已经很低,但仍无症状,有些因心律失常而就诊。

该病有 1/3 的患者在就诊时已出现严重的心功能不全,主要表现为左心衰竭或全心衰竭。

最早表现常为疲倦无力,尤其是活动后,随着体力耐量进行性下降,因肺瘀血逐渐产生不同程度的呼吸困难、端坐呼吸、阵发性夜间呼吸困难甚至肺水肿,随着病情进展,逐渐出现肝脏扩大、下肢水肿、胸腹腔积液等表现。

部分患者表现为胸部不适或胸痛,可为心绞痛样或膜性胸痛,可能与心内膜下心肌缺血有关或与心脏扩大所致的心包伸张有关。

栓塞常为晚期的表现,栓子可来源于房颤的左房血栓或扩大且运动低下的左室血栓或瘀血的下肢静脉血栓。发生在脑、心、肺和肢体末梢的较大的栓子可出现症状,甚至危及生命。

晕厥也可见到,主要与心动过速或心动过缓有关。扩张型心肌病有较高的猝死比例,主要与伴发的恶性室性心律失常有关。扩张型心肌病可出现各种心律失常,以心房颤动、室性心律失常,传导阻滞为最多。

体格检查早期可无特殊发现,心脏扩大时体检可发现心界扩大,触诊和叩诊可明确。心音可低钝,P_2常亢进,有时出现奔马律,杂音以心尖区和剑突下收缩期杂音为主。双肺可闻及湿性啰音,肝脏触诊扩大,下肢水肿。

三、辅助检查

(一)心电图

扩张型心肌病伴有心脏结构和功能的显著改变,其心电图绝大多数有明显异常,几乎任何一种心电图异常都可在扩张型心肌病中发现,其心电图表现非常多样复杂,但缺乏特异性。尽管如此,心电图仍然是评价扩张型心肌病的重要检查之一。常见的心电图异常依次为:ST－T改变、电轴左偏、左心室肥厚、房性心律失常(房早、房速、房扑、房颤)、室性心律失常(室早、室速)、室内传导阻滞(完全性左束支阻滞、左前分支阻滞、完全性右束支阻滞)、左房增大、右室增大、异常 Q 波等。

(二)超声心动图

超声心动图是确定扩张型心肌病和评价其心功能的最主要检查,其基本特征为左右心腔明显扩大,以左心扩大为主;室壁运动弥散性减弱;收缩功能下降,射血分数降低;常伴二尖瓣、三尖瓣反流。扩张型心肌病心腔扩张显著,严重者舒张期前后内径甚至可达 80mm 以上,为各种心脏病中除重度主动脉瓣反流外心脏扩张最显著的疾病。室壁运动弥散性减弱也是扩张型心肌病的重要特征,而冠心病所致的心脏扩大和心力衰竭其心肌运动异常常呈节段性。扩张型心肌病由于心脏扩大,常出现相对性瓣膜反流,以二尖瓣和三尖瓣为明显。扩张型心肌病患者一般伴有显著的射血分数下降,射血分数是评价扩张型心肌病患者心功能的重要指标,一般来说,射血分数越低,心功能越差,预后越严重,但有时与临床症状并非完全一致。

(三)心脏 X 线检查

胸片最为常用,一般表现为普大型心影,而大血管并无扩张,使心影呈球形或水滴状,透视下心脏搏动减弱。由于存在心力衰竭,多数患者存在不同程度的肺瘀血改变,包括肺上静脉扩张,肺门扩大,克氏线,甚至肺水肿表现。

(四)放射性核素、心脏 MRI 检查

与心脏超声类似,可见到心脏容量扩张、多阶段心肌斑块状改变、射血分数显著下降等表现。

(五)心导管检查

常规的血流动力学及造影检查虽然也可采用,但多被无创性方法所取代,现在心导管检查主要用于行冠脉造影术,以准确排除冠心病或行心内膜心肌活检,证实并进一步分析扩张型心肌病的诊断和具体病因。

四、诊断及鉴别诊断

扩张型心肌病主要依据不明原因的心脏扩大和心功能下降,并排除其他器质性心脏病后得以诊断,还要注意区分或确定引起扩张型心脏病的其他病因,如酒精性心肌病、代谢性和内

分泌疾病、神经肌肉疾病和自身免疫性疾病,还要注意对围生期心肌病和心动过速性心肌病的区别。

扩张型心肌病的鉴别诊断需注意与冠心病缺血性心肌病、高血压性心脏病、心瓣膜病的区别,尤其是部分扩张型心肌病患者和部分缺血性心肌病患者可以非常类似,甚至只有冠脉造影才能区分清楚。

扩张型心肌病偶需与高血压心脏病鉴别,后者多有高血压病史,血压很高,多伴有各种高血压靶器官损害,如肾脏、眼底改变等。扩张型心肌病还有时需与瓣膜病相鉴别,尤其是重度主动脉瓣反流,但瓣膜病多有瓣膜本身的影像学改变,且瓣膜反流较为突出,扩张型心肌病瓣膜反流为相对性,以二尖瓣和三尖瓣为主,心衰改善后减轻。

五、治疗

扩张型心肌病无特效治疗,主要针对心衰进行。其心衰多为典型的慢性收缩性心力衰竭,可伴心衰失代偿的发作性心力衰竭。

(一)ACE 抑制剂及血管紧张素受体阻滞剂

肾素血管紧张素系统(RAS)在心力衰竭的发展中具有重要意义,阻断 RAS 系统不仅有改善血流动力学的效应,还是抑制心力衰竭不断进展的重要措施,可明显延长患者的生命。现已有 30 余个大型临床试验在 7000 余例患者中证实了 ACE 抑制剂改善心衰预后,其入选对象中扩张型心肌病患者可占 1/4 到 1/3。

北欧依那普利存活合作研究(CONSENSUS)是第一个证实 ACE 抑制剂能有效降低心衰病死率的大型临床研究,研究证实依那普利可降低总病死率 27%,从而开创了治疗心衰的新纪元。其他类似的大型临床试验还有依那普利左室功能障碍研究(SOLVD)、V-HeFTⅡ试验、卡托普利左室扩大生存研究(SAVE)、群多普利心脏评估研究(TRACE)等。其中,SOLVD 中依那普利可降低总病死率 16%,降低因心力衰竭住院或死亡危险的 26%。V-HeFTⅡ试验中,与依那普利血管扩张剂联合组比较,依那普利组死亡的危险性降低 28%。这些试验入选患者均为慢性收缩性心力衰竭,LVEF<45%,在利尿剂基础上加用 ACE 抑制剂,并用或不用地高辛,均能改善临床症状。对轻、中、重度心力衰竭均有效,亦包括妇女、老人和不同病因的患者,使死亡的危险性下降 24%。亚组分析进一步表明,ACE 抑制剂能延缓心室重塑,防止心室扩大的发展,包括无症状心力衰竭患者。这些临床试验奠定了 ACE 抑制剂作为心力衰竭治疗的基石和首选药物的地位。

血管紧张素受体拮抗剂(ARB)是另一阻断 RAS 系统的药物,虽然其阻滞血管紧张素的作用更彻底,但缺少增加缓激肽的作用。第一个应用 ARB 治疗心力衰竭临床试验是 ELITE 试验,比较了在常规治疗基础上氯沙坦和卡托普利的疗效,发现氯沙坦组的死亡危险较卡托普利组低。在随后的 ELITEⅡ试验采用相同的方法,却未能证实氯沙坦在降低病死率、减少住院等方面优于卡托普利。但两试验中因咳嗽退出试验者氯沙坦组明显较少。V-HeFTⅡ试验是另一项重要的 ARB 用于心力衰竭的临床试验,该试验观察在常规心力衰竭治疗基础上(包括应用 ACE 抑制剂和 β 受体阻滞剂者)加用缬沙坦或安慰剂的疗效差别,入选患者 5010 例,结果显示,与安慰剂组比较,缬沙坦组病死率、病残率联合终点的危险性降低 13.3%,心力衰竭住院率下降 27.5%。坎地沙坦治疗心力衰竭和降低死亡率与发病率的评估研究

(CHARM 试验)是迄今在患者中进行的最大规模的 ARB 治疗心力衰竭的研究。研究发现坎地沙坦可以降低症状性患者的死亡率,这种降低在收缩功能不全患者中更明显。这些试验证实了 ARB 在治疗慢性心力衰竭中的确切疗效,是 ACE 抑制剂的合理的替代药物,尤其是对 ACE 抑制剂不能耐受的患者。

对所有扩张型心肌病患者,不管有无症状,只要没有禁忌证,均推荐使用 ACE 抑制剂,并且剂量要充足,但要从小剂量逐渐增加。使用中可能会出现低血压、肾功能恶化、高血钾、咳嗽、血管性水肿等不良反应。对因为 ACE 抑制剂咳嗽或血管性水肿不能耐受的患者,则使用 ARB 替代。

(二)β 受体阻滞剂

心力衰竭的发展过程中,常伴肾上腺素能受体通路的过度激活,这一机制加速了心力衰竭的进展。阻滞这一通路,可延缓心衰的发展,延长患者的生命,尽管治疗初期可能会抑制心脏的功能。目前有证据用于心力衰竭的 β 受体阻滞剂有:选择性 β 受体阻滞剂,如美托洛尔、比索洛尔;兼有 β_1、β_2 和 α_1 受体阻滞作用的制剂,如卡维地洛、布新洛尔等。

大型临床试验 MERIT-HF 研究发现,美托洛尔缓释片可使总病死率显著降低 34%,心血管病病死率降低 38%,心力衰竭引起的死亡降低 49%,猝死下降 41%,奠定了 β 受体阻滞剂用于心衰治疗的基础。CIBIS Ⅱ 研究发现,比索洛尔可使总病死率降低 34%,任何原因的住院率降低 20%,心力衰竭恶化的住院率降低 36%,猝死降低 44%。COPERNICUS 试验对严重心力衰竭的患者使用卡维地洛,可显著降低病死率 35%,进一步确定了其心衰治疗疗效。卡维地洛或美托洛尔欧洲试验(COMET)是迄今为止最大规模的心力衰竭药物干预研究之一,比较了卡维地洛和美托洛尔对轻中度心衰的治疗效果,发现卡维地洛较美托洛尔更有效地降低死亡,延长患者生命。

目前为止,已有 20 个以上随机对照试验,超过 1 万例心力衰竭患者应用 β 受体阻滞剂治疗。所有入选患者均是收缩功能障碍(LVEF<45%),NYHA 心功能分级主要是 Ⅱ、Ⅲ 级。

结果均显示,长期应用 β 受体阻滞剂治疗慢性心力衰竭,能改善临床情况、左室功能,降低病死率和住院率。这些试验都是在应用 ACE 抑制剂和利尿剂的基础上加用 β 受体阻滞剂。

所有 NYHA 心功能 Ⅱ、Ⅲ 级患者病情稳定,LVEF<40% 者,均必须应用 β 受体阻滞剂。除非有禁忌证或不能耐受。病情不稳定的或 NYHA 心功能 Ⅳ 级的心力衰竭患者,一般不用 β 受体阻滞剂。但 NYHA 心功能 Ⅳ 级患者,如病情已稳定,无液体潴留,体重稳定,且不需要静脉用药者,可考虑在严密监护下使用。

β 受体阻滞剂需从极低剂量开始,如患者能耐受前一剂量,可每隔 2~4 周将剂量加倍,直至达到目标剂量。β 受体阻滞剂使用过程中可能会出现低血压、液体潴留和心力衰竭恶化、心动过缓和房室传导阻滞等不良反应,应将 β 受体阻滞剂减量或停用。

(三)利尿剂

利尿剂是改善心衰患者症状的最有效药物,主要通过降低水钠潴留改善瘀血症状,常用的利尿剂有襻利尿剂、噻嗪类利尿剂、保钾利尿剂以及醛固酮受体拮抗剂。利尿剂在心力衰竭治疗中起关键作用,因为与任何其他治疗心力衰竭药物相比,利尿剂能更快地缓解心力衰竭症状;同时,利尿剂是唯一能够最充分控制心力衰竭液体潴留的药物;还有,合理使用利尿剂是其他治疗心力衰竭药物取得成功的关键因素之一。例如,利尿剂用量不足造成液体潴留,会降低对 ACE 抑制剂的反应,增加使用 β 受体阻滞剂的危险;不恰当的大剂量使用利尿剂则会导致血容量不足,增加 ACE 抑制剂和血管扩张剂发生低血压的危险及 ACE 抑制剂和 ARB 出现肾功能不全的危险。恰当使用利尿剂应看作是另一有效治疗心力衰竭措施的基石。

所有心力衰竭患者,有液体潴留的证据或原先有过液体潴留者,均应给予利尿剂治疗。应用利尿剂后心力衰竭症状得到控制,临床状态稳定,亦不能将利尿剂用于单一治疗,利尿剂一般应与 ACE 抑制剂和 β 受体阻滞剂联合应用。利尿剂使用中可能会出现电解质丢失,尤其是低钾血症可能会带来严重心律失常的危害,利尿剂可激活神经内分泌,还可导致低血压和氮质血症,使用中应严加监测。

醛固酮受体拮抗剂是另一重要的抑制心衰症状和发展的药物,其作用在于阻断醛固酮的效应,抑制心衰的发展,RALES 研究验证了重度心力衰竭患者,在常规治疗基础上随机加用安慰剂或螺内酯的效果,发现螺内酯可降低总病死率 27%,因心力衰竭住院率降低 36%,任何原因引起的死亡或住院的复合终点降低 22%,因此,对近期或目前为 NYHA 心功能Ⅳ级心力衰竭患者,可考虑应用小剂量的螺内酯 20mg/d。

(四)洋地黄制剂

洋地黄是治疗心力衰竭的传统药物,DIG 试验是一项以病死率作为主要终点的长期临床试验,试验结果表明,虽然地高辛对病死率的影响是中性,但它是正性肌力药中唯一的长期治疗不增加病死率的药物。因此,对有症状的收缩性心衰患者,可以使用小剂量地高辛治疗,尤其是伴有房颤的患者,除非存在禁忌证。小剂量使用,发生洋地黄中毒的可能性较小。

(五)心脏再同步化治疗

扩张型心肌病患者多有 QRS 波增宽,这部分患者存在心脏收缩不同步,行双心室起搏治疗可实现再同步化,再同步化治疗可增加心肌收缩力,减少二尖瓣反流。现已有大量证据表明,再同步化治疗对此类患者具有显著疗效。荟萃分析表明,再同步化治疗可减少心衰住院32%,全因死亡 25%。有研究显示,最佳药物治疗联合再同步化治疗较单纯最佳药物治疗可进一步减少全因危险和死亡 20%,如最佳药物治疗并再同步化治疗再加上 ICD 可减少全因危险和死亡 36%。最近的研究则显示,最佳药物治疗基础上加再同步化治疗可减少全因死亡36%,心衰住院减少 52%。

(六)环腺苷酸依赖性正性肌力药的静脉应用

环腺苷酸依赖性正性肌力药包括:①β 肾上腺素能受体激动剂,如多巴酚丁胺;②磷酸二酯酶抑制剂,如米力农。这两类药物均通过提高细胞内环腺苷酸水平而增加心肌收缩力,而且兼有外周血管扩张作用,短期应用均有良好的血流动力学效应。然而长期应用时,不仅不能改善症状或临床情况,反而增加病死率。现仅限于静脉短期使用,支持严重心衰患者尤其是顽固性心力衰竭患者的血流动力学。这在部分终末期扩张型心力衰竭患者,包括等待心脏移植的患者均非常重要。

(七)合并心律失常的药物治疗及 ICD 植入

扩张型心肌病患者可伴有频发、复杂型室性心律失常,并可能与猝死危险有关,但几乎所有抗心律失常药物的临床试验,都显示这些药物在心力衰竭患者中可有效抑制室性异位心律,但并不降低猝死危险。相反,由于这类药物负性肌力及促心律失常作用可能使病死率增高。

迄今尚未证实抗心律失常药物治疗可显著降低总病死率、改善心力衰竭预后。因此,对无症状、非持续性室性及室上性心律失常,不主张积极抗心律失常药物治疗,但下列情况例外。

(1)心房颤动,它可使心功能进行性恶化,并且与心力衰竭互为因果,使脑栓塞年发生率达16%。因此,慢性房颤应尽可能复律并维持窦性心律,复律及维持窦性心律药物首选胺碘酮,复律后继续以胺碘酮维持。对不宜复律或复律后难以维持窦性心律的患者,必须使心室率降低,并持续抗凝治疗,以尽可能避免脑栓塞的发生。降低心室率首选洋地黄,避免以降低心室率为目标使用钙拮抗剂。对于房颤抗凝治疗,至今仅有华法林经临床试验所证实,其剂量及用法以使国际标准化比值维持在 2~3 之间为宜。

(2)持续性快速室性心动过速、心室颤动曾经猝死复苏或室上性心动过速伴快速室率或血流动力学不稳定者,治疗原则与非心力衰竭者相同,对持续发作的心动过速严重影响血流动力学时,应给予直流电转复,稳定的心动过速可考虑使用包括胺碘酮在内的药物治疗。

(3)慢性预防主要应用 ICD 及胺碘酮,对于伴有持续性快速室性心动过速、心室颤动曾经猝死复苏和射血分数降低并有不明原因晕厥或复杂室性心律失常的患者,安置 ICD 比药物治疗可更有效地降低猝死的发生。实际上对经最佳药物治疗后射血分数仍<30%伴有心衰症状的患者,且预期生存良好的患者,均可植入 ICD。

(八)心脏移植

终末期患者可能只能依赖于心脏移植,其实行心脏移植的患者一般为扩张型心肌病患者,其绝对适应证包括:①难治性心源性休克患者;②只能依赖静脉强心剂维持足够的器官灌注的患者;③VO_2 峰值<10mL/(kg·min)达到无氧代谢;④反复发作的有症状心律失常对各种治疗无效的患者。

第四章 神经系统疾病

第一节 短暂性脑缺血发作

一、概述

短暂性脑缺血发作(TIA)与脑梗死是用24h症状消失与否判断,即TIA产生的神经功能缺损症状在24h内完全消失。这一定义直接影响临床医生对TIA的治疗决策和预后判断。临床研究表明,典型TIA症状持续时间一般为数分钟到1h。若每次发作持续1~2h及以上可伴存神经损害。反复的TIA是脑卒中的先兆,是可干预的危险因素。我国TIA的患病率为每年180/10万,男女比例为3:1,患病随年龄的增加而增加,且差异较大。

二、病因和发病机制

(一)病因

TIA危险因素包括以下方面。

(1)动脉硬化,如颈动脉粥样硬化斑块形成、颈内大动脉硬化狭窄等。

(2)心脏病,如心房颤动、瓣膜病变、卵圆孔未闭等。

(3)高血压、高脂血症、糖尿病和肥胖等代谢综合征。

(4)年龄大于65岁。

(5)雌激素替代治疗。

(6)吸烟。

(7)过度饮酒。

(8)体力运动过少。

另外,有学者发现高纤维蛋白血症、高C反应蛋白水平也是TIA独立危险因素。也有研究结果说明维生素B_6水平降低也可能导致TIA发作。

(二)发病机制

一般认为,根据TIA发病机制常分为血流动力学型和微栓塞型。血流动力学型TIA是在动脉严重狭窄基础上因血压波动而导致的远端一过性脑缺血,血压低于脑灌注代偿阈值时发生TIA,血压升高脑灌注恢复时症状缓解。微栓塞型TIA又分为动脉-动脉源性TIA和心源性TIA。其发病基础主要是动脉或心脏来源的栓子进入脑动脉系统引起血管阻塞,如栓子自溶则形成微栓塞型TIA。主要表现如下。

1.微栓塞

栓子可来源于病变血管,也可来源于心脏,脱落的栓子随血流到达微血管并将其栓塞,但栓塞后的再通可使血流迅速恢复,症状消失。

2.血流动力学改变

在脑动脉粥样硬化或血管本身病变如狭窄等的基础上，某些因素引起低血压或血压波动时，病变血管区域血流显著下降，出现 TIA。

3.脑血管痉挛

脑血管痉挛是脑血液循环障碍的原因之一。临床常见于蛛网膜下隙出血、急进性高血压、偏头痛发作等。

4.其他

血黏稠度增高（如脱水、真性红细胞增多症、血小板增多症、高脂血症、血纤维蛋白原升高）、血液高凝状态、病理性血小板凝聚、糖尿病和低血糖等，均可诱发 TIA 发作。近年来研究提示炎症参与了脑缺血的病理生理学的过程，继发炎症促进了脑缺血的进一步发展。

三、临床表现

60 岁以上老年人多见，男多于女。多在体位改变、活动过度、颈部突然转动或屈伸等情况下发病。TIA 的症状与受累血管有关，表现多样。

1.颈动脉系统的 TIA

较椎－基底动脉系统 TIA 发作较少，但持续时间较久，且易引起完全性卒中。最常见的症状为单瘫、偏瘫、偏身感觉障碍、失语、单眼视力障碍等。亦可出现同向偏盲及昏厥等。

2.椎－基底动脉系统的 TIA

较颈动脉系统 TIA 多见，且发作次数也多，但时间较短。主要表现为脑干、小脑、枕叶、颞叶及脊髓近端缺血。神经缺损症状，常见为眩晕、眼震、站立或步态不稳、视物模糊或变形、视野缺损、复视、恶心或呕吐、听力下降、延髓性麻痹、交叉性瘫痪、轻偏瘫和双侧轻度瘫痪等。少数可有意识障碍或猝倒发作。

四、诊断及鉴别诊断

(一)诊断

诊断 TIA 要明确以下方面。

1.是否为真正的 TIA

患者如果具备突然起病、脑或视网膜的局灶性缺血症状、恢复完全、反复发作这 5 个特点，就可以做出 TIA 的临床诊断。

2.哪个血管系统发生缺血

一般认为颈内动脉系统引起的 TIA 多为颅外动脉或心源性微小栓塞所致，发生为脑梗死的危险性较大。最常见的症状为单瘫、偏瘫、偏身感觉障碍、失语、单眼视力障碍等。亦可出现同向偏盲及昏厥等。而椎－基底动脉系统引起的 TIA 则多为血流动力学障碍所致，导致脑梗死者较少。主要表现为脑干、小脑、枕叶、颞叶及脊髓近端缺血。神经缺损症状常见为眩晕、眼震站立或步态不稳、视物模糊或变形、视野缺损、复视、恶心或呕吐、听力下降、延髓性麻痹、交叉性瘫痪、轻偏瘫和双侧轻度瘫痪等。少数可有意识障碍或猝倒发作。

3.明确病因及发病机制

确定 TIA 的病因必须做以下检查：尿常规、血常规、血清生化、心电图、胸片、颈椎 X 线片等；另外，头部 CT、MRI、心脏超声、颅动脉多普勒、脑血管造影等亦为不可缺少的检查项目。

(二)鉴别诊断

本病临床表现具有突发性、反复性、短暂性和刻板性特点,诊断并不难。须与其他急性脑血管病和其他病因引起的眩晕、昏厥等鉴别。主要鉴别疾病有多发性硬化,偏头痛,癫痫发作,低血糖引起的昏厥、站立不稳,美尼尔综合征,周期性瘫痪等。

五、风险评估

TIA 患者早期发生卒中的风险很高。TIA 患者 7d 内的卒中风险为 4%～10%,90d 卒中风险为 8%～12%。因此,TIA 患者应进行紧急评估和治疗。

TIA 症状持续时间是最具预后判断价值的一项指标。一般认为 TIA 持续时间越长,发生组织坏死的可能性越大,短期内发生卒中的概率越大。研究表明以下 5 个独立因素与 3 个月内再发卒中的高度危险密切有关:年龄大于 60 岁,症状持续 10min 以上,有无力、语言障碍和糖尿病病史。临床上常用 ABCD2 评分来预测短期 TIA 患者发生卒中的风险,具体如下:低度风险(0～3 分),中度风险(4～5 分),高度风险(6～7 分)。

TIA 短期内发作的频度也具有预后判断价值,单一发作者预后要好于连续多次发作者,如果患者首次就诊后 24h 之内又发作两次及以上,或就诊前 72h 之内发作三次及以上,即所谓的渐强型或频发型 TIA,就很容易演变成脑梗死。

TIA 后发生卒中危险还与血管分布区有关,表现为单眼一过性黑蒙(TMVL)的 TIA,其早期和长期的卒中危险比表现为半球症状的 TIA 要低,对于仅有 TMVL 而无半球症状的患者,TMVL 的发作次数和持续时间对同侧卒中的发生均无影响。以往认为后循环系统 TIA 预后较好,然而有证据显示,前、后循环系统 TIA 的长期预后没有差别,而且后循环系统 TIA 早期卒中危险还要高于前循环。其他具有预后判断价值的表现包括语言障碍、运动障碍和广泛的皮层症状。TIA 后再发脑卒中的临床表现包括有半球症状的 TIA 或卒中史,间歇性跛行,年龄大于 75 岁,男性。

TIA 的影像学及脑血管超声亦具有判断预后的价值。颅脑 CT 发现新发梗死的 TIA 患者短期内发生卒中危险性高。动脉粥样斑块多见于 TIA 及卒中患者。表面严重不规则斑块与卒中和 TIA 明显有关,而管腔外形和斑块的部位不能预测卒中的危险。还有学者认为颈动脉狭窄超过 50% 的患者,颈总动脉僵硬度与卒中和 TIA 明显相关。

根据 TIA 研究专家共识,TIA 患者应进行全面的检查及评估如下。

(一)一般检查

一般检查包括心电图、全血细胞计数、血电解质、肾功能及快速血糖和血脂等项目。

(二)血管检查

应用 CTA、MRA、血管超声可发现重要的颅内外血管病变。全脑 DSA 是颈动脉内膜剥脱术(CEA)和颈动脉支架治疗(CAS)术前评估的金标准。

(三)侧支循环代偿及脑血流储备评估

应用 DSA、脑灌注成像和经颅彩色多普勒超声(TCD)检查等评估侧支循环代偿及脑血流储备,对于鉴别血流动力学型 TIA 及指导治疗非常必要。

(四)易损斑块的检查

易损斑块是动脉栓子的重要来源。颈部血管超声、血管内超声、MRI 及 TCD 微栓子监测有助于对动脉粥样硬化的易损斑块进行评价。

(五)心脏评估

疑为心源性栓塞时或 45 岁以下颈部和脑血管检查及血液学筛查未能明确病因者,推荐进行经胸超声心动图(TTE)和经食道超声心动图(TEE)检查,可能发现心脏附壁血栓、房间隔的异常(房室壁瘤、卵圆孔未闭、房间隔缺损)、二尖瓣赘生物以及主动脉弓粥样硬化等多种栓子来源。

(六)其他相关检查

根据病史做其他相关检查。

六、治疗

急性脑缺血发作是一种内科急症。一过性症状并不能排除发生脑梗死的可能性。TIA新定义强调,当患者发生急性脑缺血症状时必须采取紧急行动。

早期评估与干预 TIA 发病后 48h 内为卒中的高风险期,对患者进行紧急评估与干预可以预防病情的进一步恶化。优化医疗资源配置,建立以 ABCD2 评分分层为基础的急诊医疗模式,尽早启动 TIA 的评估与二级预防,可将 TIA 患者的卒中风险降低 80%,因此,建议新发TIA 应按"急症"处理。

(一)栓塞性 TIA

1.心源栓塞性 TIA

持续性或阵发性心房颤动的 TIA 患者,建议长期口服华法林抗凝治疗(感染性心内膜炎患者除外),其目标国际标准化比值(INR)为 2.5(范围:2.0~3.0)(Ⅰ类,A 级证据)。对于禁忌抗凝药物的患者,推荐其单用阿司匹林(75~150mg/d)(Ⅰ类,A 级证据)。如果阿司匹林不能耐受者,应用氯吡格雷(75mg/d)联合阿司匹林,这与华法林出血风险相似,因此不推荐用于具有华法林出血禁忌证的患者(Ⅲ类,B 级证据)。对于具有较高卒中风险(3 个月内卒中或TIA,CHADS2 评分 5~6 分,人工瓣膜或风湿性瓣膜病)的房颤患者,当需要暂时中断口服抗凝药物时,逐渐改用皮下注射低分子肝素治疗是合理的(Ⅱa 类,C 级证据)。

2.非心源栓塞性 TIA

不推荐使用口服抗凝药物(Ⅰ类,A 级证据)。建议其进行长期的抗血小板治疗。阿司匹林(50~325mg/d)单药治疗(Ⅰ类,A 级证据)(Ⅰ类,B 级证据)和氯吡格雷(75mg/d)单药治疗(Ⅱa 类,B 级证据),均是初始治疗的可选方案。如果患者对阿司匹林过敏或者不能耐受,并且患者具有卒中高危复发风险(每年大于 15%)或者已复发 1 次动脉源性缺血事件,建议使用氯吡格雷。

对于由于颅内大动脉狭窄导致的 TIA 患者,推荐使用阿司匹林而非华法林(Ⅰ类,B 级证据)。对于由于颅内大动脉狭窄导致的卒中或 TIA 患者,长期维持血压<140/90mmHg 和总胆固醇水平<5.2mmol/L(200mg/dL)可能是合理的(Ⅱb 类,B 级证据)。

(二)血流动力学性 TIA

除抗血小板聚集、降脂治疗外,应停用降压药物及血管扩张剂,必要时给以扩容治疗,有条件的医院,可以考虑血管内、外科治疗。在大动脉狭窄已经解除的情况下,可以考虑将血压控制到目标值以下。

七、预后

发生卒中的预测因素包括年龄超过 60 岁,有糖尿病史,TIA 持续时间超过 10min,肢体无力和语言困难。可能再发 TIA 的因素包括年龄超过 60 岁,肢体麻木,TIA 持续时间小于 10min,既往有 TIA 多次发作史,弥散加权成像(DWI)异常的患者持续时间越长预示着更大的卒中危险。Landi 等研究发现,影响 TIA 预后的高危因素包括颈动脉狭窄大于 70%,同侧粥样斑块伴溃疡,高危险的心源性栓子,表现为半球症状的 TIA,年龄超过 65 岁,男性,距上次 TIA 小于 24h。

Brown 等指出,首次 TIA 或卒中后短期内再发卒中的危险比心血管事件的危险要高。Rothwell 等最近提出了 6 点"ABCD"评分法来判断 TIA 患者的预后,研究发现,评分≥5 的患者中,早期再发卒中的危险为 27.0%;而评分小于 5 的患者中,7d 内卒中的发生率仅为 0.4%;评分小于 4 者也可能发生 TIA,甚至出现梗死灶。TIA 被公认为缺血性卒中最重要的危险因素,研究结果显示,50% 的缺血性卒中患者有 TIA 史。近期频繁发作的 TIA 是脑梗死的特级警报。约 1/3 的 TIA 患者将发展为脑梗死。

国内报道,在初次 TIA 发作后 1 个月约 21% 发生脑梗死,对短期内将要发展成脑梗死的 TIA 患者,应引起临床医师关注,积极治疗这类 TIA 患者至关重要。TIA 进展至脑梗死的相关因素分析主要考虑血管重度狭窄并血压波动,其次为微栓子因素和少见的红细胞增多等血液因素。TIA 反复发作可能反映了血流动力学障碍持续存在而未得到纠正或产生微栓子的病灶活动性较强。TIA 持续时间长短及发作时神经功能缺损程度则可反映栓子的大小、血流动力学障碍的严重程度及侧支循环的情况。

当 TIA 发作次数越多、单次持续时间越长,发生脑梗死的危险性相应增加。动脉粥样硬化是缺血性卒中的重要危险因素,因种族差异,亚洲人动脉粥样硬化好发于颅内动脉,而欧美人好发于颅外动脉;62% 的 TIA 患者存在颈部或颅内血管狭窄,而颅内血管狭窄最为常见。

高血压是脑梗死的独立危险因素。糖尿病极易引起脑部微小动脉疾病及腔隙性脑梗死,是大动脉粥样硬化的危险因素,也是公认脑梗死的重要危险因素。

脂蛋白(a)具有强烈的致动脉粥样硬化和使血栓形成作用,其水平的高低可反映动脉狭窄程度,脂蛋白(a)中的载脂蛋白 A 与纤溶酶原有高度同源性,可通过干扰纤溶系统使凝血及纤溶功能异常,导致高凝状态和血栓形成前状态,促使血栓形成。

国外研究表明,缺血性脑血管病血浆 D-二聚体增高时,D-二聚体微结晶容易析出,沉积于血管壁,直接损伤血管内膜;D-二聚体还能促进血小板黏附、聚集,使体内处于高凝状态。脂蛋白(a)及 D-二聚体在 TIA 的发生发展中均起一定作用。阿司匹林在缺血性脑血管病二级预防中的作用已得到广泛证实,TIA 急性期应用阿司匹林实际上就是早期的二期预防。TIA 发作后给予抗凝治疗可为粗糙的斑块表面提供　次修复的机会,血栓形成的减少使 TIA 发生的次数减少,也减少了进展为脑梗死的机会。

国内一项多中心随机对照研究显示,使用巴曲酶 3d 内可使 68.97% 的频发 TIA 得到控制,其中 12h 内停止发作者占 38.46%。巴曲酶的作用机理是能降低纤维蛋白原,促使纤溶酶形成,降低血液黏度,抑制红细胞凝聚和沉降,增加红细胞通过毛细血管的能力,从而改善循环,迅速控制 TIA 发作,防止脑梗死的发生。

综上所述,可以认为 TIA 进展至脑梗死有许多危险信号,如高血压、高血糖、高水平脂蛋白(a)及 D-二聚体的升高。另外,对 TIA 发作频率高、持续时间长、发作时神经功能缺损程度重的患者应高度警惕。积极给予临床干预治疗,根据个体差异给予抗血小板聚集、抗凝、降纤溶治疗,能明显降低进展至脑梗死的机会。未经治疗的 TIA 患者,约 1/3 缓解,1/3 将反复发作,1/3 发展为脑梗死。

临床研究发现,脑卒中患者中 15% 发病前有 TIA,近 50% 卒中发生在 TIA 后 48h 内。因此必须积极治疗 TIA。高龄体弱、高血压、糖尿病、心脏病等均影响预后,主要死亡原因系完全性脑卒中和心肌梗死。

第二节　动脉粥样硬化性血栓性脑梗死

一、概述

脑梗死(CI)又称缺血性脑卒中(CIS),是指各种原因引起的脑部血液供应障碍,使局部脑组织发生不可逆性损害,导致脑组织缺血,缺氧性坏死或脑软化。由于脑梗死的部位及大小,侧支循环代偿能力、继发脑水肿等的差异,可有不同的临床病理类型,其治疗有很大区别,尤其是超早期(3~6h)迅速准确分型,简单易行,对指导治疗、评估预后具有重要价值。依据牛津郡社区卒中计划的分型(OCSP)标准将 CI 分为四型,具体包括以下内容。

(一)完全前循环梗死(TACI)

完全前循环梗死表现为三联征,即完全大脑中动脉(MCA)综合征的表现如下。

(1)大脑较高级神经活动障碍(意识障碍、失语、失算、空间定向力障碍等)。

(2)同向偏盲。

(3)对侧三个部位(面、上肢与下肢)较严重的运动和感觉障碍。多为 MCA 近段主干,少数为颈内动脉虹吸段闭塞引起的大片脑梗死。

(二)部分前循环梗死(PACI)

有以上三联征中的两个,只有高级神经活动障碍或感觉运动缺损较 TACI 局限。提示是 MCA 远段主干、各级分支或 ACA 及分支闭塞引起的中、小梗死。

(三)后循环梗死(POCI)

后循环梗死可有各种不同程度的椎基底动脉综合征,具体表现为同侧脑神经瘫痪及对侧感觉运动障碍;双侧感觉运动障碍;双眼协同活动及小脑功能障碍,无传导束或视野缺损等。为椎-基底动脉及分支闭塞引起的大小不等的脑干、小脑梗死。

(四)腔隙性梗死(LACI)

腔隙性梗死表现为腔隙综合征,如纯运动性轻偏瘫、纯感觉性脑卒中、共济失调性轻偏瘫、手笨拙-构音不良综合征等。大多是基底节和脑桥小穿通支病变引起的小腔隙灶。

OCSP 不依赖影像学结果,在常规头颅 CT 和 MRI 未能发现病灶时就可根据临床表现迅速分型,并提示闭塞血管和梗死灶的大小和部位,更适宜于临床工作的需要。根据结构性影像分型共分为以下四型。

(1)大(灶)梗死,超过一个脑叶,横断面最大径为 5cm 以上。

(2)中(灶)梗死,梗死灶小于一个脑叶,横断面最大径为 3.1～5cm。

(3)小(灶)梗死,横断面最大径为 1.6～3cm。

(4)腔隙梗死横断面最大径为 1.5cm 以下。

二、病因及发病机制

最常见病因是动脉粥样硬化,其次为高血压、糖尿病和血脂异常等。脑动脉粥样硬化性闭塞或血栓形成是造成动脉粥样硬化性脑梗死的重要原因。

脑动脉粥样硬化性闭塞是在脑动脉粥样硬化血管狭窄的基础上,由于动脉壁粥样斑块内新生的血管破裂形成血肿,血肿使斑块进一步隆起,甚至完全闭塞管腔,导致急性供血中断;或因斑块表面的纤维帽破裂,粥样物自裂口逸入血流,遗留粥瘤样溃疡,排入血流的坏死物质和脂质形成胆固醇栓子,引起动脉管腔闭塞。

脑动脉血栓形成是动脉粥样硬化性血栓性脑梗死最常见的发病机制,斑块破裂形成溃疡后,由于胶原暴露,可促进血栓形成,血栓形成通常发生在血管内皮损伤(如动脉粥样斑块)或血流产生漩涡(如血管分支处)的部位,血管内皮损伤和血液"湍流"是动脉血栓形成的主要原因,血小板激活并在损伤的动脉壁上黏附和聚集是动脉血栓形成的基础。

实验证实,神经细胞在完全缺血、缺氧后十几秒即出现电位变化,经 20～30s 大脑皮质的生物电活动消失,经 30～90s 小脑及延髓的生物电活动也消失。脑动脉血流中断持续 5min,神经细胞就会发生不可逆脑梗死损伤,上述变化称为缺血性级联反应,是一个复杂的过程。

严重缺血时脑组织能量很快耗竭,能量依赖性神经细胞膜的泵功能衰竭,脑缺血引起膜去极化和突触前兴奋性递质(主要是谷氨酸和天门冬氨酸)的大量释放,细胞外液中的 Ca^{2+} 通过电压门控通道和 N-甲基-d-天门冬氨酸(NMDA)受体门控通道进入细胞内,细胞内由于 ATP 供应不足和乳酸酸中毒,使细胞内的结合钙大量释放,细胞内 Ca^{2+} 稳态失调在神经细胞缺陷损害中起重要作用,称为细胞内钙超载。受 Ca^{2+} 调节的多种酶类被激活,导致膜磷脂分解和细胞骨架破坏,大量自由基的形成,细胞产生不可逆性损伤。

在上述过程中,还包括有转录因子的合成及炎性介质的产生等参与。造成缺血性损伤的另一种机制是细胞凋亡。到目前为止,缺血性级联反应的很多机制尚未完全阐明,有待于进一步研究。

急性脑梗死病灶是由缺血中心区及其周围的缺血半暗带组成。缺血中心区的血流阈值为 10mL/(100g·min),神经细胞膜离子泵和细胞能量代谢衰竭,脑组织发生不可逆性损害。

缺血半暗带的脑血流处于电衰竭(约为 20mL/(100g·min))与能量衰竭(约为 10mL/(100g·min))之间,局部脑组织存在大动脉残留血流和侧支循环,尚有大量存活的神经元,如能在短时间内迅速恢复缺血性半暗带的血流,该区脑组织功能是可逆的,神经细胞可存活并恢复功能。缺血中心区和缺血半暗带是一个动态的病理生理过程,随着缺血程度的加重和时间的延长,中心坏死区逐渐扩大,缺血半暗带逐渐缩小。

因此,尽早恢复缺血半暗带的血液供应和应用有效的脑保护药物对减少脑卒中的致残率是至关重要的,但这些措施必须在一个限定的时间内进行,这个时间即为治疗时间窗(TTW)。

它包括再灌注时间窗(RTW)和神经细胞保护时间窗(CTW)。前者指脑缺血后,若血液供应在一定时间内恢复,脑功能可恢复正常;后者指在时间窗内应用神经保护药物,可防止或减轻脑损伤,改善预后。

缺血半暗带的存在除受 TTW 影响之外,还受到脑血管闭塞的部位、侧支循环、组织对缺血的耐受性及体温等诸多因素影响,因此不同的患者 TTW 存在着差异。一般人的 RTW 为发病后 3～4h,不超过 6h,在进展性脑卒中可以相应地延长。CTW 包含部分或者全部 RTW,包括所有神经保护疗法所对应的时间窗,时间可以延长至发病数小时,甚至数天。

三、病理变化

脑动脉闭塞的早期,脑组织改变不明显,肉眼可见的变化要在数小时后才能辨认。缺血中心区发生肿胀、软化,灰、白质分界不清。大面积脑梗死时,脑组织高度肿胀,可向对侧移位,导致脑疝形成。

镜下神经元出现急性缺血性改变,如皱缩、深染及炎细胞浸润等,胶质细胞破坏,神经轴突和髓鞘崩解,小血管坏死,周围有红细胞渗出及组织间液的积聚。在发病后的 4～5d 脑水肿达高峰,7～14d 脑梗死区液化成蜂窝状囊腔。过 3～4 周,小的梗死灶可被增生的胶质细胞及肉芽组织所取代,形成胶质瘢痕;大的梗死灶中央液化成囊腔,周围由增生的胶质纤维包裹,变成中风囊。

局部血液供应中断引起的脑梗死多为白色梗死。由于脑梗死病灶内的血管壁发生缺血性病变,当管腔内的血栓溶解和侧支循环开放等原因使血流恢复后,血液会从破损的血管壁漏出,引起继发性渗出或出血,导致出血性脑梗死,也称为红色梗死。

四、临床表现

本病中老年患者多见,发病前多有脑梗死的危险因素,如高血压、糖尿病、冠心病及高脂血症等。常在安静状态下或睡眠中发病,约有 1/3 患者的前驱症状表现为反复出现 TIA。根据脑动脉血栓形成部位的不同,相应地出现神经系统局灶性症状和体征。患者一般意识清楚,在发生基底动脉血栓或大面积脑梗死时,病情严重,可出现意识障碍,甚至有脑疝形成,最终导致死亡。下面对不同部位脑梗死的临床表现作一介绍。

(一)颈内动脉系统(前循环)脑梗死

1.颈内动脉血栓形成

颈内动脉闭塞的临床表现复杂多样。如果侧支循环代偿良好,可以全无症状。若侧支循环不良,可引起 TIA,也可表现为大脑中动脉。前动脉缺血症状或分水岭梗死(位于大脑前、中动脉或大脑中、后动脉之间)。临床表现可有同侧 Horner 综合征,对侧偏瘫、偏身感觉障碍,双眼对侧同向性偏盲及优势半球受累出现失语。当眼动脉受累时,可有单眼一过性失明,偶尔成为永久性视力丧失。颈部触诊发现颈内动脉搏动减弱或消失,听诊可有血管杂音。

2.大脑中动脉血栓形成

大脑中动脉主干闭塞可出现对侧偏瘫、偏身感觉障碍和同向性偏盲("三偏"综合征),可伴有双眼向病灶侧凝视,优势半球受累可出现失语,非优势半球病变可有体像障碍。由于主干闭塞引起大面积的脑梗死,故患者多有不同程度的意识障碍,脑水肿严重时可导致脑疝形成,甚至死亡。皮质支闭塞引起的偏瘫及偏身感觉障碍,以面部和上肢为重,下肢和足受累较轻,累及优势半球可有失语,意识水平不受影响。深穿支闭塞更为常见,表现为对侧偏瘫,肢体、面和舌的受累程度均等,对侧偏身感觉障碍,可伴有偏盲、失语等。

3.大脑前动脉血栓形成

大脑前动脉近段阻塞时由于前交通动脉的代偿,可全无症状。远段闭塞时对侧偏瘫,下肢重于上肢,有轻度感觉障碍,优势半球受累可有 Broca 失语,可伴有尿失禁(旁中央小叶受损)及对侧出现强握反射等。深穿支闭塞时出现对侧面、舌瘫及上肢轻瘫(内囊膝部及部分内囊前肢受损)。双侧大脑前动脉闭塞时可有淡漠、欣快等精神症状,双下肢瘫痪,尿潴留或尿失禁以及强握和摸索等原始反射。

(二)椎基底动脉系统(后循环)梗死

1.大脑后动脉血栓形成

大脑后动脉闭塞引起的临床症状变异很大,动脉的闭塞位置和 Willis 环的构成在很大程度上决定了脑梗死的范围和严重程度。主干闭塞表现为对侧偏盲偏瘫及偏身感觉障碍,丘脑综合征,优势半球受累伴有失读。皮质支闭塞出现双眼对侧视野同向性偏盲(有黄斑回避),偶为象限盲,可伴有视幻觉、视物变形和视觉失认等,优势半球受累可表现为失读和命名性失语等症状,非优势半球受累可有体象障碍。基底动脉上端闭塞,尤其是双侧后交通动脉异常细小时,会引起双侧大脑后动脉皮质支闭塞,表现为双眼全盲,光反射存在,有时可伴有不成形的幻视发作。累及颞叶的下内侧时,会出现严重的记忆力损害。

深穿支闭塞的表现如下。

(1)丘脑膝状体动脉闭塞出现丘脑综合征,表现为对侧偏身感觉障碍,以深感觉障碍为主,自发性疼痛,感觉过度,对侧轻偏瘫,可伴有偏盲。

(2)丘脑穿动脉闭塞出现红核丘脑综合征,表现为病灶侧舞蹈样不自主运动、意向性震颤、小脑性共济失调、对侧偏身感觉障碍。

(3)中脑脚间支闭塞出现 Weber 综合征或 Benedikt 综合征,前者表现为同侧动眼神经麻痹,对侧偏瘫;或后者表现为同侧动眼神经麻痹,对侧投掷样不自主运动。

2.椎动脉血栓形成

若两侧椎动脉的粗细差别不大,当一侧闭塞时,通过对侧椎动脉的代偿作用,可以无明显的症状。约10%的患者一侧椎动脉细小,脑干仅由另一侧椎动脉供血,此时供血动脉闭塞引起的病变范围,等同于基底动脉或双侧椎动脉阻塞后的梗死区域,症状较为严重。延髓背外侧综合征常由小脑后下动脉闭塞所致。

临床表现如下。

(1)眩晕、恶心、呕吐和眼球震颤(前庭神经核受损)。

(2)交叉性感觉障碍(三叉神经脊束核及对侧交叉的脊髓丘脑束受损)。

(3)同侧 Horner 征(交感神经下行纤维受损)。

(4)吞咽困难和声音嘶哑(舌咽、迷走神经及疑核受损)。

(5)同侧小脑性共济失调(绳状体或小脑受损)。由于小脑后下动脉的解剖变异较多,常会有不典型的临床表现。

3.基底动脉血栓形成

基底动脉主干闭塞,表现为眩晕、恶心、呕吐及眼球震颤、复视、构音障碍、吞咽困难及共济失调等,病情进展迅速而出现延髓性麻痹、四肢瘫、昏迷,并导致死亡。

基底动脉分支的闭塞会引起脑干和小脑的梗死,表现为各种临床综合征,下面介绍几种常见的类型。

(1)脑桥腹外侧综合征:病变侧展神经和面神经瘫,对侧上、下肢上运动神经元性瘫及中枢性舌下神经麻痹。

(2)脑桥中部基底综合征):病变侧展神经麻痹和对侧偏瘫,常伴有双眼向病变侧协同水平运动障碍。

(3)闭锁综合征:脑桥基底部双侧梗死,表现为双侧面瘫、延髓性麻痹、四肢瘫、不能讲话,但因脑干网状结构未受累,患者意识清楚,能随意睁闭眼,可通过睁闭眼或眼球垂直运动来表达自己的意愿。

(4)基底动脉尖综合征(TOBS):基底动脉尖端分出两对动脉,即大脑后动脉和小脑上动脉,供血区域包括中脑、丘脑、小脑上部、颞叶内侧和枕叶。临床表现为眼球运动障碍,瞳孔异常,觉醒和行为障碍,可伴有记忆力丧失,对侧偏盲或皮质盲,少数患者可出现大脑脚幻觉。

五、辅助检查

(一)血液及心电图

血液检查包括血小板计数、凝血功能、血糖、血脂及同型半胱氨酸等,有利于发现脑梗死的危险因素。

(二)头颅 CT

脑梗死发病后的 24h 内,一般无影像学改变。在 24h 后梗死区出现低密度病灶。对于急性脑卒中患者,头颅 CT 是最常用的影像学检查手段,对于发病早期脑梗死与脑出血的识别很重要,缺点是对小脑和脑干病变显示不佳。

(三)头颅 MRI

脑梗死发病数小时后,病变区域呈现长 T_1 长 T_2 信号。与 CT 相比,MRI 可以发现脑干、小脑梗死及小灶梗死。功能性 MRI,如 DWI 和 PWI,可以在发病后数分钟内检测到缺血性改变,DWI 与 PWI 显示的病变范围相同区域,为不可逆性损伤部位;DWI 与 PWI 的不匹配区域,为缺血半暗带。功能性 MRI 为超早期溶栓治疗提供了科学依据。

(四)血管影像

DSA、CTA 和 MRA 可以显示脑部大动脉的狭窄、闭塞和其他血管病变,如血管炎、纤维肌性发育不良、颈动脉或椎动脉壁夹层(夹层动脉瘤)及烟雾样血管病等。作为无创性检查,MRA 的应用较为广泛,但对小血管显影不清,尚不能代替 DSA 及 CTA。

(五)TCD

对评估颅内外血管狭窄、闭塞、血管痉挛或者侧支循环建立的程度有帮助。应用于溶栓治疗监测,对预后判断有参考意义。

(六)单光子发射计算机断层扫描(SPECT)和正电子发射断层扫描(PET)

SPECT 和 PET 能在发病后数分钟显示脑梗死的部位和局部脑血流的变化。通过对脑血流量(CBF)的测定,可以识别缺血半暗带,指导溶栓治疗,并判定预后。

六、诊断与鉴别诊断

中、老年患者,有动脉粥样硬化、糖尿病及高血压等脑卒中的危险因素,在安静状态下或活动中起病,病前可有反复的 TIA 发作,症状常在数小时或数天内达到高峰,出现局灶性的神经功能缺损,梗死的范围与某一脑动脉的供应区域相一致,一般意识清楚。头颅 CT 在早期多正常,24～48h 出现低密度病灶。DWI、PWI、SPECT 和 PET 有助于早期诊断,血管影像学检查可发现狭窄或闭塞的动脉。脑梗死需与下列疾病鉴别。

(一)硬膜下血肿或硬膜外血肿

多有头部外伤史,病情进行性加重,出现偏瘫等局灶性神经功能缺失症状,可有意识障碍,以及头痛、恶心和呕吐等颅内高压征象。头颅 CT 检查在颅骨内板的下方可发现局限性梭形或新月形高密度区,骨窗可见颅骨骨折线及脑挫裂伤等。

(二)颅内占位性病变

如颅内肿瘤或脑脓肿等也可急性发作,引起局灶性神经功能缺损,类似于脑梗死。脑脓肿可有身体其他部位感染或全身性感染的病史。头颅 CT 及 MRI 检查有助于明确诊断。

七、治疗

要重视超早期(发病 6h 内)和急性期的处理,注意对患者进行整体化综合治疗和个体化治疗相结合。脑梗死的治疗不能一概而论,应根据不同的病因、发病机制、临床类型、发病时间等确定针对性强的治疗方案,实施以分型、分期为核心的个体化治疗。在一般内科支持治疗的基础上,可酌情选用改善脑循环、脑保护、抗脑水肿降颅内压等措施。通常按病程可分为急性期(1 个月),恢复期(2～6 个月)和后遗症期(6 个月以后)。重点是急性期的分型治疗,腔隙性脑梗死不宜脱水,主要是改善循环;大、中梗死应积极抗脑水肿降颅内压,防止脑疝形成。在 6h 的时间窗内有适应证者可行溶栓治疗。

(一)内科综合支持治疗

1.一般治疗

卧床休息,注意对皮肤、口腔及尿道的护理,按时翻身,避免出现压疮和尿路感染等;保持呼吸道通畅,对于有意识障碍的患者,应给予气道的支持及辅助通气;尽量增加瘫痪肢体的活动,避免发生深静脉血栓和肺栓塞,对于出现此并发症的患者,主要是抗凝治疗,常用药物包括肝素、低分子肝素及华法林等。

2.控制血糖

高血糖和低血糖都能加重缺血性脑损伤,导致患者预后不良。当血糖高于 11.1mmol/L 时,应给予胰岛素治疗,将血糖控制在 8.3mmol/L 以下。研究表明,胰岛素具有降低血糖和脑保护的双重作用。当患者血糖低于 2.8mmol/L 时,应及时补充 10%～20% 的葡萄糖口服或静脉滴注。在上述两种情况下均要进行常规血糖监测。

3.控制发热和感染

脑卒中后可因下丘脑体温调节受损并发感染和吸收发热、脱水。中枢性高热患者,应以物理降温为主,如冰帽、冰毯、温水或酒精擦浴。约有 5.6% 卒中患者合并肺炎。误吸是卒中合并肺炎的主要原因。意识障碍、吞咽困难是导致误吸的主要危险因素,其他危险因素包括呕吐、不活动等。肺炎是卒中患者死亡的主要原因之一。有 15％～25％卒中患者死亡是细菌性肺炎所致。发病第 1 个月,卒中合并肺炎约增加 3 倍病死率。急性脑卒中可并发急性肺水肿。

早期识别和处理卒中患者的吞咽和误吸问题,对预防吸入性肺炎有显著作用。许多卒中患者存在亚临床误吸,有误吸危险时应考虑暂时禁食。吞咽困难的患者可通过鼻饲预防吸入性肺炎。鼻饲前需清除咽部分泌物。有分泌物和呕吐物时应立即处理,防止误吸和窒息。患者应采用适当的体位,保持呼吸道通畅,使发生呼吸道并发症的危险性降到最低。一般可采用侧卧位,平卧位时头应偏向一侧,以防止舌后坠和分泌物阻塞呼吸道。经常改变在床上的体位,定时翻身和拍背,加强康复活动,是防治肺炎的重要措施。肺炎的治疗主要包括呼吸支持(如氧疗)和抗生素治疗。药敏试验有助于抗生素的选择。

4.防治吞咽困难

有 30％～65％的急性脑卒中患者会出现吞咽困难,主要是由于口咽部功能障碍引起,可以引发肺炎、进食不足、脱水及营养不良等并发症。对于能经口进食的患者,吞咽时注意保持体位(头偏向患侧,颏向下内收),适当增加食物的黏度;也可进行吞咽功能的训练,如通过各种刺激增强咽部的感觉传入等。如果不能经口摄入足够的食物,应考虑采用经皮胃管(胃造瘘术)或鼻胃管给予。

5.防治上消化道出血

急性脑血管病并发上消化道出血是临床上较常见的严重并发症,表现为呕吐咖啡样胃内容物和排柏油样便。上消化道出血的发生率高达 30％,病情越重,上消化道出血的发生率越高。因此,急性脑血管病合并上消化道出血者预后差,病死率较高。上消化道出血一般发生在脑血管病的急性期,有的发生在发病后数小时内。

急性脑血管病并发上消化道出血的机制主要是因为病变导致下丘脑功能紊乱,继而引起胃肠黏膜血流量减少、胃黏液-碳酸氢盐屏障功能降低和胃黏膜 PGE。含量下降引起胃、十二指肠黏膜出血性糜烂、点状出血和急性溃疡所致。

考虑有上消化道出血的可能为:①呕吐或从胃管内引流出大量咖啡色液体;②柏油样大便;③体格检查发现腹部膨隆,叩诊呈鼓音,肠鸣音低弱或消失;④血压下降,皮肤湿冷,尿少等末梢循环衰竭等表现;⑤血红蛋白下降,血浆尿素氮增高,甚至有重要脏器功能衰竭。

上消化道出血的处理如下。①胃内灌洗:冰生理盐水 100～200mL,其中 50～100mL 加入去甲肾上腺素 1～2mg 口服;仍不能止血者,将另外 50～100mL 加入凝血酶 1000～2000U 口服。对于意识障碍或吞咽困难患者,可给予鼻饲导管内注入。也可用巴曲酶、云南白药、酚磺乙胺、氨甲苯酸、生长抑素等。②使用抑酸、止血药物:西咪替丁 200～400mg/d 静脉滴注;奥美拉唑 20mg 口服或胃管内注入或静脉注射。③防治休克:如有循环衰竭表现,应补充血容量:如血红蛋白低于 70g/L,血细胞比容小于 30％,心率大于 120 次/分钟,收缩压低于 90mmHg,可静脉输新鲜全血或红细胞成分输血。④胃镜下止血:在上述多种治疗无效情况下,仍有顽固性大量出血,可在胃镜下进行高频电凝止血。⑤手术治疗:对于胃镜下止血仍无效时,因过多过久大量出血危及生命时,可考虑手术止血。

6.水电解质紊乱

急性卒中患者应常规进行水电解质监测,尤其是具有意识障碍和进行脱水治疗者。急性卒中患者应积极纠正水电解质紊乱。

7.深部静脉血栓形成与肺栓塞

深静脉血栓形成(DVT)的危险因素包括静脉血流瘀滞、静脉系统内皮损伤和血液高凝状态。脑卒中后 DVT 可出现于发病后第 2d,高峰在第 4～7d。有症状的 DVT 发生率仅有 2%。瘫痪重、年老及心房颤动者发生 DVT 的比例更高。DVT 最重要的并发症为肺栓塞(PE),脑卒中后约有 25% 的急性期死亡是由 PE 引起的。对于瘫痪程度重,长期卧床的脑卒中患者应重视 DVT 及 PE 的预防;可早期做 D 二聚体筛选实验,阳性者可进一步进行多普勒超声、MRI 等检查。鼓励患者尽早活动、腿抬高、穿弹性长筒袜;尽量避免下肢静脉输液,特别是瘫痪侧肢体。对于有发生 DVT 及 PE 风险的患者可预防性地给予药物治疗,首选低分子肝素抗凝治疗。对于已经发生 DVT 及 PE 的患者,应进行生命体征及血气监测,给了呼吸循环支持及镇静止痛等对症治疗;绝对卧床休息、避免用力;同时采用低分子肝素抗凝治疗。如症状无缓解、近端 DVT 或有 PE 可能性的患者应给予溶栓治疗。

8.脑卒中继发癫痫

脑卒中发病后 2～3 个月再发生的癫痫诊断为脑卒中引起的继发性癫痫,其发生率为 7%～14%;脑卒中急性期的癫痫发作称为痫性发作。

对于脑卒中继发癫痫的治疗建议如下。

(1)对于有痫性发作危险性的脑卒中患者应保持气道通畅、持续吸氧、维持体温正常、纠正电解质紊乱及酸碱失衡、减轻脑水肿;但不推荐使用预防性抗癫痫治疗。

(2)对于脑卒中急性期的痫性发作可用解痉治疗,孤立出现的一次痫性发作或急性期的痫性发作控制后,可以不继续长期服用解痉药;若出现癫痫持续状态,可按癫痫持续状态的治疗原则进行处置;脑卒中发生后 2～3 个月再次发生痫性发作则应按癫痫的常规治疗方法进行长期药物治疗。

9.心脏损害

急性脑血管病合并的心脏损伤包括急性心肌缺血、心肌梗死、心律失常及心力衰竭等;也是急性脑血管病的主要死亡原因之一。因此,积极防治心脏损伤是急性脑血管病救治的主要环节之一。发病早期应密切观察心脏情况,必要时行动态心电监测及心肌酶谱检查,及时发现心脏损伤,给予治疗。

(二)降低颅内压、控制脑水肿

脑水肿的高峰期为发病后的 3～5d,大面积脑梗死时伴有明显颅内压升高。患者应卧床,避免头颈部过度扭曲。常用的降颅压药物为甘露醇和呋塞米。20% 的甘露醇用量为 125～250mL,快速静脉滴注,每 6～8h 一次;呋塞米 20～40mg,静脉注射;或两者交替使用。其他可用的药物有甘油果糖、七叶皂苷钠和 20% 人血清蛋白等。

本病建议给予如下治疗方案。

(1)确定为高颅内压者应给予脱水治疗,首选甘露醇。

(2)不推荐所有脑梗死患者均采用脱水治疗,不伴有颅内压增高者,如腔隙性脑梗死等不宜脱水治疗。

(3)脱水治疗无效或出现早期脑疝者,可考虑外科治疗。

(三)控制血压

患者在急性期会出现不同程度的血压升高,原因是多方面的,如脑卒中后的应激性反应、膀胱充盈、疼痛及机体对脑缺氧和颅内压升高的代偿反应等。脑梗死早期的高血压处理取决于血压升高的程度、患者的整体情况和基础血压。如收缩压在 180~200mmHg 或舒张压在 110~120mmHg 之间,可不必急于降血压治疗,但应严密观察血压变化。以往无高血压者,轻度血压升高(160~180/90~100mmHg)是有利的,但是血压极度升高(收缩压>220mmHg 或舒张压>120mmHg)是进行早期治疗的标准。以下几种情况应立即抗高血压治疗:心绞痛发作,心力衰竭,急性肾衰竭或高血压脑病。但应注意降压不可过快。血压过低对脑梗死不利,应适当提高血压。

(四)特殊治疗

1.溶栓治疗

超早期溶栓的目的是挽救缺血半暗带。通过溶解血栓,使闭塞的脑动脉再通,恢复梗死区的血液供应,防止缺血脑组织发生不可逆性损伤。溶栓治疗的时机是影响治疗的关键。

临床常用的溶检药物包括重组组织型纤溶酶原激活剂(rt-PA)和尿激酶(UK)。国内最常用的是 UK,用量为 100 万~150 万单位,给药方法包括静脉和动脉途径,动脉溶栓时可以减少用药剂量,但需要在 DSA 监测下进行。在发病 3h 内可应用 rt-PA,采用静脉滴注,剂量为 0.9mg/kg。美国 FDA 和欧洲等国家已经批准了临床应用 rt-PA。有条件单位试用动脉溶栓。

(1)溶栓治疗的适应证:①年龄 18~75 岁;②发病在 6h 之内,由于基底动脉血栓形成的病死率高,溶栓时间窗可以适当放宽;③脑功能损害的体征持续存在超过 1h 且比较严重;④头颅 CT 排除颅内出血且无早期脑梗死低密度改变及其他明显早期脑梗死改变;⑤患者或家属签署知情同意书。

(2)溶栓治疗的禁忌证:①既往有颅内出血,近 3 个月有头颅外伤史,近 3 周内有胃肠或泌尿系统出血,近 2 周内行过外科大手术,近 1 周内在不易压迫止血部位做过动脉穿刺;②近 3 个月内有脑卒中或心肌梗死史;③严重心、肝、肾功能不全或严重糖尿病患者;④体检发现有活动性出血或外伤(如骨折)的证据;⑤已口服抗凝药,且 INR>1.5;48h 内接受过肝素治疗(APTT 超出正常范围);⑥血小板计数<$100×10^9$/L,血糖<2.7mmol/L;⑦收缩压>180mmHg 或舒张压>100mmHg;⑧妊娠;⑨不合作。溶栓治疗的并发症主要是脑梗死病灶继发性出血或身体其他部位的出血。

2.降纤治疗

降纤治疗适用于脑梗死合并高纤维蛋白原血症患者。常用的药物包括降纤酶(Defibrase)、巴曲酶及安克洛酶(Ancrod),可降解血中的纤维蛋白原,增加纤溶系统的活性,抑制血栓形成。

巴曲酶用法:一般首次剂量为 10BU,之后隔日 5BU,静脉注射,共用 3 次。每次用药之前需进行纤维蛋白原的监测。

3.抗凝治疗

不推荐缺血性卒中后全部使用肝素,低分子肝素或肝素类物质(Ⅰ级证据)。使用抗凝剂有增加颅内出血的风险，只有在诊断为房颤(特别是非瓣膜病变性房颤)诱发心源性栓塞的患者才适宜应用抗凝剂。过大强度的抗凝治疗并不安全，目前监测 INR 的推荐指标为 2.0～3.0。

建议：对已明确诊断为非瓣膜病变性房颤诱发的心源性栓塞患者可使用华法林抗凝治疗，剂量为 2～4mg/d，INR 值应控制在 2.0～3.0 之间。如果没有监测 INR 的条件，则不能使用华法林，仅能选用阿司匹林等治疗。

4.抗血小板聚集治疗

在无禁忌证的不溶栓患者发病早期，即 48h 之内，应给予抗血小板聚集药物。对于正在进行溶栓治疗的患者，应在 24h 后用药，以免增加出血的危险性。推荐剂量阿司匹林 150～300mg/d，4 周后改为预防剂量。有条件者、高危人群或对阿司匹林不能耐受者可选用氯吡格雷 75mg/d。对于阿司匹林 100mg/d 和氯吡格雷 75mg/d 联合治疗，目前推荐服用时间不超过 3 个月。

5.扩容治疗

尚无证据支持扩容升压可改善预后，但对于脑血流低灌注所致的急性脑梗死如分水岭梗死可扩容治疗，但应注意可能加重脑水肿、心力衰竭等并发症。

(五)神经保护治疗

神经保护治疗主要是针对缺血性级联反应的各种途径，进行有针对性的治疗。虽然许多神经保护药物在缺血性脑卒中的动物模型中证实有效，但到目前为止，还没有一种药物在临床试验中被证实有保护作用。

下面简略介绍一些神经保护措施。

1.钙离子通道阻滞剂

钙离子通道阻滞剂能阻止细胞内钙超载，防止血管痉挛，增加血流量，改善微循环。主要药物包括尼莫地平、盐酸氟桂利嗪等。

2.自由基清除剂

氧自由基损伤是脑缺血性级联反应的重要因素。抗自由基药物包括依达拉奉、丁苯酞、超氧化物歧化酶、维生素 E、维生素 C、甘露醇、谷胱甘肽及巴比妥类等。

3.细胞膜保护药

胞磷胆碱是胞磷酰胆碱的前体，能促进神经细胞膜卵磷脂的合成，具有稳定细胞膜的作用，并可减少游离脂肪酸的形成。可用 0.5～1.0g 加入到 250～500mL 生理盐水中静脉滴注，每天 1 次。

4.亚低温治疗

亚低温(32～34℃)可以降低脑的氧代谢率，抑制兴奋性氨基酸的释放，减少自由基的生成，还能抑制具有细胞毒作用的白三烯的生成和释放，防止 Ca^{2+}、Na^+ 的内流等。治疗方法包括局部亚低温和全身亚低温两种，后者因不良反应较多，现已很少应用。

5.其他

如谷氨酸拮抗剂、γ－氨基丁酸激动剂、他汀类、硫酸镁、抗细胞间黏附因子抗体、神经节苷脂及抑制细胞因子等药物，其临床效果尚有待进一步研究。高压氧亦可应用。

八、预后

本病急性期的病死率为 5%～15%。存活的患者中,致残率约为 50%。影响预后的因素较多,最重要的是神经功能缺损的严重程度,其他还包括患者的年龄和脑卒中的病因等。

第三节　原发性脑出血

一、概述

脑血管病是危害人类生命健康的三大慢性非传染性疾病之一。我国近年来脑卒中的发患者数不断增加,研究表明,我国出血性脑卒中约占全部脑卒中的 32.9%,远较欧美人群 10%～15%的比例高。其中自发性脑出血是最为常见的出血性卒中类型,占总数的 70%～80%。据估计,我国每年有 41.3 万人发生脑出血(ICH)。自发性脑出血发病率高、病死率高、致残率高,1 年内病死率接近 50%,且生存患者中超过半数会因严重残障而生活无法自理,给家庭和社会带来了巨大的负担。

出血造成的神经损害包括血肿本身对于脑组织的直接损伤和继发损害,包括炎症、水肿、出血破入脑室、脑积水等。

目前对于脑出血尚缺乏行之有效的治疗手段。治疗的重点主要在于预防血肿扩大和继发的神经损害。传统观念认为,脑出血是一单时相过程,随着影像学技术的发展,人们发现脑出血后血肿扩大是一种常见现象,说明脑内出血是一动态过程。影响脑出血患者预后的因素很多,近年来 CT 扫描血肿周围的低密度区(水肿带),已经引起了人们的注意。但是关于血肿周围水肿的演变规律及水肿的大小是否与临床预后相关,目前还有争议,意见尚未统一。

本节将对自发性脑出血的流行病学、病因、病程、诊断、治疗和预后等相关因素进行简单的回顾。

二、流行病学

自发性脑出血是一种常见疾病,发病率占所有脑卒中的 10%～17%,中国人发病率可能更高。在美国,每年有 3.75 万～5.4 万人发生脑出血。自发性脑出血总的发病率为每年(12～15)10 万人。

随着人口老龄化和生活习惯的改变,预计到 2050 年,这一数字将成倍增加。自发性脑出血 30d 病死率与血肿大小和出血部位有关,深部出血病死率高。

回顾性研究发现,有 35%～52%的自发性脑出血患者在发病 1 个月内死亡,仅有 20%的患者在 6 个月内可以达到功能的恢复和独立。神经重症监护的发展使自发性脑出血的病死率有所下降,除了出血量和发病初 GCS 评分之外,年龄大于 80 岁,幕下出血,脑室内积血也都是 30d 病死率的独立预测因素。自发性脑出血的发生和性别、年龄、种族有关。男性发病率比女性高,且发病率随年龄的增加而增加。自发性脑出血的发生具有昼夜节律和年节律。一天当中,自发性脑出血早晨易患,一年当中,冬天易患。自发性脑出血的发生与基因和环境因素有关,Daniel 等对 188 位自发性脑出血患者(其中脑叶出血 67 人,非脑叶出血 121 人)和 366 位对照进行研究发现:脑叶出血的独立危险因素包括载脂蛋白 ε_2 和 ε_4 等位基因的存在、经常饮酒、既往卒中病史和一级亲属中患自发性脑出血;非脑叶出血的独立危险因素是高血压、有卒中病史、一级亲属中患自发性脑出血;受教育水平增加,非脑叶出血的发病率下降。脑叶出血的危险因素 29% 可直接归因于载脂蛋白 ε_2 和 ε_4 的存在,非脑叶出血 54% 可归因于高血压。尽管对于脑出血治疗已经取得一定的进展,但是和缺血性卒中和蛛网膜下隙出血相比,自发性脑出血 30d 病死率仍然很高,可以达到 50%。

三、病因

(一)原发性 ICH 的病因

1.高血压

慢性高血压造成的小动脉和微动脉的损害被认为是原发性 ICH 最重要的病因。由于高血压的种族差异和社会经济因素的不同导致 ICH 在不同人群发病率不同。一项对 ICH 病因的回顾研究发现:在脑叶出血的患者中,67% 有高血压病史,深部出血为 73%,小脑出血为 73%,脑桥出血为 78%。对于 ICH 的预防而言,控制收缩压,特别是对高危人群是最重要的。

2.脑淀粉样血管病(CAA)

脑淀粉样血管病是淀粉样物质沉淀皮层和脑膜血管的内膜和外膜,造成血管壁的坏死和出血。因此由于 CAA 造成的出血,主要位于皮层和皮层下。CAA 导致的出血,出血量可以从微出血到出血量超过 100mL。CAA 是老年患者常见的变性性疾病。年龄在 60~69 岁的患者,患病率为 4.7%~9.0%,年龄超过 90 岁的患者,患病率可达 43%~58%。诊断 CAA 所致 ICH 可以使用 MRI 梯度回波序列和磁敏感成像,但确诊需要病理检查。在 CAA 所起的 ICH 后存活患者中,ICH 的复发率高。

对脑叶出血的存活患者进行前瞻性纵向研究发现,ICH 的两年累计复发危险是 21%。对 CAA 导致的 ICH 的已知的基因危险因素进行层化,发现有载脂蛋白 E 的等位基因 ε_2 和 ε_4 存在的患者,ICH 的复发率为 28%,没有等位基因的患者,复发率为 10%。

(二)继发性 ICH 的病因

(1)动脉瘤:囊状、纺锤状、菌状。

(2)血管畸形:动静脉畸形(AVM)、海绵状血管瘤、静脉血管瘤、硬脑膜动静脉瘘。

(3)肿瘤:原发性、转移性。

(4)凝血功能障碍。

1)获得性:①抗凝(华法林、肝素);②溶栓(rt-PA、尿激酶);③血恶病质(DIC、白血病、血小板减少症);④肝衰竭;⑤血小板机能不全(肾衰竭、药物性)。

2)先天性:①血友病;②血小板异常。

(5)药物或酒精:拟交感神经药(麻黄碱、盐酸苯丙醇胺、伪麻黄碱)、可卡因、安非他明、迷幻剂。

(6)梗死后出血转化。

(7)静脉窦、血栓。

(8)中枢神经系统血管炎。

(9)烟雾病(Moyamoya 病)。

(10)动脉夹层(夹层动脉瘤)。

(11)妊娠。

(12)惊厥、静脉窦血栓。

(13)其他/未知原因。

血管异常是 ICH 第二常见的原因。动脉瘤、AVM、海绵状血管瘤硬脑膜动静脉瘘、静脉畸形、Moyamoya 病都可以导致继发性 ICH。

另外,继发性 ICH 的病因还包括颅内肿瘤、肝衰竭或凝血功能障碍、拟交感神经药物滥用、妊娠和产后。其他少见的原因包括感染、少见的出血性体质、血叶酸水平低等。

四、危险因素

ICH 的病死率可达 40%~50%,危险因素包括可控制的和不可控制的。明确 ICH 可控制的危险因素可以降低发病率。

(一)年龄、种族和性别

几乎每一项研究均报道 ICH 的发病率随年龄的不同而不同。目前研究结论较为一致,随着年龄的增加,ICH 的发病率和病死率均明显升高。在美国不同的种族发病率不同,黑人的发病率高于白人。有报道认为 ICH 在日本人中的发病率可达 55/10 万人。男性患者的发病率高于女性。

(二)高血压

高血压是 ICH 最常见的危险因素,占 70%~80%。随着血压的控制,ICH 的发病率将下降。有报道认为在老年患者中,治疗单纯的收缩压增高可以使 ICH 的危险性下降 50%。高血压患者 ICH 的相对危险是血压正常患者的 3.9~13.3 倍。PROGRESS 研究随访 4 年发现使用抗高血压药物和使用安慰剂的患者相比,ICH 的相对危险度下降 50%。

(三)饮酒

研究证实过量饮酒和 ICH 的危险独立相关。饮酒可能损害血小板和凝血功能,可能直接影响管壁内皮细胞的完整性,从而增加 ICH 的危险。另外,饮酒时和饮酒后血压的急剧变化可能是 ICH 的诱发事件。

(四)吸烟

长期以来,吸烟被认为是缺血性卒中和蛛网膜下隙出血的重要危险因素,最近的研究证实,吸烟不论在男性还是女性,均可以增加 ICH 的危险。女性每天吸烟超过 20 支,ICH 的相对危险度(RR)为 2.06,随着吸烟量的增加,这一危险明显增加。

(五)低胆固醇血症

曾有研究认为低胆固醇血症和 ICH 的发病率增加有关,但是具体机制还不明确。可能因为低胆固醇可以削弱血管内皮,因此在有高血压时可以导致出血。Roquer 等研究发现,低胆固醇和低三酰甘油可以增加 ICH 患者的住院病死率,是自发性幕上 ICH 患者住院病死率的独立预测因素。

一项病例对照研究发现血浆胆固醇升高,患者 ICH 的发病率下降。但是使用他汀类药物降脂治疗没有增加 ICH 危险。与 SPARCAL 试验结果不同。然而,低胆固醇血症与 ICH 的相关性和种族有关,不是 ICH 的一个独立的危险因素。对 73 例 ICH 患者进行研究发现患者胆固醇水平与 90d 临床预后无关。

(六)抗凝药物的使用

各种抗凝药物均可以导致 ICH，流行病学研究发现卒中的发病率为(200～500)/10 万人，ICH 占 8%～15%，口服抗凝药物相关(OAT)ICH 占所有 ICH 的 10%～12%，因此估计 OAT－ICH 的发病率为每年(2～9)/10 万人。在相同年龄组，口服抗凝药物的患者，ICH 的发病率增加 7～10 倍。Rosand 等研究发现，接受口服抗凝治疗的 ICH 患者，病死率可以高达 67%。一项随机对照试验证实：服用华法林的患者，ICH 的发病率增加 2～4 倍。

但是，对于房颤的患者，华法林降低栓塞的益处远远高于它所带来的出血的风险。华法林造成的 ICH 的危险性与抗凝的强度，年龄，是否有缺血性卒中病史相关。华法林导致的 ICH 主要发生在 INR<3 的患者。新一代的抗凝药物如直接的凝血酶抑制剂也和 ICH 的风险有关。

(七)抗血小板治疗

Toyota 等对 16 个试验，55462 位参与者的 meta 分析结果显示：服用抗血小板药物，ICH 的绝对危险增加 0.12%，但是，ICH 增加的风险远远低于服用阿司匹林在心血管事件预防中的获益。

Saloheimo 等研究发现，ICH 患者发病前规律服用中等剂量(平均为 250mg)的阿司匹林，短期预后不良，病死率增加，可能和早期出现的血肿扩大有关。Toyota 等进行的一项回顾性研究也发现发病前进行抗血小板治疗是血肿扩大、预后不良的独立预测因素。但 Christian 等研究发现，ICH 患者发病前服用抗血小板药物和口服抗凝药物相比，前者不是 ICH 患者病死率和预后不良的独立危险因素。

(八)缺血性卒中

急性缺血性卒中可以表现为出血性梗死，尤其是栓塞的患者。患者可以没有任何体征或颅内压升高的症状。影像学上出血局限于单一的血管支配区，没有明显的占位效应。继发于静脉血栓形成的 ICH 有独特的临床和影像学表现。最常见的特点包括局灶神经系统功能缺损、癫痫、颅内压升高(头痛、视盘水肿，第 6 对颅神经瘫痪)和痛性眼肌麻痹。影像学的经典表现是"空 δ 征"在增强 CT 扫描上窦汇区的充盈缺损。出血通常位于皮层区或深部丘脑。双侧丘脑出血应考虑静脉窦血栓的可能。在没有血管造影的情况下，现代增强 CT 技术的出现和 MRV 有助于静脉窦血栓的早期诊断。

(九)其他

ICH 其他的危险因素包括肝病、季节、糖尿病、心脏病、TIA、口服雌激素、肥胖、抗磷脂抗体病、镰状细胞性贫血等。Bathany 等研究发现血浆叶酸水平和出血性卒中的危险呈线性负相关，和缺血性卒中无关。Stafeno 等研究发现非糖尿病患者发生糖尿病和入院时高血糖是幕上 ICH 患者预后不良的预测因素。

五、病理生理

颅内出血常发生在基底节、脑叶、脑干和小脑，是由于小的穿支动脉破裂造成的。慢性高血压可以造成小的穿支动脉损害。1868 年，Charcot 和 Bouchard 认为微动脉瘤破裂是自发性 ICH 的病因。最近的研究对于微动脉瘤的存在提出了质疑。

慢性高血压主要影响直径为 $100\sim400\mu m$ 的穿支动脉,造成动脉脂质透明样变或局部坏死,这可以解释高血压脑出血主要位于豆纹动脉,丘脑穿通动脉(丘脑),基底动脉穿支(脑桥),小脑上动脉和小脑前下动脉(小脑)支配区。老年人脑叶出血常被认为是淀粉样血管病造成的,CAA 选择性影响皮层和软脑膜血管。ICH 的实验研究正在评估水肿、缺血、占位效应、直接的细胞毒性、炎症和细胞凋亡对 ICH 的影响。关于 ICH 后继发脑缺血是否导致脑损害目前存在许多争议。

Cushing 等认为 ICH 导致的脑损害是由于局部压力造成微循环障碍,引起血肿周围缺血。Astrup 等提出"缺血半暗带"的概念,用于描述脑血流量(CBF)处于膜衰竭和电衰竭阈值之间的状态。

大量的动物模型已经被用于研究 ICH 对颅自发性脑出内压(ICP)、CBF 和缺血的影响。Nath 等发现 ICP 升高与血肿形成、血肿周围 CBF 下降,血肿周围脑组织缺血性改变有关。Yang 等已经证实在 ICH 试验动物模型中,水肿形成的主要原因可能是局部的组织缺血。

最近更多的临床研究不支持 ICH 血肿周围缺血的观点。有几项研究已经证实,即使没有缺血,血肿周围也可以发生低灌注,是由于代谢需求降低或神经功能联系不能造成的。Mayer 等对 23 例 ICH 患者应用 SPECT 研究发现:损伤周围血流量在发病 24h 时最低,但在 $2\sim3d$ 后水肿形成时恢复正常。

Hirano 等使用 PET 进行一个小样本研究发现:血肿周围没有组织低代谢或"缺血半暗带"存在。然而,Siddique 和他的同事分析了一系列的 ICH 患者的 SPECT 扫描结果,证实血肿周围存在低灌注,损伤周围脑组织缺血在长时间后恢复灌注。Butcher 等对 21 位 ICH 患者用 DWI 扫描证实:在急性 ICH,存在血肿周围血流量下降,但是和 MRI 的缺血性标志物无关,和水肿形成无关。血肿周围区域,水的弥散率增加,可以预测水肿的体积,提示水肿是血浆源性而不是缺血造成的。在 ICH 早期,可能存在一个时间窗,在该时间窗内,清除血肿使得 CBF 恢复,可以预防继发的缺血损害。

脑出血后引起机体和脑组织发生一系列病理生理反应,在血肿周围脑组织形成低密度区(水肿带),已经引起人们的关注。脑水肿可以引起神经细胞和轴突的变性和坏死,导致患者生存质量下降。脑出血后水肿是血管源性和细胞毒性水肿共同作用的结果,随着时间的推移至少经历三个阶段:早期(发病后几小时内)与流体静压和血清由血凝块向周围组织移动导致血凝块回缩有关;第二阶段(两天之内)与凝血瀑布和凝血酶的产生有关;第三阶段与红细胞的裂解和血红蛋白的毒性有关。

关于血肿周围水肿的演变规律目前还存在争议。Wagner 等研究发现血肿周围水肿在 ICH 后立即出现,几天之后达高峰。ICH 后水肿形成,导致颅内压增高,脑疝形成,造成患者死亡。在实验性 ICH 模型,脑水肿在发病后几小时出现,在第 3d、4d 达高峰,然后逐渐消退。在动物模型中,血肿周围水肿主要位于皮质下白质。

在人类,血肿周围水肿在发病后 3h 即可以出现,在 $10\sim20d$ 达峰值。James 等研究发现,ICH 患者发病 20h 和 1h 相比,血肿周围水肿的体积增加近 75%;基线相对水肿较轻的患者,在 24h 以后水肿更易于发展;从基线到发病 20h,基线相对水肿和相对水肿的进展呈明显的负相关,但是相对水肿的大小和其他临床和影像学数据包括血肿大小和血肿的演变没有明显的相关性。大部分文献认为，脑出血 3h 后出现脑水肿，12h 达中等程度，24h 达重度水肿，并在第 2 天达高峰。有的研究发现血肿越大，绝对水肿越大，因为血肿体积越大，释放的凝血酶越多，水肿体积就越大，而且血肿越大，占位效应亦越大，引起局部缺血的作用越强，水肿也就越明显。绝对水肿的大小与血肿体积相关，而相对水肿的大小与患者的血肿体积大小无关。

但有学者认为，中小量脑出血也可以引起严重的脑水肿及恶性颅内高压表现，对此有人则认为可能是脑出血吸收期包膜形成或是灶周持续性细胞毒性脑水肿之故。国外有人通过磁共振研究发现脑出血 1 周内血肿体积与水肿体积有显著的线性相关，发病 24h 内随着时间的推移水肿越来越明显。

六、临床表现

(一)神经系统表现

ICH 的主要临床表现是数小时内突然出现神经系统功能缺失，伴有头痛、恶心、呕吐、意识改变、血压升高。幕上出血常伴有呕吐和意识改变。ICH 患者 90％出现血压升高，10％出现癫痫发作。

局灶神经系统功能缺失的类型依据出血部位的不同而不同。幕上出血常表现为血肿对侧的感觉和运动缺失、失语、忽视、注视分离、偏盲。幕下出血表现为脑干功能损害、颅神经异常、共济失调、眼震和辨距不良。

血液可能破入脑室系统导致脑积水，但是很少进入蛛网膜下隙。大量出血可能导致颅内压增高和血压增高。根据出血部位不同，可能形成脑疝，脑干受压和死亡。小脑出血如果血肿直径大于 3cm，如果不予手术处理，预后不良。现也有研究认为血肿直径大于 4cm，需要手术治疗。

(二)血肿扩大

人们认识到 ICH 是一个动态的、复杂的过程。在脑出血急性期，造成早期血肿扩大的发病机制还不清楚。颅内压的突然增高、局部组织的变形、剪切力、正常脑解剖结构的破坏，可以造成一部分患者的多灶出血，由于血凝块周围存在卫星出血灶造成血肿扩大。周围脑组织的其他损害也可以造成血肿扩大包括血管肿胀导致静脉血流障碍、早期短暂的缺血、血－脑屏障的破坏、短暂的局部的凝血功能障碍等。

七、诊断

(一)CT

直到 20 世纪 70 年代，CT 扫描的发展，才使得 ICH 在存活患者中可以确诊。脑部 CT 或 MRI 扫描可以观察到血管破裂后集聚的血液的特点，可以被用于评价 ICH 的病因，预测预后和疾病过程。CT 主要应用于急性期。当患者到达急诊室，临床症状提示 ICH 时，应进行 CT 扫描。主要用于排除继发性 ICH，也可以被应用于发现无症状出血。

由于 CT 对于急性出血非常敏感，是确诊 ICH 的首选。血肿在 CT 上的表现随着出血时间的不同而有差异。超早期的血肿(数分钟到 1h)可以表现为等密度；急性期表现为高密度；亚急性期可以表现为低密度；慢性期大部分血肿已经被吸收，CT 上主要的变现为脑软化。

(二)MRI

MRI 特定的成像方法在 ICH 急性期比 CT 更敏感，在 MRI 上评价出血比在 CT 扫描上看到的更复杂,更早期的改变在磁敏感加权像上可以更清楚地发现。这些改变可能是由于在完整的红细胞内脱氧血红蛋白的形成。尽管 MRI 在怀疑急性 ICH 的患者中的临床应用还没有得到支持,MRI 对于已知的 ICH 有广泛的应用前景。MRI 的增强磁敏感性序列,可以发现远期的出血,不论是大的症状性出血还是小的无症状性出血,为临床提供了评价患者既往曾经出血的方法。在皮层-皮层下发现的无症状性出血是诊断 CAA 的基础,不需要尸解,其已对脑叶出血的诊断和治疗提供了重要的信息。

(三)脑血管造影

尽管影像学技术已经得到了较大的发展,但是传统的血管造影仍是诊断血管异常的金标准。即使 CT、MRI、MRA 检查阴性,仍不能完全排除血管损害,需要血管造影检查明确诊断。

血管造影检查应考虑到患者的出血部位、年龄,既往是否有高血压病史等。许多老年伴有高血压的 ICH 患者被发现有隐匿性的可手术治疗的血管异常。Grifths 等对 100 例非外伤性 ICH 的患者研究发现,动脉瘤或动静脉畸形的发现率约为 49%。当颞叶血肿扩展至外侧裂或和 SAH 相关时,90% 的病例有血管结构异常。尽管在高血压患者中,血管造影阳性率较低,但动静脉畸形或动脉瘤的发现率仍达到 25%。

八、治疗

(一)高血压的治疗

ICH 后高血压很常见,并且常在早期出现,对于血压的监测和治疗是 ICH 治疗的关键部分。关于急性高血压的发病机制目前没有统一的意见;然而,最主要的因素是儿茶酚胺的释放和 Cushing 反应。但是由于缺乏随机试验,对于高血压的治疗目前还存在争议。主张降压的人认为降低血压可以减轻由于再出血和水肿形成导致的继发损害。

Qureshi 等在一项前瞻性研究中将 27 位急性 ICH 患者的血压控制在 160/90mmHg 以下,他们发现这些患者中血肿扩大的发生率只有 9%,明显低于 Brott 等报道的 38% 血肿扩大的发生率。反对者认为不进行降压治疗,保持脑灌注压(CPP),对于缺血半暗带区是极其重要的。尽管在试验模型中发现降低血压可以加重脑水肿,但是 ICH 后高血压和水肿的形成无明确相关性。

国内学者对 73 例患者的研究发现,基线收缩压和舒张压与患者 90d 临床预后无关。目前在 ICH 中,高血压的治疗仍存在争议。

ICH 中 CBF 的变化是很复杂的。脑血流的自动调节是指颅内压在 $60\sim150mmH_2O$ 的范围内,能够保持足够的 CBF 的能力。在脑组织受损的情况下,如缺血、蛛网膜下腔出血(SAH)、外伤性脑损伤、ICH、脑血流的自动调节功能紊乱。当 CPP 下降至低于自动调节水平时,代偿区域氧的摄取分数增加。在氧的摄取分数达到最大时,发生缺血。卒中患者多数患有慢性高血压,他们脑的自动调节曲线右移。这意味着在正常人中,平均动脉压(MAP)$50\sim150mmHg$,CBF 正常,而患有高血压的卒中患者,能更好地耐受较高的 MAP,如果 MAP 过低,他们就有发生低灌注的危险。对于有慢性高血压病史的患者,MAP 应逐渐降至 120mmHg。如果有必要治疗,血压的目标值是 160/100mmHg(或 MAP120mmHg)。患者没有已知的高血压病史,推荐血压的控制水平为 160/95mmHg;如果有必要进行治疗,血压的控制目标是 150/90mmHg(或 MAP100mmHg)。

目前没有关于降压治疗对于瞬时临床情况影响的前瞻性、随机、安慰剂对照试验。Qureshi 等对 ICH 的患者进行回顾性研究发现,发病 24h 内 MAP 迅速下降是病死率增加的独立相关因素。他们认为 MAP 迅速下降导致神经系统功能恶化有两种机制:①血压迅速下降导致 CPP 下降,加重缺血损害;②在自动调节未受影响的区域,脑血管舒张对于血压下降的代偿可以导致颅内压增高。

Kuwata 等应用单光子发射计算机断层式成像术(SPECT)研究发现,在高血压性 ICH 急性期,收缩压下降 20% 就可以引起 CBF 下降。Kaneko 等给予 CBF 的研究建议:在急性期,收缩压下降应小于 20%。但另外两项研究证实药物性血压下降对于 CBF 没有不良效应。同时,使用抗高血压药物可以改善患者预后,这已在以下研究中得到证实。

Meyer 和 Bauer 的一项前瞻性、非随机双盲试验发现,在 ICH 急性期,应用抗高血压药物利舍平,可以降低病死率。

Dandapini 等也证实随着血压的下降,发病率和病死率下降。但是这些研究是回顾性的,没有考虑到其他因素如血肿体积和基线情况对于病死率的影响。Broderick 和 Brott 对 188 例 ICH 患者的回顾性研究发现,接受抗高血压药治疗的患者和未接受高血压药物治疗的患者相比,结果没有差别;Edward 等研究发现血流动力学参数和血肿扩大无相关性。

大多数抗高血压药对于血流动力学的影响还不清楚。临床对于 ICH 患者的研究获得的数据还很有限,但是大部分的血管扩张药通过增加脑血容量,可以增加颅内压。短效的、复合的 α 和 β 受体阻滞剂如拉贝洛尔应该作为一线药物使用。作为最常用的治疗严重高血压的药物,硝普钠是通过扩张血管增加 CBF 和 ICP。但它的作用在临床研究中还没有得到证实。动脉型的血管舒张剂肼屈嗪,血管紧张素转换酶抑制剂卡托普利,钙离子拮抗剂硝苯地平都可以增加 ICP,保持 CBF。

总之,没有证据表明在 ICH 急性期降低血压可以改变疾病的进程和预后。收缩压重度下降是可以的,特别是那些伴有高血压并发症的患者或具有血肿扩大危险的患者(如凝血功能异常的患者)。

权衡血肿扩大和缺血损害的利弊,AHA 推荐如果既往有高血压病史或者有慢性高血压征象(心电图、视网膜)的患者,推荐血压控制的上限为收缩压 180mmHg,舒张压 105mmHg。

如果需要治疗,其目标血压为 160/100mmHg(或 MAP 为 120mmHg,但是降压幅度不应大于 20%,MAP 不应小于 84mmHg)。对于没有高血压病史的患者,推荐血压控制上限为 160/95mmHg。如果需要治疗,其目标血压为 150/90mmHg(或者 MAP 为 110mmHg)。

如果患者的 ICP 升高,其血压上限和血压控制目标应该相应的提高,至少保证 CPP(即 MAP－ICP)在 60～70mmHg 之间,以保证足够的脑灌注,但是这些数据均来自脑外伤患者。

其他需要立即降压治疗的指征包括急性心肌缺血(但是极端的降低血压对心肌梗死的患者也有害)、心功能不全、急性肾衰竭、急性高血压性脑病和主动脉弓夹层。

对于缺血性卒中患者,应避免使用舌下含化钙离子拮抗剂,因为有引起血压突然下降、缺血性盗血和血压过分降低的危险。但是这些观点可能并不适用于原发性脑出血,因为没有证据表明出血周围存在缺血半暗带。

但是,仍应谨慎使用口服、舌下含化和静脉输入钙离子通道阻滞剂,因为其降压迅速而且降压幅度大。同样需要谨慎使用皮下注射可乐定,因为每位患者的药物作用持续时间很难预料。推荐的一线口服降压药为卡托普利,但是其降压作用短暂,且降压迅速。

静脉注射半衰期短的降压药物是理想的一线选择。在美国和加拿大推荐使用静脉注射拉贝洛尔(这在欧洲并没有普遍使用)、盐酸艾司洛尔、尼卡地平、依那普利,另外静脉注射乌拉地尔也被越来越多地使用。

最后,必要时可以应用硝普钠,但其主要不良反应除了有反射性心动过速、冠状动脉缺血、抗血小板活性和增高颅内压以外,更重要的还会降低脑灌注压。静脉注射治疗高血压需要对血压进行连续监测。在重症监护室,可通过动脉导管连续监测血压。

(二)止血治疗

尽管广泛认为血肿体积和血肿扩大是死亡的预测因素,但是目前没有积极的内科方法可以减少血肿的扩大。因此治疗集中在校正已知的凝血功能紊乱和血小板功能障碍。

凝血功能正常的患者,给予止血药物的目的是减少血肿扩大。目前应用的药物有 6-氨基己酸、氨甲环酸、抑肽酶和重组活化凝血因子Ⅶ(rFⅦa)。rFⅦa 是目前唯一进行过随机对照研究的药物,rFⅦa 在内皮损伤的部位,和暴露的组织因子结合,形成复合物,激活凝血途径。

在最近的Ⅱb阶段研究中,经 CT 诊断的 399 位发病 3h 之内的 ICH 患者,随机静脉给药,分别为 $40\mu g/kg$,$80\mu g/kg$,$160\mu g/kg$ 的 rFⅦa 或安慰剂。在 rFⅦa 组,血肿扩大小于安慰剂组,且病死率明显下降,发病 90d 患者功能明显提高。应用 rFⅦa 组,严重的血栓栓塞性不良事件发生率为 7%,安慰剂组为 2%。在具有栓塞高危风险的患者,需要进行关于安全性的进一步研究。关于在 ICH 早期应用 rFⅦa 治疗,用于预防早期血肿扩大的Ⅲ期临床试验(FAST试验)已经结束,结果显示 rFⅦa 在发病后早期应用,可以有效预防血肿扩大,但是与患者的临床预后无显著相关性。

(三)逆转抗凝、抗血小板、溶栓治疗

rt-PA 溶栓后出血的发生率较高。rt-PA 在血栓形成的部位和纤维蛋白原结合的生物半衰期大约是 45min,因此,rt-PA 造成的出血多出现在开始的几小时内,很少在 12~24h 后发生。如出现 ICH 相关症状,应及早进行 CT 扫描,明确诊断。检查纤维蛋白原水平、凝血酶原时间、活化的部分凝血酶原时间、全血计数。也应考虑神经外科手术。但是手术治疗自发性 ICH 或凝血功能障碍引起的 ICH 的益处还缺乏证据,治疗需要个体化。

(四)抗凝治疗

1.肝素

应用肝素的患者发生 ICH 的危险和抗凝水平有关。因此需要严格监测 APTT,肝素可以被鱼精蛋白灭活,剂量是 1mg 鱼精蛋白可中和 100U 肝素。新鲜冰冻血浆(FFP)包含抗凝血酶Ⅲ(ATⅢ),可以和循环中的肝素分子结合,延长抗凝时间。因此,不应使用 FFP 逆转肝素造成的凝血功能障碍。

2.华法林

抗凝造成的脑出血的发病率高于自发性 ICH,和抗凝的程度有关。应用华法林引起的凝血酶原时间延长可以使用维生素 K、冷沉淀物、新鲜冰冻血浆治疗。在一项回顾性研究中,研

究者分析了维生素 K、冷沉淀物、新鲜冰冻血浆在治疗抗凝导致的 ICH 中的效果,结果发现病死率没有差别。

最近,治疗应用华法林抗凝导致的 ICH,使用 IX 因子复合物,效果较单独应用 FFP 效果好。使用维生素 K 风险低,因此它应该作为一线用药。维生素 K 的效果随着给药途径的不同,差异很大。静脉给药较口服给药效果好。皮下使用维生素 K 没有纠正抗凝的作用,因此在急性期不应使用。对那些具有栓塞高危风险的患者,何时再使用抗凝药物的研究较少。通常出血前接受抗凝治疗,有房颤和人工瓣膜的患者,出血后第一步是逆转抗凝,降低血肿扩大和再出血。一旦完成,血肿扩大将不再是问题,就应该重新考虑抗凝治疗。关于 ICH 后抗凝治疗的合适时间和方法需要进一步研究。

目前,是否抗凝根据患者的个体差异而定。Flanherty 等研究发现,20 世纪 90 年代和 1988 年相比,抗凝相关脑出血发病率增加了 4 倍,主要和华法林的使用增加有关。目前对于 OAT－ICH 治疗多种多样,但是没有来自随机对照试验的证据。

(五)抗血小板聚集治疗

越来越多的服用阿司匹林和其他的抗血小板药物如氯吡格雷、阿司匹林－双嘧达莫复合制剂和糖蛋白 IIb－IIIa 抑制剂用于缺血性卒中预防。已知应用阿司匹林,在 1000 个患者中,就增加 1 个 ICH。其他抗血小板药物引起的 ICH 的发生率还不清楚。口服抗血小板药物导致的 ICH,没有有效的治疗方法,对那些血小板功能障碍的患者,输注血小板可能是有用的。

(六)发热治疗

ICH 发病后最初的几天,常出现发热。一项研究显示 ICH 患者,发病 72h 之内,体温大于等于 37.5℃的发生率为 91%,持续的发热也是判断预后的独立预测因素。体温升高可以导致代谢加速、氧的需求增加、脑血流量增加,从而引起脑血容量增加。因此,可能会造成颅内压升高,加速神经元损伤。是体温升高增加出血的严重程度,还是体温升高是大量出血的后果还不清楚。应该使用退烧药如乙酰氨基酚、布洛芬等使体温迅速下降,必要时可以使用冰毯和冰块。

(七)癫痫治疗

在 ICH 中,癫痫最常发生在出血发生时,可以是许多 ICH 患者的首发症状。癫痫的发病率随出血部位的不同而不同。出血位于皮层表面最常见。外伤、动静脉畸形、药物相关的出血是癫痫最常见的病因。临床研究报道癫痫的发病率 5%～28%,脑叶出血最常见。幕下出血造成的阵挛或肌张力增加可以混淆癫痫的诊断。

不像外伤性 ICH 和 SAH,在自发性、非脑叶出血的 ICH 中,癫痫的治疗常常是针对症状的非经验性治疗。在发病几个月内,癫痫没有复发,可以安全地停用抗癫痫药物。而在 2 个月内癫痫复发的患者需长期治疗。

(八)颅内高压治疗

颅内压增高,脑水肿和占位效应与 ICH 后高病死率有关。怀疑颅内压增高的患者和意识水平下降的患者,需要进行有创的颅内压监测。理论上,监测和治疗颅内压增高可以降低由此造成的继发损害,改善预后。

大多数人推荐当 ICP 大于 20mmHg(1mmHg＝13.5mmH$_2$O)时,应进行治疗,颅内压升高治疗目标是使 CCP 达到 $60\sim70$ mmHg。通常,在所有的 GCS 评分小于 9 分或由于 ICP 增高导致神经系统功能恶化的患者,应进行 ICP 监测。ICH 患者中,对于 ICP 升高治疗的生理学目标是使得脑脊液循环正常,预防继发的缺血性损害。治疗 ICP 升高的方法包括自体过度换气,控制体温,药物如甘露醇、高渗盐水、巴比妥类药物。甘露醇是 ICP 升高的一线药物。

一些研究显示重复使用甘露醇可以加重脑水肿。但是 Kalita 等使用 SPECT 研究发现,甘露醇没有明显改变局部的 CBF。一些人提倡使用高张盐水降低 ICP,但是不良反应较多,如高渗,脑桥中央髓鞘溶解,硬膜下血肿,心力衰竭,酸碱失衡,凝血功能障碍和低血压,限制了它的使用。

高张盐目前用于那些不能耐受甘露醇的患者。巴比妥类药物可以降低组织的代谢率,使得氧的需求下降,脑血流量下降,从而使得 ICP 下降。和巴比妥类药物相似,低体温通过降低代谢率来降低 ICP。体温控制被认为治疗 ICP 升高有效的工具。

(九)皮质类固醇

在自发性 ICH 的治疗中,使用皮质类固醇没有益处。另外,由此造成的高血糖可以使得急性期的治疗复杂化,影响预后。因此,不推荐使用皮质类固醇。

(十)高血糖治疗

在缺血性脑损害急性期,高血糖可以加重组织损害。入院时高血糖是缺血性脑损害再灌注后发生 ICH 的明显的危险因素。血糖水平高于 11.1mmol/L,在 ICH 急性期可以导致临床病情恶化。像其他疾病一样,在 ICH 患者中,使用静脉胰岛素严格控制血糖的有效性还没有确定,应该避免过高的血糖(11.1mmol/L)。Stefano 等研究发现糖尿病和入院时高血糖是幕上脑出血预后不良的预测因素。可能与这些患者脑和感染的并发症的发病率高有关。但在本研究中患者血糖水平与 90d 临床预后无关。

(十一)预防深静脉血栓和肺栓塞

对于每一个卒中患者,深静脉血栓(DVT)和肺栓塞(PE)的预防都是非常重要的,ICH 患者也不例外。ICH 患者,因为长时间不能活动,深静脉血栓形成的早期征象可以被意识水平的下降所掩盖。

入院时,所有的患者应使用弹力袜进行预防;尽管弹力袜对于手术患者是有效的,但是对于出血性卒中患者的预防作用尚待证实。皮下注射肝素和低分子肝素可以降低静脉血栓,但是可能使得出血的并发症增加,临床对于再出血的关注限制了肝素和肝素类药物的应用或延迟了其应用。

Boer 等对一些应用肝素治疗的患者,检查了 DVT 和 PE 的发生率。他们发现在发病 10d 以后皮下应用肝素和发病后 2d 开始应用相比,PE 的 OR 值是 13.5,再出血的发生率没有增加。这些数据表明,早期皮下使用肝素是安全的,可以有效地降低 PE 的发生。

第七届美国胸科医师协会推荐对于有 DVT/PE 倾向的 ICH 患者,可以间断应用空气压缩装置。仅一项小规模的实验在发病第 2 天给 ICH 患者皮下注射低剂量肝素(5000U)。这些患者和第 4 天与第 10 天接受治疗的患者相比,PE 的发生率明显降低,而脑出血没有增加。

第七届美国胸科医师协会抗栓和溶栓治疗专家组推荐在急性 ICH 患者,发病第 2d 如果神经功能稳定,可以皮下注射低剂量肝素(低分子肝素)。

(十二)脑室出血治疗

研究报道自发性 ICH 患者脑室内出血(IVH)的发生率为 3%～50%,病死率高。Tuhrim 等研究发现伴发 IVH 的患者,30d 病死率是单纯 ICH 患者的 5 倍,IVH 的量是病死率和 30d 病死率的重要预测因素。

Steiner 等研究发现,任何时候出现的 IVH 和 IVH 的量增加,可以造成临床结果恶化,病死率增加。继发于 IVH 的急性脑积水,使用脑室引流有助于治疗 ICP 升高,有助于清除脑室内的积血。然而是否常规使用还有争议。尽管认为脑积水和 IVH 的量提示预后不良,Adams 等比较了 24 位自发性幕上 ICH 的患者,应用脑室外引流和最好的药物治疗,结果发现脑室外引流没有改善患者的临床结果。另外,脑室的大小和意识水平的变化无关。有学者对 73 例 ICH 患者进行研究发现,20 例出血破入脑室系统(27.4%),出血破入脑室系统与患者 90d 临床预后相关。

在过去的几十年,我们对于 ICH 的诊断和预后评估取得了明显的进步;然而,还有更多的工作需要去做,进一步的基因和流行病学研究将有助于确定高危人群,有助于一级预防,关于新的治疗的随机对照研究重点应放在减轻原发损害,减少继发损害降低病死率上。

第四节　原发性中枢神经系统血管炎

一、概述

原发性中枢神经系统血管炎(PACNS)是一种病因未明、临床少见的中枢神经系统血管炎性疾病,是中枢神经系统血管的非感染性炎性病变,自发并可复发,仅局限于中枢神经系统,没有其他系统性疾病表现。

最早由 Cravioto 等发现病灶由肉芽肿组成,当时称为"肉芽肿性血管炎"(GACNS),但后来发现肉芽肿为非特异性的表现,有一些病例为非肉芽肿,此命名使用受到限制。

1983 年 Calabrese 等又提出"孤立性中枢神经系统血管炎"(IAC),但显得太局限。

1992 年 Lie 提出"原发性中枢神经系统血管炎",因其命名不受组织特征的限制,又能反映病变解剖部位及临床特征,逐渐沿用至今。

国内自 20 世纪 50 年代开始报道此类疾病,但数量较少。近年来随着一些病例的报道和研究的进展,该病已取得更多的认识。

二、病因和发病机制

PACNS 是一种侵犯中枢神经系统的非特异性肉芽肿性血管炎,累及软脑膜和小血管,原因不明。Siva 提出 PACNS 的肉芽肿及没有自身抗体或免疫复合物在血管壁上沉积,提示其为 T 淋巴细胞介导的非特异性炎症反应。

这一观点目前得到许多国内外学者的认可。目前认为多数 PACNS 可能由微生物原或非微生物原性免疫复合物所诱发的自身免疫异常所致,或在一定的个体中可能存在基因遗传缺陷,免疫系统特殊抗原暴露导致了患血管炎的高风险。

另外,长期吸烟、相关服药史(如烟碱、咖啡因、麻黄碱、避孕药等)也可能导致该病的发生。

微生物原或非微生物原免疫复合物沉积导致血管损害以及 T 细胞－内皮细胞反应性的血管损害,内皮细胞表面黏附分子和内皮下的基质共同参与炎症细胞自血管腔内向炎症反应部位的迁移过程,造成血流的阻断和局部血管、组织的损伤。

此外,活化的内皮细胞具有促凝集作用,而炎症细胞因子通过增加内皮细胞组织因子的表达和触发其他促凝系统,激活外源性凝血系统,可出现血管壁纤维素样坏死、炎细胞浸润、渗出以及动静脉内血栓形成,导致受损血管周围脑组织梗死或出血,以及髓鞘脱失和轴索变性。

三、病理变化

PACNS病理组织学改变多样,可以是淋巴细胞性血管炎、纤维素样坏死性血管炎或肉芽肿性血管炎,其中以肉芽肿性血管炎最常见,双侧软脑膜和血管实质可分别或同时受累,单侧少见。主要累及软脑膜及皮质的中、小动脉(直径＜200μm),较少累及静脉及微静脉。血管炎稳定期则以瘢痕组织形成为主要病理改变。

典型的肉芽肿性血管炎可见朗汉细胞或外来巨细胞、淋巴细胞和浆细胞等。15%的病例表现为非肉芽肿性病变,呈跳跃性损害,常累及脑的中小动脉尤其是镜下才能看到的微小动脉,受累动脉为多发性、多灶性或多节段性,受累血管管壁的炎性细胞浸润、渗出以及管腔内血栓形成,后期血管壁纤维化可造成血管管壁不同程度的狭窄或闭塞,引起局部脑组织结构破坏伴随大量格子细胞出现,导致脑的弥散性或局灶性缺血性损害和出血。但是 PACNS 的组织学改变缺乏特异性,很难与其他继发性的中枢神经系统血管炎相鉴别。

四、PACNS 的分类

(一)感染性 PACNS

常见有梅毒性血管炎、结核性血管炎、真菌性血管炎、病毒性血管炎等。

(二)非感染性 PACNS

分为原发性 PACNS 合并系统性血管炎和结缔组织病合并血管炎,前者包括颞动脉炎、Wegenere 肉芽肿、结节性多动脉炎、Churg－Strauss 综合征、Takayasu 动脉炎、Kawasaki 病等,后者包括系统性红斑狼疮、干燥综合征、贝赫切特综合征等。

五、临床表现

该病发病年龄为 15～83 岁,多见于 40～60 岁年龄段,男性发病率较女性略高,儿童少见。

由于本病的病理改变的多样性,所以临床表现也较复杂。大多数患者呈亚急性或隐匿性起病,伴有缓解和渐进的过程或快速进展。临床突出表现为头痛、局灶性神经功能缺陷及弥散性脑损害三大症状。

(一)头痛

头痛为最常见表现,可为急性或慢性发病,程度可轻可重。

(二)局灶性中枢神经系统损害

局灶性中枢神经系统损害包括短暂性脑缺血发作、卒中、颅神经病变、癫痫、脊髓受累表现可有肌力减退甚至瘫痪等。

(三)弥散性脑损害症状

如一过性意识水平的改变、认知功能改变、反复发作惊厥,个别患者可出现精神症状。患者的症状和体征随着疾病的发作、缓解过程会有多种临床表现。患者之间的临床表现、病程、预后差异很大,提示本病不是一种单一的疾病,或许是一组相关的综合征。

六、辅助检查

(一)血液检查

对感染导致的 PACNS 应做相关的血清学试验,而实验室参数对自身免疫异常导致的中枢神经系统血管炎缺乏敏感性和特异性。

抗中性粒细胞抗体检测在小血管炎诊断中有重要作用,但这些自身抗体检查的诊断意义仍有待确定。

(二)CSF 检查

经病理确诊的患者中有 80%～90%的 CSF 检查结果异常,常见的是总蛋白含量增加,伴轻度淋巴细胞反应或出现中性白细胞,一些患者可以出现 IgG 合成率增加及寡克隆带。

(三)影像学检查

1.CT

有 1/3～2/3 的患者 CT 可发现异常。由于其敏感性较低,CT 仅在不宜进行 MRI 检查时应用,以排除其他疾病尤其是早期的大脑出血。

2.MRI

MRI 检查对 PACNS 的脑部病变较为敏感,其 MRI 表现具有多样性,但无特征性。常见 MRI 显示通常累及双侧皮质和深部白质的多发梗死灶,包括胼胝体和内囊。T_2WI 上皮质、皮质下和皮髓质交界区以及深部白质内的高信号病灶表示缺血或者梗死,也可见大小不等的出血灶。较少见的有皮质或皮质下的占位性病灶并伴有水肿,类似于原发性肿瘤。此外,还有反复发生的脑出血、蛛网膜下腔出血征象,也有类似脱髓鞘病变及脑白质营养不良的现象。MRI 增强扫描显示有的病灶无强化,有的病灶强化后表现多样性,可以表现为皮质下不规则条纹状强化,软脑膜强化累及部分脑实质,局灶性皮质带状强化或弥散性脑实质血管强化。WhitemL 等的一项回顾性研究也表明 DWI 的弥散系数分析能更好地显示大脑的一些异常改变,有助于中枢血管炎诊断。

3.dSA

脑血管造影是 PACNS 的一个主要诊断手段,其征象包括动脉狭窄、扩张和受阻,受累血管区的循环时间改变,也有的表现为动脉串珠样改变和动脉瘤形成。但血管造影对本病也没有特异性,因为相似的变化不但可以在继发性中枢神经系统血管炎中看见,也可见于非炎症性血管病,如动脉粥样硬化、高血压性脑血管病、放射性血管病、非细菌性心内膜炎、中枢系统感染以及不同原因引起的血管痉挛。此外,血管造影显示的病变血管与 MRI 病灶范围常不相符,不是所有的血管变化都能引起脑实质的病变。

同样,MRI 上看到的病变并不一定就有血管造影的异常,因为也许仅侵犯到小血管或改变轻微,血管造影尚不能发现。血管造影的敏感性与炎症病理变化、血管病变的范围、类型有关。动态进行血管造影观察原有血管节段性部分或完全狭窄的变化,可用来评估本病的治疗情况。

4.其他影像学检查

MRA、SPECT 和 PET 也有用于本病的报道,但都有其局限性。

(四)脑活检

脑组织病理学检查是诊断本病的"金标准"。如有无法解释的脑病综合征,持续数天至数周,特别是有局灶的小脑体征、CSF 蛋白质含量升高和淋巴细胞数增多、头颅 MRA 或血管造影有血管炎的可疑征象时,则应行脑活检。推荐的病灶的立体定向活检和对局限性病灶的颞电极活检取材的位置主要选择 MRI 发现异常的部位,标本必须含有软脑膜、皮质和皮质下组织,以避免因病灶的跳跃特性而取样错误。因软脑膜比脑实质更易被累及,所以软脑膜活检比脑实质活检有更高的阳性率。脑活检的特征性的病理表现为皮质和软脑膜血管透壁或非透壁炎性细胞浸润,包括肉芽肿性、淋巴细胞性以及急性坏死性血管炎。

有时脑活检并未发现血管炎表现,而主要是非特异性胶质细胞增生、血管周围少许炎性细胞浸润以及脑实质的缺血梗死,可能为病变血管位于病灶近心端,病变尚未延伸到表面脑皮质和软脑膜,或是取材不足及取材前应用糖皮质激素所致。

七、诊断及鉴别诊断

目前由于脑活检尚不可能成为常规检查,PACNS 的诊断仍依赖患者的临床表现、影像学检查结果和病理学改变特点综合分析,对于无法解释的头痛、慢性血管炎和青年人出现的卒中,应该考虑本病的可能。

目前临床公认的诊断标准是:①临床症状主要为头痛和多灶性神经系统障碍,症状至少持续 6 个月以上或首发症状非常严重;②血管造影发现多发的动脉阶段性狭窄;③排除系统性炎性和感染性疾病;④软脑膜或脑实质活检证实为炎性反应,无微生物感染、动脉粥样硬化和肿瘤的证据。

PACNS 需与下列疾病进行鉴别。

(一)常染色体显性遗传脑血管病伴皮质下梗死和白质脑病

常染色体显性遗传性脑动脉病伴皮质下梗死和白质脑病(CADASIL)也称为遗传性多发脑梗死性痴呆,是一种累及脑白质的多发性梗死灶的显性遗传病,临床可表现为痴呆和脑局灶体征。

头颅 MRI 检查主要表现为皮质下和中央灰质的多发腔隙性梗死,基底节、丘脑和脑室旁白质受累在本病中最常见,而胼胝体、外囊、颞叶、颞极和脑干受累具有一定的诊断价值。皮肤和腓肠神经组织活检电镜检查可以发现小血管壁平滑肌细胞表面嗜锇性颗粒。而血管炎一般为散发出现,多为双侧幕上病变,累及皮质和白质。

(二)Binswanger 综合征

Binswanger 综合征表现为多发性脑梗死伴白质的损害,大脑皮质一般不累及,发病年龄较血管炎偏大,常存在动脉粥样硬化的危险因素,血清学检查没有抗中性粒细胞抗体的升高,血管造影也没有血管炎的改变。病理学改变没有严重的血管壁炎细胞浸润。

(三)多发性硬化

部分 PACNS 患者的临床表现类似多发性硬化,出现自发缓解及复发,伴有视神经病变和脑干病变,脑脊液寡克隆区带阳性,但惊厥、严重头痛和脑病等常出现在中枢神经系统血管炎,很少出现在多发性硬化中。多发性脑梗死伴随弥散性白质损害的影像学改变出现在血管炎中,而不出现在多发性硬化中,外周血管检查一般不会有阳性发现。

(四)中枢神经系统肿瘤

继发性或孤立的中枢神经系统血管炎可以表现为假瘤样改变,出现局灶性的神经系统体征和类似肿瘤的影像学改变。虽然可以对孤立的炎性病灶进行实验性糖皮质激素治疗,以观察病灶是否消失,但不能排除中枢神经系统原发性的淋巴瘤。两者的鉴别主要仍在于病理学检查。

八、治疗

目前建议首选联合应用糖皮质激素和免疫抑制剂,持续治疗 6～12 个月,直到患者处于缓解期。推荐的标准治疗方案是糖皮质激素和环磷酰胺的联合治疗。最常用的治疗方案是静脉注射甲基泼尼松龙,每日 1g,用 3～7d,随后口服泼尼松(60mg/d)和环磷酰胺 2～2.5mg/(kg·d)或静脉注射环磷酰胺 500～5000mg/m^2,每周 1 次,连用 3 次,以后每月 1 次。环磷酰胺是强有力的免疫抑制剂,但不良反应也很大。

有研究建议将硫唑嘌呤和氨甲蝶呤用于 PACNS 的一线治疗;也有研究经鞘内注射氨甲蝶呤及地塞米松,收到良好的效果,但还有待于活检确诊的患者治疗证实。

作为一般性的治疗,应当采取保护血管内皮细胞的药物,如他汀类药物钙离子拮抗剂以及抗血栓的药物治疗。抗血小板制剂已被有些研究推荐用于支持治疗。目前尚有待于临床证实疗效的药物有免疫抑制剂如霉酚酸酯(Mycophenolate)和免疫调节剂如 Lefunamide、干扰素—α、坎帕斯(Campath—1H,一种人源化单克隆抗体)等。

九、预后

PACNS 可以导致严重的神经障碍甚至死亡,尽管大部分人对治疗有反应,但病死率仍很高。目前对该病的预后学者意见不一,Ojeda 等统计了 36 例活检为 PACNS 的病例,病死率高达 72%。Calabrese 统计 48 例 PACNS 患者的病死率为 61%。而局灶性占位的 PACNS 患者,手术可能为最有效的治疗方案,术后糖皮质激素巩固治疗可防止病变的复发和抑制残留病变的生长,近期预后较好,有待远期观察。

目前认为本病还是一个临床难题,其病因、病理、临床表现、诊断及治疗等方面还需要进一步的探索。

第五节　蛛网膜下隙出血

一、概述

人脑的表面被覆三层膜,由内及外依次是软脑膜蛛网膜、硬脑膜。蛛网膜与软脑膜之间的腔隙叫蛛网膜下隙,正常由无色透明的脑脊液充盈。当脑血管发生破裂时,血液流入蛛网膜下隙,即为蛛网膜下隙出血(SAH),是脑底部或脑表面的病变血管破裂,血液直接流入蛛网膜下隙引起的一种临床综合征。约占急性脑卒中的 10%,是一种非常严重的常见疾病。

世界卫生组织调查显示中国发病率约为每年 2/10 万人,亦有报道为每年(6～20)/10 万人。脑实质内出血或外伤性出血后,血液穿破脑组织和蛛网膜,流入蛛网膜下隙,称为继发性蛛网膜下隙出血。确诊 SAH 之后,应尽早行脑血管造影或 MRA 检查,一旦证实为颅内动脉瘤破裂,尽快准备实施开颅夹闭手术或血管内介入栓塞治疗。SAH 治疗目的主要是防治再出血、血管痉挛及脑积水等并发症,降低病死率和致残率。

一般处理及对症处理:监测生命体征和神经系统体征变化,保持气道通畅,维持呼吸、循环稳定。安静卧床,避免激动及用力,保持大便通畅,可对症应用镇静镇咳及抗癫痫类药物。降低颅内压适当限制液体入量,防治低钠血症。临床常用甘露醇、甘油果糖等脱水剂降低颅内压,也可酌情选用清蛋白。当伴有较大的脑内血肿时,可手术清除血肿。

二、病因及发病机制

凡能引起脑出血的病因均能引起本病。常见的病因如下。

(一)颅内动脉瘤

颅内动脉瘤占 50%～85%,好发于脑底动脉环的大动脉分支处,以该环的前半部较多见。

(二)脑血管畸形

主要是动静脉畸形,多见于青少年,占 2%左右,动静脉畸形多位于大脑半球大脑中动脉分布区。

(三)脑底异常血管网病(Moyamoya 病)

脑底异常血管网病约占 1%。

(四)其他

夹层动脉瘤、血管炎、颅内静脉系统血栓形成、结缔组织病、血液病、颅内肿瘤、凝血障碍性疾病、抗凝治疗并发症等。

(五)原因不明的出血

部分患者出血原因不明,如原发性中脑周围出血。

蛛网膜下隙出血的危险因素主要是导致颅内动脉瘤破裂的因素,包括高血压、吸烟、大量饮酒、既往有动脉瘤破裂病史、动脉瘤体积较大、多发性动脉瘤等。与不吸烟者相比,吸烟者的动脉瘤体积更大,且更常出现多发性动脉瘤。

动脉瘤是动脉壁因局部病变(可因薄弱或结构破坏)而向外膨出,形成永久性的局限性扩张。动脉瘤的形成可能是由动脉壁先天性肌层缺陷或后天获得性内弹力层变性或两者联合作用导致。所以动脉瘤的发生一定程度上有遗传倾向和家族聚集性。颅内动脉瘤不完全是先天异常造成的,相当一部分是后天生活中发展而来的,随着年龄增长,动脉壁的弹性逐渐减弱,在血流冲击等因素下向外突出形成动脉瘤。

无论是动脉瘤破裂、动静脉畸形病变血管破裂,还是血压突然增高使血管破裂等其他情况,均可导致血流入脑蛛网膜下隙,通过围绕在脑和脊髓周围的脑脊液迅速扩散,刺激脑膜,引起头痛和颈项强直等脑膜刺激征。血液进入蛛网膜下隙后还会使颅腔内容物增加,压力增高,并继发脑血管痉挛。后者系因出血后血凝块和围绕血管壁的纤维组织的牵引(机械因素),血管壁平滑肌细胞间形成的神经肌肉接头产生广泛缺血性损害和水肿。

另外,大量积血或凝血块沉积于颅底,部分凝集的红细胞还可堵塞蛛网膜绒毛间的小沟,使脑脊液的回吸收被阻,因而可发生急性交通性脑积水或蛛网膜粘连,使颅内压急骤升高,进一步减少了脑血流量,加重了脑水肿,甚至导致脑疝形成。以上均可使患者病情稳定好转后,再次出现意识障碍或出现局限性神经症状。后交通动脉瘤的扩张、出血可压迫邻近动眼神经,产生不同程度的动眼神经麻痹(表现为眼球活动障碍)。也可能因血液刺激下丘脑,引起血糖升高、发热等内分泌和自主神经功能紊乱。

三、临床表现

任何年龄均可发病,青壮年更常见,动脉瘤破裂所致者好发于 30～60 岁,女性多于男性。突然起病,以数秒或数分钟速度发生的头痛是最常见的起病方式。患者常能清楚地描述起病的时间和情景。

发病前多有明显诱因,如剧烈运动、情绪激动、用力、排便、咳嗽、饮酒等;少数可在安静情况下发病。约有 1/3 患者动脉瘤破裂前数日或数周有头痛、恶心、呕吐等症状。

SAH 典型临床表现为突然发生的剧烈头痛、恶心、呕吐和脑膜刺激征,伴或不伴局灶体征。剧烈活动中或活动后出现爆裂性局限性或全头部剧痛,难以忍受,呈持续性或持续进行性加重,有时上颈段也可出现疼痛。其始发部位常与动脉瘤破裂部位有关。

常见伴随症状有呕吐、短暂意识障碍、项背部或下肢疼痛、畏光等。绝大多数病例发病后数小时内出现脑膜刺激征,以颈项强直最明显,Kemig 征、Brudzinski 征可呈阳性。眼底检查可见视网膜出血、视盘水肿,约有 25% 的患者可出现精神症状,如欣快、谵妄、幻觉等。还可有癫痫发作、局灶神经功能缺损体征如动眼神经麻痹、失语、单瘫或轻偏瘫、感觉障碍等。

部分患者,尤其是老年患者头痛、脑膜刺激征等临床表现常不典型,而精神症状较明显。原发性中脑出血的患者症状较轻,CT 表现为中脑或脑桥周围脑池积血,血管造影未发现动脉瘤或其他异常,一般不发生再出血或迟发型血管痉挛等情况,临床预后良好。

四、并发症

(一)再出血

再出血是 SAH 的急性严重并发症,病死率为 50% 左右。出血后 24h 内再出血危险性最大,发病 1 个月内再出血的风险都较高。2 周内再出血发生率为 20%～30%,1 个月为 30%。

再出血原因多为动脉瘤破裂。入院时昏迷,高龄,女性,收缩压超过 170mmHg 的患者再出血的风险较大。

临床表现为在病情稳定或好转的情况下,突然发生剧烈头痛、恶心呕吐、意识障碍加深、抽搐、原有症状及体征加重或重新出现等。确诊主要依据上述表现、CT 显示原有出血的增加或腰椎穿刺脑脊液含血量增加等。

(二)脑血管痉挛

脑血管痉挛是死亡和致残的重要原因。有 20%～30% 的 SAH 患者出现脑血管痉挛,引起迟发性缺血性损伤,可继发脑梗死。早发性脑血管痉挛出现于出血后,历时数分钟或数小时缓解;迟发性脑血管痉挛始发于出血后 3～5d,5～14d 为高峰,2～4 周后逐渐减少。临床表现为意识改变、局灶神经功能损害(如偏瘫、失语等),动脉瘤附近脑组织损害的症状通常最严重。

(三)脑积水

15%～20%的SAH患者会发生急性梗阻性脑积水。急性脑积水于发病后1周内发生,由于血液进入脑室系统和蛛网膜下隙形成血凝块阻碍脑脊液循环通路所致,属畸形阻塞性脑积水;轻者表现为嗜睡、精神运动迟缓和记忆损害,重者出现头痛、呕吐、意识障碍等。急性梗阻性脑积水大部分可随出血被吸收而好转。迟发性脑积水发生于SAH后2～3周,为交通性脑积水。表现为进行性精神智力障碍、步态异常及尿便障碍。脑脊液压力正常,故也称正常颅内压脑积水,头CT或MRI显示脑室扩大。

(四)其他

有5%～10%患者可发生抽搐,其中2/3发生于1个月内,其余发生于1年内。有5%～30%患者可发生低钠血症和血容量减少的脑耗盐综合征或抗利尿激素分泌增多所致的稀释性低钠血症和水潴留,上述两种低钠血症需要在临床上进行鉴别;还可出现脑心综合征和急性肺功能障碍,与儿茶酚胺水平波动和交感神经功能紊乱有关。

五、辅助检查

(一)影像学检查

1.头颅CT

头颅CT是诊断SAH的首选方法,CT显示蛛网膜下隙内高密度影可以确诊SAH。

根据CT结果可以初步判断或提示颅内动脉瘤的位置:如位于颈内动脉段常是鞍上池不对称积血;大脑中动脉段多见外侧裂池积血;前交通动脉段则是前间裂基底部积血;而出血在脚间池和环池,一般无动脉瘤。

动态CT检查还有助于了解出血的吸收情况,有无再出血、继发脑梗死、脑积水及其程度等。CT对于蛛网膜下隙出血诊断的敏感性在24h内为90%～95%,3d为80%,1周为50%。

2.头部MRI

当病后数天CT的敏感性降低时,MRI可发挥较大作用。4d后T_1像能清楚地显示外渗的血液,血液高信号可持续至少2周,在FLAIR像则持续更长时间。因此,当病后1～2周,CT不能提供蛛网膜下隙出血的证据时,MRI可作为诊断蛛网膜下隙出血和了解破裂动脉瘤部位的一种重要方法。

(二)CSF检查

通常CT检查已确诊者,腰穿不作为临床常规检查。如果出血量少或者起病时间较长,CT检查可无阳性发现,而临床可疑蛛网膜下隙出血需要行腰穿检查CSF,最好于发病12h后进行腰椎穿刺,以便与穿刺误伤鉴别。均匀血性脑脊液是蛛网膜下隙出血的特征性表现,且是新鲜出血,如CSF变黄或者发现吞噬红细胞、含铁血黄素或胆红素结晶的吞噬细胞等,则提示已存在SAH。

(三)脑血管影像学检查

1.DSA

DSA是诊断颅内动脉瘤最有价值的方法,阳性率达95%,可以清楚显示动脉瘤的位置、大小、与载瘤动脉的关系、有无血管痉挛等。血管畸形和烟雾病也能清楚显示。由于血管造影可加重神经功能损害,如脑缺血、动脉瘤再次破裂出血等,因此造影时机宜避开脑血管痉挛和再出血的高峰期,即出血 3d 内或 3~4 周后进行为宜。

2.CTA 和 MRA

CTA 和 MRA 是无创性的脑血管显影方法,但敏感性、准确性不如 DSA。主要用于动脉瘤患者的随访以及急性期不能耐受 DSA 检查的患者。

3.经颅超声多普勒

动态检测颅内主要动脉流速是及时发现脑血管痉挛(CVS)倾向和痉挛程度的最灵敏的方法。

4.其他

有些 SAH 找不到病因,即脑血管造影结果是正常的,这部分患者往往呈良性病程,以后不容易再出血。但一定注意偶尔会出现脑血管造影结果假阴性的情况,即由于医生经验不足、硬件设备不够先进或动脉瘤内血栓形成等原因导致器质性脑血管病变被漏诊。

(四)实验室检查

血常规、凝血功能、肝功能及免疫学检查有助于寻找出血的其他原因。

六、诊断及鉴别诊断

突然发生的剧烈头痛、恶心、呕吐和脑膜刺激征阳性的患者,无局灶性神经缺损体征,伴或不伴意识障碍,应高度怀疑本病,结合 CT 证实脑池与蛛网膜下隙内有高密度征象可诊断为蛛网膜下隙出血。如果 CT 检查未发现异常或没有条件进行 CT 检查时,可根据临床表现结合腰穿 CSF 呈均匀一致血性、压力增高等特点做出蛛网膜下隙出血的诊断。

(一)脑出血

深昏迷时与 SAH 不易鉴别,脑出血多有高血压,伴有偏瘫、失语等局灶性神经功能缺失症状和体征。原发性脑室出血与重症 SAH 临床难以鉴别,小脑出血、尾状核头出血等因无明显肢体瘫痪易与 SAH 混淆,仔细的神经功能检查、头颅 CT 和 DSA 检查可资鉴别。

(二)颅内感染

各种类型的脑膜炎如结核性、真菌性、细菌性和病毒性脑膜炎等,虽有头痛、呕吐和脑膜刺激征,但常先有发热,发病不如 SAH 急骤,CSF 性状提示感染而非出血,头部 CT 无蛛网膜下隙出血表现等特点可以鉴别。

(三)瘤卒中或颅内转移瘤

约有 1.5% 脑肿瘤可发生瘤卒中,形成瘤内或瘤旁血肿合并 SAH,癌瘤颅内转移、脑膜癌病或 CNS 白血病有时可为血性 CSF,根据详细的病史,CSF 检出瘤或癌细胞及头部 CT 可鉴别。

(四)其他

有些老年人 SAH 起病以精神症状为主,起病较缓慢,头痛、颈项强直等脑膜刺激征不明显或表现意识障碍和脑实质损害症状较重,容易漏诊或误诊,应注意询问病史及体格检查,并行头颅 CT 或 CSF 检查以明确诊断。

七、治疗

(一)监测生命体征和神经系统体征变化

保持气道通畅,维持呼吸、循环稳定。安静卧床,避免激动及用力,保持大便通畅,可对症应用镇静镇咳及抗癫痫类药物。

(二)降低颅内压

适当限制液体入量,防治低钠血症。临床常用甘露醇、甘油果糖等脱水剂降低颅内压,也可酌情选用清蛋白。当伴有较大的脑内血肿时,可手术清除血肿以降低颅内压抢救生命。

(三)防治再出血

(1)安静休息,绝对卧床 4～6 周。

(2)控制血压,患者可能因为剧痛导致血压升高,注意去除疼痛等诱因。

(3)合理应用抗纤溶药物,以防动脉瘤周围血块溶解引起再出血,常用药物有氨基己酸等,但现有的高质量临床研究证据不支持使用止血药。

(4)外科手术消除动脉瘤是防止动脉瘤性 SAH 再出血最好的办法。

(四)防治脑血管痉挛

脑血管痉挛是在 SAH 后,颅底容量大血管迟发性收缩,常在血管造影或脑血流上表现为受累血管远端区域的灌注减少。造影上血管痉挛有典型的短暂过程—出血后 3～5d 开始,5～14d 狭窄到最大,2～4 周后逐渐恢复。约半数病例血管痉挛表现为迟发性神经系统缺损,可缓解或发展为脑梗死。有 15%～20% 的患者在标准治疗后发生脑卒中或死于血管痉挛,建议早期使用尼莫地平等钙离子拮抗剂。

(五)控制低钠血症

1.抗利尿激素分泌异常综合征(SIADH)

SAH 引起丘脑下部或垂体损伤,造成抗利尿激素(ADH)分泌或释放过多,致肾小管保钠排钾功能下降而对水的重吸收增加,产生稀释性低钠血症。有研究表明前交通动脉瘤破裂后SAH,更容易发生低钠血症,因为下丘脑的压力感受器其嘴部由前交通动脉的穿通动脉供血,一旦前交通动脉瘤破裂发生 SAH,更容易引起前交通动脉及穿通动脉痉挛,影响下丘脑血供导致下丘脑功能失调,导致 SIADH。

2.脑耗盐综合征(CSWS)

低钠血症是由于 SAH 直接刺激丘脑下部等多处神经细胞产生多种利钠肽包括心房利钠肽(ANP)和脑利钠肽(BNP)导致下丘脑功能紊乱,影响垂体—肾上腺的交感神经和副交感神经,使去甲肾上腺素分泌增加,引起心脏负荷增加,刺激心房等处细胞分泌心、脑钠肽增加,通过抑制肾集合管对钠的重吸收达到利尿利钠的作用。如果将其定义为血钠水平不高于134mmol/L,连续 2d 以上,1/3 的患者将被诊断为低钠血症。低钠血症在发病后第 2～10d 最易发生。严重的低钠血症(120～124mmol/L)的发生率约为 4%。纠正 SAH 后的低钠血症实际上是纠正血容量不足。急性症状性低钠血症很少见,需要紧急使用高张盐水(1.8% 或甚至3%)治疗。虽然对于慢性低钠及酒精、营养不良、肾衰竭或肝衰、器官移植引起的低钠,快速纠正低钠血症可能导致脑桥中央髓鞘溶解症,但是高张盐水治疗 SAH 后低钠血症是比较安全的。一项回顾性研究总结了接受高张盐水(3%)治疗的 29 例 SAH 后低钠及临床血管痉挛的患者情况,没有一例患者发生脑桥中央髓鞘溶解症,也没有发生类似充血性心力衰竭或肺水肿等其他并发症。与此相似,我们的数据库中(超过 2500 例 SAH 患者)没有患者在纠正低钠后发生脑桥中央髓鞘溶解症;在 PubMed 中使用"髓鞘溶解及动脉瘤"或"髓鞘溶解或蛛网膜下隙出血"进行检索,没有发现 SAH 患者发生脑桥中央髓鞘溶解症。患者对轻微的低钠血症(125～134mmol/L)的耐受性通常较好,该病是自限性的,不需特殊治疗。生理盐水(0.9%氯化钠溶液;含 Na^+ 为 150mmol/L)会引起负液平衡或尿钠过多的患者出现低血钠。

氟氢可的松因其具有盐皮质激素的作用(作用于远端肾小管,促进钠重吸收),理论上可以防止负钠平衡、低血容量,进而预防缺血并发症。

一项包括 91 例 SAH 患者在内的随机临床研究表明,虽然醋酸氟氢可的松可以降低出血后最初 6d 的尿钠排泄,但该药对血容量不足或缺血性并发症没有肯定的效果。这可能是由于对照组的患者在出现缺血表现之后往往接受了扩容治疗,以至于氟氢可的松的作用被掩盖了。该研究的结果为另一项报告 30 例患者的小型随机试验所证实。

一项包含 71 例患者在内的试验使用氢化可的松预防 SAH 后低钠血症,结果发现在 14d 内使用氢化可的松优于以维持血清钠及电解质为目的的治疗措施。一篇系统综述发表在最后一项试验结果之前,主要是研究氢化可的松与安慰剂相比对 SAH 患者的作用。该药物仅在患者出现继发性脑缺血后开始应用,结果发现氢化可的松与安慰剂相比不能改善患者临床预后。在同样的系统综述中,类固醇皮质激素引起高血糖的风险增加了 1 倍。总而言之,这些研究不足以支持对所有 SAH 患者常规使用氟氢可的松或氢化可的松。

(六)防治脑积水

1.治疗急性脑积水

SAH 后约有 20% 的病例并发急性(梗阻性)脑积水(72h 内脑室扩大)。推荐脑室引流术,尽管会增加再出血和感染(Ⅳ～Ⅴ级证据,C 级推荐)。处置方法如下。

(1)观察 24h。

(2)脑脊液置换。

(3)脑室引流。

2.治疗慢性脑积水

SAH 后常发生慢性(交通性)脑积水。推荐对症状性患者行暂时或永久性脑脊液引流(Ⅳ～Ⅴ级证据,C 级推荐)。SAH 后常发生脑室扩大,病因通常为脑室内出血导致梗阻性脑积水;SAH 急性脑积水更多地发生在临床症状重的患者。诊断依靠影像,许多患者无症状,只有一部分病例需分流术改善临床状态。对于 SAH 后急性脑积水和意识水平减退的患者,一般推荐脑室引流术;50%～80% 的此类病例引流术后有不同程度的改善。

(七)脑脊液置换术

多年来即有人应用此等方法,但缺乏多中心、随机、对照研究。在早期(起病后 1～3d)行脑脊液置换可能有利于预防脑血管痉挛,减轻后遗症状。剧烈头痛、烦躁等严重脑膜刺激征的患者,可考虑酌情选用,适当放 CSF 或进行 CSF 置换治疗。注意有诱发颅内感染、再出血及脑疝的危险。一般不推荐脑脊液置换。

八、预后

约有 10% 的患者在接受治疗前死亡。30d 内病死率约为 25% 或更高。再出血的病死率约为 50%,2 周内再出血率为 20%～25%,6 个月后的年复发率为 2%～4%。影响预后最重要的因素是发病后的时间间隔及意识水平,死亡和并发症多发生在病后 2 周内,6 个月时的病死率在昏迷患者中是 71％，在清醒患者中是 11％。其他因素，如老年患者较年轻患者预后差；动脉瘤性 SAH 较非动脉瘤性 SAH 预后差。脑蛛网膜下隙出血后的病程及预后取决于其病因、病情、血压情况、年龄及神经系统体征。动脉瘤破裂引起的蛛网膜下隙出血预后较差，脑血管畸形所致的蛛网膜下隙出血常较易于恢复。原因不明者预后较好，复发机会较少。年老体弱者，意识障碍进行性加重，血压增高和颅内压明显增高或偏瘫、失语、抽搐者预后均较差。

第五章　内分泌系统疾病

第一节　尿崩症

尿崩症(DD 是由于下丘脑－神经垂体病变引起精氨酸加压素(AVP)又称抗利尿激素(ADH)不同程度的缺乏,或由于多种病变引起肾脏对 AVP 敏感性缺陷,导致肾小管重吸收水的功能障碍的一组临床综合征。前者为中枢性尿崩症(CDD),后者为肾性尿崩症(QNDI),其临床特点为多尿、烦渴、低比重尿或低渗尿。尿崩症常见于青壮年,男女之比为 2∶1,遗传性NDI 多见于儿童。

一、病因和发病机制

中枢性尿崩症是由于多种原因影响了 AVP 的合成、转运、储存及释放所致,可分为继发性、特发性和遗传性尿崩症。

(一)继发性尿崩症

约 50％患者为下丘脑神经垂体部位的肿瘤,如颅咽管瘤、松果体瘤、第三脑室肿瘤、转移性肿瘤、白血病等所引起。10％由头部创伤所致(严重脑外伤、垂体下丘脑部位的手术)。

此外,少数中枢性尿崩症由脑部感染性疾病(脑膜炎、结核、梅毒)、Langerhans 组织细胞增生症或其他肉芽肿病变、血管病变等影响该部位时均可引起尿崩症。任何破坏下丘脑正中隆突(漏斗部)以上部位的病变,常可引起永久性尿崩症;若病变在正中隆突以下的垂体柄至神经垂体,可引起暂时性尿崩症。

(二)特发性尿崩症

约占 30％不等,临床找不到任何病因,部分患者尸解时发现下丘脑视上核与室旁核神经细胞明显减少或几乎消失,这种退行性病变的原因未明,近年有报告患者血中存在下丘脑室旁核神经核团抗体,即针对 AVP 合成细胞的自身抗体,并常伴有肾上腺、性腺、胃壁细胞的自身抗体。

(三)遗传性尿崩症

少数中枢性尿崩症有家族史,呈常染色体显性遗传,由 AVP－神经垂体素运载蛋白(AVP－NPⅡ)编码区多种多样的基因突变所致。突变引起 NPⅡ蛋白质二级结构破坏,继而影响前体蛋白的水解、AVP 与 NPⅡ的结合以及 AVP－NPⅡ复合物在细胞内的转运和加工过程。而且,异常的 AVP－NPⅡ前体的积聚对神经元具有细胞毒性作用,从而引起下丘脑合成 AVP 神经细胞的减少。此外,还可出现一种 X 连锁隐性遗传的类型,由胎盘产生的 N 末端氨基肽酶使其 AVP 代谢加速,导致 AVP 缺乏,其症状在妊娠期出现,常于分娩后数周缓解,故称为妊娠性尿崩症。

此外,本症可以是 DIDMOAD 综合征(可表现为尿崩症、糖尿病、视神经萎缩、耳聋,又为

Wolfram 综合征)的一部分,为常染色体隐性遗传,但极为罕见。

根据 AVP 缺乏的程度,可分为完全性尿崩症和部分性尿崩症。

二、临床表现

尿崩症的主要临床表现为多尿、烦渴与多饮,起病常较急,一般起病日期明确。24 小时尿量可多达 5～10L,最多不超过 18L,但也有报道达 40L/d 者。尿比重常在 1.005 以下,尿渗透压常为 50～200mOsm/L,尿色淡如清水。部分患者症状较轻,24 小时尿量仅为 2.5～5.0L,如限制饮水,尿比重可超过 1.010,尿渗透压可超过血浆渗透压,可达 290～600mOsm/L,称为部分性尿崩症。

由于低渗性多尿,血浆渗透压常轻度升高,因而兴奋口渴中枢,患者因烦渴而大量饮水,喜冷饮。如有足够的水分供应,患者一般健康可不受影响。但当病变累及下丘脑口渴中枢时,口渴感消失,或由于手术、麻醉、颅脑外伤等原因,患者处于意识不清状态,如不及时补充大量水分,可出现严重失水,血浆渗透压与血清钠浓度明显升高,出现高钠血症,表现为极度软弱、发热、精神症状、谵妄甚至死亡,多见于继发性尿崩症。当尿崩症合并腺垂体功能不全时,尿崩症症状反而会减轻,糖皮质激素替代治疗后症状再现或加重。长期多尿可导致膀胱容量增大,因此排尿次数相应有所减少。

继发性尿崩症除上述表现外,尚有原发病的症状与体征。

三、诊断与鉴别诊断

(一)典型尿崩症的诊断依据

对任何一个持续多尿、烦渴、多饮、低比重尿者均应考虑尿崩症的可能性,利用血浆、尿渗透压测定可以诊断尿崩症。其依据是:

(1)尿量多,一般 4～10L/d。

(2)低渗尿,尿渗透压<血浆渗透压,一般低于 200mOsm/L,尿比重多在 1.005 以下。

(3)禁水试验不能使尿渗透压和尿比重增加,而注射加压素后尿量减少、尿比重增加、尿渗透压较注射前增加 9% 以上。

(4)加压素(AVP)或去氨加压素(DDAVP)治疗有明显效果。

(二)诊断方法如下

1.禁水一加压素试验比较

禁水前后与使用血管升压素前后的尿渗透压变化。禁水一定时间,当尿浓缩至最大渗透压而不能再上升时,注射加压素。正常人此时体内已有大量 AVP 释放,已达最高抗利尿状态,注射外源性 AVP 后,尿渗透压不再升高,而尿崩症患者体内 AVP 缺乏,注射外源性 AVP后,尿渗透压进一步升高。

方法:禁水时间视患者多尿程度而定,一般 6～16 小时不等,禁水期间每 2 小时排尿一次,测尿量、尿比重或渗透压,当尿渗透压达到高峰平顶,即连续两次尿渗透压差<30mOsm/L,而继续禁水尿渗透压不再增加时,抽血测血浆渗透压,然后皮下注射加压素 5U,注射后 1 小时和2 小时测尿渗透压。对比注射前后的尿渗透压。

结果:正常人禁水后尿量明显减少,尿比重超过 1.020,尿渗透压超过 800mOsm/L,不出现明显失水。尿崩症患者禁水后尿量仍多,尿比重一般不超过 1.010,尿渗透压常不超过血浆渗透压。注射加压素后,正常人尿渗透压一般不升高,仅少数人稍升高,但不超过 5%。精神性多饮、多尿者接近或与正常相似。尿崩症患者注射加压素后,尿渗透压进一步升高,较注射前至少增加 9% 以上。AVP 缺乏程度越重,增加的百分比越多,完全性尿崩症者,1 小时尿渗透压增加 50% 以上;部分性尿崩症者,尿渗透压常可超过血浆渗透压,注射加压素后,尿渗透压增加在 9%~50% 之间。肾性尿崩症在禁水后尿液不能浓缩,注射加压素后仍无反应。

本法简单、可靠,但也须在严密观察下进行,以免在禁水过程中出现严重脱水。如患者排尿多、体重下降 3%~5% 或血压明显下降,应立即停止试验,让患者饮水。

2.血浆精氨酸加压素测定(放射免疫法)

正常人血浆 AVP(随意饮水)为 2.3~7.4pmol/L,禁水后可明显升高。但本病患者则不能达正常水平,禁水后也不增加或增加不多。

3.中枢性尿崩症的病因诊断

尿崩症诊断确定之后,必须尽可能明确病因。应进行蝶鞍摄片、视野检查,必要时作 CT 或 MRI 等检查以明确或除外有无垂体或附近的肿瘤。

(三)鉴别诊断

1.精神性烦渴

主要表现为烦渴、多饮、多尿、低比重尿,与尿崩症极相似,但 AVP 并不缺乏,主要由于精神因素引起烦渴、多饮,因而导致多尿与低比重尿。这些症状可随情绪而波动,并伴有其他神经症的症状。上述诊断性试验均在正常范围内。

2.肾性尿崩症

是一种家族性 X 连锁遗传性疾病,其异常基因位于 X 染色体长臂 Xq28 部位,其肾小管对 AVP 不敏感,90% 的患者显示有 AVP_2 受体基因(V_{2R})突变,而 V_1 受体功能正常。

大约 10% 是由于水通道蛋白 2(AQP)基因突变引起的常染色体隐性遗传。此外,极少数家族显示 AQP_2 基因突变的常染色体显性遗传。有些患者表现出受体后缺陷。临床表现与尿崩症极相似。往往出生后即出现症状,多为男孩,女性只表现为轻症,并有生长发育迟缓。注射加压素后尿量不减少,尿比重不增加,血浆 AVP 浓度正常或升高,易与中枢性尿崩症鉴别。

3.其他慢性肾脏疾病

尤其是肾小管疾病,低钾血症,高钙血症等均可影响肾浓缩功能而引起多尿、口渴等症状,但有相应原发疾病的临床特征,且多尿的程度也较轻。

四、治疗

(一)激素替代疗法

1.去氨加压素(1-脱氨-8-右旋精氨酸加压素,DDAVP)

为人工合成的加压素类似物。其抗利尿作用强,而无加压作用,不良反应少,为目前治疗尿崩症的首选药物。

去氨加压素制剂的用法:①鼻腔喷雾吸入,每日 2 次,每次 $10\sim20\mu g$(儿童患者每次 $5\mu g$,每日一次);②口服醋酸去氨加压素片剂,每次 $0.1\sim0.4mg$,每日 $2\sim3$ 次,部分患者可睡前服药一次,以控制夜间排尿和饮水次数,得到足够的睡眠和休息;③肌内注射制剂每毫升含 $4\mu g$,每日 $1\sim2$ 次,每次 $1\sim4\mu g$(儿童患者每次 $0.2\sim1\mu g$)。由于剂量的个体差异大,用药必须个体化,严防水中毒的发生。

2.鞣酸加压素

注射液 5U/mL,首次 0.1～0.2mL 肌内注射,以后观察逐日尿量,以了解药物奏效程度及作用持续时间,从而调整剂量及间隔时间,一般注射 0.2～0.5mL,效果可维持 3～4 天,具体剂量因人而异,用时应摇匀。长期应用 2 年左右因产生抗体而减效。慎防用量过大引起水中毒。

3.垂体后叶素

水剂作用仅能维持 3～6 小时,每日须多次注射,长期应用不便。主要用于脑损伤或手术时出现的尿崩症,每次 5～10U,皮下注射。

(二)其他抗利尿药物

1.氢氯噻嗪

每次 25mg,每日 2～3 次,可使尿量减少一半。其作用机制可能是由于尿中排钠增加,体内缺钠,肾近曲小管重吸收增加,到达远曲小管原尿减少,因而尿量减少,对肾性尿崩症也有效。长期服用氢氯噻嗪可能引起低钾、高尿酸血症等,应适当补充钾盐。

2.卡马西平

能刺激 AVP 分泌,使尿量减少,每次 0.2g,每日 2～3 次。其作用不及氯磺丙脲。

3.氯磺丙脲

刺激 AVP 释放并增强 AVP 对肾小管的作用。服药后可使尿量减少,尿渗透压增高,每日剂量小超过 0.2g,早晨一次口服。本药可引起严重低血糖,也可引起水中毒,应加以注意。

(三)病因治疗

继发性尿崩症尽量治疗其原发病。

五、预后

预后取决于基本病因,轻度脑损伤或感染引起的尿崩症可完全恢复,颅内肿瘤或全身性疾病所致者,预后不良。特发性尿崩症常属永久性,在充分的饮水供应和适当的抗利尿治疗下,通常可以基本维持正常的生活,对寿命影响不大。

第二节　巨人症和肢端肥大症

肢端肥大症和巨人症都是由于生长激素(GH)的慢性高分泌状态所致,一般见于垂体前叶的分泌生长激素的腺瘤。患者的骨骼与软组织可过度生长,同时伴内分泌代谢紊乱。在骨骺闭合前,表现为巨人症;在骨骺闭合后,则表现为肢端肥大症,如果在青春期发病,肢端肥大症与巨人症可同时并存。本病仅次于垂体无功能性腺瘤及泌乳素腺瘤,占垂体瘤的第三位。

肢端肥大症也可以是多发性内分泌腺肿瘤(MEN)I 型或 McCune－Albright 综合征的表现之一,或与其他散发性内分泌肿瘤相伴发生。

一、病因和发病机制

生长激素(GH)和(或)胰岛素样生长因子－1(IGF－1)分泌过多的原因主要有垂体性和

垂体外性。

(一)垂体性

占 98％，以腺瘤为主(占垂体瘤的 25％～30％)，生长素瘤 70％～80％为大腺瘤。

(二)垂体外性

异位 GH 分泌瘤(如胰岛细胞癌)，GHRH 分泌瘤(下丘脑错构瘤、胰岛细胞瘤、支气管类癌等)。

(三)其他

疾病体质性巨人症、性腺功能减退症、肾上腺皮质增生症、McCune－Albright 综合征等。

垂体肿瘤发生机制不明，可由于兴奋性 G 蛋白 α 亚单位发生点突变所致。大多数 GH 瘤直径＞10mm，约 30％肿瘤已伸向鞍外，约 30％肿瘤具有侵袭性，如影响骨和硬脑膜，肿瘤还可同时分泌其他激素如 PRL、TSH、ACTH 等。肿瘤占位亦可导致腺垂体功能减退症。

二、病理

肢端肥大症大多为垂体生长激素细胞腺瘤，少数为增生或癌;巨人症多为增生。腺瘤中除含生长激素细胞外，也可含有促泌乳素细胞，称为混合性细胞腺瘤。在另一些患者，虽然腺瘤细胞形态单一，但却可同时产生 GH 和泌乳素(PRL)，该类腺瘤称为干细胞腺瘤。下丘脑分泌生长激素释放抑制激素(即生长抑素 GHIH，SS)减少，或生长激素释放激素(GHRH)分泌过多，长期刺激垂体，使之增生或形成腺瘤。弥漫性的生长激素细胞增生较罕见。生长激素分泌过多也可能与异位分泌的生长激泌素的过量分泌有关，如支气管腺瘤，胰岛细胞肿瘤和类癌肿瘤和某些下丘脑错构瘤的患者可能出现肢端肥大症或巨人症的临床表现。多数有异位分泌生长激素的患者有蝶鞍增大，并常误为垂体腺瘤或增生。

腺瘤的生长激素细胞对于促垂体激素的反应亦常有异常，例如对生长激素释放抑制激素不敏感，提示其对下丘脑控制的不应性。

三、临床表现

(一)巨人症

常始于幼年，生长较同龄儿童明显高大，持续长高直至性腺发育完全，骨骺闭合，身高可达2m 或以上。若缺乏促性腺激素，性腺不发育，骨骺不闭合，可持续加速长高，软组织可表现为面部粗糙、手脚增厚增大。若垂体瘤持续发展可导致腺垂体功能减退，精神不振、全身无力、毛发脱落、性欲减退、生殖器萎缩。过多 GH 可拮抗胰岛素作用，导致糖耐量减低或糖尿病，多数可因心血管疾病而死亡。

(二)肢端肥大症

发生率每年约 3/100 万，男女相当，多见于 31～50 岁。临床表现取决于垂体瘤的大小、发展速度、GH 分泌情况以及对正常垂体和邻近组织压迫的影响。肢端肥大症既有 GH 分泌过多，又可有促性腺激素、TSH、ACTH 分泌不足，使功能亢进与减退相混杂。

1.肿瘤压迫表现

大的 GH 瘤压迫正常垂体组织，患者可发生腺垂体功能减退症。垂体瘤还可引起头痛、视物模糊、视野缺损、眼外肌麻痹、复视及下丘脑功能障碍。

2.生长激素过度分泌表现

(1)骨骼和皮肤：唇肥厚、鼻唇沟隆起、鼻宽舌大、眉弓和颧骨高突，下颌增大前突，齿间隙增宽，咬合困难。声带粗厚，发音低沉，手脚粗大肥厚，皮肤粗厚、皮脂腺和汗腺分泌亢进(油质感和多汗)，可有皮肤色素沉着、黑棘皮病和多毛。骨关节病和关节痛，关节活动障碍和僵硬。足跟垫可增厚，肌软弱无力甚至肌痛。

(2)糖代谢：胰岛素抵抗和高胰岛素血症，糖耐量减低(29％～45％)乃至糖尿病(10％～20％)，可伴高甘油三酯血症。

(3)骨代谢：肠钙吸收增加致高尿钙和尿结石增加，骨转换增加促进骨质疏松发生。

(4)心血管系统：心肌肥厚、间质纤维化、心脏扩大、左心室功能减退、心力衰竭、冠心病和动脉粥样硬化。

(5)生殖系统：如伴有 PRL 分泌过多，女性表现月经紊乱、溢乳、不育，男性则有性欲减退和阳痿。

(6)呼吸系统：可有呼吸道感染、睡眠呼吸暂停综合征、喘鸣和呼吸困难。

(7)神经肌肉系统：易怒、多汗、精神紧张、神经肌肉疼痛及腕管综合征等。

(8)垂体卒中：垂体 CH 瘤多为大腺瘤，生长迅速，较多发生出血、梗死或坏死。垂体卒中可自发，也可在垂体放射治疗、颅内压增高、糖尿病等诱因下发作。严重可引起压迫症状，如剧烈头痛、呕吐、视交叉受压引起视野缺损，动眼神经麻痹甚至昏迷。

四、诊断

肢端肥大症进展缓慢，早期诊断困难。从起病到确诊往往延搁 5～10 年，诊断主要根据身高、典型面貌、肢端肥大、内脏增大、内分泌代谢紊乱证据和影像学检查异常。24 小时 GH 水平总值较正常值高出 10～15 倍，GH 分泌脉冲数增加 2～3 倍，基础 GH 水平增加达 16～20 倍(正常值＜5μg/L)。葡萄糖负荷(100g)后 GH 不能降低到正常值(0～5μg/L)，可反而升高。ICF－1(正常值＜2.5ng/mL)升高可反映 24 小时 GH 分泌总体水平，可作为筛选和疾病活动性指标，也可作为治疗是否有效的指标。TRH、LHRH 兴奋试验可有 GH 反常升高；GHRH、生长抑素不能改变 GH 水平。下丘脑垂体区 CT、MRI 对诊断有较大帮助；CT、MRI 不仅适用于颅脑病变而且亦可探查胸腔、腹腔等部位的病变。为确定本症患者是否还有腺垂体其他功能异常，需要对全垂体功能及其相应靶腺功能进行评估。

五、治疗

治疗目标：一是解决占位性病变所引起的体征和症状，如头痛、视力改变；二是将 GH 和 IGF－1 水平转为正常，尽可能保存腺垂体功能。具体指标：血清 IGF－1 降为正常，葡萄糖负荷后血 GH 转为正常(＜10μg/L 甚至＜5μg/L)。主要治疗措施包括手术、药物和放射治疗。

(一)手术治疗

应作为首选，经蝶显微外科操作下将肿瘤完全切除。蝶鞍内微腺瘤(＜10mm)最适宜手术切除，而大腺瘤(＞10mm)尤其向鞍上发展或伸向海绵窦者手术治愈率降低。术后基础血浆 CH 应＜2.5μg/L，葡萄糖负荷后血浆 GH 应＜1μg/L(可作为治愈标准)。微腺瘤切除后痊愈率可达 90％，而大腺瘤则少于 50％。手术并发症有尿崩症、脑脊液鼻漏、脑膜炎、腺垂体功能减退。

(二)放射治疗

垂体放射治疗是主要治疗措施之一,可应用于手术之前或之后。放疗的缺点是不能使肿瘤迅速缩小改善视力和减少 GH 分泌,疗效一般需要 2～10 年才能显示。放疗经 5～10 年可导致腺垂体功能减退,尤其是已行垂体手术者。伽马刀适用于垂体小病变,可防止视交叉、视神经和海绵窦结构的损伤,但其疗效尚待证实。

(三)药物治疗

1.生长抑素类似物

奥曲肽 50～100μg,一日 3 次,皮下注射,经数周后可迅速改善多汗、头痛、乏力、感觉异常等临床症状。长期奥曲肽治疗可缩小腺瘤,以便经蝶鞍手术。副作用为恶心、腹部不适、腹泻、脂泻和胆石症等。也可合用多巴胺受体激动剂溴隐亭或培高利特或卡麦角林,使 GH 和 IGF-1 达正常值。

2.生长激素受体拮抗剂

培维索孟可减少 IGF-1 生成而改善症状,尤其是糖耐量减退和糖尿病,但不能使垂体肿瘤缩小,GH 分泌反而可增加。皮下注射 10～20mg/d,可与奥曲肽合用。应注意监测肝酶活性,副作用有头痛、感冒综合征、注射部位反应。

3.多巴胺受体激动剂

期能常用溴隐亭,可降低血 CH、IGF-1 和 PRL,改善临床症状。一般从小剂量(1.25mg)开始,逐渐增加剂量至 20～40mg/d,分次口服,但 1/3 患者无效。由于此药对 GH 抑制不完全,停药后可复发,故宜在术后、放疗尚未达效前应用以缓解临床症状。副作用有头晕、乏力、恶心、呕吐、便秘、直立性低血压、幻觉等。长效制剂卡麦角林较溴隐亭疗效更佳,不良反应较少,每周给药一次,剂量每周不超过 3.5mg 的情况下有效率可达 67%,但停药后易复发,如无效或复发者须手术或放射治疗。

六、预后

本症患者预后较差,病残和死亡率较高,与并发症如心血管病、糖尿病,肺疾患和恶性病变增多有关,平均寿命减少 10 年。

第三节　垂体瘤

垂体瘤是一组从垂体前叶或后叶或颅咽管上皮残余细胞,发生在垂体的肿瘤的总称。垂体瘤约占颅内肿瘤的 10%,这不包括没有症状和功能的,在解剖时发现的微腺瘤。其中主要是前叶的腺瘤,后叶的少见。

临床上垂体前叶腺瘤分类,以往按病理及染色分类,分为无颗粒无功能的嫌色细胞瘤和有颗粒有功能的嗜酸细胞瘤、嗜碱细胞瘤。目前按细胞分泌功能进行分类分为有功能的肿瘤和无功能的肿瘤。

一、病因和发病机制

垂体瘤发病机制目前还不完全清楚,以往有两种学说,即垂体细胞自身缺陷学说和下丘脑调控失常学说。目前的共识是,单纯下丘脑调控激素作用增强或减弱不能引起垂体瘤,垂体发病根本原因是细胞出现单克隆基因异常,然后在内、外因素促进下,单克隆基因异常细胞不断增殖,逐渐发展为垂体瘤。

二、临床表现

垂体瘤起病缓慢,早期可无症状。

(一)激素分泌异常的综合征激素过多

出现相应过多的激素的综合征。

(二)激素过少

当无功能肿瘤增大,压迫正常垂体组织导致腺垂体功能减少的综合征。性功能减退往往是首发症状。

(三)肿瘤压迫垂体周围组织的综合征

(1)头痛是常见症状。不定点,持续性胀痛,也可伴阵发性加剧。

(2)双颞侧偏盲,视野缺损、视力减退均可出现。

(四)其他

肿瘤过大向上生长,如颅咽管瘤可侵入下丘脑,引起下丘脑综合征,侵入海绵窦压迫第三、六对脑神经,使眼球运动障碍或突眼等海绵窦综合征。当面神经受累时可出现三叉神经痛或面部麻木。

三、诊断

(一)临床表现

患者年龄、性别,患病后不适症状,身体的变化。

(二)内分泌检查

由于多数垂体瘤具有分泌激素的功能,在临床表现不明显,影像学尚不能提示有肿瘤时,垂体瘤激素已经发生改变。一些垂体瘤病例单纯靠内分泌检测即可做确诊。

(三)影像学

1.头颅 X 线平片

这是比较原始的诊断方法,根据蝶鞍骨质的变化、鞍区钙化等变化判断有无肿瘤及鉴别诊断。

2.CT 扫描

仅对大型垂体瘤有诊断价值,微小垂体瘤容易漏诊。不能作为诊断垂体瘤的主要工具。

3.MRI 检查

是诊断垂体瘤最重要的工具,可以清楚地显示肿瘤的大小,形态,位置,与周围结构的关系。即使直径 2～3 毫米的肿瘤也可以显示出。但还有部分肿瘤的信号与周围正常垂体组织近似,两者难以区分,还需要结合临床表现和内分泌检查进行诊断。

(四)病理学检查

这是最为可靠的诊断方法,误诊率很低。病理诊断分普通切片 HE 染色光镜观察,只能作为大体诊断,不能分出肿瘤的类型。免疫组化染色,根据肿瘤细胞内所含有的激素进行诊断,敏感度高,但误诊率也高。电子透视显微镜观察,根据肿瘤的细胞不同特征分辨出肿瘤类型,临床很少使用。

四、鉴别诊断

在临床上,垂体瘤的发病主要是发生在垂体上的良性肿瘤,同时又称为垂体腺瘤,是常见的神经内分泌肿瘤之一,占中枢神经系统肿瘤的 10%~15%。绝大多数的垂体腺瘤都是良性肿瘤。

(一)肿瘤

1.颅咽管瘤

多发生在幼儿及年轻人,病理变化缓慢,除视力和视野障碍外,还有发育停止,性器官不发育,肥胖和尿崩等垂体功能减低和丘脑下部受累的临床表现,体积大的肿瘤呈现颅内压增高症状。临床影像学多数病例肿瘤有囊变、钙化。肿瘤多位于鞍上,垂体组织在鞍内底部。

2.鞍结节脑膜瘤

多发生在中年人,病情进展缓慢,初发症状为进行性视力减退伴有不规矩的视野缺损,头痛,内分泌症状不太明显。

临床影像学表现为肿瘤形态规矩,加强综合治疗疗效明显,肿瘤位于鞍上,垂体组织在鞍内底。

3.拉氏囊肿

发病者年轻,病理变化多无明显表现,少部分呈现内分泌混乱和视力减退。

临床影像学可见,体积小的囊肿位于垂体前后叶之间,类似"三明治"。大型囊肿垂体组织被推挤到囊肿的下、前、上方。该病最易误诊为垂体瘤。

4.生殖细胞瘤

又称异位松果体瘤,多发生在幼儿,病情发展快,多饮多尿,性早熟,消瘦,临床症状明显。临床影像学病理变化多位于鞍上,加强综合治疗疗效明显。

5.视交叉胶质瘤

多发生在幼儿及年轻人,以头痛,视力减退为主要临床表现,临床影像学病理变化多位于鞍上,病理变化边界不清,为混杂危险信号,加强综合治疗疗效不太明显。

6.上皮样囊肿

青年人多见,病理变化缓慢,临床表现为视力障碍,临床影像学表现为低危险信号病理变化。

(二)炎症

1.垂体脓肿

重复发生转移热,头痛,视力减退明显,同时可伴有其他颅神经受损,通常病情发展迅速。临床影像学病理变化体积通常不大,与临床症状不相符。蝶鞍周边软组织结构强化明显。

2.嗜酸性肉芽肿

症状近似垂体脓肿,而且发展更快,除头痛,视力减退外,经常有多组颅神经受损,多伴有垂体功能低下。病理变化累及范畴广泛,例如鞍内,蝶窦内,鞍上,前中后颅等部位。临床影像学病理变化周边硬膜强化明显。

3.淋巴细胞性垂体炎

尿崩为主要临床表现。部分伴有垂体功能低下。临床影像学表现为垂体柄明显增粗,垂体组织不同程度地增大。

4.霉菌性炎症

症状近似垂体脓肿,多有长期应用激素和抗生素史。部分病例其他颅神经受损。

5.结核性脑膜炎

青年或幼儿发病,头痛,发热,有脑膜炎史,临床影像学显示有粘连性脑积水。

五、治疗

(一)药物治疗

1.溴隐亭

溴隐亭可抑制催乳激素(PRL)的分泌,治疗 PRL 瘤。从小剂量 1.25mg 开始,每晚 1 次,或餐中服用,以后可递增至 5～7.5mg 每日 1 次或分次服,以减少胃肠道症状。治疗 4～6 周后溢乳减少,2～3 个月后 PRL 恢复正常,月经恢复。垂体瘤可以由大变小,乃至消失。但应长期小剂量维持,以防复发。治疗后可怀孕,怀孕后应停药,待产后视病情再定是否继续用药。但若停药后肿瘤增大者,也可续用小剂量溴隐亭治疗,对胎儿影响不大。溴隐亭也可抑制生长激素腺瘤分泌,但所需剂量较大,每日要 7.5～60mg 以上。

2.赛庚啶

赛庚啶可抑制血清素刺激促肾上腺皮质素释放激素(CRH)的释放,对库欣病及 Nelson 综合征有效。一般 1 日需 24～32mg,有嗜睡、多食等不良反应。

3.奥曲肽

奥曲肽是长效的生长抑素,可用来治疗生长激素瘤,100μg,每日 3 次,治疗 6 个月后才可能有效。

(二)手术治疗

由于近年显微外科的展开和手术路径的改进,除泌乳素瘤外,其他的应首先考虑及早切除肿瘤。但无论何种手术,都不容易彻底切除肿瘤,术后往往需要辅以药物等治疗。术后有半数患者伴垂体功能不全,需激素补充治疗。

(三)放射治疗

有内照射和外照射。一般运用于瘤体小,无鞍上、鞍外压迫又不愿手术者。

1.内照射

在手术时用 $Cr^{32}pO_4$ 胶体混悬液、^{198}金胶液注入鞍内,或 ^{198}金胶固体植入,^{98}钇植入法疗效较好。

2.外照射

多用深度 X 线;钴、高能质子束、α 粒子束治疗。现有用 201 个 ^{60}钴的放射原,将 γ 射线聚集于病灶局部,起到破坏病灶的目的,但又不损伤邻近组织,即 γ 刀。γ 刀适用于颅内深部,生长缓慢,体积较小的肿瘤。

第四节　自身免疫甲状腺炎

自身免疫甲状腺炎(AIT)和 GD 都属于自身免疫甲状腺病。它们的共同特征是血清存在针对甲状腺的自身抗体,甲状腺存在浸润的淋巴细胞。但是甲状腺炎症的程度和破坏的程度不同。GD 的甲状腺炎症较轻,以 TSAb 引起的甲亢表现为主;AIT 则是以甲状腺的炎症破坏为主,严重者发生甲减。AIT 和 GD 具有共同的遗传背景,两者之间可以相互转化,桥本甲状腺毒症即是一种转化的形式,临床表现为 GD 的甲亢和桥本甲状腺炎的甲减交替出现。

AIT 包括五种类型。①桥本甲状腺炎(hT):是 AIT 的经典类型,1912 年由日本学者 Hakaruhashimoto 首次报告:甲状腺显著肿大,50%伴临床甲减。②萎缩性甲状腺炎(AT):过去也称为特发性甲状腺功能减低症、原发性黏液水肿。甲状腺萎缩,大多数伴临床甲减。TSH 受体刺激阻断性抗体(TSBAb)与 AT 引起的甲减有关。③甲状腺功能正常的甲状腺炎(ET):此型甲状腺炎仅表现为甲状腺淋巴细胞浸润,甲状腺自身抗体 TPOAb 或(和)TgAb 阳性,但是甲状腺功能正常。国内调查显示 ET 的患病率在 10%左右。④无痛性甲状腺炎:也称安静性甲状腺炎,这个名称是相对于亚急性甲状腺炎的疼痛特征命名的。此类甲状腺炎既有不同程度的淋巴细胞甲状腺浸润,也有甲状腺功能的改变,即甲亢和(或)甲减,部分患者发展为永久性甲减。产后甲状腺炎(PPT)是无痛性甲状腺炎的一个亚型,特点是发生在妇女产后。近年来出现药物性甲状腺炎也属于无痛性甲状腺炎,胺碘酮、IFN-α 和 IL-2 等药物都屡有报告。⑤桥本甲亢:少数 Graves 病甲亢可以和桥本甲状腺炎并存,可称为桥本甲亢,有典型甲亢的临床表现和实验室检查结果,血清 TgAb 和 TPOAb 高滴度,甲状腺穿刺活检可见两种病变同时存在。

本节重点介绍桥本甲状腺炎、萎缩性甲状腺炎和甲状腺功能正常的甲状腺炎。

一、病因

HT 甲状腺滤泡破坏的直接原因是甲状腺细胞凋亡。浸润的淋巴细胞有 T 细胞和 B 细胞,表达 Fas-L。T 细胞在甲状腺自身抗原的刺激下释放细胞因子(IFN-γ、IL-2、TNF-α 等),后者刺激甲状腺细胞表面 Fas 的表达。Fas 与 Fas-L 结合导致甲状腺细胞凋亡。由于参与的细胞因子都来源于 Thl 细胞,所以 HT 被认为是 Thl 细胞导致的免疫损伤。TPOAb 和 TgAb 都具有固定补体和细胞毒作用,也参与甲状腺细胞的损伤。特别是 TSH 受体刺激阻断性抗体(TSBAb)占据 TSH 受体,促进了甲状腺的萎缩和功能低下。碘摄入量是影响本病发生发展的重要环境因素,随碘摄入量增加,本病的发病率显著增加,特别是碘摄入量增加可以促进隐性的患者发展为临床甲减。流行病学前瞻研究和自发性自身免疫甲状腺炎的动物模型(SAT 小鼠)都证实了这个观点。

二、病理

HT 甲状腺坚硬、肿大。正常的滤泡结构广泛地被浸润的淋巴细胞、浆细胞及其淋巴生发中心代替。甲状腺滤泡孤立,呈小片状,滤泡变小、萎缩,其内胶质稀疏。残余的滤泡上皮细胞增大,胞质嗜酸性染色,称为 Askanazy 细胞。这些细胞代表损伤性上皮细胞的一种特征。

纤维化程度不等,间质内可见淋巴细胞浸润。发生甲减时,90%的甲状腺滤泡被破坏。

三、临床表现

本病是最常见的自身免疫性甲状腺病。国外报告患病率为 $1\%\sim2\%$。发病率男性 0.8/1000,女性 3.5/1000。女性发病率是男性的 $3\sim4$ 倍,高发年龄在 $30\sim50$ 岁。我国学者报告患病率为 1.6%,发病率为 6.9/1000。如果将隐性病例包括在内,女性人群的患病率高达 $1/30\sim1/10$。国内外报告女性人群的 TPOAb 阳性率为 10% 左右。本病早期仅表现为 TPOAb 阳性,没有临床症状。病程晚期出现甲状腺功能减退的表现。多数病例以甲状腺肿或甲减症状首次就诊。HT 表现为甲状腺中度肿大,质地坚硬,而萎缩性甲状腺炎(AT)则表现为甲状腺萎缩。

四、实验室检查

甲状腺功能正常时,TPOAb 和 TgAb 滴度显著增高,是最有意义的诊断指标。发生甲状腺功能损伤时,可出现亚临床甲减(血清 TSH 增高,TT_4、FT_4 正常)和临床甲减(血清 TSH 增高,血清 FT_4、TT_4 减低)。^{131}I 摄取率减低。甲状腺扫描核素分布不均,可见"冷结节"。

甲状腺细针穿刺细胞学检查(FNAC)有助于诊断的确立。

五、诊断

凡是弥漫性甲状腺肿大,特别是伴峡部锥体叶肿大,不论甲状腺功能有否改变,都应怀疑 HT。如血清 TPOAb 和 TgAb 显著增高,诊断即可成立。AT 患者的甲状腺无肿大,但是抗体显著增高,并且伴甲减的表现。部分病例甲状腺肿质地坚硬,需要与甲状腺癌鉴别。

六、其他类型 AIT

(一)无痛性甲状腺炎

甲状腺的淋巴细胞浸润较 HT 轻,仅有局灶性浸润,表现为短暂、可逆性的甲状腺滤泡破坏。

任何年龄都可以发病,女性高于男性,50% 的患者存在甲状腺自身抗体。半数患者甲状腺轻度肿大、弥漫性、质地较硬,无局部触痛。甲状腺功能变化类似亚急性甲状腺炎,表现为甲状腺毒症期、甲减期和恢复期。本病的甲状腺毒症是由于甲状腺滤泡被炎症破坏,甲状腺激素漏入循环所致。各期均有相应的临床表现。血清甲状腺激素与甲状腺 ^{131}I 摄曲率呈现一条相悖的变化曲线。甲减的严重程度与 TPOAb 的滴度相关,20% 的患者遗留永久性甲减,10% 的患者复发。

(二)产后甲状腺炎

发病机制是分娩后免疫抑制解除,潜在的 AIT 转变为临床显性。产后 1 年内发病。碘充足地区的患病率是 7%,我国学者报告 7.2%。TPOAb 阳性妇女发生 PPT 的危险性是 TPOAb 阴性妇女的 20 倍。典型临床表现分为三期者占 43%,包括甲亢期、甲减期和恢复期,仅有甲亢期者占 46%,仅有甲减期者占 11%。本病的甲亢期需要与产后 GD 鉴别。甲状腺轻、中度肿大,质地中等,但无触痛。20% 的患者可以遗留永久性甲减。

七、治疗

本病尚无针对病因的治疗措施。限制碘摄入量在安全范围(尿碘 $100\sim200\mu g/L$)可能有助于阻止甲状腺自身免疫破坏进展。仅有甲状腺肿、无甲减者一般不需要治疗。左甲状腺素

(L-T)治疗可以减轻甲状腺肿,但是尚无证据表明其有阻止病情进展的作用。临床治疗主要针对甲减和甲状腺肿的压迫症状。针对临床甲减或亚临床甲减主要给予 L-T₄替代治疗。甲状腺迅速肿大、伴局部疼痛或压迫症状时,可给予糖皮质激素治疗(泼尼松 30mg/d,分 3 次口服,症状缓解后减量)。压迫症状明显、药物治疗后不缓解者,可考虑手术治疗,但是手术治疗发生术后甲减的概率甚高。

第五节　甲状腺结节

甲状腺结节是指在甲状腺内的肿块,可随吞咽动作随甲状腺而上下移动,是临床常见的病症,可由多种病因引起。临床上有多种甲状腺疾病,如甲状腺退行性变、炎症、自身免疫以及新生物等都可以表现为结节。甲状腺结节可以单发,也可以多发,多发结节比单发结节的发病率高,但单发结节甲状腺癌的发生率较高。

一、病因

甲状腺结节可有多种病因引起。

(一)增生性结节性甲状腺肿

碘摄入量过高或过低、食用致甲状腺肿的物质、服用致甲状腺肿药物或甲状腺激素合成酶缺陷等。

(二)肿瘤性结节

甲状腺良性肿瘤、甲状腺乳头状瘤、滤泡细胞癌、甲状腺髓样癌、未分化癌、淋巴癌等甲状腺滤泡细胞和非滤泡细胞恶性肿瘤以及转移癌。

(三)囊肿

结节性甲状腺肿、腺瘤退行性变和陈旧性出血斑囊性变、甲状腺癌囊性变、先天的甲状舌骨囊肿和第四鳃裂残余导致的囊肿。

(四)炎症性结节

急性化脓性甲状腺炎、亚急性化脓性甲状腺炎、慢性淋巴细胞性甲状腺炎均可以结节形式出现。极少数情况下甲状腺结节为结核或梅毒所致。

二、临床表现

(一)结节性甲状腺肿

以中年女性多见。在机体内甲状腺激素相对不足的情况下,垂体分泌 TSH 增多,甲状腺在这种增多的 TSH 长期刺激下,经过反复或持续增生导致甲状腺不均匀性增大和结节样变。结节内可有出血、囊变和钙化。结节的大小可由数毫米至数厘米。临床主要表现为甲状腺肿大,触诊时可扪及大小不等的多个结节,结节的质地多为中等硬度,少数患者仅能扪及单个结节,但在作甲状腺显像或手术时,常发现有多个结节。患者的临床症状不多,一般仅有颈前不适感觉,甲状腺功能检查大多正常。

(二)结节性毒性甲状腺肿

本症起病缓慢,常发生于已有多年结节性甲状腺肿的患者,年龄多在 40～50 岁以上,以女性多见,可伴有甲亢症状及体征,但甲亢的症状一般较轻,常不典型,且一般不发生浸润性突眼。甲状腺触诊时可扪及一光滑的圆形或椭圆形结节,边界清楚,质地较硬,随吞咽上下活动,甲状腺部位无血管杂音。甲状腺功能检查示血中甲状腺激素升高,由功能自主性结节引起者,核素扫描示"热结节"。

(三)炎性结节

分感染性和非感染性两类,前者主要是由病毒感染引起的亚急性甲状腺炎,其他感染少见。亚甲炎临床上除有甲状腺结节外,还伴有发热和甲状腺局部疼痛,结节大小视病变范围而定,质地较坚韧;后者主要是由自身免疫性甲状腺炎引起的,多见于中、青年妇女,患者的自觉症状较少,检查时可扪及多个或单个结节,质地硬韧,少有压痛,甲状腺功能检查时示甲状腺球蛋白抗体和甲状腺微粒体抗体常呈强阳性。

(四)甲状腺囊肿

绝大多数是由甲状腺肿的结节或腺瘤的退行性变形成的,囊肿内含有血液或微混液体,与周围边界清楚,质地较硬,一般无压痛,核素扫描示"冷结节"。少数患者是由先天的甲状腺舌骨囊肿或第四鳃裂的残余所致。

(五)甲状腺肿瘤

包括甲状腺良性肿瘤、甲状腺癌及转移癌。

三、实验室和其他检查

(一)血清 TSH

如果 TSH 减低,提示结节可能自主分泌过多甲状腺激素。应进一步做甲状腺核素扫描,检查结节是否具有自主功能("热"结节),如是,则提示结节为恶性的可能性极小,细胞学检查可不作为必需。如果血清 TSH 增高,应进一步检测甲状腺自身抗体并推荐甲状腺细针抽吸细胞学检查。

(二)甲状腺超声

甲状腺超声是确诊甲状腺结节的首选检查。它可确定甲状腺结节的大小、数量、位置、质地(实性或囊性)、形状、边界、包膜、钙化、血供和与周围组织的关系等情况,同时评估颈部区域有无淋巴结和淋巴结的大小、形态和结构特点。以下超声征象提示甲状腺癌的可能性大:

(1)实性低回声结节。

(2)结节内血供丰富(TSH 正常情况下)。

(3)结节形态和边缘不规则,晕圈缺如。

(4)微小钙化,针尖样弥散分布或簇状分布的钙化。

(5)同时伴有颈部淋巴结超声影像异常。

(三)甲状腺核素扫描

经典使用的核素是 ^{131}I 和 $^{99m}TcO_4$。根据甲状腺结节摄取核素的多寡,划分为"热结节""温结节"和"冷结节"。良性结节和甲状腺癌均可表现为"冷"或"凉结节",所以核素扫描对甲状腺结节的良、恶性鉴别诊断价值不大,仅对甲状腺自主高功能腺瘤("热结节")有诊断价值。

后者表现为结节区浓聚核素,结节外周和对侧甲状腺无显像,这类结节几乎都是良性的。

(四)血清甲状腺球蛋白(Tg)

Tg 在许多甲状腺疾病时升高,诊断甲状腺癌缺乏特异性和敏感性。

(五)血清降钙素(calcitonin)

该指标可以在疾病早期诊断甲状腺 C 细胞异常增生和甲状腺髓样癌。

(六)甲状腺细针抽吸细胞学检查(FNAC)

术前通过 FNAC 诊断甲状腺癌的敏感度为 83%,特异度为 92%,假阴性率和假阳性率均为 5%左右。操作者和病理诊断医师的经验对 FNAC 的诊断准确性有很大影响。根据国际相关标准及国内相关报道,FNAC 结果可分为以下五类:取材无法诊断或不满意、良性、不确定、可疑恶性和恶性。多结节甲状腺肿与单发结节具有相同的恶性风险,此时应在超声引导下选择具有癌性征象的结节进行 FNAC。需注意,FNAC 无法区分甲状腺滤泡状癌和滤泡细胞腺瘤。

四、诊断

(一)血清促甲状腺素和甲状腺激素

所有甲状腺结节患者均应进行血清 TSH 和甲状腺激素水平测定。血清甲状腺激素水平增高,TSH 降低,提示甲状腺结节为自主高功能性结节,绝大多数为良性结节。甲状腺恶性肿瘤患者甲状腺功能绝大多数正常。

(二)血清降钙素水平的测定

有甲状腺髓样癌家族史或多发性内分泌腺瘤病家族史者,应检测基础或刺激状态下血清降钙素水平。如血清降钙素水平明显升高提示结节为甲状腺髓样癌。

(三)甲状腺超声检查

高清晰甲状腺超声检查是评价甲状腺结节最敏感的方法。它可判别甲状腺结节性质,如结节的位置、形态、大小、数目、结节边缘状态、内部结构、回声形式、血流状况和颈部淋巴结情况。对甲状腺囊肿性结节具有可靠诊断价值。也可用于超声引导下 FNAC 检查。

(四)甲状腺核素显像

对甲状腺结节的诊断敏感性并不强,但此检查方法的特点是能够评价结节的功能。依据结节对放射性核素摄取能力将结节分为"热结节""温结节"和"冷结节"。"热结节"占结节的10%,"冷结节"占结节的 80%。"热结节"中 99%为良性的,恶性者极为罕见。甲状腺结节及结节囊性变或甲状腺囊肿相对于正常甲状腺组织均为低功能,甲状腺核素显像时都表现为"冷结节"。"冷结节"中 5%~8%为恶性。因此,如果甲状腺核素显像为"热结节"者,几乎可判断为良性;而显像为"冷结节"者,难于区分结节的良、恶性。

(五)FNAC 检查

是鉴别结节良、恶性最可靠、最有价值的诊断方法。对甲状腺结节诊断的敏感性达 83%,特异性达 92%,准确性达 95%。FNAC 检查方法的应用降低了甲状腺结节的手术概率,使手术证实的恶性甲状腺肿瘤的发现率提高 2~3 倍,也减少了甲状腺结节的治疗费用。怀疑结节恶性变者均应进行 FNAC 检查。术前 FNAC 检查有助手术前明确癌症的细胞学类型,确定正确的手术方案。对 FNAC 获得的甲状腺囊肿内液进行乳酸脱氢酶同工酶和甲状腺球蛋白测定有助于良性与恶性囊肿性结节的鉴别。

五、治疗

(一)实质性单结节

核素扫描为热结节的甲状腺单发结节,癌变可能性较小,可先试用甲状腺素抑制治疗或核素治疗。冷结节多需手术治疗。凡发展快、质地硬的单发结节,或伴有颈部淋巴结肿大者或儿童的单发结节,因恶性可能大,应早日手术。

(二)多结节甲状腺肿(MNG)

传统认为 MNG 发生癌的机会要比单发结节少。而用高分辨率的超声检查发现许多扪诊为单发结节者实际上是多发结节,现在认为两者之间癌的发生率没有多少差别。因此,对于 MNG 的处理首先要排除恶性。若 sTSH 降低提示为甲亢。若 FNA 细胞学诊断为恶性或可疑恶性者,应予手术治疗。

(三)囊肿良性或恶性退行性

恶变皆可形成囊肿,纯甲状腺囊肿罕见,凡持续或复发的混合性肿块应予以切除。

(四)摸不到的结节

近年来由于 B 超、CT、MRI 的发展,在做其他检查时,可意外地发现小的摸不到的甲状腺结节。这种情况多见于老年人,一般无甲状腺病史、无甲状腺结节,也无甲状腺癌的危险因素,结节小于 1.5cm,只需随访观察,若结节大于 1.5cm,可在超声指导下作 FNA,然后根据细胞学结果,再进一步处理。

(五)放射结节

头颈部接受放射治疗者易发生甲状腺癌,放射后早至 5 年,晚至 30 年。凡头颈部接受放疗后甲状腺出现结节者,应作 FNA 确诊。

第六节　甲状腺肿

甲状腺肿(goiter)是指良性甲状腺上皮细胞增生形成的甲状腺肿大。单纯性甲状腺肿也称为非毒性甲状腺肿,是指非炎症和非肿瘤原因,不伴有临床甲状腺功能异常的甲状腺肿。单纯性甲状腺肿患者约占人群的 5%,女性发病率是男性的 3~5 倍。如果一个地区儿童中单纯性甲状腺肿的患病率超过 10%,称之为地方性甲状腺肿。

一、病因和发病机制

(一)碘缺乏

可以肯定碘缺乏是引起本病的主要因素,外环境缺碘时,机体通过增加激素合成,改变激素成分,提高肿大甲状腺组织对正常浓度促甲状腺素(TSH)的敏感性来维持甲状腺正常功能,这是机体代偿性机制,实际上是甲状腺功能不足现象。但是,这种代偿机能是有一定限度的,当机体长期处于严重缺碘而不能获得纠正时,就会因代偿失调发生甲状腺功能低下,青春期、妊娠期、哺乳期、绝经期妇女,全身代谢旺盛,对激素需要量相对增加,引起长期 TSH 过多分泌,促使甲状腺肿大,这种情况是暂时性的。

(二)化学物质致生物合成障碍

非流行地区是由于甲状腺激素生物合成、分泌过程中某一环节的障碍,过氯酸盐、硫氰酸盐等可妨碍甲状腺摄取无机碘化物、磺胺类药、硫脲类药,曾有硫脲的萝卜、白菜等能阻止甲状腺激素的生物合成,引起甲状腺激素减少,也会增加 TSH 分泌增多促使甲状腺肿大。

(三)遗传性先天性缺陷

遗传性先天性缺陷,缺少过氧化酶、蛋白水解酶,也会造成甲状腺激素生物合成、分泌障碍,导致甲状腺肿大。

(四)结节性甲状腺肿继发甲亢

结节性甲状腺肿继发甲亢其原因尚不清楚。目前认为是由于甲状腺内自主功能组织增多,在外源性碘摄入条件下发生自主性分泌功能亢进。所以,甲状腺内自主功能组织增强是继发甲亢的基础。文献报道,绝大多数继发甲亢患者在发病前甲状腺内有结节存在,结节一旦形成即永久存在,对碘剂、抗甲状腺药物治疗无效。因此,绝大多数甲状腺结节有变为自主分泌倾向。据 N.D.查尔克斯报道,结节性甲状腺肿(结甲)66%在功能组织内有自主区域,给予大剂量碘可能发展为 Plummer 病(结甲继发甲亢)。Plummer 病特有征象为功能组织是自主的,既不被 T_3、T_4 抑制,也不被 TSH 刺激,一旦供碘充足,就无节制的产生过多甲状腺激素。总之,摄取碘过多是继发甲亢发生的外因,甲状腺本身存在的结节,自主性功能组织增强,是继发甲亢发生的内因,外因通过内因而起作用,此时继发甲亢明显而持久。

(五)甲状腺疾病与心血管疾病的关系

甲状腺疾病与心血管疾病的关系早已被人们注意。多数人推荐,对所有后半生心脏不好的患者,血清 T_3、T_4 测定作为常规筛选过程。继发甲亢时儿茶酚胺产生增加,引起心肌肥厚、扩张、心律不齐、心肌变性,导致充血性心力衰竭,是患者死亡的原因。继发甲亢治愈后,心脏病的征象随之消失。有人认为,继发甲亢仅是原发心脏病的加剧因素。

(六)结甲合并高血压

结甲合并高血压发病率较高,继发甲亢治愈后血压多数能恢复正常。

伴有高血压结甲患者,血液中有某种物质可能是 T_3,高血压是 T_3 毒血症的表现。T_3 毒血症是结甲继发甲亢的早期类型。T_3 引起高血压可能是通过抑制单胺氧化酶、N-甲基转移酶以减少儿茶酚胺的分解速度,使中枢、周围神经末梢儿茶酚胺蓄积,甲状腺激素可能增强心血管组织对儿茶酚胺的敏感性,T_3 可通过加压胺的作用使血压增高。T_4 增多,可能为病史较久的结甲自主性功能组织增加,摄碘量不足时优先分泌 T_3 之故。说明结甲合并高血压是隐性继发甲亢的表现形式。

(七)患者长期处于缺碘环境中

患病时间长,在此期间缺碘环境改变或给予某些治疗可使病理改变复杂化。由于机体长期严重缺碘,合成甲状腺激素不足,促使垂体前叶 TSH 反馈性增高,甲状腺滤泡上皮增生,胶质增多,胶质中存在不合格甲状腺球蛋白。缺碘暂时缓解时甲状腺滤泡上皮细胞可重新复原,但增多的胶质并不能完全消失。若是缺碘反复出现,则滤泡呈持续均匀性增大,形成胶质性弥漫性甲状腺肿。弥漫性增生、复原反复进行时,在甲状腺内有弥漫性小结节形成,这些胶质性结节胶质不断增多而形成潴留性结节。在肿大甲状腺内某些区域对 TSH 敏感性增高呈明显过度增生,这种局灶性增生发展成为可见的甲状腺结节,结节中央常因出血、变性、坏死发生中央性纤维化,并向包膜延伸形成纤维隔,将结节分隔成大小不等若干小结节,以右侧为多。在多数结节之间的甲状腺组织仍然有足够维持机体需要的甲状腺功能,在不缺碘的情况下一般不引起甲状腺功能低下(甲减),但处于临界点的低水平。结甲到晚期结节包膜增厚,血管病变,结节间甲状腺组织被结节压迫,发生血液供应障碍而变性、坏死、萎缩,失去功能,出现甲减症状。

(八)甲状腺激素过多、不足

均可引起心血管病变,年老、久病的巨大结节性甲状腺肿患者,由于心脏负担过重,亦可致心脏增大、扩张、心力衰竭。

(九)结甲钙化

发生率为 85%～97.8%,也可发生骨化。主要是由于过度增生、过度复原反复进行,结节间血管变性、纤维化、钙化。甲状腺组织内出血、供血不良、纤维增生是构成钙化的重要因素。

(十)结甲囊性变

发生率为 22%,是种退行性变。按囊内容物分为胶性、血性、浆液性、坏死性、混合性。

(十一)结甲继发血管瘤样变

是晚期结甲的退行性改变,手术发现率为 14.4%。结节周围或整个腺体被扩张交错的致密血管网所代替,与海绵状血管瘤相似,有弹性感,加压体积略缩小,犹如海绵,无血管杂音,为无功能冷结节。

(十二)结甲继发甲状腺炎

化脓性甲状腺炎见于结节坏死、囊肿合并感染,溃破后形成瘘管。慢性淋巴性甲状腺炎为免疫性甲状腺炎病理改变,病变分布极不均匀,主要存在于结节周围甲状腺组织中。

(十三)结节巨大包块

长期直接压迫,引起气管软骨环破坏、消失,由纤维膜代替,或软骨环变细、变薄,弹性减弱,导致气管软化。发生率为 2.7%。

二、病理

甲状腺呈弥漫性或结节性肿大,重量 60～1000g 不等,切面可见结节、纤维化、出血和钙化。病变初期,整个腺体滤泡增生,血管丰富;随着病变进展,滤泡的面积发生变化,一部分滤泡退化,另外一部分滤泡增大并且富含胶质,这些滤泡之间被纤维组织间隔。

三、临床表现

地方性甲状腺肿患者早期除腺体肿大外,一般无自觉症状,随着腺体肿大,逐渐压迫周围器官组织,到了后期可引起一些局部症状。

(一)呼吸困难

比较多见,尤其是结节型甲状腺肿患者。如压迫气管,有行动性气促的症状。肿物过大时,可使气管移位、弯曲或狭窄,从而引起严重的呼吸困难。

(二)吞咽困难

食管受压可引起吞咽困难。一般较少见,仅见于腺肿伸入食管与气管之间,或有恶性变时。此时常出现持续性咽下困难的症状。

(三)面颈部瘀血

腺肿常使大血管受压,颈静脉受压多见,此时面颈部瘀血。如腺体肿大伸至胸骨后往往压迫大静脉干,若压迫上腔静脉时,则头颈部静脉血回流受阻,可引起颜面水肿、颈静脉曲张、胸部皮肤和上臂亦有水肿及明显的静脉曲张。

(四)音调改变

喉返神经受压时,起初多出现刺激症状,如声音嘶哑及痉挛性咳嗽,当喉返神经麻痹后常出现严重的嘶哑与失声。

(五)眼部的改变

颈部交感神经受压时,出现同侧瞳孔扩大。如严重受压迫而麻痹时则眼球下陷、睑下垂、瞳孔缩小。

四、诊断和鉴别诊断

血清 TT_4、TT_3 正常,TT_4/TT_3 的比值常增高。血清甲状腺球蛋白(Tg)水平增高,增高的程度与甲状腺肿的体积呈正相关。血清 TSH 水平一般正常。早期的自身免疫甲状腺炎主要表现为甲状腺肿,长时期可以没有甲状腺功能的改变或表现为亚临床甲状腺功能减低或(和)血清甲状腺自身抗体阳性。

甲状腺肿可以分为三度:外观没有肿大,但是触诊能及者为Ⅰ度;既能看到,又能触及,但是肿大没有超过胸锁乳突肌外缘者为Ⅱ度;肿大超过胸锁乳突肌外缘者为Ⅲ度。B超是确定甲状腺肿的主要检查方法。

需与下列疾病鉴别:

(一)分娩后甲状腺肿大

产后甲状腺炎患者大多数表现为甲状腺肿出现或在原有基础上增大。产后甲状腺炎(PPT)是产后一年所发生的甲状腺功能异常综合征,可以为暂时性的也可以是永久性的。其病理基础是甲状腺自身免疫性炎症,是最常见而又最具有特征的产后自身免疫性甲状腺炎。妊娠5~20周流产后也可发生该病。产后甲状腺炎与产后甲状腺综合征是两种不同的概念。后者指原有或正在发生甲状腺疾病而在产后出现的甲状腺功能紊乱。

(二)甲状腺肿大

单纯性甲状腺肿俗称"粗脖子""大脖子"或"瘿脖子"。是以缺碘为主的代偿性甲状腺肿大,青年女性多见,一般不伴有甲状腺功能异常,散发性甲状腺肿可有多种病因导致相似结果,即机体对甲状腺激素需求增加,或甲状腺激素生成障碍,人体处于相对或绝对的甲状腺激素不足状态,血清促甲状腺激素(TSH)分泌增加,只有甲状腺组织增生肥大。

(三)腺体结节

结节性甲状腺肿又称腺瘤样甲状腺肿,实际上是指地方性甲状腺肿和散发性甲状腺肿晚期所形成的多发结节。发病率很高,有报道可达人群的 4%。

结节性甲状腺肿是由于患者长期处于缺碘或相对缺碘以及致甲状腺肿物质的环境中,引起甲状腺弥漫性肿大,病程较长后,滤泡上皮由普遍性增生转变为局灶性增生,部分区域则出现退行性变,最后由于长期的增生性病变和退行性病变反复交替,腺体内出现不同发展阶段的结节。实际上是单纯性甲状腺肿自然演变的一种晚期表现。结节性甲状腺肿患者,部分结节可出现功能自主性，称为毒性结节性甲状腺肿或称 Plummer 病。有些结节性甲状腺肿，由于上皮细胞的过度增生，可以形成胚胎性腺瘤或乳头状腺瘤，也可形成甲状腺癌。

(四)妊娠期间甲亢

甲状腺功能亢进(甲亢)是一种常见的内分泌疾病，系甲状腺激素分泌过多所致。甲亢妇女常表现为月经紊乱、减少或闭经，生育力低。但在治疗后或未经治疗的甲亢妇女中，怀孕者亦不少，其发生率约为 1:1000~2500 次妊娠。妊娠期甲亢大多数是 Graves 病，这是一种主要由自身免疫和精神刺激引起，特征有弥漫性甲状腺肿和突眼。

五、治疗

(一)碘治疗

因长期严重缺碘的继发性病变，破坏甲状腺组织，导致机体代偿机能失调而发生甲减。由于机体碘摄入不足，产生甲状腺激素量不足，应当给予足量碘治疗，可获得治愈。必要时辅以甲状腺激素治疗，心脏病患者初治剂量宜小，甲状腺片 20~40mg/d 或优甲乐 50~100hg/d，

根据治疗效果增加至甲状腺片 80~240mg/d 或优甲乐 100~300μg/d，治疗 2~3 周症状消失后，再适当减少剂量以维持。结节性甲状腺肿合并高血压，手术前给利舍平、甲巯咪唑 3~5 天，手术后未用降压药者有效率 97.5%。手术后无效患者，高血压可能非结甲所致。结甲继发钙化用碘盐治疗，不能使甲状腺缩小而使钙化加重，不行手术切除很难治愈。结甲继发囊性变碘剂治疗无效，还有可能发生多种并发症，并有发生癌变可能性，感染发生率 3.18%，恶变率 2%~3%。结甲继发血管瘤样变不能被碘剂、其他药物治愈，放疗也难以奏效。

(二)手术治疗

(1)由于结甲多数为大小不等结节、囊肿坏死、化脓成瘘等致甲状腺组织损害，使甲状腺功能不足，可以手术将压迫甲状腺组织的无功能结节切除，清除炎性病变，剩余甲状腺组织可以复原。手术后辅以甲状腺片或优甲乐治疗，以弥补甲状腺功能不足，对残留的小结节也有抑制作用以预防复发。将压迫甲状腺的结节，损害甲状腺组织的脓肿、瘘管尽量切除干净，但必须最大限度保留甲状腺结节、脓肿周围的甲状腺组织。有些患者手术后可出现永久性甲减。近年来，采用带血管同种异体甲状腺移植、胎儿甲状腺组织移植，有一定效果。但是，技术复杂，难以达到长远疗效，还是应用药物替代治疗为宜。

(2)结甲继发钙化，不行手术切除难以治愈。若整个腺叶钙化或钙化位于气管壁处时，应行包括钙化全部甲状腺肿的大部分切除，不可将钙化灶挖出，钙化灶、腺肿部分切除，难免造成较大的、坚硬的、无法结扎缝合的渗血创面。结甲的血管变化以动脉变性、钙化最常见，常为甲状腺动脉颗粒状钙盐沉积、内弹力膜断裂、毛细血管广泛玻璃样变。由于血管钙化、变脆、易断裂，手术中处理血管，尤其动脉不可过分用力钳夹，以防动脉被夹断。结扎动脉用线、用力要合适，以防割断钙化血管。

(3)结甲继发囊性变，囊肿直径不超过 1cm 可以观察，直径超过 3cm 以上穿刺抽液治疗易复发可行手术切除，较大囊性结节 5%~23% 为恶性，故应尽早手术切除。手术方式的选择视具体情况而定，手术中要注意保留甲状腺后包膜，以避免切除甲状旁腺，损伤喉返神经。

(4)结甲继发血管瘤样变手术切除是唯一的治疗方法，手术中应防止大出血，手术中应先谨慎结扎甲状腺主要动脉、静脉，然后做包膜内甲状腺次全切除，可避免切除肿瘤时出血较多的危险。

第七节　甲状腺功能亢进症

甲状腺功能亢进症(Hyperthyroidism,简称甲亢),是指由于甲状腺本身或甲状腺以外的多种原因引起的甲状腺激素增多,进入循环血中,作用于全身的组织和器官,造成机体的神经、循环、消化等各系统的兴奋性增高和代谢亢进为主要表现的疾病的总称。甲亢是内分泌系统的常见病和多发病。本病可发生于任何年龄,从新生儿到老年人均可能患甲亢,但最多见于中青年女性。

甲亢的病因较复杂,其中以 Graves 病(GD)最多见,又称毒性弥漫性甲状腺肿,是一种伴甲状腺激素分泌增多的器官特异性自身免疫病,约占所有甲亢患者的 85%;其次为亚急性甲状腺炎伴甲亢和结节性甲状腺肿伴甲亢;其他少见的病因有垂体性甲亢、碘甲亢等。本节主要讨论 Graves 病。

一、病因和发病机制

GD 的发病机制和病因未明,一般认为它是以遗传易患性为背景,在精神创伤、感染等应激因素作用下,诱发体内的免疫系统功能紊乱,"禁忌株"细胞失控,Ts 细胞减弱了对 Th 细胞的抑制,特异 B 淋巴细胞在特异 Th 细胞辅助下产生异质性免疫球蛋白(自身抗体)而致病。

可作为这些自身抗体的组织抗原或抗原成分很多,主要有 TSH、TSH 受体、Tg、甲状腺TPO 等。

二、临床表现

女性多见,男女之比为 1:4~1:6,各年龄组均可发病,以 20~40 岁为多。临床表现不一,老年和儿童患者的临床表现常不典型,典型病例表现三联症。

(一)甲状腺激素分泌过多综合征

1.高代谢综合征

由于 T_3、T_4分泌过多和交感神经兴奋性增高,促进物质代谢,氧化加速使产热、散热明显增多,患者常有疲乏无力、怕热多汗,皮肤温暖潮湿、体重锐减、低热(危象时可有高热)等。

2.心血管系统

可有心悸、胸闷、气短、心动过速,严重者可导致甲亢性心脏病。

查体时可见:

(1)心动过速,常为窦性,休息及熟睡时心率仍快。

(2)心尖区第一心音亢进,常有收缩期杂音,偶在心尖部可听到舒张期杂音。

(3)心律失常以期前收缩、房颤多见,房扑及房室传导阻滞少见。

(4)可有心脏肥大、扩大及心力衰竭。

(5)由于收缩压上升、舒张压下降,脉压增大,有时出现水冲脉、毛细血管搏动等周围血管征。

3.精神、神经系统

易激动、烦躁、失眠、多言多动、记忆力减退。有时出现幻觉,甚而表现为亚躁狂症或精神分裂症。偶尔表现为寡言、抑郁者,以老年人多见。可有双手及舌平伸细震颤,腱反射亢进。

4.消化系统

常有食欲亢进、多食消瘦、大便频繁。老年患者可有食欲减退、厌食。重者可有肝大及肝功能异常,偶有黄疸。

5.肌肉骨骼系统

部分患者可有甲亢性肌病、肌无力及肌萎缩,多见于肩胛与骨盆带肌群。周期性瘫痪多见于青年男性患者,原因不明。

6.内分泌系统

早期血 ACTH、皮质醇及 24h 尿、17—羟皮质类固醇(17—羟)升高,继而受过多 T_3、T_4 抑制而下降,皮质醇半衰期缩短。

7.生殖系统

女性常有月经减少或闭经,男性有阳痿,偶有乳腺发育。

8.血液和造血系统

周围血液中,淋巴细胞绝对值和百分比及单核细胞增多,但白细胞总数偏低。血小板寿命缩短有时可出现皮肤紫癜或贫血。

(二)甲状腺肿

绝大多数患者有程度不等的弥漫性、对称性甲状腺肿大,随吞咽动作上下运动;质软、无压痛、久病者较韧;肿大程度与甲亢轻重无明显关系;左、右叶上下极可扪及细震颤,可闻及收缩期吹风样或连续性收缩期增强的血管杂音,为诊断本病的重要体征。极少数无甲状腺肿大或甲状腺位胸骨后纵隔内。甲状腺肿大压迫气管、食管及喉返神经时,出现气短、进食哽噎及声音嘶哑。

(三)眼征

GD 患者中,有 25%~50%伴有眼征,其中突眼为重要而较特异的体征之一。突眼多与甲亢同时发生,但亦可在甲亢症状出现前或甲亢经药物治疗后出现,少数仅有突眼而缺少其他临床表现。按病变程度可分为单纯性(干性、良性、非浸润性)和浸润性(水肿性、恶性)突眼两类。

1.非浸润性突眼

占大多数,无症状,主要因交感神经兴奋和 TH 的 β 肾上腺素能样作用致眼外肌群和提上睑肌张力增高有关,球后及眶内软组织改变不大,突眼度<18mm,经治疗常可恢复,预后良好。眼征有以下几种。

(1)Stellwag 征:指眼睑挛缩症,表现为睑裂变宽,眼睑退缩,患者瞬目减少,炯炯发亮。

(2)Joffroy 征:表现为眼睛向上看时,前额的皮肤不能皱起。

(3)Von Graefe 征:指上眼睑移动滞缓,双眼向下看时,上睑不能随着眼球下落或滞后,可以在角膜上缘看到白色巩膜。

(4)Dalrymple 征:指睑裂增宽,即眼球露白,就称为睑裂增宽征。

(5)Mobius 征:双眼看近物时,眼球辐辏功能不良。

2.浸润性突眼

较少见,症状明显,多发生于成年患者,由于眼球后软组织水肿和浸润所致,预后较差。除上述眼征更明显外,往往伴有眼睑肿胀肥厚,结膜充血水肿。患者畏光、复视、视力减退、阅读时易疲劳、异物感、眼胀痛或刺痛、流泪,眼球肌麻痹而视野缩小、斜视、眼球活动度减少甚至固定。突眼度一般>19mm,左右突眼度常不等。由于突眼明显,不能闭合,结膜及角膜经常暴露,尤其睡眠时易受外界刺激而引起充血、水肿,继而感染。

三、并发症

(一)甲亢合并妊娠

甲亢多发生在育龄的女性,所以临床上经常遇到一些甲亢合并妊娠的患者,由于抗甲状腺药物对胎儿有致畸作用,所以需要和医生根据病情共同讨论,决定胎儿的留或舍。妊娠甲亢患者是放射碘治疗的禁忌证,需要继续妊娠的甲亢患者多数采用药物治疗,尽量采用最小有效剂量,治疗中尽量不要同时加用甲状腺激素,每 1~3 个月需要测定游离 T_4(FT_4)、游离 T_3(FT_3)和 TSH,而不是总 T_4 和总 T_3。治疗中需要将游离 T_4 维持在正常值的上限。

(二)甲状腺相关性眼病

甲亢多数是 Gravs 病,是一种属于器官自身免疫病,器官自身免疫病常常会合并其他器官自身免疫病,甲亢患者常常合并突眼,突眼是眼眶(包括眼外肌和眼球后脂肪)的器官自身免疫病。临床上除了 Graves 病患者可以表现突眼,其他一些甲状腺自身免疫病,如慢性淋巴细胞性甲状腺炎也可表现突眼,所以我们称其为"甲状腺相关性眼病"。甲状腺相关性眼病和 Graves 病之间没有直接关系,它们之间不是"父子"关系,而是"兄弟"关系,甲亢控制满意对眼病有帮助,但并不是一定会好转的。

四、实验室和其他检查

(一)促甲状腺激素(TSH)

血清 TSH 浓度的变化是反映甲状腺功能最敏感的指标。血清 TSH 测定技术经历了放射免疫法(RIA)、免疫放射法(IRMA)后,目前已经进入第三代和第四代测定方法,即敏感TSH(sTSH,检测限达到 0.005mU/L)。sTSH 成为筛查甲亢的第一线指标,甲亢时 TSH 通常<0.1mU/L。sTSH 使得诊断亚临床甲亢成为可能,因为后者甲状腺激素水平正常,仅有TSH 水平的改变。传统的[131]I 摄取率和 TRH 刺激试验诊断不典型甲亢的方法已经被 sTSH测定所取代。

(二)血清总甲状腺素(TT_4)

该指标稳定、重复性好,是诊断甲亢的主要指标之一。T_4 全部由甲状腺产生,每天约产生$80\sim100\mu g$。血清中 99.96% 的 T_4 以与蛋白结合的形式存在,其中 80%~90% 与甲状腺激素结合球蛋白(TBG)结合。TT_4 测定的是这部分结合于蛋白的激素,但是血清 TBG 量和蛋白与激素结合力的变化都会影响测定的结果。例如妊娠、雌激素、急性病毒性肝炎、先天因素等可引起 TBG 升高,导致 TT_4 增高;雄激素、糖皮质激素、低蛋白血症、先天因素等可以引起 TBG降低,导致 TT_4 减低。

(三)血清游离甲状腺素(FT_4)、游离三碘甲腺原氨酸(FT_3)

游离甲状腺激素是实现该激素生物效应的主要部分。尽管 FT_4 仅占 T_4 的 0.025%,FT_3 仅占 T_3 的 0.35%,但它们与甲状腺激素的生物效应密切相关,所以是诊断临床甲亢的主要指标。但因血中 FT_4、FT_3 含量甚微,测定的稳定性不如 TT_4、TT_3。

(四)血清总三碘甲腺原氨酸(TT_3)

20%的血清T_3由甲状腺产生,80%的T_3在外周组织由T_4转换而来。大多数甲亢时血清TT_3与TT_4同时升高。T_3型甲状腺毒症时仅有TT_3增高。

(五)^{131}I摄取率

诊断甲亢的传统方法,目前已经被 sTSH 测定技术所代替。^{131}I摄取率正常值(盖革计数管测定)为 3 小时 5%～25%,24 小时 20%～45%,高峰在 24 小时出现。甲亢时^{131}I摄取率表现为总摄取量增加,摄取高峰前移。甲状腺功能亢进类型的甲状腺毒症^{131}I摄取率增高;非甲状腺功能亢进类型的甲状腺毒症^{131}I摄取率减低,例如亚急性甲状腺炎。

(六)TSH 受体抗体(TRAb)

是鉴别甲亢病因、诊断 GD 的重要指标之一。测定试剂已经商品化。测定原理为放射受体法。反应体系中的 TSH 受体是放射碘标记的重组人 TSH 受体。新诊断的 GD 患者 75 %～96% 有 TRAb 阳性。需要注意的是,TRAb 中包括刺激性(TSAb)和抑制性(TSBAb)两种抗体,而检测到的 TRAb 仅能反映有针对 TSH 受体抗体存在,不能反映这种抗体的功能。

(七)YTSH 受体刺激抗体(TSAb)

与 TRAb 相比,TSAb 不仅能与 TSH 受体结合,而且还可产生对甲状腺细胞的刺激作用。主要利用体外培养的转染了人 TSH 受体的中国仓鼠卵巢细胞(CHO 细胞)进行测定。85%～100%新诊断的 GD 患者 TSAb 阳性,其活性平均为 200%～300%。

(八)电子计算机 X 线体层显像(CT)和磁共振显像(MRI)

眼部 CT 和 MRI 可以排除其他原因所致的突眼,评估眼外肌受累的情况。

(九)甲状腺放射性核素扫描

对于诊断甲状腺自主高功能腺瘤有意义。肿瘤区浓聚大量核素,肿瘤区外的甲状腺组织和对侧甲状腺无核素吸收。

五、诊断及鉴别诊断

(一)诊断

根据临床表现三联症及实验室检查,诊断并不困难。但早期轻型、老年人、小儿表现不典型,尤其淡漠型甲亢应特别注意。

(二)鉴别诊断

1.单纯性甲状腺肿

无甲亢症状。摄^{131}I率虽也增高但高峰不前移。T_3抑制试验可被抑制。T_3正常或偏高,T_4正常或偏低,TSH 正常或偏高。TRH 兴奋试验正常。血 TSAb、TGAb 和 TPOAb 阴性。

2.神经官能症

神经、精神症状相似,但无高代谢症状群、突眼及甲状腺肿,甲状腺功能正常。

3.其他疾病

以消瘦、低热为主要表现者,应与结核、恶性肿瘤鉴别;腹泻者应与慢性结肠炎鉴别;心律失常应与冠心病、风湿性心脏病鉴别;淡漠型甲亢应与恶性肿瘤、消耗病鉴别;突眼应与眶内肿瘤、慢性肺心病等相鉴别。

六、治疗

一般治疗:解除精神紧张和负担、避免情绪波动。确诊后应适当卧床休息并给予对症、支持疗法。忌碘饮食,补充足够热量和营养如蛋白、糖类及各种维生素。有交感神经兴奋、心动过速者可用普萘洛尔(心得安)、利舍平等;如失眠可给地西泮(安定)、氯氮草(利眠宁)。不甲亢的治疗,常用方法如下:

(一)控制甲亢的基本方法

(1)抗甲状腺药物治疗。

(2)放射性换治疗。

(3)手术治疗。

(二)抗甲状腺药物治疗

疗效较肯定;一般不引起永久性甲减;方便、安全、应用最广。

1.常用药物

(1)硫脲类:甲硫氧嘧啶和丙硫氧嘧啶(PTU)。

(2)咪唑类:甲巯咪唑(他巴唑,MMI)和卡比马唑(甲亢平)。

2.作用机制

通过抑制过氧化物酶活性,使无机碘氧化为活性碘而作用于碘化酪氨酸减少,阻止甲状腺激素合成,丙硫氧嘧啶还可以抑制 T_4 在周围组织中转化为 T_3,故首选用于严重病例或甲状腺危象。

3.适应证

病情轻、甲状腺呈轻至中度肿大者;年龄在 20 岁以下,或孕妇、年迈体弱或合并严重心、肝、肾疾病等而不宜手术者;术前准备;作为放射性[131]I 治疗前后的辅助治疗;甲状腺次全切除后复发而不宜用[131]I 治疗者。

4.剂量用法与疗程

长程治疗分为初治期、减量期及维持期,按病情轻重决定剂量。

(1)初治期:丙硫氧嘧啶或甲硫氧嘧啶 $300\sim450mg/d$,甲巯咪唑或卡比马唑 $30\sim40mg/d$,分 $2\sim3$ 次口服。至症状缓解或 T_3、T_4 恢复正常时即可减量。

(2)减量期:每 $2\sim4$ 周减量 1 次,丙硫氧嘧啶或甲硫氧嘧啶每次减 $50\sim100mg/d$,甲巯咪唑或卡比马唑每次减 $5\sim10mg/d$,待症状完全消除,体征明显好转后再减至最小维持量。

(3)维持期:丙硫氧嘧啶或甲硫氧嘧啶 $50\sim100mg/d$,甲巯咪唑或卡比马唑 $5\sim10mg/d$,维持 $1.5\sim2.0$ 年,必要时还可以在停药前将维持量减半。疗程中除非有较严重的反应,一般不宜中断,并定期随访疗效。

5.治疗中注意事项

(1)如经治疗症状缓解但甲状腺肿大及突眼却加重时,抗甲状腺药物应酌情减量,并加用甲状腺片,每日 $30\sim60mg$。可能由于抗甲状腺药物过量,T_3、T_4 减少后对 TSH 反馈抑制减弱,故 TSH 分泌增多促使甲状腺增生、肥大。

(2)注意抗甲状腺药物不良反应:粒细胞减少与药疹甲巯咪唑较丙硫氧嘧啶常见,初治时每周化验白细胞总数、白细胞分类,以后每 $2\sim4$ 周 1 次。常见于开始服药 $2\sim3$ 个月。当白细

胞低于 4×10^9 L 时应注意观察,试用升白细胞药物如维生素 B_1、利血生、鲨肝醇、脱氧核糖核酸,必要时可采用泼尼松。如出现突发的粒细胞缺乏症(对药物的变态反应),常表现咽痛、发热、乏力、关节酸痛等时,应紧急处理并停药。有些患者用抗甲状腺药物后单有药疹,一般不必停药,可给抗组胺药物,必要时可更换抗甲状腺药物种类,目前临床用药中丙硫氧嘧啶出现药疹者较少,但应该特别警惕出现剥脱性皮炎、中毒性肝炎等,一旦出现应停药抢救。

(3)停药问题:近年认为完成疗程后尚须观察,TRAb 或 TSI 免疫抗体明显下降者方可停药以免复发。

(三)放射性碘治疗

1.放射性碘治疗甲亢作用机制

利用甲状腺高度摄取和浓集碘的能力及 ^{131}I 释放出 β 射线对甲状腺的毁损效应β 射线在组织内的射程约 2mm,电离辐射仅限于甲状腺局部而不累及毗邻组织,破坏滤泡上皮而减少 TH 分泌。另外,也抑制甲状腺内淋巴细胞的抗体生成,加强了治疗效果。

2.适应证

(1)中度甲亢、年龄在 25 岁以上者。

(2)对抗甲状腺药有过敏等反应而不能继用,或长期治疗无效,或治疗后复发者。

(3)合并心、肝、肾等疾病不宜手术,或术后复发,或不愿手术者。

(4)非自身免疫性家族性毒性甲状腺肿者。

(5)某些高功能结节者。

3.禁忌证

(1)妊娠、哺乳期妇女(^{131}I 可透过胎盘和进入乳汁)。

(2)年龄在 25 岁以下者。

(3)严重心、肝、肾衰竭或活动性肺结核者。

(4)外周血白细胞在 3×10^9/L 以下或中性粒细胞低于 1.5×10^9/L 者。

(5)重症浸润性突眼症。

(6)甲状腺不能摄碘者。

(7)甲状腺危象。

4.方法与剂量

根据甲状腺估计重量和最高摄 ^{131}I 率推算剂量。一般主张每克甲状腺组织一次给予 70～100μCi(1Ci=3.7×10^{20}Bq)放射量。甲状腺重量的估计有三种方法:①触诊法。②X 射线检查。③甲状腺显像。

5.治疗前注意事项

不能机械采用公式计算剂量,应根据病情轻重、过去治疗情况、年龄、甲状腺有无结节、^{131}I 在甲状腺的有效半衰期长短等全面考虑前 2～4 周应避免用碘剂及其他含碘食物或药物;服 ^{131}I 前如病情严重,心率超过 120/min,血清 T_3、T_4、^{131}I 明显升高者宜先用抗甲状腺药物及普萘洛尔治疗,待症状减轻方可用放射性 ^{131}I 治疗。最好服抗甲状腺药物直到服 ^{131}I 前 2～3d 再停,然后做摄 ^{131}I 率测定,接着采用治疗。

6.疗效

一般治疗后 2～4 周症状减轻,甲状腺缩小体重增加,3～4 个月约 60% 以上的患者可治愈。如半年后仍未缓解,可进行第二次治疗,且于治前先用抗甲状腺药物控制甲亢症状。

7.并发症

(1)甲状腺功能减退。分暂时性和永久性甲减两种。早期由于腺体破坏,后期由于自身免疫反应所致。一旦发生均需用 TH 替代治疗。

(2)突眼的变化不一。多数患者的突眼有改善,部分患者无明显变化,极少数患者的突眼恶化。

(3)放射性甲状腺炎。见于治疗后 7～10d,个别可诱发危象。故必须在^{131}I 治疗前先用抗甲状腺药物治疗。

(4)致癌问题。^{131}I 治疗后癌发生率并不高于一般居民的自然发生率。但由于年轻患者对电离辐射敏感,有报道婴儿和儿童时期颈部都接受过 X 线治疗者甲状腺癌的发生率高,故年龄在 25 岁以下者应选择其他治疗方法。

(5)遗传效应。经 DI 治疗后有报道可引起染色体变异,但仍在探讨中,并须长期随访观察方能得出结论。为保证下一代及隔代子女的健康,将妊娠期列为^{131}I 治疗的禁忌证是合理的。

(四)手术治疗

甲状腺次全切除术的治愈率可达 70% 以上,但可引起多种并发症,有的病例手术后多年仍可复发,或出现甲状腺功能减退症。

1.适应证

(1)中、重度甲亢,长期服药无效,停药后复发,或不愿长期服药者。

(2)甲状腺巨大,有压迫症状者。

(3)胸骨后甲状腺肿伴甲亢者

(4)结节性甲状腺肿伴甲亢者。

2.禁忌证

(1)较重或发展较快的浸润性突眼者。

(2)合并较重的心、肝、肾、肺疾病,不能耐受手术者。

(3)妊娠早期(第 3 个月前)及晚期(第 6 个月后)。

(4)轻症可用药物治疗者。

3.术前准备

先抗甲状腺药物治疗达下列指标者方可进行术前服药:

(1)症状减轻或消失。

(2)心率恢复到 80～90 次/min 以下。

(3)T_3、T_4 恢复正常。

(4)BMR＜＋20%。达到上述指标者开始进行术前服用复方碘溶液。

服法:3～5 滴/次,每日服 3 次,逐日增加 1 滴直至 10 滴/次,维持 2 周。

作用:减轻甲状腺充血、水肿,使甲状腺质地变韧,方便手术并减少出血。近年来使用普萘洛尔或普萘洛尔与碘化物联合使用做术前准备,疗效迅速,一般手术前及术后各服 1 周。

4.手术并发症

(1)出血。须警惕引起窒息,严重时需气管切开。

(2)局部伤口感染。

(3)喉上与喉返神经损伤,引起声音嘶哑。

(4)甲状旁腺损伤或切除,引起暂时性或永久性手足抽搐。

(5)突眼加重。

(6)甲状腺功能减退症。

(7)甲状腺危象。

(五)高压氧治疗

1.治疗机制

(1)高压氧治疗可以迅速增加各组织供氧,甲亢患者因甲状腺素增多,机体各组织代谢旺盛、耗氧量增加,要求心脏收缩力增强、心率加快,增加心排血量为组织运送更多氧气和营养物质。心率加快,血压升高结果增加心肌的耗氧量。患者进行高压氧治疗可以迅速增加各组织的氧气供应,减轻心脏负担;高压氧治疗可以减慢心率,降低心肌耗氧量。

(2)高压氧治疗可以减低机体的免疫能力,减少抗体的产生、减少淋巴细胞的数量。

(3)高压氧治疗可以改善大脑皮质的神经活动,改善自主神经功能,稳定患者情绪。调整机体免疫功能。

(4)有实验证明,高压氧治疗可以调整甲状腺素水平,不论甲状腺素水平高或低,经高压氧治疗均有恢复正常水平的趋势。

2.治疗方法

(1)治疗压力不宜过高 1.8~2ATA,每次吸氧 60min,每日 1 次,连续 1~2 疗程。

(3)甲状腺危象患者可在舱内进行高压氧治疗同时配合药物治疗。

(4)甲状腺手术前准备,行高压氧治疗可减少甲状腺血流量。

第八节　甲状腺功能减退症

甲状腺功能减退症(hypothyroidism)简称甲减,是由各种原因导致的低甲状腺激素血症或甲状腺激素抵抗而引起的全身性低代谢综合征,其病理特征是黏多糖在组织和皮肤堆积,表现为黏液性水肿。国外报告的临床甲减患病率为 0.8%~1.0%,发病率为 3.5/1000;我国学者报告的临床甲减患病率是 1.0%,发病率为 2.9/1000。

一、分类

(一)根据病变发生的部位分类

1.原发性甲减

由甲状腺腺体本身病变引起的甲减占全部甲减的 95% 以上,且 90% 以上原发性甲减是由自身免疫、甲状腺手术和甲亢[131]I 治疗所致。

2.中枢性甲减

由下丘脑和垂体病变引起的促甲状腺激素释放激素(TRH)或者促甲状腺激素(TSH)产生和分泌减少所致的甲减,垂体外照射、垂体大腺瘤、颅咽管瘤及产后大出血是其较常见的原因;其中由于下丘脑病变引起的甲减称为三发性甲减。

3.甲状腺激素抵抗综合征

由甲状腺激素在外周组织实现生物效应障碍引起的综合征。

(二)根据病变的原因分类

药物性甲减、手术后甲减、^{131}I治疗后甲减、特发性甲减、垂体或下丘脑肿瘤手术后甲减等。

(三)根据甲状腺功能减低的程度分类

临床甲减和亚临床甲减。

二、病因

成人甲减的主要病因是:

(一)自身免疫损伤

最常见的原因是自身免疫性甲状腺炎,包括桥本甲状腺炎、萎缩性甲状腺炎、产后甲状腺炎等。

(二)甲状腺破坏

包括甲状腺手术、^{131}I治疗等,10年甲减累积发生率为40%~70%。

(三)碘过量

碘过量可引起具有潜在性甲状腺疾病者发生甲减,也可诱发和加重自身免疫性甲状腺炎。含碘药物胺碘酮诱发甲减的发生率是5%~22%。

(四)抗甲状腺药物

如锂盐、硫脲类、咪唑类等。

三、临床表现

(一)详细地询问病史

有助于本病的诊断如甲状腺手术、甲亢^{131}I治疗史及Graves病、桥本甲状腺炎病史和家族史等。

(二)临床表现

本病发病隐匿,病程较长,不少患者缺乏特异症状和体征。症状主要表现以代谢率减低和交感神经兴奋性下降为主,病情轻的早期患者可以没有特异症状。典型患者畏寒、乏力、手足肿胀感、嗜睡、记忆力减退、少汗、关节疼痛、体重增加,便秘,女性月经紊乱,或者月经过多、不孕。

(三)体格检查

典型患者可有表情呆滞、反应迟钝、声音嘶哑、听力障碍,面色苍白、颜面和(或)眼睑水肿、唇厚舌大、常有齿痕,皮肤干燥、粗糙、脱皮屑、皮肤温度低、水肿、手脚掌皮肤可呈姜黄色,毛发稀疏干燥,跟腱反射时间延长,脉率缓慢。少数病例出现胫前黏液性水肿。本病累及心脏可已出现心包积液和心力衰竭。重症患者可发生黏液性水肿昏迷。

四、实验室诊断

(一)血清 TSH、TT_4 和 FT_4

原发性甲减血清 TSH 增高，TT_4 和 FT_4 均降低。TSH 增高以及 TT_4 和 FT_4 降低的水平与病情程度相关。血清 TT_3、FT_3 早期正常，晚期减低。因为 T_3 主要来源于外周组织 T_4 的转换，所以不作为诊断原发性甲减的必备指标。亚临床甲减仅有 TSH 增高，TT_4 和 FT_4 正常。

(二)甲状腺过氧化物酶抗体(TPOAb)甲状腺球蛋白抗体(TgAb)

是确定原发性甲减病因的重要指标和诊断自身免疫甲状腺炎(包括桥本甲状腺炎、萎缩性甲状腺炎)的主要指标。一般认为 TPOAb 的意义较为肯定。日本学者经甲状腺细针穿刺细胞学检查证实，TPOAb 阳性者的甲状腺均有淋巴细胞浸润。如果 TPOAb 阳性伴血清 TSH 水平增高，说明甲状腺细胞已经发生损伤。我国学者经过对甲状腺抗体阳性、甲状腺功能正常的个体随访五年发现，当初访时 TPOAb>50IU/mL 和 TgAb>40IU/mL，临床甲减和亚临床甲减的发生率显著增加。

(三)其他检查

轻、中度贫血，血清总胆固醇、心肌酶谱可以升高，少数病例血清泌乳素升高、蝶鞍增大。

五、诊断与鉴别诊断

(一)诊断

(1)甲减的症状和体征。

(2)实验室检查血清 TSH 增高，FT_4 减低，原发性甲减即可以成立。进一步寻找甲减的病因。

如果 TPOAb 阳性，可考虑甲减的病因为自身免疫甲状腺炎。

(3)实验室检查血清 TSH 减低或者正常，TT_4、FT_4 减低，考虑中枢性甲减。可通过 TRH 兴奋试验证实。进一步寻找垂体和下丘脑的病变。

(二)鉴别诊断

(1)贫血应与其他原因的贫血鉴别。

(2)蝶鞍增大应与垂体瘤鉴别。原发性甲减时 TRH 分泌增加可以导致高 PRL 血症、溢乳及蝶鞍增大，酷似垂体催乳素瘤，可行 MRI 鉴别。

(3)心包积液需与其他原因的心包积液鉴别。

(4)水肿主要与特发性水肿鉴别。

(5)低 T_3 综合征也称为甲状腺功能正常的病态综合征(ESS)，指非甲状腺疾病原因引起的血中 T_3 降低的综合征。严重的全身性疾病、创伤和心理疾病等都可导致血甲状腺激素水平的改变，它反映了机体内分泌系统对疾病的适应性反应。主要表现在血清 TT_3、FT_3 水平减低，血清 rT_3 增高，血清 T_4、TSH 水平正常。疾病的严重程度一般与 T_3 降低的程度相关，疾病危重时也可出现 T_4 水平降低。ESS 的发生是由于：①5′脱碘酶的活性被抑制，在外周组织中 T_4 向 T_3 转换减少，所以 T_3 水平降低；②T_4 的内环脱碘酶被激活，T_4 转换为 rT_3 增加，故血清 rT_3 增高。

六、治疗

(一)左甲状腺素(L-T₄)治疗

治疗的目标是将血清 TSH 和甲状腺激素水平恢复到正常范围内,通常需要终生服药。治疗的剂量取决于患者的病情、年龄、体重和个体差异。成年患者 $L-T_4$ 替代剂量 $50\sim200\mu g/d$,平均 $125\mu g/d$。按照体重计算的剂量是 $1.6\sim1.8\mu g(kg\cdot d)$;儿童需要较高的剂量,大约 $2.0\mu g/(kg\cdot d)$;老年患者则需要较低的剂量,大约 $1.0\mu g/(kg\cdot d)$;妊娠时的替代剂量需要增加 $30\%\sim50\%$;甲状腺癌术后的患者需要剂量大约 $2.2\mu g(kg\cdot d)$。T_4 的半衰期是 7 天,所以可以每天早晨服药一次。甲状腺片是动物甲状腺的干制剂,因其甲状腺激素含量不稳定和 T_3 含量过高已很少使用。服药方法:起始的剂量和达到完全替代剂量的需要时间要根据年龄、体重和心脏状态确定。小于 50 岁,既往无心脏病史患者可以尽快达到完全替代剂量,50 岁以上患者服用 $L-T_4$ 前要常规检查心脏状态。一般从 $25\sim50\mu/d$ 开始,每 $1\sim2$ 周增加 $25\mu g$,直到达到治疗目标。患缺血性心脏病者起始剂量宜小,调整剂量宜慢,防止诱发和加重心脏病。补充甲状腺激素,重新建立下丘脑-垂体-甲状腺轴的平衡一般需要 $4\sim6$ 周,所以治疗初期,每 $4\sim6$ 周测定激素指标。然后根据检查结果调整 $L-T_4$ 剂量,直到达到治疗的目标。治疗达标后,需要每 $6\sim12$ 个月复查一次激素指标。

(二)亚临床甲减的处理

近年来受到关注。因为亚临床甲减引起的血脂异常可以促进动脉粥样硬化的发生和发展。部分亚临床甲减发展为临床甲减。目前认为在下述情况需要给予 $L-T_4$ 治疗:高胆固醇血症、血清 TSH>10mU/L。

(三)黏液水肿性昏迷的治疗

(1)补充甲状腺激素。首选 T_3 静脉注射,每 4 小时 $10\mu g$,直至患者症状改善,清醒后改为口服;或 $L-T_4$ 首次静脉注射 $300\mu g$,以后每日 $50\mu g$,至患者清醒后改为口服。如无注射剂可予片剂鼻饲,T_3 $20\sim30\mu g$,每 $4\sim6$ 小时一次,以后每 6 小时 $5\sim15\mu g$;或 $L-T_4$ 首次 $100\sim200\mu g$,以后每日 $50\mu g$,至患者清醒后改为口服。

(2)保温、供氧、保持呼吸道通畅,必要时行气管切开、机械通气等。

(3)氢化可的松 $200\sim300mg/d$ 持续静脉滴注,患者清醒后逐渐减量。

(4)根据需要补液,但是入水量不宜过多。

(5)控制感染,治疗原发疾病。

第九节　亚急性甲状腺炎

亚急性甲状腺炎又称病毒性甲状腺炎,DeQuervain 甲状腺炎,肉芽肿性甲状腺炎甲状腺解剖解构图或巨细胞性甲状腺炎等,系 1904 年由 DeQuervain 首先报告。本病近年来逐渐增多,临床变化复杂,可有误诊及漏诊,且易复发,导致健康水平下降,但多数患者可得到痊愈。本病可因季节或病毒流行而有人群发病的特点。

一、病因

尚未完全阐明,一般认为和病毒感染有关。证据有:发病前患者常有上呼吸道感染史,发病常随季节变动且具有一定的流行性。

患者血中有病毒抗体存在(抗体的效价高度和病期相一致),最常见的是柯萨奇病毒抗体,其次是腺病毒抗体、流感病毒抗体、腮腺炎病毒抗体等。虽然已有报告,从亚急性甲状腺炎患者的甲状腺组织中分离出腮腺炎病毒,但亚急性甲状腺炎的原因是病毒的确实证据尚未找到。

另外,中国人、日本人的亚急性甲状腺炎与 HLA-Bw35 有关联,提示对病毒的易感染性具有遗传因素,但也有患者与上述 HLA-Bw35 无关。

二、病理

甲状腺轻、中度肿大。甲状腺滤泡结构破坏,组织内存在许多巨噬细胞,包括巨细胞,所以又称巨细胞甲状腺炎。

三、临床表现

多见于中年妇女。发病有季节性,如夏季是其发病的高峰。起病时患者常有上呼吸道感染。典型者整个病期可分为早期伴甲状腺功能亢进症,中期伴甲状腺机能减退症以及恢复期三期。

(一)早期

起病多急骤,呈发热,伴以怕冷、寒战、疲乏无力和食欲不振。最为特征性的表现为甲状腺部位的疼痛和压痛,常向颌下、耳后或颈部等处放射,咀嚼和吞咽时疼痛加重甲状腺病变范围不一,可先从一叶开始,以后扩大或转移到另一叶,或始终限于一叶。病变腺体肿大,坚硬,压痛显著。病变广泛时,泡内甲状腺激素以及非激素碘化蛋白质一时性大量释放入血,因而除感染的一般表现外,尚可伴有甲状腺功能亢进的常见表现。

(二)中期

当甲状腺腺泡内甲状腺激素由于感染破坏而发生耗竭,甲状腺实质细胞尚未修复前,血清甲状腺激素浓度可降至甲状腺机能减退水平,临床上也可转变为甲减表现。

(三)恢复期

症状渐好转,甲状腺肿或及结节渐消失,也有不少病例,遗留小结节以后缓慢吸收。如果治疗及时,患者大多可得完全恢复,变成永久性甲状腺机能减退症患者极少数。

在轻症或不典型病例中,甲状腺仅略增大,疼痛和压痛轻微,不发热,全身症状轻微,临床上也未必有甲亢或甲减表现。本病病程长短不一,可自数星期至半年以上,一般约为 2～3 个月,故称亚急性甲状腺炎。病情缓解后,尚可能复发。

四、实验室检查

根据实验室结果本病可以分为三期,即甲状腺毒症期、甲减期和恢复期。①甲状腺毒症期:血清 T_3、T_4 升高,TSH 降低,^{131}I 摄取率减低(24 小时＜2％)。这就是本病特征性的血清甲状腺激素水平和甲状腺摄碘能力的"分离现象"。出现的原因是甲状腺滤泡被炎症破坏,其内储存的甲状腺激素释放进入循环,形成"破坏性甲状腺毒症";而且炎症损伤引起甲状腺细胞摄碘功能减低。此期血沉加快,可＞100mm/h。②甲减期:血清 T_3、T_4 逐渐下降至正常水平以下,TSH 回升至高于正常值,^{131}I 摄取率逐渐恢复。这是因为储存的甲状腺激素释放殆尽,甲状腺细胞正处于恢复之中。③恢复期：血清 T_3、T_4、TSH 和 ^{131}I 摄取率恢复至正常。

五、诊断

诊断依据：①急性炎症的全身症状；②甲状腺轻、中度肿大，中等硬度，触痛显著；③典型患者实验室检查呈现上述三期表现。但是根据患者的就诊时间和病程的差异，实验室检查结果各异。

六、鉴别诊断

亚急性甲状腺炎需要与甲状腺结节的急性出血、慢性淋巴细胞性甲状腺炎的急性发病寂静型或无痛性甲状腺炎及急性化脓性甲状腺炎相鉴别。在多发性结节性甲状腺肿的出血出到结节时不难鉴别，因为此时可以触及甲状腺上有无触痛的结节；而出血至单个甲状腺结节时，则鉴别较困难，上述两种类型的出血中，病变以外的甲状腺组织的功能仍然存在，其血沉少有明显升高。慢性淋巴细胞性甲状腺炎急性发病，可伴有甲状腺疼痛及触痛，但腺体多是广泛受侵犯，血中抗甲状腺抗体大多升高。患者伴有甲亢表现时需要与毒性弥漫性甲状腺肿鉴别，然而后者甲状腺摄取碘^{131}I 率多是升高的，伴有甲亢的无痛性甲状腺炎及有递减的放射性摄碘率，病理示慢性甲状腺炎，而无巨细胞存在时常称为高功能甲状腺炎，与无痛性甲状腺炎的鉴别较困难，化验时血沉不增快，抗甲状腺抗体明显升高，提示为前者急性化脓性甲状腺炎时。可见到身体其他部位有脓毒病灶，甲状腺的邻近组织存在明显的感染反应，白细胞明显升高，并有发热反应。急性化脓性甲状腺炎的放射性碘摄取功能仍然存在，亚急性甲状腺炎很少需要与甲状腺广泛受侵犯的甲状腺癌相鉴别，因为二者的临床及实验室检查所见很不相同。

七、治疗

亚急性甲状腺炎有多种治疗措施，包括硫脲类药、促甲状腺激素及抑制剂量的甲状腺激素。

采用这些药物影响疾病过程的证据尚不能令人认同。

治疗包括两方面：减轻局部症状和针对甲状腺功能异常影响。一般来说，大多数患者仅对症处理即可。对轻型病例采用阿司匹林或其他止痛药。如用对乙酰氨基酚或用水杨酸盐可控制症状；病情严重病例，如疼痛、发热明显者可短期用其他非类固醇抗炎药，或应用糖皮质激素，如泼尼松，可迅速缓解临床表现，约有 5% 的患者需用皮质激素来减轻症状，持续用药 1~2 周甚或 4~8 周以后减少药量，共用 6~8 周。如患者在用泼尼松 24~48h 无反应，亚急性甲状腺炎的诊断应再评定。在治疗中随查血沉改变，可指导用药如病情需要，再次开始用泼尼松仍然有效，然而皮质激素并不会影响本病的自然过程，如果皮质激素用后撤减药量过多、过快，反而会使病情加重。也有人提出，如果糖皮质激素连续使用，所用剂量以使患者不出现症状，直至其放射性碘摄取率恢复正常，可能避免病情复发患者伴有甲状腺功能亢进时一般不采用抗甲状腺药治疗，通常采用非特异的药物，如口服阻滞剂普萘洛尔。因本病伴甲亢是暂时的，且甲状腺摄碘率低不是放射碘治疗的指征。这些药破坏甲状腺激素的合成，但亚急性甲状腺炎血中过多的甲状腺激素是来源于被破坏了的滤泡漏出的 T_4 和 T_3，而不是由于合成和分泌增多所致，无须使用硫脲类抗甲状腺药。本病的甲减期也常是暂时的，通常甲减症状不多，所以不需甲状腺激素替代治疗，此时 TSH 分泌增加对甲状腺功能的恢复是重要的。除非患者甲减症状明显，甲状腺激素治疗应当禁忌。伴甲减病情轻者无须处理。但也有人主张有甲状腺功能低减时,可用甲状腺制剂如 L－型甲状腺素钠,可防止由 TSH 升高引起的病情再度加重。

病情较重者,可用甲状腺激素替代一段时间。约有 10％的患者可发生永久性甲状腺功能低减,需要长期甲状腺替代治疗有称中药对本病急性期有较好的治疗效果。

第六章　神经系统疾病的康复治疗

第一节　康复训练与神经再生和功能重塑

一、神经再生和功能重塑策略

在一定的条件下，中枢神经内完好的神经纤维可以发生侧枝出芽，通过其形成的新终末，替换因损伤而溃变的终末，重新占领靶神经元上空出的突触位置，再建原有的突触联系，恢复原来的功能；或者建立新的突触，形成新的神经环路，以致出现与正常不同的行为表现。在这一过程中，如果利用一些有利的因素，就可以加快中枢神经可塑性的进程，在较短期间内修复其功能。这促使人们积极思考，如何利用或激发中枢神经所具备的可塑性潜能，更好地修复其结构和功能。

目前公认的有望可以用来进行中枢神经病损后功能修复的组合性策略是：①保护神经元和轴突免于二次损伤。②提高损伤的 CNS 轴突内在的再生能力。③移植入可行的细胞和黏附分子以桥接损伤形成的间隙。④减少胶质瘢痕的形成和硫酸软骨素蛋白聚糖的沉积。⑤克服 CNS 髓鞘相关抑制因子的抑制作用。⑥应用神经营养因子增强突触的导向性生长。⑦干扰蛋白激酶 C 的活性。⑧促使再生的神经轴突支配相应的靶细胞。⑨康复治疗激发神经系统的可塑性及功能恢复。在上述九项策略中，康复治疗赫然其中，这是以往所没有的，说明人们对功能再塑的认识进一步深化。

二、康复训练

神经可塑性与卒中后的肌肉运动康复有关，包括建立新的神经连接，获得新功能以及损伤的修复。然而，神经可塑性因卒中侧半球的病损而受影响，因此，通过运动治疗促进神经可塑性，对功能丧失的补偿十分重要。卒中后的康复治疗，包括在多种环境下进行有意义的、重复的、强烈的以及功能特定性的运动训练，旨在提高神经可塑性以及改善运动。许多新的卒中后恢复运动的康复治疗技术，都是建立在神经可塑性的科学及临床研究的基础之上。然而，由于构成运动恢复的基础机制多种多样，因此，在许多卒中后患者身上进行的康复治疗，需要择时进行，否则无效。神经生理学和神经影像学的研究，是建立在对运动恢复机制可进行特异性的康复有效的评价之上。因此，大样本、多中心的系统研究，对卒中后与神经可塑性相关的康复治疗技术以及个性化的策略，对确定和实现治疗目标，使患者获得最大限度地功能提高，尤为重要。

在对大鼠进行的实验中发现，增加环境的复杂性（即"丰富环境"），突触的密度就会增加。"丰富环境"是在饲养的笼具中，增加各种探究的玩具。大鼠在走迷宫学习的测验中，与"孤独环境"的对照组相比，"丰富环境"组的大鼠，其学习任务完成得更好，学得更快。但在人类中情况并非如此。

中枢神经系统损伤后发生的功能代偿机制,是由于"感觉替代"或"网络重组",不是神经元"增殖"或再生。近年的研究发现,成年哺乳动物海马组织的齿状回,具有增生能力并能分化成神经元的前体细胞,新增生的神经元移入颗粒细胞层并发出轴突到苔藓纤维通路组成突触连接。有实验证实恒河猴的大脑皮层有再生过程。成年哺乳动物大脑皮层神经元的再生是向传统理论的挑战。如果成年哺乳动物脑内神经元损伤或凋亡或死亡后,可能有新的神经元产生,这些新生的神经元很可能参与了脑机能的代偿生理及病理变化。这将可能是中枢神经系统可塑性的一种新机制。

研究显示,基于中枢神经系统功能再塑的理论,康复训练的策略从运动(稳定、平衡、协调、姿势控制)、浅感觉、深感觉、视觉听觉、动机等入手,容易取得良好的效果,依此而设计的康复治疗器具有着广阔的应用前景。虚拟现实技术对脑功能的强化可以起到非常重要的作用。

三、康复训练开始的时间窗、强度、频率

康复训练的目的是为了促进颅脑病损后功能的恢复。究竟卒中后的什么时期是功能自然恢复期,什么时期应该进行精确的中枢神经系统功能重建等,这些关键问题始终存在。事实上对于许多研究来说,能够区别哪些是代偿行为,哪些是真正恢复的行为学,也就达到了目标。那么,什么时候开始行为学训练,是最安全有效的呢?有研究显示,卒中后太早开始密集的功能训练,或许有害。如何才能确定这些外加的功能训练以及行为学重塑的强度及范围?如何定义目标人群?对这些问题,最好根据大脑的原发性损伤以及功能状况,制订相应的治疗计划和目标。

(一)人脑卒中后的自发功能恢复

在脑卒中后的前几周,大多会出现一定程度的自发功能恢复。当然,恢复的程度因人而异。目前普遍认为,损伤后最大限度地自发恢复发生在发病后的前3个月,3个月以后智力的自发恢复多于运动功能的恢复;损伤较轻的卒中患者恢复比损伤严重的患者要快;同一患者不同的神经功能区存在不同形式的自发恢复。由于不同的神经功能区恢复的速度与程度存在差异,有关卒中后急性期神经功能重建的临床研究,可能需要使用针对某一特定神经功能区的行为学方法进行评价,而非整体的功能评估。

(二)时间窗对卒中后应用功能恢复治疗手段的影响

根据每种治疗手段的特点及生物学目标不同,其时间窗也不相同。卒中后较早的几周里,脑功能水平由于自发恢复,会呈现出时高时低的状态,因此康复治疗的生物学目标也随着时间而不断地发生变化。有些人将卒中后脑功能恢复水平分为以下三个阶段,它们彼此之间可能有一定程度的重叠:

1.急性期

卒中后数小时内。

2.修复期

卒中后第二天至数周。这个阶段是开始采取康复治疗措施的黄金时期,因为在这个时间段内,脑组织会有最大限度地行为学功能自发修复,大脑内部自行修复也将达到最高水平。必须注意的是,不管是药物干预还是行为学干预,都必须进行双向的评估,因为它们可能带来有效的改善,也有可能引起不良的后果。

3.平台期

卒中后数周至数月开始,进入一个稳定但仍有修复潜力的慢性期。平台期可能由两个部分组成:第一部分是伴随着第二期治疗时间窗的结束,开始进入慢性期,第二部分代表进入卒中后数月至数年的这一时间段,面临着卒中的晚期改变以及各种并发症问题,其中包括新的肌张力障碍、认知/情感问题、痉挛/挛缩问题等。

康复治疗介入时机影响其治疗效果。然而,目前有限的数据表明,卒中患者过早应用高强度康复训练可能有害。即使是恢复期,如果训练过多,也会有害。中枢神经系统具有对损伤作出反应的本能。人们对此给予了越来越多的关注,使得人们对中枢神经系统修复有了更好的理解。大量关于促进中枢神经系统修复的疗法目前正在研究之中。

总之,将先进的康复疗法用于促进中枢神经系统修复之中,可以有效地降低脑卒中、多发性硬化、脊髓损伤、颅脑损伤及其他神经疾病带来的残疾。

从蚂蚁导航到学生读一本教科书,这是十分清楚的事情,然而神经再生与功能重塑,所面对的是范围如此广泛的动物行为。了解神经系统是如何工作的,无疑是一个高度有趣、引人入胜、永无止境的任务。人类的嗅觉不如犬,视觉不如鹰,爬树不如猴,奔跑不如豹,但人却成为"万物之灵",这是因为人类具有世界上最复杂、最精密的物质结构,即具有思维的脑。揭示脑的工作原理,进而提高和充分开发人的聪明才智,并为防治复杂疑难的神经系统疾病开辟新途径,成为科学界历代先行者的梦想。科学泰斗爱因斯坦有句名言:"在科学思维中常常伴随着诗的因素。真正的科学和真正的音乐要求同样的想象过程"。人类的整部历史,就是由从人脑中涌现出的诗歌、音乐和创造性的想象力所构成的。那么,探索人脑自身奥秘的整个过程,难道不是更富有诗意的壮举吗?

虽然关于脑和意识的书籍正以惊人的速度问世,但如果说那些极困难的问题的答案已近在咫尺,肯定是对这一领域帮倒忙。例如,1996 年 Science 杂志的一篇社评,曾以这样的文字来表述:"神经发育的主要原理将在本世纪末被发现"。那时就做出这种预言,似乎操之过急。科学家和期刊编辑部都有一种自然乐观的倾向,往往给人们提供"许多难题即将迎刃而解"的希望。也曾不时声称,治愈脊髓损伤只需 7 或 10 年!虽然这样的渲染对该领域感兴趣的神经科学家来说,是一种很好的鼓励,但对于患者,如果他们未能在设定的时间内被治愈,则带来灾难性的影响。因此,研究人员的心态应该要乐观但谨慎。

第二节　急性炎性脱髓鞘性多发性神经根炎

急性炎性脱髓鞘性多发性神经根炎(AIDP)又称急性感染性脱髓鞘性多神经根神经病,1916 年 Gullain、Barre 和 Strobl 相继报道神经根炎综合征的病例,本组病例脑脊液蛋白增高,缺少炎细胞反应,称之为 GBS,本病为病因不明的神经系统免疫介导性疾病,急性或亚急性发生的两侧对称性肢体的周围性瘫痪,广泛侵犯脊神经根、脊神经、脑神经,甚或累及脊髓和脑部,脑脊液蛋白细胞分离,病理表现为周围神经的血管周围淋巴细胞浸润以及炎性脱髓鞘。

一、流行病学

GBS 是非创伤性急性神经肌肉麻痹的最常见的疾病,我国尚无完整的发病率资料,1985年全国农村流行病学调查,GBS 的患病率为 16.2/10 万,美国为(10～20)/10 万,死亡率为10%,重残者为 20%(严重运动功能障碍及需要人工呼吸机辅助呼吸 1 年以上者),每年新发病例约相当脊髓损伤发病的 1/2,发病男女性别之比为 2∶1。发病年龄以青少年为多,赵葆洵(1978)报道北京地区 156 例,30 岁以下占 75.6%,在美国有两个高发年龄段,即 16～25 岁和45～60 岁(hurwiz,1983),夏秋季为好发季节,赵葆洵报道 6－10 月份发病者占 75.7%。

二、病因

病因不十分明确,约 70%患者发病前 2～4 周有病毒感染史,如上呼吸道、胃肠道等症状,少数患者病前有手术史或疫苗接种史。其他一些感染因子如单疱病毒、带状疱疹病毒、流感 A及 B 病毒、腮腺炎病毒、麻疹病毒、人类免疫缺陷病毒、巨细胞病毒、肺炎支原体病毒及肠弯曲杆菌等。个别患者于患系统性红斑狼疮,霍奇金病及其他淋巴瘤后出现 CBS 症状。多数学者认为 GBS 是一种由免疫介导的自身免疫性疾病。其一,疾病发生与感染或前驱症状没有直接关系,多为感染后 2～4 周发病;其二,用免疫方法注射 P2 碱性蛋白或半乳糖脑苷脂可造成实验性变态反应性神经炎,它具有与 CBS 相似的病理、生理、脑脊液改变。

三、病理

主要病理改变为运动、感觉神经根、后根神经节、周围神经、脑神经等单核细胞浸润和节段性脱髓鞘,炎细胞围绕神经内膜及神经外膜的血管周围,形成血管鞘,节段性脱髓鞘是 GBS 的主要病理改变,早期郎飞结节凹陷,结节附近髓鞘开始破坏,电镜下可见巨噬细胞对髓鞘的吞噬过程,一般不伴轴索变性,重症患者或疾病晚期可并发轴索变性,肌肉出现失神经支配及萎缩。

四、临床表现

半数以上患者发病前 2～4 周有轻度发热、咽痛、鼻塞或腹泻等呼吸道及消化道症状。继之呈急性或亚急性起病,出现手指、足趾麻木、无力,1d 内迅速出现双下肢无力,为双侧对称性,3～4d 进展为站立及步行困难。不同程度的双上肢、颜面、咽部肌肉均可受累,肢体麻痹以肩带肌,骨盆带肌为重,10%～30%患者出现呼吸肌麻痹。疼痛常见,多累及双下肢近端姿势肌或背肌。

自主神经功能障碍常见,如心动过速、直立性低血压、高血压或低血压、括约肌功能障碍等。自主神经功能障碍多为非持久性,一般持续 1～2 周可缓解。

GBS 有多种变异类型,给诊断带来一定困难,如 Fisher 综合征,临床以眼肌麻痹,共济失调,腱反射消失为特点。复发性 GBS,可以复发 1 次至数次不等,复发间隔时间从数周至数年不等。其他如自主神经功能不全等。

五、实验室检查

(一)脑脊液检查

绝大多数患者脑脊液蛋白含量增高而细胞数正常,脑脊液蛋白增高多于发病后 1 周出现至第 3 周最高,而后逐渐下降,一般为 1～5g/L,在后期可达 28g/L,鞘内 IgG 合成率增高,可发现单克隆球蛋白带,脑脊液细胞数大多正常,一般<10×10⁶/L,少有>50×10⁶/L 者,轻度增高的细胞为 T 淋巴细胞。脑脊液的蛋白细胞分离现象对 GBS 的诊断有特定意义。

(二)肌电图检查

GBS 为神经根的节段性脱髓鞘病变,EMG 的检查早期可有 F 波或 H 反射反应延长,继之出现传导速度减慢,末端潜伏期延长及波幅降低等。Asbury(1990)提出诊断脱髓鞘病的 4 条标准,符合其中 3 条者考虑为髓鞘脱失。

1.2 条以上运动神经的传导速度减慢

(1)如波幅高于正常下限的 80% 时,传导速度低于正常下限的 80%。

(2)如波幅低于正常下限的 80% 时,传导速度低于正常下限的 70%。

2.1 条或 2 条运动神经的传导阻滞或异常的一过性离散

腓骨头至踝间的腓神经、肘至腕间的正中神经或尺神经的任何一条均可。部分传导阻滞的标准是近端与远端的时限改变<15% 及近端与远端的波幅差>20%。一过性离散和可能传导阻滞的标准是近端和远端的时限改变>15% 及近端与远端的波幅差成负波峰值下降>20%。

3.2 条以上神经的末端潜伏期延长

(1)如波幅高于正常下限的 80% 时,潜伏期延长需超过正常上限的 125%。

(2)如波幅低于正常下限的 80% 时,潜伏期延长需超过正常上限的 150%。

4.F 波消失或 2 条以上运动神经 F 波轻微的潜伏期延长

(1)如波幅高于正常下限的 80% 时,F 波潜伏期延长应高于正常上限的 120%。

(2)如波幅低于正常下限的 80% 时,F 波潜伏期延长应高于正常上限的 150%。

六、诊断标准

As—bury 关于 GBS 的诊断标准目前广为应用。

(一)肯定诊断

(1)双侧上肢和下肢进行性无力。

(2)腱反射消失。

(二)强力支持诊断

(1)数日至 4 周进行性的病程。

(2)力弱的相对对称性。

(3)轻度的感觉症状和体征。

(4)脑神经特别是双侧面神经的损害。

(5)病程停止进展后 2～4 周开始恢复。

(6)自主神经功能障碍。

(7)发病时不伴发热。

(8)脑脊液蛋白增高而细胞数<10×10^6/L。

(9)典型的电生理改变。

(三)可疑诊断

(1)有可疑肉毒中毒、肌无力、脊髓灰质炎或其他中毒性神经病。

(2)卟啉代谢异常者。

（3）白喉近期感染者。

（4）不伴力弱的纯感觉综合征。

鉴别诊断主要应考虑疾病的临床过程和肌无力的类型。包括压迫性脊髓病、横贯性脊髓炎、重症肌无力、基底动脉闭塞、癌性脑膜炎、癌性神经病等。此外尚需与低磷酸盐血症、重金属中毒、含有神经毒素的鱼中毒、肉毒中毒、蜱麻痹等进行鉴别。

七、治疗

GBS 进行性发病的特点及其严重的临床表现（如呼吸麻痹）决定了早诊断、早治疗的重要性，因为发病原因不十分清楚，对某些治疗方法尚有不同意见。

（一）综合治疗

保持呼吸道通畅、注意排痰，必要时气管切开或人工呼吸机辅助呼吸。定时翻身防止压疮，关节被动活动防止关节挛缩，保证营养及液体入量。

（二）血浆交换和免疫球蛋白静脉注射

20 世纪 80 年代早期开始在美国和法国应用血浆交换治疗 GBS，认为该法可以缩短病程，改善患者的运动功能，增加患者在 6 个月内恢复的概率，近年来用免疫球蛋白静脉注射（IVIg），dutch 对 100 例 GBS 用 IVIg 治疗并与血浆交换方法进行对照，认为 IVIg 效果更好，但有时容易复发。应用血浆交换和 IVIg 可以缩短呼吸机的使用时间，可使之减少 50% 的时间。

（三）皮质类固醇的应用

关于皮质类固醇的治疗尚有争议，对实验性动物模型的应用有良好效果，临床上用于早期重症患者也有一定益处，但对改善预后，缩短病程无任何帮助。鉴于血浆交换与 IVIg 治疗的条件所限与昂贵的价格，大量甲泼尼龙的冲击治疗尚不失为可以考虑的治疗方法。

（四）药物治疗

大量神经营养药物，能量合剂等应使用较长时间，如 B 族维生素类、ATP、辅酶 A 等。根据病情辨证施治中医中药治疗以及针灸治疗均可获良好效果。

八、病程

GBS 病程与年龄密切相关，成年人尤其老年人较儿童病程长。北美做过预后相关因素的研究，认为下列情况预后差。老龄、病程中需要呼吸机辅助呼吸、病情进展快、电生理指标异常、未进行血浆交换等。CBS 的恢复与性别、职业、有无糖尿病，以及既往是否用过皮质类固醇或其他免疫治疗尚不十分清楚。

GBS 发病至出现严重神经功能缺损的时间平均为 8d，若在此时间前进行血浆交换或 IVIg 治疗可以缩短病程，但不能改变疾病的预后，对于复发病例，做血浆交换或 IVIg 治疗，多可达到巩固病情减少复发的目的。

粗略统计，急性 GBS 大约 40% 患者需住院康复，在疾病的发展与恢复过程中出现的多种并发症，严重地影响病程和预后，以致导致重度神经功能缺失。

（一）辅助呼吸器的应用

重症患者由于呼吸肌受累，需使用呼吸机辅助呼吸，据流行病学研究，GBS 患者 10%～30% 需呼吸机辅助呼吸，5%～10% 遗留严重残疾，3%～8% 死亡。当肺活量下降至 <18

mL/kg需气管插管,呼吸机的使用延长了患者住院时间,其步行能力的恢复也相应延迟。GBS病程的前12周,约30%患者可出现呼吸衰竭或肺部感染,但多数均可获得呼吸功能适当的恢复,25%可能发展为肺炎,由于肺炎后的瘢痕形成或由于长期气管插管呼吸功能不充分而导致限制性肺部疾患及气管炎。

(二)深静脉血栓(dVT)

深静脉血栓为CBS常见并发症,其发生率我国尚无详细资料,未曾有系统研究。国外一项早期研究指出,CBS并发的DVT其栓子大约1/3会走向肺部,使病情严重,与长期卧床等有关。虽然DVT发生的危险因素不十分清楚,但注意早期被动活动肢体,勤翻身不失为预防DVT的上策。

(三)自主神经功能障碍

CBS的自主神经功能障碍常见有直立性低血压、血压不稳定或心律失常。近年来已将自主神经功能障碍的概念扩大为包括膀胱与直肠的功能障碍。不伴有膀胱与直肠障碍的自主神经功能障碍可能与呼吸器的使用有关,在过去的流行病学调查中发现急性期出现自主神经功能障碍预示心律失常的发生,膀胱障碍多在疾病的早期出现,但多可有较好恢复,少数男性患者可遗留排尿乏力,不同作者报道了关于自主神经功能障碍与心律失常、心血管功能障碍甚或死亡的关系,100例GBS患者中有11例涉及循环系统障碍,其中7例死亡,均为严重心律失常,关于自主神经功能障碍的发病率及病死率目前尚无详尽的研究。

(四)疼痛和感觉异常

多数学者认为疼痛为GBS诊断的主要临床指征,个别患者甚至是该病早期的唯一症状,疼痛类型包括:感觉异常、感觉迟钝、胸背痛、神经根痛、肌痛、关节痛、内脏不适以及虚性脑膜炎性头痛。一组临床病例报道指出,疾病早期甚至有55%的患者均有不同程度、不同性质的疼痛,甚至70%左右的患者疼痛症状可持续整个病程,影响预后。CBS发病后轻度的抑郁及对疾病恢复失去信心的精神衰竭,更加重了疼痛的持续。

(五)制动

CBS患者早期表现为四肢肌张力低下或软瘫,由于肢体无随意运动如同被固定一样,长期制动容易并发压疮、肌腱短缩和关节挛缩、双足下垂的临床表现相似于腓神经麻痹。早期治疗方法与上运动神经元损伤而致的脊髓损伤、脑外伤相似。以上并发症对功能缺损的影响尚为未知数。

骨的钙代谢障碍和异位骨化均可发生,重症GBS由于制动引起的高钙血症已时有报道,尽管关于高钙血症与异位骨化在GBS的发生尚无满意的解释,但普遍认为与长期制动有关。

(六)贫血

在住院康复的GBS患者中贫血发生的概率较脊髓损伤为多,可能与制动有关,根据回顾性研究,急性GBS住院康复患者中,79%患者的血细胞比容和血红蛋白均低于正常平均值,若曾接受过血浆交换治疗,以上两项均值可高于正常平均值。一项研究指出制动对于健康男人的影响。即被限制卧床休息时红细胞及网织红细胞均缓慢下降持续超过5周,血浆交换可以降低炎性免疫球蛋白对骨髓前体的影响,因此利于纠正贫血,对贫血的干预,利于纠正直立性低血压。贫血不影响CBS的预后。

(七)脑神经损害

脑神经的损害多见于急性重症患者或较长时间住院康复的患者,既往研究认为脑神经损害出现于 GBS 发展的高峰期,而脑神经损害与肢体的运动功能缺损无相关性,脑神经损害可引起一侧或双侧颜面麻痹,咽下困难,声音嘶哑,视神经炎及听力缺失。

九、康复治疗

据估计,GBS 住院治疗患者中,40％需住院康复,其中需要呼吸机辅助呼吸者,住院康复时间会更长,如果伴发自主神经功能障碍,脑神经损害以及其他临床并发症均会影响康复进程和预后。因此 CBS 的康复过程是长期而艰巨的,其复杂和艰巨性相似于脊髓损伤和脊髓灰质炎。

一项研究指出,住院康复患者中有 54％为持续性的一个肢体至四肢麻痹,但关于这些患者的康复预后尚缺乏系统的资料。

GBS 的复发推迟康复进程,深感觉尤其关节位置觉的障碍延长患者康复及住院时间。评估内容包括:全身功能状态,即心肺功能状况,是否使用呼吸机,有无各种并发症,有无复发等。

ADL 用功能自立度(FIM)方法评估。

残疾评定用 6 分功能量表。

0:健康。

1:有轻微症状和体征。

2:不需辅助可步行 5m。

3:需辅助步行 5m。

4:轮椅或卧床生活,需束缚保护。

5:白天或夜间部分时间需呼吸机辅助呼吸。

6:死亡。

此量表评估 GBS6～12 个月病程的患者,但 CBS 的恢复至少可为 18 个月,故此量表有一定局限性。

CBS 的肌肉麻痹为一组肌群,很少为单个肌肉,故康复结局评定多用 ADL 及残疾评估的方法而不用 MMT 方法来评估某一块肌肉的力量恢复的程度。

十、康复程序

(一)维持和扩大关节活动范围

GBS 患者可能出现一侧上肢、下肢或四肢的力弱或完全麻痹,自急性期开始,由于关节的制动,使其周围皮肤、皮下组织、肌肉等的粘连极易导致关节的疼痛、肌肉短缩、关节挛缩,为了预防以上并发症的出现,被动运动具有重要作用,视患者肢体麻痹程度而决定做被动运动、辅助下的主动运动或主动运动。

(二)增强肌力的训练

根据瘫痪肌肉的肌力情况决定增强肌力训练的模式,如为了训练最大肌力需做等张收缩训练,而等长收缩可训练肌肉的耐久力。

(三)综合基本动作及 ADL 训练

在以上训练基础上,训练患者翻身、起坐、坐位平衡、爬行位保持平衡、扶棒站立、平行棒内步行、扶杖步行等。ADL 的训练应始于疾病之初,可以使用自助具或支具来补偿上下肢丧失的功能,除极重症 GBS 外,一般均可达到 ADL 自立。

(四)支具及夹板的应用

由于肢体长期的弛缓性瘫痪,早期若不置诸关节于功能位,极易发生关节挛缩变形,若将关节置于中间位,肌萎缩及关节囊的挛缩,粘连可降低至最小限度。应将关节取最利于日常生活的角度以夹板固定,以髋关节为例,应取屈曲 20°、外展 10°、外旋 10°的功能位,即使发生关节僵直,也能步行或取坐位。若挛缩变形发生在比较重的外展或内收位,无论步行或坐位均有困难,夹板的应用,除在功能训练时脱下,原则上卧床或休息时均应使用。

(五)温热疗法及其他物理治疗

对于促进随意运动的恢复,缓解疼痛,防治关节挛缩等均有补益,适当时机择用生物反馈或肌电生物反馈亦为行之有效的方法。由于多数患者存在感觉障碍,治疗时应避免烫伤。

(六)GBS 并发症及有关问题处理

1.疼痛和感觉障碍

对 GBS 疼痛的处理近年来为大家重视,疼痛多为肢体或轴位(如脊柱、腰背等),已有作者报道因疼痛而致关节活动障碍,且认为此组患者可能为对于疼痛的耐受性低下。应用三环类抗抑郁药和辣椒碱可收到较好效果,某些抗抽搐药如卡马西平、加巴喷丁对神经源性疼痛也有效。对于严重持续性疼痛可应用曲马朵以及某些麻醉药可收到有益效果。关于神经阻滞法止痛尚无有关资料报道。经皮电刺激和脱敏治疗均有一定效果。

一些患者深感觉受累,表现音叉震动觉与关节位置觉减退或消失,临床表现为协调障碍和感觉性共济失调,对其治疗重点为反复的协调功能训练和感觉再整合功能训练,负重训练和传统的 Frenkel 训练法为行之有效的方法,通过这些康复治疗技术的实施,可以发展运动印迹,从而改善感知觉。

2.自主神经功能障碍

认为自主神经功能障碍不常见,因而在临床上无足轻重,这种看法是不全面的,尽管一些住院康复患者未曾出现心律失常,但可能有直立性低血压、高血压、交感神经功能亢进或膀胱、直肠障碍,重症 GBS 患者 19%～50%并发直立性低血压交感神经功能障碍者,对血管活性药物非常敏感,容易在吸气时出现低血压或高血压的发作,仰卧位时易发生心律失常,适当饮水,穿弹力袜,腹部绷带可预防发作。

膀胱与直肠功能障碍多在 GBS 的早期出现,膀胱障碍时其管理的主要原则为避免膀胱过度膨胀,必要时间歇导尿,给膀胱以充盈,排空机会可防止感染发生,大约 30%的患者出现泌尿系感染。一般多数患者膀胱功能障碍可完全恢复。

3.呼吸系统并发症

GBS 病程的前 12 周约 30%患者可出现呼吸衰竭和肺部感染。由于呼吸肌受累或延髓麻痹而致吸入性感染。呼吸机停止使用后,限制性肺部功能障碍可能持续相当的时间,限制性肺在正常入睡眠时快动眼(REM)相也可出现,此时中枢神经系统对于高碳酸血症及低氧血症的反应降至最低点,氨茶碱用于限制性肺的治疗,可减轻夜间患者低碳酸血症及低氧血症,从而改善了呼吸中枢的控制且可调节血气的变化。减少分泌物及使呼吸道引流通畅对改善呼吸功能非常重要,应告之患者做阻抗吸气训练,对于已做气管切开的气管套管应视时机做定期定时的关闭,以训练其呼吸肌,但应注意勿引起呼吸肌过度疲劳,否则易诱发呼吸衰竭。

4.失用综合征

已如前述,由于长期制动引起的深静脉血栓,高钙血症,贫血,血细胞比容降低以及体重减轻均可发生,应早期开始被动运动,早期下地负重,条件允许时及早做抗阻力运动。

5.心理障碍

心理状态影响康复预后,GBS可引起长时间中等程度的抑郁甚或精神衰竭,尤其常见于呼吸机辅助呼吸者,有作者报道长期使用呼吸机影响认知功能。GBS的心理和社会问题相似于脊髓损伤,有条件的医疗机构、心理和社会工作者应尽早介入。

第三节 缺血性周围神经病

缺血性周围神经病是多发性神经病中的常见类型,其病因以动脉硬化、血管炎等最为常见。糖尿病的细小血管病变伴有的缺血性多发性神经病是近年非常重视的疾病之一,早期发现、及时治疗,对减少致残率、恢复劳动至关重要。

一、缺血性周围神经病的常见类型

(一)糖尿病周围神经病

为远端对称性多发性神经病,糖尿病病程经过中出现四肢远端多发性神经病十分常见。其发病与代谢、血管障碍等多种因素有关。近来强调本病与神经束膜或神经内膜上的细小动脉、毛细血管、细小静脉的微血管病变有关,即基膜肥厚,内皮细胞增生,血管闭塞致周围神经氧分压低下,是糖尿病性多发性神经病的发病基础。然而,神经活检中所能看到的毛细血管闭塞和基膜肥厚程度,有时与临床症状轻重不完全成正相关。糖尿病性多发性神经病基本病理改变为原发性髓鞘脱失,细径有髓纤维与无髓纤维高度脱失,偶有洋葱球形成,血管炎改变并非必定发生。

(二)灶性多发性周围神经病

糖尿病病程中往往有脑神经麻痹,尤其是动眼神经麻痹。外展神经偶有损伤,也可以有躯干几个节段或肢体近位端运动性神经病等。糖尿病神经病常见类型有远端对称性原发性感觉性周围神经病;自主神经周围神经病;近端非对称性痛性原发性运动性周围神经病;脑神经周围神经病。

(三)不伴有糖尿病的动脉硬化性周围神经病

有人在间歇性跛行的患者中,发现有感觉性周围神经病。

还有人在下肢有严重性溃疡的患者中,发现腓肠神经有轴索变性,提示周围神经缺血为动脉硬化引起。

(四)淀粉样变性周围神经病

不论是原发性淀粉样变性,还是家族性淀粉样变性病,均可在周围神经系统,特别是神经丛、神经干近位端、血管周围等部位,广泛存在着淀粉样物质沉着。

周围神经损伤的机制:神经束膜大量淀粉样物质沉积,造成压迫性周围神经病,例如腕管综合征;神经内膜内弥漫性淀粉样物质沉积,直接引起周围神经病;血管壁淀粉样物质沉积,影响神经纤维的血液供应,产生缺血性周围神经病。

本病多发生于 20～40 岁,往往以下肢感觉异常和自主神经症状,如腹泻、便秘、阳痿等开始,病情缓慢进展。早期痛觉及温觉损害较重,而触觉及深感觉正常,即解离性感觉障碍,提示本病以细径有髓纤维和无髓纤维改变为主。目前对本病分子生物学研究十分活跃,由于无特异治疗方法,患者多于发病后 10 年左右死亡。

神经活检对本病的诊断具有决定意义。通过刚果红染色,可以在血管壁或神经外膜发现红色着染的淀粉样物质,此为特征性改变。以甲苯胺蓝染色也可在前述部位发现无结构的蓝色淡染物质。电镜下于神经内膜或神经外膜上发现长 8～15mm 无分支交互存在的淀粉样纤维。

二、缺血性周围神经病的基本病理改变

基本病理改变有两种,一种是神经外膜的血管炎,另一种是神经纤维的瓦勒变性,其根本的原因是神经血管狭窄或闭塞所致。

三、血管炎并发缺血性周围神经病的诊断与治疗

本症多急性发病,往往表现为肢体远端对称性或非对称性运动感觉障碍,部分病例也可以是纯感觉性多发性神经病。脑脊液无改变。神经传导速度正常或轻度障碍,偶可见波幅低下。由于该病以轴索改变为主,伴继发性脱髓鞘,故近年强调电生理检查时可出现一过性传导阻滞。准确诊断需依靠周围神经活检发现血管炎与瓦勒变性。

急性期应用免疫抑制药可使症状得到改善。而在慢性期和瘢痕期不要大量应用肾上腺皮质激素,应予血管扩张药和抗凝药。有全身性血管炎并发多发性神经病的预后较差,5～6 年生存率为 37%～70%,高龄、心、肾、肺功能不全者预后更差。

第四节　外伤性周围神经病

一、临床表现

(一)腋神经损伤

多由于肩关节骨折脱位造成,肩后部的撞伤及腋拐使用不当也可以致腋神经损伤。主要表现为三角肌麻痹、萎缩,肩外展受限,三角肌皮肤中央部位可有直径 2cm 左右的感觉减退区。

(二)正中神经损伤

多发生在前臂,以切割伤多见,肱骨下段骨折也为常见的正中神经损伤原因,损伤若发生在肘关节以上时出现桡侧屈腕肌、掌长肌、旋前圆肌、旋前方肌、拇长屈肌、指浅屈肌及指深屈肌的桡侧一半的麻痹,手掌部拇指对掌肌、拇短展肌、拇短屈肌及第 1、2 蚓状肌均可麻痹,并有

以上肌萎缩。表现为桡侧屈腕受限,拇指外展及第 1～3 指远端指间关节屈曲不能。同时桡侧 3 个半手指掌面感觉减退或消失。

(三)尺神经损伤

常见于前臂切割伤及肱骨内上髁骨折,引起尺侧腕屈肌、指深屈肌、小鱼际肌、拇短屈肌、骨间肌及第 3、4 蚓状肌麻痹。尺侧屈腕受限,骨间肌萎缩,第 4、5 指掌指关节,指间关节半屈曲状,第 2、3 指间关节不能完全伸展,拇指间关节半屈曲,呈"爪形手",可能出现第 4、5 指感觉消失。

(四)桡神经损伤

肱骨干骨折、肘关节附近骨折脱位以及切割伤可引起桡神经损伤。致肱三头肌、肱桡肌、桡侧腕长伸肌、指总伸肌、尺侧腕伸肌、拇长伸肌、示指伸肌、拇长展肌、拇短屈肌麻痹。主要为垂腕,感觉障碍不明显,可能有第 1 骨间肌背面皮肤感觉减退区。

(五)臂丛损伤

臂丛由 $C_{5\sim8}$、T_1 组成,可由暴力、车祸、产伤各种原因外伤所致的臂丛受到牵拉而致损伤。上臂丛($C_{5\sim7}$)损伤时三角肌、肱二头肌、肱肌、肩胛下肌、冈上下肌、大圆肌、肩胛提肌、大小菱形肌、桡侧腕屈肌、肱桡肌、旋前圆肌、旋后肌麻痹,表现为肩不能外展上举,肘关节不能屈曲而能伸展,上肢伸侧感觉大部分缺失。下臂丛(C_8、T_1)损伤时尺侧腕屈肌、指屈肌、大小鱼际肌、蚓状肌、骨间肌麻痹,手的功能几乎全部丧失,手小肌萎缩明显可呈爪形手或猿手,前臂及手的尺侧感觉缺失。

(六)下肢神经损

伤坐骨神经、胫后神经、腓总神经的损伤常见于牵拉、压迫、切割及火器伤,肌内注射部位不当也常致坐骨神经损伤。坐骨神经支配股屈侧肌群、小腿前侧肌群及外侧肌群以及足部肌肉,损伤时小腿不能屈曲,足与足趾运动丧失,足下垂,小腿外侧感觉缺失。胫神经支配小腿屈肌及足底肌,损伤时屈膝无力,足不能跖屈、内翻,小腿肌萎缩,小腿后侧及足外侧感觉障碍。腓总神经支配小腿伸肌,足背肌,损伤时足不能背屈及外翻,呈下垂内翻足。小腿前外侧及足背感觉缺失。

(七)面神经损伤

常见为 Bell 麻痹,多波及一侧颜面,为神经失用,发病 5～10d 内 EMC 的检查多正常,18d 内也少有自发纤颤电位的出现,对于完全麻痹者由于阻滞不能引出运动单元电位。若变性反应不严重,在茎乳突外侧刺激面神经可获得正常的动作电位潜伏期。

Wynn Pary(1977)做了大量 Bell 麻痹患者观察,凡能获得正常神经传导者,5d 内均可完全恢复,部分患者 10d 后出现失神经支配,对这些患者至少做了 3 周的神经传导定性及定量的观察,确实显示了有变性反应。某些作者认为积极地做面神经减压术,在 4 周内多可有较好恢复,若继续保守治疗,预后很差,对于重症变性反应者,肌肉的电刺激于事无补。用支具将麻痹侧口角向上提起,为了美容可能有一定效果。

二、治疗原则

神经断伤后,患者情况允许,应争取一期手术,有神经缺损不能直接缝合时做神经移植术,神经远端缺损严重无法缝合可做神经植入术,非一期手术者必要时做神经松解术。手术时机及种类应由骨科或矫形外科医师决定。

支具是暂时或长期用于支持、矫正或辅助患肢以利于发挥功能，早期保持患肢功能位，防止关节挛缩或承担身体重量等作用，为周围神经损伤的重要治疗与康复原则。

三、康复治疗

(一)运动再学习

外伤后等待神经移植时期，应及早开始每日做关节的被动活动，如果没有疼痛，关节活动范围应在最大有效活动范围之内，休息时应辅以适当的生活支具，以保留其最大的功能。使用支具时要经常检查被支撑的关节的活动情况，避免使用支具不当造成新的麻烦。对于因神经变性所致的肌萎缩，即使每天做电刺激等也未见有何效果，可用肌容积描记的方法记录受伤当时的肌肉容积。某作者报道 800 例周围神经损伤，当神经移植术成功后，在病程中未曾经过电刺激，肌肉的力量和容积可以恢复至正常。

(二)感觉再训练

周围神经外伤后当即出现肌肉麻痹以及其支配区域内的麻木感，伤后邻近的正常神经组织向变性区域广泛生长，如当正中神经损伤时，拇指及示指桡侧的感觉由桡神经支配可见于临床。麻木区会出现神经营养障碍，尤其正中神经及坐骨神经损伤时为最，为了防止麻痹肢体被伤害应避免吸烟、使用炉灶时烫伤以及天冷外出、使用冰箱等时的冻伤，外出时戴手套或穿厚袜子。

从功能上讲正中神经是主要的感觉神经，它支配上肢的痛温觉、触觉、压觉等。Cnne(1962)提出以两点辨别觉恢复的情况为判断正中神经外伤后功能恢复的指标，称作感觉恢复指数。成年人正中神经断伤缝合后两点辨别觉可能极少<20ram，而儿童两点辨别觉多可恢复正常(即<20ram)；此点意味着正中神经损伤缝合后运动功能的恢复较好，而感觉恢复较差。对于一些从事技术性工作，尤其用手操作者应尽快开始对指端感觉的训练，用毛巾蒙住患者双眼，用薄布将具有不正常感觉的手指包起来，给患者出示各种形状的木块(如正方形、三角形、长方形等)令其触摸说明其形状，若不正确可睁眼观察其形状，而后再蒙上双眼反复训练直至能正确触摸。然后可对不同性质、不同形状的物体(木制、金属、橡胶、棉、丝等)混合放置反复进行触摸训练，均可取得良好效果，可每天训练数次，每次 20min，一般 3 周可以完成作业，训练中应避免疲劳，触摸物体时由大到小。感觉过敏给实体觉恢复带来困难，对这些患者可以做支配神经近端的经皮电刺激，可达抑制感觉过敏从而利于实体觉的恢复。

(三)疼痛

周围神经损伤多有疼痛。包括神经瘤痛、灼性神经痛、残肢痛和神经丛性痛等。最佳的神经缝合技术也难以避免神经瘤的发生，瘤的早期症状可为沿缝合部位的疼痛或感觉过敏，压迫或触摸可使疼痛加重。对于轻症神经瘤痛，用腕部绷带将瘤的顶部包住可减轻症状，重症者自发性疼痛显著，可用受累神经近端经皮电刺激，自发痛多可抑制，可能阻断了后角的传入冲动。根据不同效果可调节电刺激面积的大小，电刺激每日 2 次，每次 40min，但有少数患者终日需用刺激器维持使用数周。

据报道，65%患者有神经瘤性痛，痛性感觉异常为神经根的刺激症状，常见于坐骨神经损伤，疼痛分布范围与神经根功能支配相符合，疼痛给患者带来很大痛苦，经皮电刺激与神经传入阻滞可收到戏剧性效果。

灼性神经痛常见于正中神经与坐骨神经的部分性弹片伤,为手、足烧灼性疼痛,声音刺激、强光、震动、干燥均可使疼痛加重,患者多以湿毛巾包敷伤肢,步行时穿上厚靴减少外界刺激及震动。其发生机制为交感神经功能异常,伤后的侧支发芽对去甲肾上腺素敏感,发生伤害性冲动,这些冲动传入脊髓侧角细胞而产生各种交感神经症状。静脉注射胍乙啶及星状神经节封闭阻断交感神经,可收到满意效果,但容易复发。交感神经切断术可从根本上解除疼痛,但术前应反复多次做交感神经节阻断,观察效果能否持久而后再手术切断。此外经皮电刺激、针灸、强化康复训练均可收到一定效果。

神经根的撕脱通常引起疼痛,可立即发生,也可能在伤后 2～3 周,为烧灼痛、撕扯痛、紧缩痛,更常见者为皮肤的闪电样刺痛。可有 2 种以上形式的疼痛同时存在,少数为持续性,多数为发作性痛,每次数分钟或数秒钟,发作时由于灼痛必须中止活动或谈话而独处,甚者需用催眠术解除疼痛,一些患者用吗啡制剂缓解疼痛,多导致成瘾,不足为取。卡马西平(酰胺咪嗪)有临床应用价值,应从小剂量开始而逐渐加量。

鼓励患者参与社会,坚持工作,坚持交流,有业余爱好及参加体育活动多可减轻疼痛,对某些患者甚至是唯一的方法,反之完全休息或放松,会带来很多麻烦和心理问题。

经皮神经电刺激可使 50%～52%根性痛患者减轻疼痛,因其调节了传入冲动,一位患者 C_6～T_1 完全性神经根撕脱,C_5 经皮电刺激 3 个月后疼痛缓解并开始康复训练,一般治疗为每日 2 次,每次 2 小时,对缓解神经节后损害所致疼痛效果较佳。

完全性脊髓节段性传入阻滞可以缓解脊髓后角 Ⅰ～Ⅴ 层细胞的自发放电,适用于中枢性的疼痛。

经以上处理疼痛仍不能缓解,可考虑行后根进入脊髓水平的热凝固术,此手术在 1979 年经 Nashold 修改并推广普及。Thomas(1988)发现 2/3 患者术后可持续缓解疼痛,1/3 手术后 1 年疼痛复现,约 10%患者可出现持久的不良反应。

第五节　慢性炎性脱髓鞘性周围神经病

慢性炎性脱髓鞘性周围神经病(CIDP)是常见的,国外报道患病率儿童为 0.5/10 万,成人为(1.0～2.0)/10 万。经典的 CIDP 已逐渐被临床所认识,但更多的非典型的 CIDP 由于症状不典型而延误治疗,由此出现的肢体功能障碍以及脑神经损害严重影响了患者生活能力及生活质量。

一、临床特征

经典的 CIDP 是以进行性加重,远端和近端肌肉均受累,对称性肌无力,病程超过 2 个月为特征,年轻人更常见。有感觉减退、腱反射减弱或消失、脑脊液蛋白增高、神经传导和神经活检有脱髓鞘表现。病程可能是复发或慢性进行性,对皮质类固醇治疗效果较好。

目前 CIDP 已被逐渐地认识,也对此病提出了许多定义。主要依据是临床表现和电生理研究,而不是脑脊液和神经活检的改变,美国神经病协会(AAN)标准确诊必须有脑脊液和神经活检,而 Saper－stein 或炎性神经病原因和治疗(IN－CAT)组的诊断标准因不考虑此 2 项检查,故应用更为广泛。

非典型 CIDP:目前诊断的 CIDP 患者中,有相当一部分临床表现和电生理检查并非完全呈对称性肢体远端和近端同时受累,对激素治疗反应也不完全相同,推测与经典的 CIDP 有不同的免疫异常原因。是否是 CIDP 的变异或不同的疾病还不清楚。

二、诊断

(一)电生理

CIDP 患者神经传导研究显示具有脱髓鞘的主要特征。美国神经病学术委员会认为下面脱髓鞘的 4 项标准中,要存在 3 项必需的神经电生理特征:部分性运动－神经传导阻滞;运动神经传导速度减慢;周围运动潜伏期延长;F－波潜伏期延长。对于临床研究确诊包括的脱髓鞘标准已经修订,Thaiset－thawatkul 等强调把周围复合肌肉动作电位的弥散作为 CIDP 一项很敏感诊断标准,神经电生理是确定疾病部位、范围、严重程度的客观指标,为评价疾病预后提供参考价值。

(二)实验室检查

大多数专家认为脑脊液检查是为了证明 CIDP 的典型表现,蛋白增加和细胞数正常或仅轻度升高,故不是必需的,较多的实验室检查对寻找脱髓鞘周围神经病的其他原因,以及共存疾病是必要的。

(三)神经活检

一些专家认为神经活检无诊断价值,而其他的观点认为,在近 60% 的 CIDP 患者诊断和治疗是必要的。Bosboom 等对 CIDP 和伴有慢性特异性轴索周围神经病患者的神经活检标本,比较了脱髓鞘体征。两组大多数的活检标本有相似性或重叠的异常性。另外 CIDP 患者神经活检的诊断价值可能低,主要是 CIDP 的病变是神经的近端部分或神经根,或运动神经,而这些部位不能获得神经活检。

此外,在疾病早期伴随或继发轴索变化可能掩盖了脱髓鞘和炎症表现,尽管有这些限制,但是神经活检仍然被认为是有意义的。HAQ 等观察到腓神经活检比电生理检查更敏感,同样 Vallet 等报道了一组 44 例中有 8 例神经活检有 CIDP 病理表现,即使他们没有脱髓鞘的电生理证据。值得注意的是这些患者中有 5 例对治疗有良好的反应。对于临床可疑的 CIDP 患者,缺乏脱髓鞘的电生理改变或有可疑的血管炎,推荐神经活检。

MRI 可能用于证明近端神经或神经根变粗和钆增强,即反映了马尾神经或臂丛神经活动性炎症和脱髓鞘。在大约 50% 的 CIDP 患者中可检测出臂丛神经不规则肿胀和 T_2 加权像上信号增强,这些改变还在与周围性脱髓鞘有关的 IgM 单克隆 γ 球蛋白病患者中看到,提示后者疾病具有相似的广泛的神经病变。

脑 MRI 扫描可以显示一些 CIDP 患者的中枢神经系统有脱髓鞘病灶,尽管缺乏大脑及小脑症状,不过在一项研究中 CIDP 患者中有大约一半患者存在视通路的脱髓鞘,以及视觉诱发电位潜伏期延长,有 5%～30% 患者有脑神经损害的症状,有意义的是在 MRI 观察到的中枢神经系统病变引起的症状,在用免疫球蛋白治疗后可以消失。

三、康复治疗

康复治疗应在疾病早期进行,由于 CIDP 是一种慢性进行性疾病,更多的患者因为遗留有神经系统功能障碍,而使患者角色形象改变,社会联系减少,对个人生活担忧,经济差的患者常常为生活费用、住院费用等而忧愁焦虑,从而加重了疾病的严重程度。因此对此类患者应进行心理评估并给予相应的心理干预措施,采取认知疗法,纠正错误的认知,解除患者的心理障碍,促进康复。另外,积极配合肢体康复训练,如针灸,推拿和各种理疗等。临床经常看到一部分患者,因早期康复治疗不及时或不当,遗留下本可避免的残疾或并发症。如足下垂、肌萎缩、皮肤营养障碍等,严重影响生活质量,因此康复治疗在 CIDP 早期就应引起重视,如对肌张力低下、肌萎缩患者,除加强推拿外,还可以进行肌肉生物反馈电刺激或低中频电刺激等理疗。

综上所述 CIDP 是一种非自限性疾病,不经治疗症状常进行性加重,即使进行了治疗而没有注意到长期维持,复发率也是相当高的。因此早期诊断、合理治疗,对 CIDP 的预后具有重要意义。

第六节　酒精中毒性周围神经病

一、临床症状

酒精中毒性周围神经病常缓慢发病,感觉和运动神经常同时受累,也有学者认为感觉障碍为主,运动神经受累较晚,下肢先出现症状,上肢很少受累。感觉神经异常的表现为肢体末梢对称性手套袜子型麻木、疼痛及感觉迟钝,传导深感觉和触觉的躯体传入纤维属直径最大、传导速度最快的有髓 A 类纤维,有文献报道此纤维对酒精毒性敏感,从而较早出现震动觉敏感性下降,这符合酒精性周围神经病常先累及最长最粗的神经纤维的观点;运动神经受累的表现为下肢末端软弱无力,腱反射减弱或消失,跟腱反射改变要比膝反射早,病变严重者可有肌萎缩;自主神经受累的表现有直立性低血压、阳痿、尿便异常、肢体皮肤干燥、手足多汗、听力受损等。

二、诊断

酒精中毒性周围神经病的诊断尚无统一的标准,国外多采用 Googwin 等提出的酒精中毒的诊断标准,即饮酒史,每日饮酒至少 1 年以上,或每周 1 次,每次饮用 300mL 以上超过 1 年。有酒精中毒的各种临床表现。国内学者对于此病的诊断多从以下几方面考虑。

(1)饮酒史:有 5 年以上饮用烈性白酒,日饮酒量在 100mL 以上。

(2)慢性进行性周围神经受累的症状和体征。

(3)可伴有中枢神经系统受累或皮肤营养障碍。

(4)排除其他原因所致周围神经病:简言之,饮酒史对于本病的诊断十分重要;本病以感觉障碍为明显,但此指标易受主观因素影响;腱反射减弱是比较客观且阳性率较高的体征,但易受年龄因素的影响。

周围神经病患者进行肌电图、感觉神经传导速度(SCV)、运动神经传导速度(MCV)检查,发现三者之一的异常率为 100%，单纯做肌电图检查不能明确病变部位是在周围神经、神经根、还是在脊髓前角细胞，故神经传导速度（NCV），即 MCV 和 SCV 的测定十分必要。冯显等的研究结果表明肌电图和 NVC 的改变在肢体远端重于近端，下肢明显重于上肢，与临床特点相符，但张虹等提出上下肢肌电图和 NCV 的异常无明显差别，与临床表现不一致。国内外的学者赞同 SCV 的异常比 MCV 异常更常见的观点。H 反射（H－refrex）是测定神经传导速度的较为灵敏的实验方法，Schott 等的实验研究主张 T 波反应是更为灵敏且简单无痛的诊断酒精性周围神经病的方法。交感神经皮肤反应（SSR）可用于诊断酒精中毒所致的自主神经病变，沈翠茹等对慢性酒精中毒者进行 SSR 检测，发现其潜伏期显著延长，下肢波幅明显降低，并且饮酒年限、饮酒量与 SSR 的异常呈正相关。

三、治疗

酒精中毒性周围神经病的治疗遵循戒酒和补充营养两大原则。国外有学者研究酒精中毒性周围神经病患者继续饮酒的同时给予充足的维生素治疗，其症状和体征未出现明显的改善，相反戒酒而完全不接受维生素治疗，他们均有不同程度的恢复，可见戒酒对于此病的治疗至关重要。戒酒时宜循序渐进，逐渐戒除，以防发生戒断综合征，有顽固酒瘾者可用戒酒硫，为防止戒断后癫痫发作，可服苯二氮䓬类药物，但忌用巴比妥类及吗啡类药物。轻症患者可口服多种维生素，尤其是维生素 B_1，伴有胃炎者应肌内注射维生素 B_1，同时静脉滴注葡萄糖和能量合剂以保证足够热能。对于周围神经病变严重者，可应用神经营养因子、神经节苷脂等营养神经的药物。若伴有 Wermicke－Korsakoff 综合征，静脉滴注纳洛酮效果显著。

第七节　糖尿病性周围神经病

糖尿病是常见的全身性代谢性疾病，其基本的病理生理为绝对或相对的胰岛素分泌不足所引起的代谢紊乱。糖尿病性周围神经病（DN）是糖尿病最常见的并发症之一，临床颇常见。其发生率可高达 60%～90%。可呈对称性复发性神经病、单神经病或复发性单神经病，可累及感觉、运动和自主神经，多以感觉性症状为主。本文结合近几年来国内外有关文献，就其发病机制、临床表现、电生理检测及治疗做统一概述。

一、病因与发病机制

糖尿病性周围神经病的发病机制至今未明。目前认为，高血糖导致的代谢异常，多元醇代谢异常，异常血脂与氨基酸代谢，超氧化物和自由基的作用，蛋白糖化，微血管异常与 NO 的功能异常，前列腺素代谢、卡尼汀代谢、神经生长因了和非酶促蛋白糖基化等因素有关。但是认为高血糖导致代谢异常是神经病变发病的潜在启动与关键因素。目前认为，起病初主要是与高血糖有关的代谢性神经病，其次是血管性病变。此后，以上的多因素相互作用对疾病的发展起重要作用。主要包括以下内容。

（一）代谢性学说

由于山梨醇、果糖增多和肌醇减少导致神经细胞、轴索和髓鞘发生病理及电生理方面的改变。高血糖可使位于施万细胞内的醛糖还原酶活性增加,将过多的葡萄糖催化生成山梨醇,山梨醇脱氢酶再将其氧化为果糖。山梨醇和果糖都是高渗性物质,它们在神经细胞内的积聚过多可引起神经细胞内的渗透压增高,造成水钠潴留,致使神经细胞水肿、变性、坏死,并引起神经纤维脱髓鞘和轴索变性。局部渗透压改变可导致轴突缩窄。葡萄糖与肌醇结构相似,因而高血糖可竞争性地抑制一种调控肌醇运输系统的钠依赖载体,使细胞对肌醇的摄取减少,此代谢环路的变化可导致 Na^+/K^+-ATP 酶活性下降,直接影响神经组织中 Na^+ 依赖性的氨基酸转运,并引起神经细胞发生病理及电生理方面的改变。

(二)糖基化血红蛋白(HbA¹ᶜ)学说

HbA^{1c}是由血红蛋白与细胞内外的蛋白质结合而成,可反映近期(1~3 个月)的血糖代谢状况。大多数文献均表明它与电生理检测结果呈负相关,比空腹血糖和餐后 2h 血糖更为可靠,但其对 DN 发病机制的影响目前尚未十分清楚。高血糖通过使脂蛋白糖基化而促使动脉硬化形成。

(三)血管性学说

高血糖可使血管结构蛋白和胶原蛋白发生非酶性糖基化,使小动脉和毛细血管的内皮细胞增生,内膜、基膜增厚,毛细血管通透性增加,轻则影响微循环,使神经组织损伤;重则引起管腔变窄,血液黏度增高,血流淤滞,甚至形成血栓,使神经组织缺血、缺氧。大血管病变主要为动脉粥样硬化,是糖尿病性脑血管病的主要原因。与非糖尿病者相比,糖尿病性脑血管病起病较早、进展较快、病情较繁重;微血管病变可能是造成糖尿病性神经病变的重要原因之一。

(四)血管活性因子减少

糖尿病患者神经内膜的平滑肌舒张功能受损可能与血管舒张因子的耗竭及其内膜对其敏感性的降低有关;2 型糖尿病(DM)患者一氧化氮(NO)水平的下降与长期代谢紊乱有关。另外,糖尿病患者花生四烯酸代谢异常,前列环素(PGI2)与血栓素(TXA2)的比例下降,导致血液呈高凝状态,可进一步引起神经组织缺血。

(五)脂质代谢异常

糖尿病时血浆低密度脂蛋白、胆固醇、三酰甘油等增多,高密度脂蛋白降低。

(六)其他

高血压、高龄、高脂血症、肥胖、遗传、吸烟、酗酒均可使血糖进一步增高,而导致神经结构和功能的异常。

二、病理改变

糖尿病性周围神经病的病理改变在糖尿病多发性神经病,既可见轴索变性,亦可见节段性脱髓鞘的混合性损害,以轴索变性为主,细神经纤维受累显著。病程较久的慢性患者,有髓纤维明显减少。神经膜细胞内类脂小体增多,其基膜及神经束膜增厚。可累及自主神经,可见交感神经链的节细胞增大、变性,有髓纤维数量减少,内脏大神经曾见节段性脱髓鞘。在单神经病或复发性单神经病,包括近端糖尿病性神经病、躯干神经根病、上肢单神经病、第Ⅲ对脑神经病等。为神经的营养血管性病变,特别是小动脉和毛细血管的基膜增厚,内皮细胞增生,血管壁内有脂肪和多糖类沉积,致使管腔狭窄。另外,血黏滞度增高,神经的滋养血管易被纤维蛋白和血小板聚集物堵塞。尤其后一阶段是髓磷脂纤维变性,与局部缺血有关。糖尿病性肌萎缩主要为血管性因素。可能由于感染(免疫)性血管炎而致神经纤维缺血后变性。

三、分类

糖尿病按照受累神经所在部位分为3类。

(一)脊神经病变

包括远端神经病变、近端神经病变和单神经病变。

(二)颅神经病变

包括单颅神经病变和多颅神经病变。

(三)自主神经病变

按照临床表现分为以下2型。

1.亚临床型

亚临床型糖尿病神经病变有神经功能异常,感觉或运动神经传导速度减慢,感觉神经阈值升高,但无临床神经病变的症状和体征。

2.临床型

临床型糖尿病神经病变是指有神经病变的症状体征和(或)临床可检查到的神经功能异常。临床神经病变为1个或一些特异性的临床综合征,表现为弥漫性或局灶性改变。

四、临床表现

若以周围神经传导速度或临床判断,糖尿病性周围神经病的患病率为47%～90%。青少年和新诊断的糖尿病患者,其神经并发症少于久病者,病程＞25年者,约半数伴发周围神经病。诊断依据,临床有糖尿病基础,存在周围神经损害的症状、体征或电生理检测的异常(即亚临床DN),并排除其他原因引起的肢体麻木、无力、疼痛。

(一)感觉性神经病

表现为肢体远端对称的多发性神经病,大多起病隐匿,自下向上进展,下肢较重。主要症状包括肢体麻木和疼痛,多为隐痛、刺痛、烧灼痛,夜间尤甚。体检可发现袜套、手套式感觉减退或缺失,跟、膝腱反射减弱或消失。病理改变呈小纤维受累为主、大纤维受累为主或混合型3种类型。小纤维受累为主者,常有痛温觉和自主神经功能减弱,可在感觉障碍较严重的部位即趾骨、足跟、距小腿关节等处发生溃疡,形成经久难愈的“糖尿病足”,给患者造成极大的痛苦,有的患者趾关节、跖趾关节发生退行性病变,形成Charcot关节。大纤维受累为主者,可表现为步态不稳、容易跌倒等感觉性共济失调。

(二)运动性神经病

多为亚急性或慢性起病,可对称,也可单发,有的表现为远端肌力弱和肌萎缩,可表现为下肢力弱和疼痛。

(三)自主神经性神经病

慢性长病程的糖尿病患者,几乎都有自主神经功能障碍,病理及临床症状表明,患者的交感和副交感神经的传入和传出纤维均可受累。表现如下。

1.心率调节反应

患者在活动、深呼吸时对心率的调节反应减弱,甚至完全性心脏失神经,心率固定,故应限制活动。

2.直立性低血压

由于交感缩血管神经变性,站立时窦弓反射减弱,心率增加不明显,不能调节动脉压的明显降低,发生直立性低血压。严重者产生头晕、黑蒙、晕厥等症。

3.迷走神经对消化道的调节功能减弱

可引起食道蠕动和胃排空能力减弱,表现为上腹不适、饱胀、恶心、呕吐、腹泻、便秘等。由于胆囊收缩功能减弱,易发生胆石症、胆囊炎。

4.出汗异常

可有下肢无汗而头、手、躯干大量出汗,吃饭时明显,即所谓的"味觉性出汗"。

5.泌尿生殖系统的异常

如尿意减弱、排尿次数减少、膀胱容量增大,形成低张力性膀胱,排尿困难,易发生尿路感染和肾功能障碍;男性患者常见阳痿、逆行射精等性功能障碍。

(四)其他表现脑神经病

糖尿病患者脑神经麻痹的发生率明显高于非糖尿病患者,以动眼神经麻痹最为多见,可单发、也可双侧受累,其次为滑车神经、展神经、面神经麻痹,可表现为多组脑神经受损;嵌压性神经病,常见挤压部位易患性增加,可出现多处压迫性麻痹,如腕管综合征(压迫正中神经)、肘管综合征(压迫尺神经)、跖管综合征(压迫胫神经)。

五、诊断

糖尿病神经病变的诊断是最近的研究热点。1988 年美国糖尿病协会与神经病变协会提出一套重要的诊断与检测糖尿病神经病变的方案(圣安东尼奥康斯宣言)。这个草案提出每个患者至少从以下方面进行检测。包括临床症状、临床体征、定量感觉检查、自主神经功能测试,电诊断研究。临床检查包括检查足外观是否有皮肤干、胼胝、裂纹、感染或畸形,是否有溃疡,踝反射减弱和蹲趾背部的震动觉减弱。肌电图检查对诊断糖尿病性神经病有比较好的依据。尽管临床上糖尿病患者出现肌肉病变样的改变或肌肉萎缩,但是肌电图上常见到的是受累肌肉失神经支配的表现,出现肌肉最大收缩时动作单位显著减少,伴随出现自发电位,如纤颤电位和正锐波。在轴索损害明显时运动单位电位减少明显,出现自发性电活动。纤颤电位的出现是神经源性损害的早期改变,在合并远端型感觉性神经病的患者,即使临床上没有肌无力和肌萎缩,在肌电图上也经常检测到纤颤电位,提示存在亚临床型运动神经病变。神经传导速度改变,特别是感觉神经传导速度的异常是糖尿病神经损害的早期表现,而且是亚临床型神经病变的最常见改变,包括感觉神经传导速度下降、动作电位波幅减小和动作电位时限延长。

糖尿病的病程越长,运动神经传导速度的下降越明显。而运动神经传导速度的下降幅度和神经病变的严重程度相关。在血糖控制不佳的青年糖尿病患者,运动神经传导速度的下降尤其明显,早期及时有效的治疗可以改善神经传导速度。神经传导速度的改变还与神经损害的类型有关,对于合并对称性感觉性神经病的患者,最常见的改变是腓总神经动作电位的脱失,主要是感觉神经纤维。当运动、感觉性神经病同时存在时,运动神经传导速度的减慢最为显著。在单神经病变的患者,传导速度的改变仅见于临床上受累的那根神经。神经纤维节段性脱髓鞘是造成神经传导速度下降的主要因素。近几年随着 F 波、H 反射、体感诱发电位(SEP)在 DN 领域中的应用,为近端神经病变的判断提供了新的工具。F 波潜伏期传导速度、波幅、时限的变化,可反映近端神经的病变,可弥补远端运动传导测定的不足。根据上、下肢 F 波与远端运动传导的异常率无明显差异,提示 DN 近端、远端均有受累。H 反射可测定 α 运动神经元的兴奋性及整个传导通路上感觉、运动纤维的功能状态,为 DN 提供早期诊断依据。SEP 是对感觉传导速度一种补充,可提供混合神经中感觉纤维近端段的信息。单纤维肌电图(SFEMG)是国外一种新技术,主要涉及颤抖(jitter)和纤维密度(FD)两个参数。FD 增加反映轴突芽生,而颤抖则通过同一运动单位内两根肌纤维动作电位在传导时间上的差异,反映早期神经再支配的活动性。Bril 等通过 36 例 Ⅰ 型、54 例 Ⅱ 型 DN 患者的 SFEMG 检测,发现所有患者均显示有 SFEMG 异常(包括 18%NCV 正常的患者),表明 SFEMC 在检测 DN 的再生神经纤维活动性方面具有较高的敏感性,相对于 NCV,可更精确地反映神经再生及失神经程度,客观定量地评价神经肌肉的功能状态,是 DN 及其他神经病变早期诊断的颇有价值的检查手段。

六、治疗

(一)严格控制血糖

目前饮食控制、体育疗法联合降糖药、胰岛素治疗,均可以防止、延缓、并一定程度上可以逆转临床症状,改善神经传导速度。同时治疗要特别注意潜在的低血糖以及低血糖对神经系统的危害作用。

(二)改善微循环

常用于治疗的血管扩张药可以大致分成 4 类:抗肾上腺素类药、Ca^{2+} 拮抗药、肾素血管紧张素酶抑制药、前列腺素衍生物类。这一类药物主要改善神经内膜的微循环。钙拮抗药还可以促进神经和毛细血管的生长,增加血流量,如尼莫地平。使用大剂量 654-2 治疗后,可以明显改善症状,而且不良反应少,能长期耐受。

(三)其他可用的药物

醛糖还原酶抑制药、肌醇、抗机化药、乙醚-L-肉碱、Primrose、抗自由基制剂、神经营养因子、甲基 B_{12}、前列腺素等。

(四)对症治疗

对疼痛可予以苯妥英钠、卡马西平、阿米替林等治疗。对糖尿病性胃麻痹可以使用胃肠动力药,如甲氧氯普胺、多潘立酮和西沙必利。

第八节　痴呆

一、痴呆患者的认知康复

近年来,有关痴呆患者认知功能障碍的康复治疗也越来越得到重视。康复训练之前,应根据认知康复评定的结果,先对认知功能障碍进行分析和分类,然后再有针对性地制定康复计划。一般将认知功能障碍分为以下几类:智力障碍、记忆障碍、注意障碍、视空间障碍、语言障碍和情感反应障碍等。

(一)智力训练

智力活动涉及的内容广泛,包括常识、社会适应能力、计算力、分析和综合能力、逻辑联想能力、思维的灵活性等多个方面。智力训练的内容应当根据痴呆患者认知功能的情况来选择难度,每次时间不宜太长,贵在经常、反复操练,对于延缓智力的下降会有较好的作用。

1.逻辑联想、思维灵活性训练

根据痴呆患者智力评定结果,选择难易程度适当的智力拼图进行训练。患者需要运用逻辑联想力,通过反复尝试,将各种形状的碎片拼成一幅图画,可培养丰富的想象力,并改善思维的灵活性。

2.分析和综合能力训练

训练内容是对许多单词卡片、物体图片和实物进行归纳与分类。例如,让痴呆患者从许多图片或实物中挑选出动物类、食品类或工具类的东西;如果痴呆患者有改善或能力较好,可作更细致的分类,如从动物中再可细分出哺乳动物、飞禽类、鱼类等。

3.理解和表达能力训练

通过听故事或阅读进行语言理解能力训练,通过讲述故事情节或写故事片段或心得等进行语言表达能力训练。例如,给痴呆患者讲述一些故事(可以是生活中发生的事,也可以是电影、电视、小说中的内容),讲完后可以让患者复述故事概要,或通过提问题的方式让患者回答。

4.社会适应能力训练

鼓励痴呆患者尽量多与他人接触和交流。通过参与各种社交活动,改善社会适应能力。例如,可以在社区通过开设棋牌室、提供文体娱乐活动场所、举办各种健康保健讲座或者召开各种联谊会等方式,营造各种社交氛围,增进与他人进行交往的兴趣。

5.常识训练

所谓"常识",是指人们在日常生活中需要经常使用的知识。例如日期和时间等概念是生活中必须掌握的常识。有关"常识"的内容是痴呆患者曾经知道并储存在记忆库里的东西,由于记忆损害或其他认知功能减退而逐渐丢失。通过对一些常识性知识反复提问和提醒,或经常与实际生活相结合进行运用,可以增强痴呆患者对常识的提取和再储存过程,从而使遗忘速度减慢。

6.数字概念和计算能力训练

痴呆患者对于抽象数字的运用能力都有不同程度受损,需对数字概念和计算能力进行相应的练习,计算能力较好的患者可以计算日常生活开支费用,较差的可以通过计算物品的数量进行训练等。

(二)记忆训练

对于记忆受损的老年人,根据痴呆患者记忆损害的类型和程度,有针对性地进行记忆训练非常重要,可以采取不同的训练方式和内容,每次时间不宜过长,30~60min 为宜,最好每天1次,至少每周5次,难易程度应循序渐进,并要在训练过程中经常予以指导和鼓励等言语反馈。传统训练方法有如下几种。

1.瞬时记忆训练

因瞬时记忆与注意力密切相关,对于注意力不能集中的痴呆患者比较困难。训练前,可先了解痴呆患者的记忆广度,方法是让患者复述一串随机数字,从 3 位数开始,如能正确复述。就依次增加数字的长度,如多次复述不能超越某一位数,即可考虑为记忆广度的极限位数,如"3758"为 4 位数,"8625371"为 7 位数。将患者记忆广度变化作为一个参照点,在此基础上进行练习,一串数字中的每个数字依次用 1s 的速度均匀连续念出或背出,熟练后还可以将数字进行倒背以增加训练难度。

2.短时记忆训练

给痴呆患者看几件物品或图片,令其记忆,然后请他回忆出刚才看过的东西。可以根据痴呆患者的情况调整物品的数量、识记的时间及记忆保持的时间。也可以用积木摆些图形给痴呆患者看,然后弄乱后让痴呆患者按原样摆好。

3.长时记忆训练

让痴呆患者回忆最近到家里来过的亲戚朋友的姓名,前几天看过的电视的内容,家中发生的事情,如果痴呆患者记忆损害较轻,也可通过背诵简短的诗歌、谜语等进行训练。

除上述治疗师或家属与痴呆患者一对一人工训练方法之外,可以在计算机上通过软件进行记忆训练,可根据痴呆患者的程度选择合适的难度级别进行训练,治疗师应在旁边指导,并及时调整训练内容和难度。

(三)痴呆老年人的专用认知康复方法

1.错误学习技术

由于大部分记忆障碍的老年痴呆患者矫正错误的能力明显降低,因此,广泛的一般刺激对认知功能提高的作用有限。痴呆患者虽然能获得新的信息,但难以保持学习训练得来的记忆,不能回忆起学习的情景。也常常不能在日常生活中灵活地应用。

大量研究发现,获得信息有赖于内隐性学习过程,而这个过程特别容易受到初始错误的干扰。在早期学习时就要养成避免出现错误的好习惯,这样可以促进记忆障碍的改善。记忆障碍痴呆患者对应用无错误学习方法获得的信息记忆较深,如记住姓名和其他日常生活中有重要作用的一般信息。这一技术能保证学习和记忆的正确性。

如果针对某一点认知功能高度集中地进行训练,可以通过不同形式的反复强化改善这些认知功能。

例如姓名联想学习、物体命名训练、记忆物体位置练习可以帮助学习特定的人物或功能,都可以促进记忆力的改善。其他的练习方法如重复一串数字,将东西归入某个类别,说同一个字开头的东西,读一段文章写出摘要,对于轻度认知功能障碍痴呆患者有一定的效果。如能将这种记忆策略个体化,在痴呆患者具体的实际生活中灵活应用,与痴呆患者的生活环境密切结合,更有现实意义。因此,康复训练结合实际日常生活功能非常重要。

2.取消提示技术

该技术是指,在训练和学习过程初期,通常提供部分信息作为提示,随着学习进展,逐渐取消这个提示。这种取消提示的方法被认为是引入了尚保存的内隐性记忆过程。操作性条件反射的研究证明,痴呆患者具有保持语言信息的能力。在帮助编码的同时,给予提示线索可帮助信息的再现。例如,在记忆苹果时,告知是一种水果,当回忆再现苹果时,通过提示"水果"这一线索,可加快患者的再忆。研究显示,痴呆患者自己想的提示线索比他人提供的线索效果还要好。因此,将康复过程个体化,可以通过增加痴呆患者的主动性和参与能力,取得更好的效果。

(四)空间性再现技术

又称为再学习技术,要求痴呆患者利用残存的记忆力,对记忆信息进行反复训练,并逐渐增加时间间隔,可使不同病因和不同严重程度的记忆障碍痴呆患者都能学会一些特殊的信息,如记住人名。这种方法可能涉及完好的内隐性记忆系统。

此方法的实施也相对简单。在痴呆患者面前放置3~5件日常生活中熟悉的物品,让痴呆患者分辨一遍,并记住它们的名称,然后撤除所有物品,让痴呆患者回忆刚才面前的物品。反复数次完全记住后,应逐渐增加物品的数目和内容的难度,从而使认知功能越来越提高。这种方法强调反复训练,以及记忆的有效性和正确性。

(五)真实定向方法

传统认知康复方法侧重于记忆力康复,往往忽略了与痴呆患者日常生活的密切结合。很多老年痴呆患者有定向力障碍,不能与现实世界有效地接触而远离现实生活。

真实定向方法是一种以恢复定向力为中心的综合认知功能康复方法,又称为真实定向技术。利用真实定向训练板,作为康复训练中用具,每天记录和学习当天的信息,不断地用正确的方法反复提示定向信息,使痴呆患者的大脑不断地接收刺激信息,使他们的定向能力提高。训练板可以是黑板或其他写字板等,可以随时擦写。必须每天更新真实定向训练板的内容,保持它的正确性。

真实定向的核心就是用正确的方法反复提醒,其主要训练原则有以下几点:①尊重痴呆患者,同痴呆患者讲话时尽量让他听明白,如有不明白的地方,要耐心解释。②通过检查或评定了解痴呆患者的认知功能水平,不要像跟小孩子讲话一样对待痴呆患者。③尽量多谈论熟悉的人或事,也可以谈当天的日期,反复地谈论这些对定向障碍的痴呆患者有帮助。④鼓励痴呆患者尽量自己完成饮食起居等日常生活活动,以保持同现实生活的接触和日常生活能力。⑤当痴呆患者训练答题正确或成绩提高时,要及时给予反馈信息,进行奖励、言语鼓励,也可以用点头或微笑表示称赞。

(六)确认疗法

确认疗法是一种以痴呆患者的情感行为异常为中心的疗法。认为痴呆患者的异常行为有一定的意义或者功能,应尊重痴呆患者错误的情感反应和感觉,并通过逐渐诱导的方法加以摆脱。

严重认知障碍痴呆患者,定向力丧失,自控能力下降,内心深处产生压抑的情感。如果这些情感得不到释放,就会产生挫折感,使自尊心和正常思维伤害。

确认疗法强调,当痴呆患者压抑的情感释放时,用尊重的态度对待痴呆患者,通过语言和非语言的方法与痴呆患者沟通,进入痴呆患者想象的世界,弄清楚痴呆患者的主观世界。不要纠正痴呆患者对人物和事件的错误观点,而是让痴呆患者通过诉说和发泄来治疗异常行为。通过倾听和接受痴呆患者的情感,给予确认,使痴呆患者将这些情感能够充分释放出来。

语言确认疗法适用于具有语言沟通能力、多数情况下有定向力的痴呆患者。当他们反复诉说不真实的事情或者老是谴责别人时,这反映他们受到了挫折。他们用变换时间和对象的方式表达以前受到的压抑情感。

二、痴呆的运动康复

(一)痴呆患者的运动功能障碍

痴呆患者一般不伴有局灶性、病理性的运动、感觉和意识障碍。但中晚期以后的患者,常因认知功能障碍和发病后运动活动减少,而伴失用、平衡和协调障碍等出现运动功能障碍,从而引起日常生活活动功能下降。主要有以下几种表现。

1.失用症

(1)不知如何使用物品——意念性失用。

(2)不能按指令执行动作——意念运动性失用。

(3)组合或空间构成困难——结构性失用。

(4)穿衣不能——穿衣失用。

2.协调运动功能障碍——共济失调

写字缓慢费力,字体歪七扭八;吃饭用筷和勺时不能轻易将食物送到嘴里时;骑自行车时手忙脚乱容易摔倒。

3.姿势维持困难——平衡障碍

痴呆中、晚期患者认知功能明显减退时,视觉及空间感知能力降低;活动减少,造成肌力与耐力下降、关节的灵活度和软组织的柔韧度降低以及运动协调能力下降等多种因素,都可造成平衡能力受损。动态平衡能力受损往往较早且较重,病情继续发展,静态平衡也会受到影响。病变早期,跑跳动作不能完成;而后走路时会容易被别人碰撞摔倒,或路面不平时摔跤。

4.日常生活能力下降

日常生活活动是人在社会生活中必不可少的活动。这些活动是生活自理和保持健康所必需的功能,主要包括躯体自理能力(刷牙、进食、穿脱衣服、洗涤和大小便等)和使用日常工具的基本能力(打电话、乘车、用钱和扫地等)。

(二)痴呆患者运动康复训练方法

1.运动康复训练的常用技术

根据痴呆患者运动障碍的特点,运动康复训练的常用技术主要可分为以下几大类,即维持关节活动度和增强肌力的运动疗法;增强肌肉协调能力改善日常生活能力的作业疗法;恢复平衡和步行功能的康复训练方法;增强肌肉耐力和心肺功能的有氧运动疗法;改善运动技能和认知功能的运动再学习方案;以及医疗体操、太极拳等。

2.作业疗法

作业疗法是以有目的的、经过选择的作业活动为主要治疗手段,用来维持和改善患者运动技能的专门学科。作业疗法能够帮助痴呆患者,最大限度地改善与提高自理、工作及休闲娱乐等日常生活能力,提高生活质量,回归家庭与社会。

综合各家之长提出以下的分类:①功能性作业疗法;②心理性作业疗法。

3.日常生活能力训练

(1)早期患者:对早期生活尚能自理的患者,督促和提醒他们主动完成日常事务劳动,不要简单包办代替,也可同患者共同商量,制订有目的、经过选择的、对促进日常生活功能有作用的作业活动,规定每天定时完成所谓"家庭作业"疗法,如规定每天扫地、拖地板、洗衣服等的次数、时间。从简单到复杂的日常功能训练,可保持患者较完善、独立的自理生活能力。

(2)中期患者:除采用上述家庭作业疗法外还可通过训练来恢复其丧失的部分生活能力。凡是有能力去独立完成的,要允许患者有充分时间去完成,不要限定时间,催促完成,如洗脸、刷牙、梳头、进食、收拾房间、做好个人卫生等。尽量让患者做力所能及的家务活,如扫地、擦桌子等。也可进行一些有益的脑力活动,如言谈、读报、看电视、听音乐等。对失去的日常生活能力,可采用多次提醒、反复教、反复做等方法,日复一日地训练,一直到学会为止。训练时要有耐心和热心,绝不能训斥,甚至嘲笑,以免伤害患者的自尊心和拒绝今后的训练。

(3)晚期患者:这类患者的日常生活能力受损严重,训练有一定的难度。对少数残存日常基本生活能力和尚能合作的患者,应从基本的生活功能开始训练。要反复长期地训练(吃饭、穿衣、走路和刷牙等),才能获得一定的效果如训练进食的步骤。可分为喂食一自喂加协喂一自行进食三步走,然后把每一步的具体动作加以分解用在训练中。如先把装有饭的小勺熟练地先送到患者口边,然后再送到患者口里,再接着练舀饭、握勺等动作。当整个喂饭步骤熟练后,再反过来系统地学习,即握勺一到碗中舀饭一把装有饭的小勺送到患者口边一再送到口中。同样训练患者大小便的程序为:告诉患者去厕所或痰盂解大小便;带着患者上厕所,或叫他在痰盂上大小便;通过上述程序后,患者可能在厕所、痰盂内大小便;完全让患者自己去上厕所或坐痰盂,能独立大小便;睡眠时才能保持不尿床。当然,还有其他日常生活训练的具体康复方法。

4.有氧耐力训练

有氧耐力训练是以身体大肌群参与、强度较低、持续时间较长、以规律的运动形式为主的训练方法,指在改善运动时有氧供能能力,提高机体心肺功能,调节代谢。

(1)运动形式:多为四肢大肌群参与、肢体周期性往返式的动力性运动,如步行、慢跑、游泳、骑自行车、滑雪、滑冰等。非周期性动力性运动如果达到一定的强度和持续时间,也属于耐力运动,如各种球类运动、园艺、家务劳动等活动。但对年老体衰者,力所能及的日常生活活动同样可产生有益的作用,如整理床铺、收拾房间、打扫卫生等。

(2)运动强度:一般为中等强度运动。实际上,需要根据患者的病情、年龄、心肺功能状况、过去运动习惯及要达到的康复目标,制订出适合患者情况的个体化运动强度。如果患者健康状况好,体力适应佳,可采用较长时间的活动;而体力衰弱、高龄的患者可采用短时间,一日多次,累积运动时间的方式活动。一般认为基本训练部分,即达到靶强度的运动,需要持续 $10\sim20min$ 以上。在运动前应做 $5\sim10min$ 准备活动,运动结束后做 $5\sim15min$ 整理活动。在开始运动训练的 $4\sim8$ 周内运动持续时间可适当短些,之后,逐渐增量至目标时间。

(3)运动频率:目前推荐的运动频度为每周 $3\sim7$ 次。一般认为,每周训练 3 次即可达到理想效果,少于每周 2 次的训练不能提高机体有氧耐力,而每周超过 5 次的训练,不一定能增加训练效果。此外,运动频率还取决于运动量大小,如运动量大,运动使机体产生变化的持续时间长,可达运动后 $24\sim48h$;若运动量小,应增加每周运动次数,最好每天都活动,才能产生最佳训练效应。通常,训练效果在 8 周以后出现,坚持训练 8 个月才能达到最佳效果。如果中断锻炼,有氧耐力会在 $1\sim2$ 周内逐渐退化。因此,要保持机体良好的有氧做功能力,需坚持不懈地锻炼。

(4)训练程序:每次训练应包括准备阶段、训练阶段和放松阶段3个部分。充分的准备与放松是防止训练意外的重要环节。

准备阶段为训练前10～15min的热身活动,一般采用医疗体操、太极拳等强度较小的运动,也可采用步行等小强度耐力训练,使身体主要肌肉、关节、韧带处于适应状态。

基本训练通过30～60min高强度训练,可产生最佳心肺和肌肉训练效应。其中达到靶心率的训练强度的时间不宜<10～15min。

放松阶段:高强度运动后,应进行5～10min的"冷却"活动。采用放松体操、自身按摩等,让高度兴奋的机体应激逐步降低,以适应运动停止后的改变。

(5)有氧耐力运动的作用:改善运动功能使人们在日常生活中精力更充沛,生活内容更丰富,增强痴呆老年人的生活自理能力,增进人们对生活的良好感觉(well—being)。长期有氧运动可调节情感,减少心理应激,促进机体内激素的平衡,享受生活乐趣。有益调节代谢,减少高血压、高血脂、肥胖、糖尿病代谢疾病的发生,增进健康。提高的生活质量。延缓衰老,增加寿命。

5.平衡能力与协调性训练

(1)观察日常生活动作协调功能:观察患者在各种体位和姿势下启动和停止动作是否准确、运动是否平滑流畅以及有无震颤。可令患者从俯卧位自行翻身至仰卧位,或从俯卧位起身至侧坐位,然后逐渐改变体位,由四点跪位、双膝跪位、单膝跪位,直到立位等。

(2)临床常用的检查方法:指鼻试验,患者坐位或立位,分别在睁眼和闭眼两种情况下,用示指尖触及自己的鼻尖,观察上肢完成指鼻动作的稳定性和准确性;跟膝胫试验,患者仰卧位,抬起一侧下肢,将足跟放在对侧下肢的髌骨上,再沿着胫骨前缘向下移动。

具体训练方案有较大差异,本章针对步行功能及特点提出步行和移动训练的基本思路与实施要点。

因此在早期康复治疗的目标和训练计划中都应充分地考虑步行及移动能力所必须具备的功能,并予以认真的指导与实施,为今后进行步行或移动训练奠定坚实的基础。移动是指因各种原因导致步行能力丧失的患者,利用轮椅等工具代替步行的转移方式。

6.体育运动

爱好体育运动是一种良好的生活方式,不仅可以改善运动功能,对防治老年痴呆、延缓各种并发症的发生也大有益处。根据病情,老年痴呆患者可在医护人员、家属的陪护下进行一些力所能及的运动。早期老年痴呆患者,病情较轻,生活自理能力及自控能力尚可,可以进行一些运动,如打乒乓球、打羽毛球、下棋、打扑克、钓鱼、慢跑、散步、练体操等。中期老年痴呆患者,病情较明显,但可以由家属陪伴进行散步、简易手指操等运动。晚期老年痴呆患者,病情较重,若卧床不起,也要进行关节活动、翻身及肢体功能锻炼,以减少压疮等的发生。

老年痴呆患者的运动也可结合生活能力训练进行,如自己使用筷子、写字、穿脱衣服等,都可达到运动的目的。需要注意的是,老年痴呆患者运动一定要注意安全第一,要有家属或陪护在旁看护或一起进行。

7.太极拳

太极拳在我国源远流长,蕴藏了我国传统医学的精髓。它强调和谐完美,注重"天人合一",动作柔韧、稳定、缓慢、连贯,涉及全身各个肌群和关节。

从中医学角度讲,太极拳有利于健脑益智。现代医学证明,练太极拳时,精神贯注、意守丹田、排除杂念的意识境界,与身体运动相结合,使大脑相应的皮质功能区形成一个特殊兴奋灶,而其他无关区域则处于抑制状态。有利于修复和改善高级神经中枢的功能,起到健脑强身作用。

练太极拳还有利于提高人体动作的平衡性与协调性。练太极拳可对自主神经系统产生良性影响,从而使自主神经系统活动紊乱得到调整和改善。对心血管系统、呼吸系统和消化系统等都可产生积极影响。

第九节　癫痫

一、癫痫患者的康复

癫痫患者的智能衰退,发作时引发的外伤、烧伤、骨折、口腔损害、溺水等均可致残,这也影响到癫痫患者的生活质量,故应对患者及家属广泛宣传有关癫痫的常识与应有的科学处理,要广泛宣传癫痫是可治之病。一旦患有癫痫,在服药上、工作上等方面的注意事项,特别是发作时家属对待患者的办法,告知患者与家属应及时治疗,规范性服用药物控制发作,将发作减少到最少、最轻程度,要注意药物不良反应,与医师共同选择不良反应最小的药物,要注意抗癫痫药物相互间的反应及与其他同时服用的药物间反应,对孕妇要选择致畸性最小的药物。最好开始时以单药治疗,要尽一切可能防止全身强直-阵挛大发作的持续状态。如患者有连续大发作,两次发作间意识不清要立即送医院治疗。要尽可能防止产伤及新生儿围生期疾病,此时是易造成癫痫发作的。患者一旦患有癫痫后,除服用抗癫痫药物外,尚应服用适量钙离子拮抗药与抗自由基药物等以保护脑的功能。

二、癫痫患者生活质量的改善

(一)与癫痫患者生活质量有关的因素

1.癫痫本身的原因

根据杨金升报道癫痫患者可有智能(计算力、认识能力、定向力与分析能力)、社会能力(工作能力、婚姻,交际、集体活动、家庭能力、兴趣、卫生情况等)的缺陷。凡癫痫患者在 1 岁内发病者,这种缺陷可高达 91.7%,其中以学习能力缺陷和性格改变最为明显。与发作类型有关的,其中以混合类型缺陷最高,大发作及小发作次之。发作频率愈多,缺陷愈严重,发作每月 1 次者,缺陷为 35.7%,而每天 1 次者则可上升为 86.2%。

2.药物因素

几乎所有抗癫痫药物都有一定毒性,只是多少而已。抗癫痫药物对人体的任何系统都会产生不良反应,因而要根据发作类型、药物作用选择应用。如不良反应严重则应停用、换用或减量使用。患者认知功能常受到影响,还有抗癫痫药物的致畸作用肯定,与正常人群相比,至少超过 1 倍,有的甚至很严重,如脑膜膨出、脊柱裂、先天性心脏病(中隔缺损),使患者终身残疾。妊娠期(特别是头 3 个月)的药量宜小,血药浓度刚能维持不发作即可。

3.社会心理因素

由于对癫痫缺少正确的认识,认为是"魔鬼"附身,不光彩疾病;由于癫痫的发作不定时,不分场合地点发作,难以预防,患者羞于此病。此外,癫痫是慢性病,久治不愈等因素,使患者感到焦虑、不安、抑郁、自卑、失去自信心、失去为人的价值。长期反复的痫性发作对于癫痫患者的生活质量的影响是不可避免的。另外,社会对于癫痫患者也缺乏一种宽容理解的气氛。患者的学习、就业、工作以及婚姻、结婚后生育等均受到一定的限制。癫痫患者普遍具有生活能力下降、抑郁、人格障碍、心理适应能力差、自我评价很低等状况,生活质量水平普遍低于正常人。现在全国多个地方成立了癫痫协会,宣传和普及癫痫的知识,积极提高社会对于癫痫的认识。

在我国,对于癫痫患者生活质量的相关研究也已经起步。对癫痫本身所造成身体和精神心理影响的关注,符合现代提倡的"生物－心理－社会"新的医学模式。

4.家庭因素

很多患者起自于儿童时代,由于累次发作,家长紧张,采取过多、过度保护措施,限制各项活动,减少社会接触机会,加上多次发作,脑部缺氧,影响患者性格,有些则有反抗行为,有些驯如羔羊,不能适应社会,对社会缺少应变力,更谈不上有一个好的工作,从而影响生活质量。

(二)生活质量的改善

生活质量的含义包括发作状态、情感生活、任务与闲暇性活动、健康状态、经济状态、家庭关系、社会交往、记忆功能等。

1.关于发作状态及由此引发的并发症

见前文所述,重在预防,尽可能减少发作。

2.要按法或立法保护患者

立法指在保护患者,有了立法,患者的生活质量才能得到保证。

(1)学习、受教育问题:癫痫儿童与正常儿童应享有同等受教育权利。鉴于癫痫儿童服用抗癫痫药物的可能不良反应或频繁小发作影响课堂秩序或平时成绩低下及自卑感等,故有些国家立法设立癫痫特殊学校,便于此等儿童学习、受教育。

(2)婚姻、生育问题:癫痫患者不能结婚、生孩子的说法不能一概而论,原发性癫痫遗传给后代的机会只有 3% 或稍多些,继发性癫痫还要少得多。当然对有癫痫家族史或继发于有遗传性疾病的就应该避孕或请教医师以决定是否要实行避孕。

(3)就业问题:对癫痫患者立法不能从事某些工作,以保护患者实为必要。在英国规定患者不能从事如领航员、急救车司机、参军、潜水员、海上警备队、消防队员、出租车司机、商业海员、护士与助产士、警察、监狱服务员与火车司机等工作,其意义是非常明确的。

在驱车驾驶问题上,国外立法不一样,在英国癫痫患者要 2 年无发作才给驾驶证。如发作见于夜间,则此种发作要持续 3 年者才能获得驾驶执照。在有些国家规定癫痫患者不能开车,有些则认为癫痫患者发生的车祸与正常人相比并无差别,故规定癫痫患者可以开车。

癫痫患者不宜在高处、水旁及带有危险设备旁工作。癫痫患者外出旅行要注意到发作时可能造成的危险,应加强预防。

立法还要包括增加对患者的各项福利,如火车、轮船等的降低票价,一些服务机构的减价,外出旅行的医药保护等内容,总之,立法要使癫痫患者的生活质量有保证、有提高,才能符合当今文明社会的要求。

第十节　帕金森

帕金森病由于病理生理的因素而导致产生一系列功能障碍,并进行性发展,最终丧失日常生活能力。为维持帕金森病患者的日常生活能力及生活质量,必须在药物治疗的同时,配合康复治疗,这对预防帕金森病的继发性功能障碍,维持一定的生活能力,提高生活质量是有效的。

一、帕金森病的功能障碍

帕金森病的功能障碍分为原发性功能障碍及继发性功能障碍。

(一)帕金森病的原发性功能障碍

主要表现为运动功能障碍及高级脑功能障碍和自主神经失调。

1.运动功能障碍

帕金森病的随意运动障碍主要表现为强直、少动、震颤、姿势反应障碍。强直与少动可导致继发性关节挛缩及变形,影响躯干则表现为特有前倾、前屈姿势。对行走的影响表现为帕金森病特有的小碎步步态,即下肢的臀部髋关节、膝关节、踝关节的动作均减少。这三关节的伸展不充分,躯干及骨盆大动作也减少,使步行幅度降低,且上肢缺乏摆动,头和躯干前倾使重心向前移位使步行有前冲倾向。强直及少动影响帕金森患者的移动能力,表现为床上翻身、坐起、座位站起困难行走始动困难,严重时则是"冰冻足"。震颤在早期可很轻,但在晚期震颤可变得相当严重,影响日常生活。姿势反应障碍,主要是平衡反应障碍,主要影响患者的直立、行走、转身等的稳定性,当平衡反应障碍严重时,由于不能调整姿势及恢复动态平衡,患者很容易跌倒,因此帕金森病的骨折发生率比对照组的高。

肌强直表现在脸面部上是面部表情缺乏、呈现特有的"假面具"脸,约有5%的帕金森病出现吞咽功能障碍,影响进食及营养。

强直及少动也影响到言语,帕金森病患者是存在言语功能的,但是由于言语的肌肉强直及少动会导致构音障碍,这与胸腔扩张、收缩活动受限有关,表现为音量低、单调、含糊不清,严重时表现为低声细语及缄默。

帕金森病的运动障碍一大特点是易产生疲劳,表现为难以持久性活动,活动时间一长就出现全身无力、无精神,如反复活动,开始运动很有力,多次以后力量逐渐降低。同样,在言语上也是开始几句的言语清晰有力,言语时间一长、一快就变得无力音小,易疲劳,对康复治疗是一个不利因素,使患者难以接受一定强度的训练,这种疲劳经过休息式睡眠可以得到恢复。帕金森病的运动功能障碍主要表现在组合的、复杂的运动困难,而单纯的运动不受影响,这一运动障碍的特性是影响康复治疗效果的因素之一。另外,也发现帕金森病患者在学习新的运动动作上用时比较长。

2.高级功能障碍

主要表现在认知障碍,集中力及注意力缺乏,信息处理过程能力低下,记忆障碍主要是顺序关系的短期记忆障碍,精神上多表现为抑郁,到后期帕金森病常表现为痴呆、孤独、与他人接触少的倾向。高级功能障碍是影响康复治疗效果的重要不利因素。

3.自主神经障碍

影响日常生活能力及质量的自主神经障碍主要是直立性低血压、心动过速及便秘、失禁等,严重的直立性低血压导致终身卧床不起。

(二)继发性功能障碍

主要是由于少动及强直继发引起的功能障碍,以下几方面是对帕金森患者的日常生活能力及康复治疗有一定影响的继发性功能障碍。

1.肌萎缩无力

这是长期少动的结果。

2.缺乏柔软性及挛缩

这是强直少动所致,一般这种改变首先发生在近端,然后是远端,先是单侧,后是双侧。挛缩常发生在旋转肌,髋、膝屈曲、髋外展、肘屈曲及足趾屈曲,上胸、背及腰脊柱、颈屈曲,肩外展及内旋、前臂旋前、腕及指屈曲。由于这些部位的相应肌肉运动受阻,导致功能进行性受限。

3.畸形

驼背是最常见的姿势畸形,有些患者可发生侧弯畸形,甚至有的在走路及坐位时呈 C 字形曲线。这些畸形的产生是由于力量不均匀分布的结果。

4.骨质疏松

这是长期不活动、进食困难、营养差加上老龄化因素所造成的。主动运动缺乏、平衡差及骨质疏松可导致频繁跌倒及骨折,骨折愈合延迟。

5.心肺功能改变

是由于长期不活动及坐着不动生活方式的结果。心排血量减少及心动过速。

由于肋间肌强直及驼背畸形使胸扩张受限,导致肺活量明显降低,运动时呼吸急促。这样的患者有呼吸系统并发症的危险,如肺炎,这是致死因素之一。

6.周围循环障碍

是长期静止不动,使下肢静脉回流不畅,循环障碍。可表现为轻至中度的足及踝部水肿,睡眠后可消失。

7.营养状态不良

在帕金森病的晚期,常伴随进食差和咀嚼、吞咽困难,以及影响营养的供给,营养状态不良常表现为无力、疲劳。

8.压疮

这是长期不动、卧床休息的结果,一旦发生不易愈合,长期感染可致命。

9.直立性低血压

帕金森病本身具自主神经失调导致的直立性低血压,到后期患者卧床长期不动,更加重了直立性低血压程度,限制日常生活能力。

二、帕金森病的康复评定

在对帕金森病患者进行康复治疗前,必须对患者的全身状况进行综合全面评估,首先是确定患者的身体各种功能状况;其次是阐明能力障碍的原因;最后是确定康复治疗目标及制定康复训练计划。

(一)评定的范围

包括身体功能,日常生活能力(ADL),认知、心理状况和其他状况等。

1.身体功能

包括关节活动范围;肌力、协调性、上肢、手指功能,平衡能力、呼吸能力、构音功能、吞咽功能、步行能力及强直程度等。

2.日常生活能力

包括基本起居移动动作;身边动作,如进食、更衣、整容、洗澡、排泄;应用动作,如家务、购物、写书、乘车、业余活动;交流能力及本职工作能力;在家庭、单位中的作用;自身心身控制能力和社交能力等。

3.认知、心理状况

包括认知功能、精神状态、对疾病接受能力、焦虑及抑郁状态等。

4.其他状况

包括病史、体征,治疗状况,如药物种类、疗效、不良反应,趣味、爱好,家属组成、居住及社会条件。

在进行评定时,必须对每一项进行分析,确定是直接损伤产生的还是间接继发损伤产生的,因为这二者在康复治疗措施设计上是不同的,如步行能力障碍可能是严重强直原发损伤产生的,也可能是关节活动范围缩小及姿势异常产生的。

(二)评定方法内容

不同评定方法也不同。

1.肌力评估

一般都用 MMT 法评估。

2.张力评估

一般用 Ashworth 评估。

3.关节活动范围评定

可用关节量角尺进行测量。

4.运动执行能力评估

可让患者从坐到站立用跑表计算所需时间。

5.日常生活能力评估

一般用 Bathl 指数评估法,近来也可用 FIM 评估法评估。

(三)综合评定

在对患者单项评估的基础上,根据主要项目对帕金森病患者作综合评定。

1.统一帕金森病分级指数

内容包括帕金森病体征、症状和药物相关波动状况,分为三部分,即精神状态、日常生活能力、运动指数,每部分分为 5 级指数,从 0～4 级。0 级是正常,4 级为最严重。这统一分级指数常用作评估患者的进展、对药物反应和康复治疗。

2.Yahr 分期评定法

这是目前国际上较通用的帕金森病病情程度分级评定法,它把功能障碍水平和能力障碍水平综合评定。日本学者认为该评估法仅有运动功能及与移动能力相关的日常生活能力的评定,没有对日常生活能力作全面评定,为此在 Yahr 分级评估基础上,按日常生活能力分为三期,即把 Yahr Ⅰ、Ⅱ级作为日常生活能力的一期,日常生活无须帮助;Yahr Ⅲ、Ⅳ级作为日常生活能力的二期,日常生活需部分帮助;Yahr Ⅴ级作为日常生活能力的三期,需全面帮助。

三、帕金森病的康复目标

帕金森康复治疗不能改变本身疾病的进程结局或疾病直接损伤,康复治疗对预防继发性损伤障碍及由此带来的功能残损有重要作用。它可延缓病情发展,提高日常生活活动能力。

(一)康复治疗的长期目标

(1)预防和减少继发性损伤的障碍发生。

(2)教会代偿策略。

(3)维持或提高耐抗力。

(4)帮助患者和家属调整心理状态及生活方式的修正。

(二)康复治疗的短期目标

(1)扩大及维持所有关节的最大活动范围。

(2)预防挛缩和纠正不正常姿势。

(3)预防或减轻失用性肌萎缩及肌无力。

(4)增强姿势、平衡反应、安全意识。

(5)提高步行能力。

(6)维持或增加肺活量、胸部扩张及言语表达能力。

(7)教会患者和家属能量保存的技术。

(8)提高日常生活活动能力。

要达到这些目标取决于对疾病现实的了解、认识以及其损伤和残损的程度。由于患者病情不同,存在的问题也是不同的,因此目标的设立因人而异,适当调整。在康复治疗过程中,应以鼓励为主,尽可能活动,但是运动必须与适当休息相结合,注意二者的平衡,保证患者不出现疲劳和过度消耗。

四、帕金森病的运动疗法

帕金森病的康复以运动疗法为主,针对帕金森病四大运动障碍:强直、少动、震颤和姿势反应异常进行必要的康复训练以及有效的预防由此产生的一系列继发性并发症。

(一)松弛训练

缓慢的前庭刺激,如柔顺地来回摇动和有节奏的技术可使全身肌肉松弛,这早在 100 年前帕金森病患者坐在颠簸的车上或骑马,出现戏剧性的改善强直,得到松弛效果。让患者坐在震动椅子上反复震动刺激证实,对肌张力降低有良好效果。临床上用摇动椅子或转动椅子都可以降低强直和提高运动功能,也可在垫子上支持位置完成缓慢节奏的、转动运动。本体感觉神经肌肉促进法(PNF)技术,有节奏地进行,从被动运动到主动运动,开始在小范围运动,逐步进行到全运动范围,这不仅对帕金森病的强直有松弛作用,也能克服因少动带来的损伤效应。

肢体转动运动对松弛有益,例如在仰卧位,头缓慢地转向左侧、双下肢向右侧转动,然后再反过来,头向右侧转,双下肢向左侧方向转动;仰卧位,一侧上肢肩外展45°,肘屈曲90°。该侧上肢肩向外转动,对侧肩向内侧转,肩缓慢转向背部,有顺序地从内侧到外侧转位;进一步训练使头、肩及下肢做从一侧到另一侧类似转动。这不仅可以松弛头颈肌肉,而且由于下肢与骨盆相连结,因此不仅松弛下肢,也同时松弛骨盆的胸腰及脊柱的肌肉,作该运动训练时开始必须慢,且运动范围要小。成功的关键是在有限范围内运动,患者没有牵拉感觉,随着肌张力的降低,治疗上要增加椎体节段参与转动运动。

在侧卧位,进行胸部转动与骨盆组合,骨盆转动与胸部组合两种模式都有价值,如在侧卧位,胸部缓慢向前、向后转动,相对于骨盆运动,上肢与胸部转动同时前伸和后退。在做训练时,治疗师要观察及指导这一运动,尽可能保证各椎间隙节段得到松弛。治疗师的手可放在患者的髂嵴上,防止骨盆运动,让患者感觉到胸部运动与骨盆是分离的。一旦患者能反复自行训练,治疗师可不用辅助。同样肩缓慢有节奏前伸、后退与胸部运动同时,也可松弛肩部肌肉,最初肩屈曲和肘伸展的训练比较困难,治疗师需要引导肩运动,用一手防止胸部向后,另一手防止向前。最终患者在侧卧位时,有节奏使肩和胸向前、向后运动联合进行,使肩的相关组合和胸部肌松弛。

再反转到仰卧位,参与颈和肩部活动的肌肉可以被松弛,像一个整体运动。这种训练,肩外展到大约90°,肘屈曲约90°,上肢和颈有节奏地、缓慢地转动,在肩向内、向外有节奏转动时,头也缓慢地从一侧转向另一侧。两肩可以对称地转向内和转向外,亦可交替进行。一侧肩向内转,相反的另一侧肩向外转。这一训练方法可以松弛、调整参与的胸部肌肉。如果做得正确,患者及治疗师均会感觉到胸大肌和肩的内、外旋转肌,背阔肌及颈部肌肉朝着胸锁乳突肌及斜方肌方向松弛。在做胸部肌肉松弛时,治疗师可引导患者"收起下颏",以减少头向前的位置。

(二)关节活动范围训练

关节主动或被动训练是每天不可缺少的项目,活动训练的重点是加强患者的肌力、伸展肌肉范围、牵引缩短的屈肌,特别是挛缩的肌肉,可应用自动抑制技术方法,如PNF法的挛缩松弛技术有良好效果,可通过肢体旋转活动运动产生抑制,持续被动牵拉,也可通过自动抑制和用手工或机械牵引,增加活动范围,必须注意的是要在患者被牵拉的肌肉最大耐受范围内进行。治疗师要避免过度牵拉及疼痛。否则可刺激疼痛受体和产生反射性肌肉收缩,也可撕伤组织、形成瘢痕,反会造成关节范围缩小。要注意骨质疏松的可能,避免活动造成骨折。关节活动范围的训练应与其他训练结合起来,强调整体运动功能模式,包括躯干、肩、骨盆等成分的训练。俯卧在垫上,两肘支撑,可提高胸部伸展,不能耐受俯位者,可采取站立位、上肢平举推墙壁或墙角,也可促进躯干部伸展。对于关节强直或关节周围韧带很紧的患者,用关节移动技术手法辅助训练。选择分级的辅助运动,也可能使关节活动范围扩大及减轻疼痛。

(三)移动训练

帕金森病患者的训练程序的基础是在于功能运动模式受到个别身体节段的约束。强调的是姿势训练和旋转运动,有节奏相互交替运动,进行充分范围的关节运动,开始在支撑位置中进行,直到直立,无支持的位置。也可使用语言,听、触觉刺激,增强感觉,有助于患者的运动意识。训练时语言指令、音乐、拍手、进行曲、节拍、镜子和地上记号等均是有效工具。这些刺激技术在运动控制方面,会增加对外来刺激的依赖。

PNF法对帕金森病患者的治疗,是有效的训练方法。用对角肢体与躯干PNF模式可达到个别训练目的。因为患者能量消耗少,许多临床问题,在整体训练和个别运动相结合的生理模式中受益。在帕金森病早期旋转运动能力丧失是典型症状之一,因此PNF也强调旋转。四肢运动模式强调的是柔顺、有节奏地运动,缓慢反转技术在整个运动过程中,增加运动范围。

对有屈曲挛缩倾向的屈曲姿势,重点放在活动伸肌。在上肢双侧对称对角屈曲模式训练方法(肩屈曲、外展、外旋),常用于促进躯干上部伸展,纠正脊柱后凸。训练期间,应注意呼吸运动与此相配合,增加胸部扩张。下肢重心在髋、膝伸展,应用PNF法的对角伸展模式(髋伸展、外展、内旋)针对典型的屈曲、内收挛缩姿势。如前面提及的,刚开始选择的PNF技术是有节奏的,且在早期易完成松弛及运动,首先在辅助下要求患者参与运动,然后渐渐针对阻力进行运动训练。几次重复以后,患者的运动活动全过程都处于这一模式。同时可以逐步建立起许多有效的运动,如在日常生活活动中的站立动作,可以开始做有节奏的前后摇晃,直到直立和肌张力减低。在松弛状态中,可加上起立活动运动。

躯干的PNF法和在垫子上的移动、旋转运动、伸展、抗重力肌运动对康复都是有帮助的。例如躯干伸展与旋转,在教患者旋转或直立坐姿时,这些活动都成为有效的组成部分。旋转作为治疗在早期是有一定困难的。开始使用有节奏的活动,可促进旋转活动,首先是在侧卧位中由节段性旋转(躯干上部或躯干下部),进展到相互交替躯干旋转。一旦在侧卧位达到控制,那么可充分从俯卧到仰卧的旋转,以及可作反向旋转。头和颈模式,特别是伸展同时旋转。节律的稳定化可提高站立平衡,如对姿势肌可通过同等的拮抗和协调相互反转改善不平衡;在手法操作中,抗阻力大小很重要,抗阻力过大对张力高的患者不适用,如果出现强直,那么就应停止。

在神经发育治疗方法(NDT)中的运动转换控制、平衡训练,对帕金森病患者的旋转模式,也有许多治疗价值。如常用的头和躯干的旋转,以及姿势的转换等。治疗师进行松弛训练及辅助下调整活动的姿势也是一个有效手段。

促进面部、舌骨、舌等肌肉运动是训练中的又一重要目标,由于存在强直及少动,使进食动作差,社交活动受限制。对患者的全面心理状态和欲望有很大影响。使用按摩、牵拉、手法接触和语言指令等均可促进面部运动。特别是使用交替运动。如果影响到进食,则应做口唇、颊部、咀嚼的运动,与颈部控制结合(如头在正中位置稳定化)。冰块刺激也可促进舌、面、舌骨肌肉的止常运动。

音乐治疗对许多帕金森病患者是一种非常有效的方法。"冻足"、局部运动困难、语言不流畅等都对音乐有反应。音乐的类型及节奏因人而异。音乐治疗对患者有很大帮助。在治疗中,可教患者与音乐一起唱,一起打拍子。

(四)平衡功能训练

在坐位和站立位缓慢进行重心转移训练,可帮助患者改善肢体的稳定性。治疗者协助促进姿势及安全意识。逐渐增加活动的复杂性、增加重心转移的范围及增强上肢作业的难度,如从地上拾起东西等。在姿势方面进行姿势转换,如从坐位到站立、跨步、行走等均可增加难度及复杂性。应鼓励患者在力所能及的情况下增加活动速度。在体操球上做坐的活动可帮助增进姿势反应,提高骨盆及躯干移动能力。慢慢摇晃骨盆,跨步式进行中交替双上肢摆动,也可以坐在球上作躯干转动伴双上肢摆动模式活动。也可让患者重心稍稍偏移或移动体操球。

平衡功能训练的本质是确保运动学习和姿势协同,这对平衡是需要的。这种学习是特殊的作业。实践可扩大到包含感觉和环境条件的变化。治疗师要让患者在每天生活中尝试两倍以上的活动。

(五)日常生活活动训练

帕金森病患者的日常生活活动作要比正常人花费更多的额外时间,能量消耗也较正常人大。因此需对日常生活活动做修改。如穿宽松易脱的衣服,提高穿、脱能力。为提高起床能力,可把床头提高 10cm,使头位置提高,或在床尾系一个绳子便于患者牵拉起床。要避免坐软的沙发及深凹下去的椅子,应坐两侧有扶手的沙发并提高椅子的后方,使之有一定倾斜度,便于起立。一些患者可用手杖帮助,限制前冲步态及帮助平衡,但对平衡很差的或有后冲步态的不适用。为提高进食能力,患者的坐姿一定要正确,要保持好的姿势,器皿要牢固,食物要保持温度及可口。

(六)呼吸功能训练

帕金森病患者可导致肺功能差,肺活量低。因此要教患者做深呼吸训练,增大胸廓的移动和改善肺活量,强调用胸式呼吸。增高胸廓的扩张,可用牵拉肋间肌和阻抗肋间肌运动,以及用上肢 PNF 手法双侧对称对角线,屈曲和伸展模式与呼吸训练相结合,也可用"人工呼吸"操作手法作扩胸训练。有驼背畸形的患者应调整姿势。用语言式触觉刺激,来促进呼吸控制能力。

(七)步行训练

这是帮助帕金森病患者有下列步态异常的训练。如起动慢、前冲和小碎步步态、姿势调整差、肌姿势反射差等。训练的目标是针对上述问题,加快速度、加大步幅及起动速度;增加躯干运动与上肢摆动相互交替;提高足跟、足趾步态模式及重心移动;确定调节行走的程序;练习高跨步可采用站立位向前、向后跨步运动练习。在行走时,步幅及宽度控制可通过在地板上加设标记,如行走线路标记、转移线路标记,或足印标记等,按标记指示行走得到步态控制。也可在前面设置 5～7.5cm 高的障碍物,让患者行走时跨步,避免小碎步。让患者双手持木棍或手杖,治疗师持一端,在行走时,治疗师指引患者双上肢交替摆动,可促进患者上肢交替摆动能力,并且在相对行进中,指令停止,开始变方向、转弯等动作训练。侧方行走,也可在平行杠内,扶着用 PNF、十字交叉步,侧向行走训练。步态模式的节奏可用口令、音乐旋律或节拍来指引调节控制。如对上述治疗反应不理想,可用其他方法,如颈部带上一颈圈可帮助控制头位置向前倾,但缺点是抑制头运动和活动姿势反应;一手提包,可以帮助控制向对侧倾斜。如有小碎步,那么穿鞋底摩擦力大的鞋,如橡胶底,使步伐不易滑脱。前冲步态时,穿有跟及斜跟的鞋,有时可缓解前冲,而平跟鞋可改善前冲步态,少许平底鞋可以减小后退步态。在行走时有"冻足"现象时,可用视觉暗示来促进运动程序,有时可使冻足溶解,而先用原地踏步几次的方法也可帮助冻足溶解;或者在前面放置让患者跨过去的东西也可消除冻足。

(八)帕金森病的早期康复治疗

在帮助患者减少自身重量的情况下,让患者站在平板运动仪上进行步态行走训练(BM-STT),一般可减少自身重量的 10%,如果患者仍然不能独立站立行走,那么可以减少患者的自身负重的重量。

每个患者由一个运动训练师进行辅助,必要时可增加一个助手来协助患者维持直立姿势。在进行训练时要求患者的步态有正确的支撑期和摆动期。姿势直立,伸展和屈曲大腿,膝和踝协同运动,要求达到对称、节律和相当的步幅。

每次训练的强度要求达到代谢当量超过 3.0 水平。也相当于患者年龄的最大心率的 75%。每次训练时间为 45min,一个疗程不少于 24 次。

(九)维持治疗

帕金森病是易进展性疾病,药物治疗及康复治疗均只能减轻病状及障碍,提高生活质量,延缓病情发展,延长病程,而不能改变最终结局。为了尽可能达到上述目的,必须给予长期维持治疗,包括药物及康复治疗。关键是每天在家中进行有规则的训练和避免长期不活动。因此要让患者及家属参与训练,学会正规的伸展和移动体操,掌握补偿技能或克服少动和"冻足",这种方法是很重要的。针对帕金森病设计的体操是有益的,具体操作如下。

1.面肌体操

(1)闭眼运动。

(2)皱眉运动。

(3)交替瞬眼运动。

(4)交替鼓腮、凹腮运动。

(5)皱鼻。

(6)张口呈"O"形。

(7)口角交替向左右移动。

(8)反复吹口哨、吹气训练。

(9)舌尖分别向左、右顶腮。

(10)伸舌运动。

2.头、颈部体操

(1)头向左、右转动各 4 次。

(2)头向左、右侧斜各 4 次。

(3)头、下颌、颈同时向后收缩、向前收缩各 4 次,向后收缩稍稍保持不动 3~4s。

3.肩部体操

(1)单肩向上耸,至能碰及耳垂,双肩交替进行,各 4 次。

(2)双肩同时向上耸,至能碰及两耳垂。

(3)双肩向后,双肩胛骨尽可能相互靠近,来回各 4 次。

4.躯干体操

(1)背部伸展体操:直立位,双上肢伸直向后,双手平放在桌上,同时挺胸、挺腹,每次来回

4.次;俯卧位作俯卧撑来回各 4 次;站立位,双手前举水平位扶在墙上,上身向前,双肘屈曲,然后双肘伸直,上身复原位。此体操双足不能移位。

（2）背部旋转操：俯卧位,双上肢伸直,右上肢上举带动右半身向左转,复原位。左上肢上举带动左半身向右转；平卧位,右上肢、右半身向左,复原,左上肢、左半身向右,来回各做 8 次；注意双下肢及下半身保持不动。

（3）腰椎屈曲体操：直立位,双上肢下垂,弯腰前屈,双上肢、手触及膝以下,回位,来回各 8 次。

（4）腰椎旋转体操：双手叉腰,躯干向左转,复位,向右转,复位,来回各 8 次。

（5）躯干侧屈体操：双上肢下垂或叉腰,躯干来回侧屈曲,来回各 8 次。

5.上肢体操

（1）上举运动：双手指交叉,掌心向外,双上肢垂直举过头,掌心向上,来回各 4 次。

（2）双上肢外展运动：双上肢外侧平举达头顶,双手掌相对,拍掌,各来回 4 次。

（3）双上肢左右交替屈伸,手掌向内,上肢肘前冲,另一侧屈肘。交替进行各 8 次。

（4）双手交替拍打对侧肩部,各做 8 次。

（5）双手交叉握拳,手举,腕左右屈伸。

6.手指体操

（1）交替握拳、松拳：双上肢手举,一手握拳,一手松拳,交替进行,各 10 次。

（2）对指体操：双手拇指点对示指、中指、环指、小指,然后相反进行,来回各 10 次。

（3）手指分开体操及屈曲体操：双手,上肢手举,五指分开,按着分别先后拇指、示指、中指、环指、小指屈曲,再五指伸展分开,来回各做 10 次。

7.下肢体操

（1）伸髋运动：仰卧,双膝屈曲,抬起臀部,复原,来回 10 次。

（2）下肢分腿运动：直立位,右下肢向右侧横跨一步,收回,左下肢向左跨一步,收回,来回交替各 8 次。

（3）下蹲运动：双下肢屈膝,下蹲,双手扶在双膝按压站起,各进行 8 次。

（4）踢腿运动：直立位,双下肢交替进行向前踢腿。

（5）左右交替一腿向前下蹲运动：右下肢向前跨一大步,屈膝,左下肢后伸,足跟离地,双手按压右下肢膝部,伸膝,立起,右下肢回原,左下肢跨前重复右下肢动作,左右各进行 4 次。

8.步伐体操

（1）原地踏步操：直立位,左右双膝交替抬高,尽可能膝抬高至腹部,同时摆动双臂左右交替,各做 10 次。

（2）原地跨步体操：在地上放 10～15cm 高的障碍物,左右交替跨越障碍各 10 次。

（3）行进体操：根据口令向前,向左,向右,走出星形。

9.床上体操

（1）翻身体操：头转向一侧,一小腿放在头转向一侧小腿上,双臂上举,摆动双臂左右几次后,顺势向头转侧用力摆动,带动躯干转动,再复至仰卧位,按上述方法向另一侧翻身,每次各做 5 次。

(2)仰卧起坐:仰卧,双臂放在体侧,头、上身抬起,可借助双手推床帮助坐起,各做4次。

(3)爬行体操:双膝、双手跪位,双肘屈曲,双臂向前爬行,再向后爬,复至原位,来回10次。

10.呼吸体操

(1)通气调节体操:仰卧,上身轻度抬高,下肢呈屈曲伸展,一手置于胸上,一手置于腹上,鼓腹做平静深吸气,并以手调节腹部运动,收腹时将吸入的气全部呼出,再作胸扩展深吸气,以手调节胸部运动。收胸时做呼气运动。最后同时进行扩胸和鼓腹深吸气运动,继之收胸和收腹将气全部呼出。反复作10次。

(2)呼气体操:坐位,两腿分开,挺胸。挺胸时深吸气,双臂向两侧分开,扩胸。呼气时,双手按压胸廓两侧,弓背把气全部呼出。

(3)增强呼气量体操:深呼吸气后,用吸管向有水的杯中缓缓吹气,直至全部吹完,反复进行10次。

(十)深部脑起搏器电刺激治疗

经外科手术把起搏器的电极放在背侧丘脑、VIM核、苍白球、丘脑下核等部位。可根据患者的症状要求来选择相应的电极放置部位。然后把导线引到患者的锁骨下的起搏器主机上,医师通过在主机上的遥控器调节刺激电流大小进行高频刺激治疗。

1.适应证

原发性帕金森病且药物效果不好者、VIM核刺激对药物治疗反应不好的,但有严重震颤的患者效果是较好的,能很好控制对侧肢体的震颤。苍白球对运动障碍有较好的效果,也可改善少动、强直、震颤、步态、语言障碍。刺激丘脑下核对理解、学习效果一般,但对少动有较好的效果。

2.注意事项

不可与有磁性的物体相近,要保持一定的距离,一般是10cm以外,否则影响起搏器的运转。在做心电图、肌电图时要关闭起搏器。

第十一节　脑血管意外

一、功能评定

脑出血和脑梗死的主要功能障碍是偏瘫、失语、偏身感觉障碍、认知知觉障碍、心理障碍等。

(一)运动功能评定

偏瘫主要是运动系统失去了高级中枢的控制,使低级中枢如脊髓控制的原始的、被抑制的运动释放,产生患侧肢体肌群间协调紊乱,肌张力异常,导致运动障碍。而目前对偏瘫的评定有两大类,一种是以肌力变化为标准的,另一种则是以运动模式改变为标准。后一种方法符合偏瘫的恢复过程,能客观地反映偏瘫的程度,并对康复治疗起指导作用。目前国际上对偏瘫运动功能评定的主要方法有Brunnstrom法、Bobath方法、上田敏评价法、Fugl-Meyer评价法、

MAS 法等。

1.Brunnstrom 评定

Brunnstrom 提出了偏瘫恢复的六阶段理论,即偏瘫患者须经历软瘫期、痉挛期、分离运动和协同运动恢复期等过程,这个运动模式的转换过程是偏瘫的临床治疗基础,也是评价患者的依据。Brunnstrom 对偏瘫的运动功能评价包括感觉和运动两个部分,比较繁杂,感觉检查与神经系统的感觉检查相仿,不在此文列出。

2.运动评定量表

运动评定量表(MAS)是由于澳大利亚的 Carr 等于 1985 年所提出的用于脑卒中患者的评定工具。该量表的设计原则为:①简短和易于实施,以免过多地占用治疗时间。②无须使用太多的设备便可获得客观的结果。③使用简明的术语,以便其他的卫生工作者易于理解。④只在患者的功能表现发生变化时,方产生评分上的变化。⑤不重复收集其他检查可获取的资料。⑥测量有关的日常运动活动。⑦测量患者最佳功能状态。⑧具有高度的评定者间可信度。

MAS 量表的内容共有九个项目,前八项为日常运动活动能力,最后一项为全身肌的评估。每项评定得分为 0~6 分,对某项活动而言,若完全不能完成则主为 0 分,若能完全独立且无困难地完成则评为 6 分。

(1)从仰卧到健侧卧。

1)自己牵拉侧卧起始位必须为仰卧,不屈膝。患者自己用健侧手牵拉向健侧卧,用健腿帮助患腿移动。

2)下肢主动横移,且下半身随之移动。起始位同上,上肢留在后面。

3)用健侧上肢将患侧上肢提过身体,下肢主动移动且身体随其运动。起始位同上。

4)患侧上肢主动移至对侧,身体其他部位随之运动。起始位同上。

5)移动上下肢并翻身至侧卧位,但平衡略差;起始位同上,肩前伸,上肢前屈。

6)在 3s 内翻身侧卧。起始位同上,不用手。

(2)从仰卧到床边坐。

1)侧卧,头侧向抬起,但不能坐起。患者需帮助方可侧卧。

2)从侧卧到床边坐,治疗师帮助患者移动,整个过程患者能控制头部姿势。

3)从侧卧到床边坐:治疗师立于一旁监护。或帮助固定身体部位而协助患者将下肢移至床边。

4)从侧卧到床边坐。不需帮助。

5)从仰卧到床边坐。不需帮助。

6)在 10s 内从仰卧到床边坐;不需帮助。

(3)坐位平衡。

1)必须有支持才能坐。治疗师帮助患者坐起。

2)无支持能坐 10s。不用扶持,双膝和双足靠拢,双足可着地支持。

3)无支持能坐,体重能很好地前移且分配均匀。体重在双髋处能很好地前移,头胸伸展,两侧均匀承重。

4)无支持能坐稳且可转动头及躯干向后看。双足着地支持,不让双腿外展或双足移动,双手放在大腿上,不要移至椅座上。

5)无支持能坐且向前触地面并返回原位。双足着地,不允许患者抓住东西,腿和双足不要移动,必要时支持患臂,手至少必须触到足前 10cm 的地面。

6)无支持坐在凳子上,触摸侧方地面,并回到原位。要求姿势同上,但患者必须向侧位而不是向前方触摸。

(4)从坐到站。

1)需要别人帮助站起。

2)可在有别人一旁监护或帮助固定身体部位时站起,但体重分布不均,需用手扶持。

3)可站起:无体重分布不均和用手扶持的现象。

4)可站起,并伸直髋和膝维持 5s。无体重分布不均。

5)坐—站—坐不需别人监护:无体重分布不均现象,完全伸直髋和膝。

6)坐—站—坐不需别人监护,并在 10s 内重复 3 次。无体重分布不均表现。

(5)步行。

1)能用患腿站,另一腿向前迈步:负重的髋关节可伸展,治疗师可给予帮助监护。

2)在一个人监护下能行走。

3)不需帮助能独立行走或借助任何辅助器具可行走 3m。

4)不用辅助器具在 15s 内能独立行走 5m。

5)不用辅助器具在 25s 内能独立行走 10m,然后转身,拾起地上一个小沙袋,并且走回原地。

6)35s 上下四级台阶 3 次。不用或用辅助装具,但无须扶栏杆。

(6)上肢功能。

1)卧位,上举上肢以伸展肩带。需治疗师将臂置于所要求的位置并给予支持,使肘伸直。

2)卧位,保持上举伸直的上肢 2s。治疗师应将上肢置于所要求的位置,患者必须使上肢稍外旋,肘必须伸直在 20°以内。

3)上肢位置同第(2)项,屈伸肘部使手掌触及和离开前额。治疗师可帮助前臂旋后。

4)坐位,使上肢伸直前屈 90°(保持上肢稍外旋及伸肘,不允许过分耸肩),保持 2s。

5)坐位,患者举臂同(4),前屈 90°并维持 10s 然后还原。患者必须维持上肢稍外旋,无内旋。

6)站立,手抵墙,当身体转向墙时要维持上肢的位置(上肢外展 90°,手掌平压在墙上)。

(7)手的运动。

1)坐位,伸腕。让患者坐在桌旁,前臂置于桌上。把圆柱体物放在患者掌中,要求患者伸腕,将手中的物体举离桌面,不允许屈肘。

2)坐位,腕部桡侧偏移将患者前臂尺侧靠放,处在旋前旋后的中位,拇指与前臂成一直线,伸腕,手握圆柱体,然后要求患者将手抬离桌面,不允许肘关节屈曲或旋前。

3)坐位,肘置身旁,旋前和旋后。肘不要支持,并处直角位 3/4 的范围即可。

4)手前伸,用双手捡起一直径 14cm 的大球,并把它放下。球应放于桌上距患者较远的位置,使患者完全伸直双臂,才能拿到球,肩必须前伸,双肘伸直,腕中位或伸直,双掌要接触球。

5)从桌上拿起一个塑料杯,并把它放在身体另一侧的桌上。不改变杯子的形态。

6)连续用拇指和每一个手指对指,10s 内做 14 次以上。从食指开始,每个手指依次碰拇指,不许拇指从一个手指滑向。另一个手指或向回碰。

(8)手的精细活动。

1)捡起一个钢笔帽,再放下。患者向前伸臂,捡起钢笔帽放在靠近身体的桌面上。

2)从杯子里捡出一颗糖豆,然后放在另一个杯子里。茶杯里有 8 粒糖豆,两个杯子必须放在上肢能伸到处,用手拿右侧杯里的豆放进左侧杯里。

3)画几条水平线止于垂直线上。20s 内画 10 次。至少要有 5 条线碰到及终止在垂直线上。

4)用一支铅笔在纸上连续快速地点点儿。患者至少每秒钟点两个点儿,连续 5s,患者不需帮助能捡起及拿好铅笔,必须像写字一样拿笔,点点儿而不是敲。

5)把一匙液体放入口中。不许低头去迎就匙,不许液体溢出。

6)用梳子梳头后部的头发。

(9)全身肌张力。

1)弛缓无力,移动身体部分时无阻力。

2)移动身体部分时可感觉到一些反应。

3)变化不定。有时弛缓无力,肌张力有时正常,有时增高。

4)正常的肌张力状态。

5)50%时间肌张力高。

6)肌张力持续性增高。

研究表明,MAS 能有效地评测脑卒中偏瘫患者的运动功能。其优点有:①能够客观、准确地进行定量评定。②评定的项目强调功能模式同时又包括了抑制异常运动模式的内容,与正常的运动功能相近,可兼作功能训练的指导之用。③方法简便,易于掌握。④实施省时,只需 15~30min 即可完成,且能敏感地反映出患者功能上的变化。⑤无须复杂的评定用具,易于推广。因此 MAS 自问世起,就得到了广泛的重视与应用,但其也有不足之处,如未能反映出手部的精细运动功能和患者的耐力等。

(二)临床神经功能缺失程度评分和病情严重程度评定

采用 1995 年全国第四次脑血管病学术会议提出的方法,由于其中 5、6、7 项采用手法肌力检查,鉴于手法肌力检查不适合用于中枢性瘫痪的评定,故将此 3 部分用相应的 Brunnstrom 分级取代。

1.意识(最大刺激,最佳反应)

(1)两项提问:年龄;现在是几月(相差两岁或一个月都算正确)。

均正确:0 分

一项正确:1 分

都不正确者再进行以下检查:

(2)两项指令(可以示范):握拳、伸掌;睁眼、闭眼。

均完成:3 分

完成一项:4分

都不完成者再进行以下检查:

(3)强烈局部刺激(健侧肢体)。

定向退让:6分

定向肢体回缩:7分

肢体伸直:8分

无反应:9分

2.水平凝视功能

正常:0分

侧凝视动作受限:2分

眼球侧凝视:4分

3.面瘫

正常:0分

轻瘫可动:1分

全瘫:2分

4.言语

正常:0分

交谈有一定困难,借助表情表达或言语流利,但不易听懂,错语较多:2分

可简单交流,但复述困难,言语多迂回,有命名障碍:5分

不能用言语表达:6分

5.肩、臂运动

正常:0分

运动协调接近正常,手指指鼻基本正常,但速度比健侧慢(相差<≤5s):1分

出现相对独立于共同运动的活动,可完成:

(1)肘伸直,肩外展90°:0.66分

(2)在肘伸直、肩前屈30°~90°时前臂可旋前旋后:0.66分

(3)臂上举过头、肘伸直、前臂中立位:0.66分

出现脱离共同运动的活动可完成:

(1)肩0°肘90°时前臂旋前、旋后:1分

(2)肘伸直时肩可屈曲90°:1分

(3)手背可达骶部:1分

可随意引起共同运动:4分

仅有共同运动模式:5分

无任何运动:6分

6.手运动

正常:0分

所有抓握均能完成,但速度和准确性比健侧差:1分

可在球状或圆柱状抓握,手指可作集团伸屈,但不能独立伸屈:2分

能侧捏及松开拇指,手指伴有随意的小范围伸展:3分

可作钩状抓握,但不能松开,指不能伸:4分

仅有极细微的屈曲:5分

无任何运动:6分

7.下肢运动

完全正常:0分

站立位,可使髋外展到超出抬起该侧骨盆所能达到的范围,在坐位伸膝90°时可内外旋下肢,合并足的内外翻:1分

站立位,可先屈膝后伸髋,膝伸直时可踝背屈,可将足跟放在向前迈一步的位置上:2分

坐位,可屈膝90°以上,在足跟不离地的情况下可踝背屈:3分

在坐位和站立位时可出现髋、踝的共同屈曲:4分

仅有极小的随意运动:5分

无任何运动:6分

8.步行能力

正常行走:0分

独立行走50m以上,跛行:1分

独立行走,需要手杖:2分

有人扶持下可以行走:3分

自己站立,不能走:4分

独立坐,但不能走:5分

卧床:6分

根据以上临床神经功能缺失程度的评分即可知道病情的严重程度,病情的严重程度与神经功能缺失评分的关系是:最高分45分,最低分0分。轻型0～15分;中型16～30分;重型31～45分。

三、日常生活活动能力评定

反应综合功能的日常生活活动能力评定常用Barthel指数法,或者采用功能独立性评定法(FIM)。

四、并发症的评定

(一)肩关节半脱位

肩关节半脱位是常见的并发症,目前无统一的评定标准,可试用我国一些作者研究出来的方法。

(1)在坐位时肩峰下可触及凹陷。

(2)在下述条件下投照X线片。

1)坐位。

2)X线球管中心高度与锁骨外的上缘一致。

3)X线球管中心的水平移位与肱骨头中线一致。

4)球管向足侧斜 15°。

5)距离为 1m。

(3)结果有下列发现为阳性。

1)患肩正位,肩峰与肱骨头之间的间隙>14mm。

2)两肩正位片比较患侧比健侧>10mm 或以上。

(二)肩手综合征

肩手综合征又称反射性交感神经营养不良,是偏瘫常见的并发症。肩手综合征的诊断要点为:①患有神经系统疾病。②单侧肩手痛,皮肤潮红、皮温上升。③手指屈曲受限。④局部无外伤、感染的证据,也无周围血管病的证据。

肩手综合征的分期

1.Ⅰ期

肩痛,活动受限,同侧手腕、指背肿痛,出现发红、皮温上升等血管运动性反应。X 线下可见手与肩部骨骼有脱钙表现;手指多呈伸直位,屈曲受限,被动屈曲可引起剧痛;此期可持续 3～6 个月,以后或治愈或进入Ⅱ期。

2.Ⅱ期

肩手肿胀和自发性疼痛消失、皮肤和手的小肌肉日益萎缩,有时可引起 Dupuytren 挛缩样腱膜肥厚,手指关节活动度(ROM)日益受限,此期可持续 3～6 个月,如治疗不当将进入Ⅲ期。

3.Ⅲ期

手部皮肤、肌肉均显著萎缩,手指完全挛缩,X 线上有广泛的骨腐蚀,已无恢复希望。

二、康复治疗

(一)理论和原则

神经生理学研究证实神经系统损伤后,自然情况下都有一定的恢复潜能。众所周知,神经细胞在出生后是不能分裂增殖的。神经细胞一旦死亡,就永久地消失。如果神经细胞本身未死亡,而仅仅是神经纤维损伤,那么神经纤维是可以再生,从而使其形态和功能得到恢复。

尽管中枢神经的轴突也可以再生,但脑卒中时这些中枢的损害涉及大量神经细胞的死亡,使整个神经细胞网络系统中的复杂联系产生巨大缺损,是不可能通过再生来代替的,而是通过脑的可塑性,在中枢神经系统内重新组织一个功能细胞集团的网络系统,实现功能重组。因此对本病的康复治疗,除积极抢救受损的脑细胞,促进病理过程的恢复外,还要充分发挥中枢神经系统功能重组的作用。运动功能训练可增加感觉器的传入冲动,促进大脑功能可塑性发展,使丧失的功能重新恢复。

偏瘫的功能训练原则主要是抑制异常的、原始的反射活动,改善运动模式,重建正常的运动模式;其次是协调动作和精细动作的训练,重点训练患侧肢体的恢复。

(二)康复治疗

成人偏瘫的康复治疗应从早期开始。患者渡过急性期,生命体征平稳后即应积极进行康复治疗。偏瘫的康复过程分为五期:早期、软瘫期、痉挛期、相对恢复期和后遗症期,时期不同治疗方法和目的也不同。治疗师也应从众多的治疗技术中选择合适的技术,在治疗中观察患者的反应不断得到启发,调整治疗技术。患者也应将自己的治疗体会和感觉不断告诉治疗师,使其能及时了解治疗方法是否有效,这样在治疗中互通信息、主动参与。

1.早期

脑卒中的早期,是指发病的头几天,治疗以临床抢救为主,任何康复医疗措施,都要以不影响临床抢救,不造成病情恶化为前提。但是如果患者清醒,又没有进行性脑卒中的表现,那么像输液、吸氧、鼻饲,甚至手术后都不应该成为尽早进行康复医疗的障碍。目的是预防并发症和继发损害。

(1)预防并发症:包括压疮、呼吸道感染、泌尿系感染、深静脉血栓形成、肩痛和肩手综合征的预防。

(2)被动运动:如患者昏迷时间过久或其他原因(严重的并发症),在数天后仍不能开始主动床上训练,则需维持被动的关节活动。活动顺序由大关节到小关节,循序渐进、缓慢进行,切忌粗暴。被动运动时,多做与痉挛相反的活动,如肩外展、外旋,前臂旋后,踝关节背伸,腕指关节的伸展活动。

(3)良姿体位:床上良姿位是早期治疗中的极其重要方面,良姿体位能预防和减轻上肢屈肌、下肢伸肌的典型痉挛模式的出现和发展。这种痉挛模式,妨碍上肢的日常活动及步行时屈膝,易形成划圈步态。

1)健侧卧位:是卧者觉得最舒适的体位。患者在胸前放一枕头,使患肩前伸,患侧肘关节伸展,腕、指关节伸展放在枕上。患腿屈曲向前,放在身体前面另一枕上,髋、膝关节自然屈曲,支撑枕高低适宜,以舒适为度,健侧自然放置。

2)患侧卧位:在该体位时,患臂前伸、前臂外旋,将患肩拉出,避免受压和后缩。患腿放置舒适位,膝关节微屈,健腿屈曲向前置于体前支持枕上。

3)仰卧位:是重症患者多采用的体位,仰卧位时应肩关节前伸,手臂伸展外旋、稍抬高,患臂放在体旁枕上,掌心向上,手指稍分开。骨盆前挺,大腿稍向内夹紧并稍内旋,膝关节稍弯曲,膝下放一枕头支撑。

(4)传统疗法:如按摩、针灸等方法在此期均可应用,帮助促进运动、语言、认知的恢复。

2.软瘫期

软瘫期是指发病在1~3周内(脑出血2~3周,脑梗死1周左右),患者意识清楚或有轻度意识障碍,生命体征稳定,但患肢肌力、肌张力均很低,腱反射低,即为 BrunnstromI期——软瘫期。

此期康复治疗的主要原则是利用躯干肌的活动,通过联合反应、共同运动、姿势反射等手段,促进肩胛带和骨盆带功能的部分恢复,达到床上翻身,卧坐转换和坐位Ⅰ级平衡的目标。

同时对痉挛进行一些预防性康复。

(1)翻身训练:要求患者从仰卧位向两侧翻身,仰卧位是引起伸肌痉挛的最强体位,也可加重肩胛骨的后突,因此不应总保持仰卧位,应尽快学会向两侧翻身。

1)向健侧翻身:仰卧位双手交叉,患手拇指位于健手之上(Bobath 式握手),屈膝,再将交叉的双手举起,偏向患侧,再向健侧摆动,借助惯性翻向健侧。向健侧翻身时需要治疗师帮助患者转动骨盆或肩胛。

2)向患侧翻身:仰卧位,举起交叉的双手,先向健侧偏,再向患侧摆动,借助惯性,翻向患侧。

(2)桥式运动:在床上进行翻身训练的同时,必须加强患侧的伸髋练习。

1）双侧桥式运动：治疗师帮助患者将两腿屈曲，双足在臀下平踏床面，让患者伸髋将臀抬离床面。如患髋外旋外展不能支持时，治疗师帮助将患膝稳定。

2）单侧桥式运动：当患者完成双桥动作后，可让患者伸展健腿，患腿完成屈膝、伸髋、抬臀的动作。

3）动态桥式运动：为了获得下肢内收和外展控制能力，患者仰卧屈膝，双足踏住床面，双膝平行并拢，健腿保持不动，患腿作交替的幅度较小的内收和外展动作，并学会控制动作的幅度和速度。然后患腿保持中立位，健腿做内收外展练习，并与双桥运动结合起来。

（3）坐位及坐位平衡训练：尽早让患者坐起，能防止肺部感染，改善心肺功能。先从半坐位开始，如患者无头昏等不适症状，可加大角度、延长坐起时间。然后让患者坐到床上或椅子上。

1）从床边坐起：治疗师站在患者健侧挟住双肩，令健腿扦入患腿小腿下方，健腿带动患腿向健侧翻身，用肘支持上身。在帮助下患者用健腿把患腿勾到床边，并坐于床沿，然后用健肢支撑坐起，注意千万不能拉患肩。

2）坐位平衡训练：患者坐位时不向患侧倾倒，表明躯干肌有一定的控制能力，达到了坐位一级平衡。但患侧常不能完全负重，髋关节和躯干肌还没有足够的平衡能力。因此，指导患者坐到普通的凳子上，患足稍后于健足，双足与肩同宽，双臀同时负重，双髋双膝充分屈曲。

为了训练坐位平衡能力，让患者用健手从身体一侧向另一侧反复拾起及放下一个物体，并不断把物体向后外侧摆放，以增加坐位平衡难度。或者身体向前后或左右倾斜，又慢慢恢复到中立位，反复训练，直到将患者轻轻推前推后都不倒为止，即达Ⅲ级坐位平衡。

（4）肩的控制与肩胛带的运动：肩的控制与运动是上肢功能恢复的重要部分，既能帮助肩部运动，也可预防肩痛和肩关节挛缩。

1）被动运动：患者仰卧位，治疗师用双手托住患肢，保持伸展外旋位，然后推患者的肩胛向上向前。当肩胛带活动不再有阻力时，可逐渐加大肩关节屈曲的角度，直到不痛为止。另一种被动运动是仰卧位，治疗师一手持患侧前臂，使手掌朝上，另一手在患者腋下将肩上托，使肩及前臂外展外旋。当活动肩胛的阻力消失后，让患者主动地向前上方伸直上肢。

2）双手抓握上举：让患者双手交叉抓握，掌面接触，用健手带动患手上举，伸直患臂。坐位患者均可多次重复地做，增加肩部活动，也可以用伸直的上肢主动地、间歇地去推治疗师的手，治疗师给予相应阻力以压缩肘关节，压缩可以促进伸肌，改善伸肘伸腕能力。

（5）下肢控制能力训练：许多患者在下肢控制能力很差时就试图行走，这是不正确的，易形成难以纠正的误用综合征。为了改善下肢控制能力，必须进行下肢训练。

1）髋和膝的屈曲或伸髋时屈膝练习，这对避免产生偏瘫步态是十分重要的。患者仰卧位，患腿屈曲时，治疗师给予帮助使之不产生髋关节外展。因为髋关节外展是痉挛模式的一部分。治疗师用手握住患足于背屈外翻位，待对此动作阻力消失后再缓慢地使患者下肢伸展。告诉患者不要向下蹬，不要抵抗治疗师的手。在这个动作的任何阶段，当治疗师的手感到有阻力或者患者失去控制的下肢伸展时，应停止这个动作，要求患者重新屈曲患腿，重新获得控制或保持能力。注意，治疗师的手只能接触足底，在下肢完全伸展的过程中，患足始终不离开支撑面，保持屈膝而髋关节适度微屈。在进行这项训练时，为了避免引起联合反应，让患者作 Bobath式握手，伸直双肘，并将双上肢高举过头。

2)踝背屈练习:当患者可以控制一定角度的屈膝动作后,脚踏住支撑面,进行主动的踝背屈练习。治疗师握住患者的踝部,自足跟向后向下加压,另一只手抬起脚趾使之背屈且保持足外翻位。当完全背屈的阻力逐渐降低后,治疗师要求患者保持这个姿势,并加以控制,并帮助做下一个背屈动作。

3)下肢内收外展控制训练,见动态桥式运动。

(6)刺激技术的应用:采用毛刷轻刷患肢前臂、胫前部,同时应用拍打、震动等手法,促进伸腕和踝背屈动作的出现。

3.痉挛期

随着疾病的恢复,痉挛逐渐出现,此期的治疗主要是控制痉挛和异常运动模式,促进分离运动的出现。

痉挛期一般持续 3 个月左右,常为上肢的屈肌和下肢的伸肌为甚,是联合反应和共同运动发展的结果。痉挛使患腿对伸展不能控制,使腿没有足够的力量负重,使随意运动控制更加困难。痉挛的控制贯穿于整个治疗过程中,如软瘫期的抗痉挛体位在此期仍可使用。

(1)抗痉挛模式:包括整个上肢的伸展、外旋、外展上举和整个下肢的屈曲。只有打破由于共同运动、联合反应、异常姿势等构成的异常运动模式,才有望恢复上、下肢的精细运动。

坐位同样可采用上肢屈肌共同运动抑制模式,如患者手平放在身体一侧的床上,距身体20cm 左右治疗师一只手帮助患者把手很好地接触床面,另一手抬高肩胛带,然后要求患者把全部体重移至患侧臀部。

(2)尽早负重:坐或站立患侧负重是瘫后首要任务,如软瘫期就使用斜板床站立,比患者获得立位的感觉刺激。亦可采用四点跪位、双腿持重重心转移等训练。

(3)坐站转换及站立平衡训练:患者坐站转换之前,要求训练坐位屈膝,即在足跟不离地面向后拉至坐椅前缘下,以便为转移站立做准备。让患者双手交叉,套在治疗师颈后,双膝抵住患者的患膝,指导患者屈髋、身体前倾、双腿负重,当重心由坐骨结节移到双脚时,让患者伸膝、伸髋、挺胸直立。若患者双脚负重较好,让患者双手交叉、屈髋、身体前倾,然后自行站立,亦可逐渐降低坐椅的高度,以增加站立的难度。完成坐站转换后可进入扶站、平行杠间站立,徒手站立及站立Ⅲ级平衡训练。

(4)步行训练:步行是患者恢复健康,达到生活自理的重要环节,步行训练前要加强患肢负重能力训练,力争负重达体重的 3/4,并达Ⅱ级站立平衡。同时加强髋、膝的控制能力训练,如床边桥式运动训练等。训练前亦进行患腿负重下的前后左右迈步练习,或在平行杠内练习步行,或用助行器练习步行,以达到徒手步行。步行训练同时注意纠正划圈步态,也主要加强踝背屈、伸髋屈膝的控制练习。然后进行复杂步行和上下楼练习,以增加训练难度,提高步行速度、稳定性和耐力。

(5)抗痉挛措施的应用:痉挛的出现是疾病发展规律,尽管做了许多努力仍然有 15%～20%的患者不能顺利在六个月内恢复步行。下列抗痉挛措施的应用,将有助于患者向分离运动、协调运动方向发展,而顺利进入恢复期。

1)药物:如巴氯芬(baclofen),系 γ-氨酪酸受体拮抗剂,对痉挛有良好的控制作用。

用法:起始量为 5mg,每日 3 次,3d 后改为 10mg,每日 3 次,但每日总量不超过 80mg,用量以控制痉挛而不影响肌力为主;也可以应用妙纳,该药有周围性松弛肌张力的作用,用量为50mg,每日 3 次,有良好的改善脑卒中患者肌痉挛的作用。

2)夹板的应用:主要为充气夹板的应用,将患肢置于抗痉挛模式中充气,利用充气后的机械作用,缓慢牵拉,使痉挛下降。也可使用抗痉挛矫形器,如踝足矫形器(AFO)和腕手抗痉挛矫形器,主要用于克服手腕严重的屈曲挛缩畸形和足下垂内翻畸形,这些均由热塑材料制成,AFO 可以穿在鞋内,矫正行走时患足下垂和内翻。

3)痉挛性电刺激治疗及消除影响痉挛的因素,如疼痛、紧张、寒冷、用力等。

(6)上肢控制能力训练。

1)肘关节分离运动:坐位或仰卧位,保持上肢上举过头,要求患者屈肘时用手摸头顶(控制下进行)。再伸展过头,摸对侧耳、同侧肩的独立的肘关节活动;可在患侧卧位进行,上肢伸展,前臂完全旋后,肩关节充分向前,要求屈肘把手移至口,再回到伸展位(控制下进行)。也可以在坐位、前臂放在桌上、前臂旋后位时,肘关节屈曲,用手摸口、对侧肩或耳部,避免了屈肌共同运动。

2)改善腕伸展练习:双手交叉,手掌朝前,手背朝胸,然后伸展上肢超过头,再回到胸部或顶住墙上下滑动。

(7)作业治疗:作业治疗对改善偏瘫患者的日常生活活动能力十分重要,有认知知觉障碍者也要进行认知知觉方面的训练。日常生活活动训练早期即可开展,如训练进食、个人卫生等,以后逐步进行穿衣、床椅转移、洗澡等有关日常生活活动的训练。还可以通过编织、绘画、陶瓷工艺、橡皮泥塑等训练两手协同操作,通过打字、砌积木、拧螺丝、拾小钢珠等训练手的精细动作,也可以进行与家务劳动有关的作业训练,以提高患者的综合能力。

1)联合反应的抑制练习:作业中尽量使患手的活动不受健手的影响,患手放在治疗台上固定的区域保持不动,健手用工具夹物品、写字和绘画等。或者让患者坐位,患肢伸展负重,健手越过中线取物品,然后返回原位将物品放下,反复进行。

2)伸肘练习:让患者坐于桌前,采用 Bobath 握手姿势,用双手推桌上横置的滚枕,然后再滚回,也可用同样方法推桌上的实心球,来回进行。

4.相对恢复期

此期是患者逐渐修正错误运动模式,产生正确运动模式,出现选择性分离运动以及改善精细活动能力和速度的阶段,相当于 Brunnstrom V～VI期,此时患者的肌张力降低或已恢复正常。姿势反射出现在皮层和基底节水平,分离运动已较为明显,开始能控制技巧性运动,但运动的顺序和速度差。此期的治疗除了延续部分痉挛期的治疗外,主要进行改善手功能和改善步态的训练。

(1)手的训练:多在作业治疗室进行,有 5 个基本动作。

1)伸腕:坐位,前臂放在桌上采用中立位,腕伸出到桌前沿的前方,让患者握住一个杯子,治疗师固定前臂,让患者用腕举杯向上,然后放到原位,再重复。

2)旋后:前臂和腕均放在桌上,中立位握一棍,旋后让棍尖敲击桌面,或将橡皮球放在手背旋后将小球压成饼状。

3)拇指与其他指的对掌:前臂旋后,练习拇指与各指在掌面对合,成功后让患者用拇指分别与各指拾起桌子上的物品,然后放在一起。

4)手的抓握放松和手的精细动作训练:继续进行各种痉挛期训练中手的各作业疗法,充分利用笼头、螺丝练习抓握放松,筷子夹黄豆练习精细动作。

(2)改善步态的训练:主要是进一步练习站立平衡、屈膝和踝背屈,站立平衡可在接地弧形的平衡板上进行,初期需监控和支持。练习膝踝屈曲时,可让患者健足在前站着,然后令其迈步,将髋移至健足上方,此时病足背屈加大,但不让足跟离地,然后屈膝提步向前,注意保持足的外翻,然后病足退回,足跟着地反复练习。

1)迈步练习:在上述动作不出现伸肌痉挛和足下蹬动作时可向前迈出一步,先屈膝向前,髋关节前屈,后伸展前挺,重心移至患腿,不应上提髋关节。也可向后迈一小步,包括髋关节伸展下的膝关节屈曲、向后,踝关节先背屈后跖屈的分离选择性运动。迈步练习还包括交叉行走、前后迈步训练等。

2)改善膝、骨盆控制的练习:如为了腿能做摆动相的活动,将足放在有四个方向轮的小踏板上,练习髋膝向前、后及两侧的运动,使患者感到行走时如何移动下肢。也可进行站立位足尖相对,足跟外旋,重心侧方移动4~5cm的骨盆转移练习。也可进行患腿在前交叉站立改善膝控制和平衡的训练,或进行手的摆动的协调练习与下肢精细协调动作训练。

5.后遗症期

尽管偏瘫经过各种临床和康复治疗,仍有部分患者留有不同程度的各种后遗症,如痉挛、挛缩畸形、姿势异常等。此期的目的是继续训练和利用残余功能,防止功能退化,并尽可能改善患者周围环境,争取最大限度地生活自理。

(1)维持性训练,进行维持功能的各种训练。

(2)辅助器具的应用,正确使用手杖、步行器、轮椅、支具,以补偿患肢的功能。

(3)充分训练健侧的代偿功能。

(4)对家庭环境做必要的改造,如门槛和台阶改成坡道,蹲式便器改成坐式便器,厕所及浴室加扶手等。

6.并发症的治疗

(1)肩关节半脱位:在偏瘫患者很常见,发生率为0~81%。诊断时,患者垂直坐位,上肢下垂,行肩正位X线检查,或肩峰与肱骨之间能放入1/2横指。肩关节半脱的原因有以冈上肌为主的肩关节周围肌肉瘫痪、肩关节囊松弛及肩胛骨周围的肌肉瘫痪所致肩胛骨下旋等。治疗上首先纠正肩胛骨的位置,手法活动肩胛骨和正确的卧位姿势,另外加强刺激肩关节周围的肌肉,促进其功能的恢复,其次是维持全关节活动度的无痛性被动运动范围。注意,在治疗中千万不能牵拉患肩,早期正确处理脑卒中患者,将能有效地降低肩关节半脱位的发生率。

(2)肩痛:肩痛多在脑卒中很长时间后发生,发生率约为72%,疼痛常非常剧烈,拒绝接触患肢,完全回避治疗,成为治疗中的主要障碍。肩痛的原因很多,一般认为与肩关节半脱位、肩手综合征及痉挛所致肩关节正常机制被破坏等有关。预防性治疗有通过手法活动肩胛、抗痉挛、恢复正常肩肱节律。增加肩胛被动运动范围和交叉前伸的上肢自助运动。同时应用止痛药物控制疼痛,局部使用短波、超声波等物理治疗改善症状。

(3)肩手综合征:本综合征在脑卒中发病后1~3个月很常见,表现为肩痛、手部肿胀、皮温上升、关节畸形。一般认为与反射性交感神经营养不良有关,有人认为机械作用致静脉回流障碍有关。预防治疗方法有:保持正确的腕部体位,避免完全掌屈位,尽量避免患手静脉输液。同时注意高抬患肢,实行患肢向心性加压缠绕,或应用充气夹板,加强患肢的主动运动,维持全关节活动范围等均能有效地改善肩手综合征的症状。

7.其他康复治疗方法的应用

在脑卒中的各时期,还可应用其他治疗方法,但不同时期有所侧重。

(1)物理治疗。

1)直流电碘离子导入,电极眼-枕部对置,电流量以患者耐受为度,每次 20min,每日一次,10～20 次为一疗程。

2)超声波疗法,脑部病灶头皮投影区、移动法,0.75～1.25W/cm²,每次 5～10min,每日一次,10～20 次为一疗程。

3)痉挛肌电刺激治疗,分别刺激痉挛肌的肌腱和拮抗肌的肌腹,每对肌肉刺激 10min,每天一次,10～20 次为一疗程。

4)电体操刺激瘫痪肌群,运动阈,每次 20min,每天一次,10～20 次为一疗程。

5)超声治疗、短波电疗还可应用于偏瘫肩、肩手综合征的治疗。

6)肌电生物反馈:先采集瘫痪肌肉的肌电信号,仪器自动设定刺激阈值,配合视觉、听觉信号,患肢开始随意收缩,当肌电信号达到阈值时,立即触发一次电刺激使患肢产生有效运动,通过反复的训练,有利于重新建立运动的控制,多用于伸腕肌和踝背屈肌。

7)功能性磁刺激:利用磁场刺激运动中枢或周围神经,使瘫痪肢体产生运动,以促进肢体运动功能的恢复。

(2)传统治疗:应用头针、体针对瘫痪和失语及二便的控制均有一定的疗效,按摩治疗刺激肢体穴位对瘫痪治疗也有一定作用。

(3)心理治疗:突发偏瘫加上脑部受损,可使许多患者产生较严重的心理和情感障碍,表现为不同程度的抑郁症,严重影响了康复治疗的积极性,不能很好地配合治疗,除口服药物,如百忧解、帕罗西汀外,还要进行心理治疗。

8.预后

一般认为脑血管意外运动功能恢复在发病后数日开始,1～3 个月内可达最大程度恢复,因此 3 个月内进行康复治疗效果最好。瘫痪恢复的顺序:一般先下肢,上肢、肩早于手。治疗效果与病情、治疗早晚及质量、年龄、并发症、患者参与治疗的积极性有关。有人认为经康复治疗 90%的患者能重新步行和生活自理,仅有 30%部分恢复工作。也有研究显示本病至少有50%的存活者能活 7.5 年或更长时间。

脑血管疾病患者回归社会后,一方面要继续功能训练,以维持和促进功能进一步恢复,另一方面是预防复发,再次复发死亡率和致残率将明显上升。防止复发关键要做到有规律生活,避免过劳,避免暴怒,心情舒畅。控制血压、血糖、血脂、烟酒等危险因素。定期进行身体检查,适当使用一些预防性药物。采取这些综合性措施,将能有效地改善和提高回归社会的脑血管疾病患者生存时间和生活质量。

第十二节 颅脑创伤

一、我国颅脑创伤康复面临的问题

(一)名称使用上的混乱

颅脑创伤(TBI)是指由于头部受到钝力或锐器作用力后出现脑部功能的改变,如意识水平的改变、癫痫发作、局部感觉或运动功能障碍。颅脑创伤又被称为"脑外伤""颅脑外伤"或"创伤性颅脑损伤",其中"脑外伤"使用最广;"颅脑外伤"和"颅脑创伤"基本等同,也在使用;而"创伤性颅脑损伤"最规范标准,是专家学者最为认可的名称,一般简称为"颅脑创伤",在学术性文章中被普遍使用:而其他一些名称如"头外伤""脑损伤""获得性脑损伤"等在概念和涵盖的范围上与颅脑创伤有明显不同,不能互相混淆或代替。

(二)颅脑创伤的高发病率、高致残率和高死亡率是各国面临的共同挑战

颅脑创伤作为重大公共卫生问题,普遍受到各国政府的重视。流行病学研究发现,颅脑创伤患者以 15～45 岁最多,男性较女性多 2～3 倍,是中青年致死、致残的第一大病因。随着社会经济水平的不断提高,高速交通工具的普及,建筑业的高速发展,加之各种快速、刺激性体育运动的出现,以及自然灾害和暴力冲突的频发,颅脑创伤发病率呈持续上升的趋势。在许多国家,每隔一定时间(5～10 年左右)就会组织进行全国性的相关流行病学调查,得到的相关数据,用以指导医疗决策。随着医学的不断进步,近 30 年来颅脑创伤的死亡率已经由原来的 50% 降低到目前的 30%,但大量的残疾患者给社会带来巨大的负担,也为医务工作者带来巨大的挑战。

(三)我国颅脑创伤康复存在的主要问题和发展方向

我国的颅脑创伤治疗水平同发达国家相比有一定的差距,主要体现在医院内部各个学科之间、各级各类医院之间缺少协调、合作、转诊等机制,相互脱节,各级综合医院、各类专科医院的康复医学的资源配置及运作各有不同,没有形成一个完善的医疗－康复体系。我国目前大部分的颅脑创伤康复都依附于或完全复制脑卒中康复,但是颅脑创伤有不同于脑卒中的自身特点,这种依附或复制脑卒中康复模式不利于颅脑创伤康复质量的提高和学科的发展。结合颅脑创伤的自身特点,很多发达国家有完善的颅脑创伤救治体系,并已经建立起不同类型的颅脑创伤单元。在颅脑创伤单元中,可以保证患者早期即开始介入康复治疗,为日后进一步的康复做好准备,最大程度地避免影响预后的不良事件的发生,在病情稳定之后,能够很顺利地进入下一阶段的康复治疗,尽早给颅脑创伤患者提供全面的、科学的医疗服务,对减轻残疾、改善预后、提高生活质量有重要的意义。利用我国现有的康复医学资源和条件,积极推动颅脑创伤单元的建设并与社区康复医疗逐步接轨,将使患者得到抢救－治疗－康复一体化的、全程的医疗保障。

二、颅脑创伤损伤和修复机制的复杂性

颅脑创伤的病理机制非常复杂,多种损伤机制并存,且不同的病程阶段会发生不同类型的损伤,一些病理变化也可能会长期持续存在。

(一)急性期病理机制非常复杂

1.原发性损伤

原发性损伤是由直接暴力所致的对神经细胞、胶质细胞、血管以及轴索的损害,包括外力引起的脑实质挫伤、撕裂伤或者加速/减速运动引起的弥漫性轴索损伤、脑水肿等,以及由此导致的弥漫性脑组织破坏。目前的研究认为原发性损伤是不可逆的,它是外力打击后即刻发生的,只能通过头部的防护措施减少打击的力量或速度等才能达到减轻原发性损伤的目的。

2.继发性损伤

原发性损伤可激活一系列有害反应从而引起继发性损伤。继发性损伤包括系统性损伤和细胞损伤,持续时间可能为数小时到数周。在外伤后出现的局部或者全脑缺血会导致一系列连锁反应,包括兴奋氨基酸毒性、钙超载、自由基生成、线粒体功能异常、炎性反应以及促凋亡基因激活等。继发性损伤是可逆的,而颅脑创伤的早期救治也是通过阻断或减轻继发性损伤实现的。

(二)恢复期的病理变化与预后密切相关

以轴索分离为表现的轴索损伤是颅脑创伤恢复期最常见的病理变化,并且与患者的临床结局密切相关。在细胞损伤过程中,神经元的坏死或程序性死亡最终导致神经元的数量减少,这种变化过程可在颅脑创伤发生后长期存在,甚至持续数年。颅脑创伤后神经元丢失的程度,决定了患者的长期预后。另外,突触可塑性的损害和神经递质系统的异常也是引起颅脑创伤后神经功能障碍的重要原因,这也解释了一些轻中度颅脑创伤患者即使没有发生轴索损害和神经元丢失,也可能会出现明显的神经功能缺损。

三、探索恢复机制对颅脑创伤康复有重要意义

(一)神经可塑性理论为脑损伤康复奠定理论基础

传统的观点认为,成年哺乳动物的神经细胞受到损害后是不可再生的,其功能也不能够恢复。但越来越多的证据打破了这一观点。关于神经修复的各种理论和假说不断被提出其中最著名的便是神经可塑性理论。神经可塑性理论认为,发育成熟的神经细胞的结构和功能在某些条件下(损伤或者治疗)能够以某些方式进行调整和改变,可塑性过程可通过某些手段促进或放大,从而影响神经功能的恢复速度和程度。

(二)丰富环境对神经可塑性的促进作用给予临床的重要启示

动物实验证实,丰富环境可促使损伤大脑的神经可塑性更加活跃,可增加神经细胞体积和密度、树突分枝以及树突棘密度、突触体积和密度等。在大鼠颅脑创伤模型的实验中,丰富环境具有改善大鼠认知行为和运动功能的作用。临床上如何充分模拟实验中的丰富环境,使患者长时间的处于丰富环境中,仍然是一项挑战。

(三)神经可塑性与神经递质、炎症反应、内分泌和药物等都息息相关

神经递质系统在颅脑创伤时受到影响,递质的合成、传递异常同样是颅脑创伤尤其是恢复期功能障碍的重要机制之一。炎症反应对神经可塑性的影响主要发生在急性期。颅脑创伤后下丘脑－垂体功能发生变化,激素替代治疗在颅脑创伤后神经功能的障碍和恢复中也发挥一定的作用。有些药物可以促进或阻碍神经可塑性,起到正性或负性作用。

(四)神经干细胞技术仍然充满争议

近年来干细胞的研究也取得了一些令人鼓舞的成果。2009年,胚胎干细胞临床试验首次获得授权,主要针对脊髓损伤的修复。虽然干细胞在实验室研究取得了一定的成功,但是临床试验结果仍不令人满意,其有效性和安全性都有待进一步评估,临床应用还面临很多困难和挑战。

四、功能障碍的特殊性、复杂性及其对策

由于颅脑创伤的损伤机制的复杂性和损伤部位的广泛性,导致了颅脑创伤后功能障碍的复杂性、多样性,常常会出现临床表现与影像学的不一致,功能与能力的不匹配,不同时期患者的主要障碍可能不同,因而针对颅脑创伤患者的功能障碍评价与康复更强调全面性和个体化。颅脑创伤后意识障碍、精神心理障碍、认知障碍、言语和吞咽障碍、运动障碍及其他并发症等均有自身的特点,明显区别于脑卒中,在恢复时间窗和预后上也有一定差异,故需注意颅脑创伤康复的特殊性及复杂性。

(一)意识障碍的概念在不断更新,而评价和治疗仍较困难

1.随着对意识障碍研究的深入,新的概念不断被提出

(1)植物状态(VS):20世纪60年代,很多严重颅脑创伤的患者从昏迷中恢复过来但是却不能交流,也没有任何行为上的觉醒表现。这种意识障碍被称为"植物状态"。之所以选用"植物"一词来形容这种意识状态,缘于此类患者的自主神经(植物神经)功能保存完好,如睡眠觉醒周期、呼吸心跳、体温调节以及消化功能。

此后根据"植物状态"持续时间的不同,又出现了"持续性植物状态"(PVS)和"永久性植物状态"(PVS)两个名词。目前欧美国家的意见为,植物状态超过1个月称为持续性植物状态;外伤性植物状态超过1年、非外伤性植物状态超过3个月称为永久性植物状态。但因两者缩写都为PVS,使用时很容易造成混淆。随着临床上越来越多的持续性或永久性植物状态患者在数年甚至数十年后恢复意识的报道,为了避免患者家属的心理压力和不必要的纠纷,持续性或永久性植物状态的诊断更加谨慎,已逐渐较少在临床中应用。

(2)最小意识状态(MCS):最小意识状态的概念是1997年由Giacino等提出的,是指患者存在部分意识,如视追踪、听觉、疼痛觉、情感等反应,预后较植物状态好。近年来,最小意识状态又被分为两个层次,即MCS＋和MCS－。前者指患者具有较高的行为反应,例如执行指令、可理解的语言,用手势或者说"是或否"来做出反应以及非功能性交流;后者指水平较低的行为反应,存在非反射性运动,如对有害刺激定位、视觉追踪、对刺激做出恰当行为或者情感反应。"最小意识状态"的提出填补了植物状态和觉醒之间的空白。

(3)无反应觉醒综合征(UWS):近些年随着电生理技术以及影像学的发展,使得人们能够对植物状态患者的脑部活动进行深入的了解,发现很多诊断为植物状态的患者其大脑对输入的指令有一定的反应,这说明植物状态的诊断未必能够反映患者的真实状态。另外,"植物"一词似乎忽略了这些患者作为个体"人"的权利,从而产生伦理和法律上的一系列问题。针对这种情况,2011年有学者提出用"无反应性觉醒综合征"这一名词来替代植物状态。这是一个更加中性的描述性词汇,仅仅恰当地描述了患者的状态,摆脱了"植物状态"略带有贬义的缺点。而且这一概念的变化也是对意识障碍研究和认识逐渐深入的结果。

（4）功能性闭锁综合征（FLS）：功能影像学发现有一部分意识障碍患者能够对外界的指令做出反应，甚至通过恰当的设计，能够以某种方式正确回答问题。这些患者保留较高的认知功能水平，但是不能支配大脑产生行为或动作。例如通过 fMRI 研究发现，当给这类患者下达"打乒乓球"的指令时，其大脑皮层运动前区发生了反应，而运动区无反应，这说明任务的启动和执行两个部位之间失去联系。这种情况下诊断为"意识障碍"可能是不恰当的。因此有学者从传统的"闭锁综合征"（Locked－in Syndrome）的诊断中受到启发，认为这类患者诊断为"功能性闭锁综合征"更为恰当。

2.意识障碍的准确判断仍是一大难题

（1）临床评估：意识障碍的临床评价量表很多，也在不断地发展更新，其中意识障碍恢复量表修订版（CRS－R）是目前较为可靠的临床评价量表。美国康复医学会组织了一项对意识障碍患者行为评估量表的系统性回顾分析，提出了循证指南，推荐使用 CRS－R 评估意识障碍患者，它具有较高的效度、可靠性及诊断有效性，对于患者预后的评估很重要。已证实格拉斯哥昏迷量表（GCS）不适用于评价这些特殊类型的意识障碍，而且只推荐在颅脑创伤急性期使用。另外也要避免使用其他非国际公认的临床评价方法。

（2）辅助诊断方法：选用一些客观检查方法如脑电图、事件相关电位（ERP）以及神经影像学技术（如 PET、fMRI）等，可作为评估意识障碍的辅助方法。但是由于人类意识的复杂性，以及检查时可能出现的各种干扰，这些诊断技术目前只能提供判断意识情况和预后的佐证，还没有任何一项方法可以全面精确地判断患者的意识状态。但值得一提的是，这些辅助诊断方法可以帮助我们更加深入地了解意识的本质。

3.促进意识恢复的方法仍需不断探索

意识障碍的治疗比诊断更具有挑战性，以至于有时候会使用"hopeless""frustrating"这样的词汇来形容部分患者的预后。即便如此，目前还是有很多措施在意识障碍的治疗中应用，包括康复治疗、高压氧治疗、药物治疗及针刺治疗等，但这些方法的确切疗效仍有待评估。

（二）精神心理障碍表现非常突出，但预后相对较好，恰当的治疗是关键

1.发病机制

主要与相关脑组织结构直接损伤有关，但受多种因素影响。精神心理障碍是颅脑创伤常见的并发症，在不同程度的颅脑创伤者中均较为常见，其发生原因比较复杂。

目前认为其发生一方面与脑组织结构的直接损伤有关，另一方面与颅脑创伤本身及其长期功能障碍和并发症致精神心理障碍加重有关。

2.临床症状复杂多变

颅脑创伤后精神心理障碍临床表现复杂多样，常常与意识障碍、认知障碍、言语障碍等并存，且器质性与功能性因素并存。不同病程阶段可出现明显的发展变化，急性期可能以阳性症状多见，恢复期又多表现为阴性症状。其诊断、评价和治疗均较为困难，并且其存在严重影响颅脑创伤的康复治疗，故需要引起高度的重视。

（1）精神病样症状：主要表现为幻听、被害妄想、关系妄想、嫉妒妄想、行为异常等。一些患者在急性期就可以出现精神症状，如在原发性昏迷逐渐好转时，可出现谵妄、幻觉、运动性兴奋、狂躁不安等，但经过治疗在短期内逐渐恢复。慢性期则主要表现为各种妄想、幻觉、癔症性发作等。

（2）激越：攻击、失控行为和情感控制障碍也被描述为创伤后激越，在颅脑创伤患者中也较为常见。激越可以有多种表现，激越行为量表（CMAI）可用于评价高兴奋性和重复行为、情绪化、攻击性和认知障碍等不同状态。

（3）情感淡漠、启动不足及意志力缺乏：部分颅脑创伤患者表现为淡漠，对周围事物失去兴趣，缺乏主动性，而另一些患者被医师或家属描述为"启动缺乏"。个别患者甚至可以口头描述动作的整个过程，且表达出执行的打算，但仍旧什么也不做。还有些人建立了目标且计划执行，但因为周围环境分心而偏离意愿。

（4）情感障碍。

1）抑郁：抑郁在颅脑创伤中非常普遍，但抑郁与脑损伤部位的相关性及损伤程度对情绪障碍的预测价值尚缺乏足够的临床证据。另外，抑郁可能与伤前及伤后的社会心理因素有关，伤前就有精神障碍史的人群较一般人群更易发生创伤后抑郁。

2）焦虑：广泛性焦虑、特发性恐惧症、惊恐障碍等在颅脑创伤患者中比较常见。受伤前存在焦虑的患者更有可能发展为创伤后焦虑。

3）急性应激反应（ASR）和创伤后应激障碍（PTSD）：早期的观点认为颅脑创伤后不会出现创伤后应激障碍，因为意识丧失或创伤后失忆可使患者免除对创伤的再体验和回避。但Hibbard 等采用更详细的创伤后应激障碍评估方法却得到不同的结果。研究者发现有急性应激反应的颅脑创伤患者其创伤后应激障碍发生率高，而那些对事件"失忆"而实际上有"岛状"创伤记忆的患者，部分会患创伤后应激障碍。而那些对创伤事件（创伤过程或住院经历等）有记忆的患者出现创伤后应激障碍的风险更高。

4）躁狂：颅脑创伤后躁狂发作的患者可能在病程的不同阶段也有抑郁表现，但缺乏大规模流行病学研究，所以双相障碍的发生率尚不明确。有学者认为颅脑创伤后躁狂与创伤后癫痫有关；而另外一些学者则认为颅脑创伤后躁狂明显与颞叶、基底节损伤相关，并不与颅脑创伤的类型或严重程度、躯体或认知受损程度、精神病家族史或个人史及创伤后癫痫相关。

（5）物质使用障碍：物质使用障碍主要包括酒精和药物的滥用，此问题在国外尤其受到关注。那些受伤之前有明显酒精相关问题的患者，受伤后出现酒精相关问题的可能性是其他患者的 11 倍。另有国外研究发现 1/3 的颅脑创伤门诊者有非法药物滥用史，首先是大麻，其次是可卡因。

3.治疗上以控制症状为主，药物选择要恰当，结合心理和认知行为治疗

目前针对颅脑创伤后精神心理障碍的研究大多集中在临床管理及流行病学方面，关于发生机制和治疗方面的研究很少。精神科医师的工作对象主要是非器质性精神障碍，神经科和康复科医师重点关注的是神经功能缺失症状，常常对器质性精神障碍缺乏关注和临床经验。正是由于颅脑创伤后精神心理障碍的特殊性，需要神经科、精神科、心理科等相互协作开展这方面的临床与科研工作，规范其临床诊断和治疗。

（三）认知障碍是颅脑创伤康复的重点与难点

1.产生机制复杂，对患者预后影响大

认知障碍是颅脑创伤患者最为常见的症状之一，不同损伤程度的患者都可能存在认知障

碍,只是其表现形式和严重程度略有不同。引起认知功能障碍的机制十分复杂,目前尚不完全清楚。

根据现有的资料,认知障碍的形成机制大致分为两个方面:即认知相关脑组织结构的破坏以及神经递质系统的异常。大脑的很多部位都参与认知功能的正常表达,例如额叶、颞叶、顶叶、海马等。与认知功能有关的神经递质包括:乙酰胆碱、多巴胺、去甲肾上腺素、五羟色胺、γ一氨基丁酸,谷氨酸等。

2.临床表现多种多样,以记忆、注意,执行障碍最为突出

由于颅脑创伤的损伤部位常常较为弥散,一些脑组织结构如额叶、边缘系统、胼胝体等同时与认知功能和精神心理密切相关,因此在颅脑创伤患者中,认知障碍与精神心理障碍关系十分密切,而且两者常常合并存在,有时甚至难以完全区分。在不同病程阶段,两者的表现可能有所不同,急性期往往以精神心理症状为主,而恢复期则认知障碍表现更加突出,对患者的长期预后影响更为明显。

(1)记忆障碍:记忆障碍是颅脑创伤后认知障碍最为常见持久的认知缺陷,是许多患者躯体功能恢复后影响其生活质量和社会适应的主要因素。轻度颅脑创伤主要表现为伤后立即出现短暂的意识障碍,常有记忆障碍,呈顺行性遗忘,常与意识障碍的程度和时间长短有关,一般在数日、数周或数月后恢复。中重度颅脑创伤患者的意识恢复后,可能存在严重、全面的记忆障碍,不能牢固地记住所感知的印象,尤以新近事物最易遗忘,患者往往以虚构或错构的人和事来填补所遗忘的情况,来掩盖自己的记忆缺失。研究发现,颅脑创伤患者常常外显记忆受损,而内隐记忆保存。

(2)注意障碍:颅脑创伤后可出现多种注意障碍,分别为持续性、选择性、分配性及转移性注意障碍,主要表现在信息加工速度、注意广度、集中/选择性注意、持续性注意、注意监管控制等方面。也有研究发现,颅脑创伤患者的注意分配能力受损,抗干扰能力下降,而选择注意相对完整。注意障碍影响着患者的学习、记忆、交流、阅读、书写、执行功能及日常生活活动能力的恢复,持续注意、视觉选择注意与分配注意障碍与患者的平衡功能、日常生活能力、跌倒风险等显著相关。

(3)执行障碍:研究发现,颅脑创伤患者中额叶受损的发生率是最高的,尤其是前额叶,因此执行功能障碍尤为多见,即使在轻度颅脑创伤后,仍可能会出现执行功能的异常。额叶损伤的严重程度与执行功能障碍之间存在正相关。前额叶受损后所产生的各种障碍,促使人们提出了多种额叶功能理论,近期的理论主要强调额叶在执行控制中的作用,且不同的行为由不同的部位调节:眶额叶损伤引起行为和社会情感的失控;辅助运动皮层与随意运动的发动和抑制有关;而背外侧前额叶及扣带皮层参与更高级的认知和注意活动的调控。

3.药物治疗和认知康复被广泛应用,但缺乏循证医学证据

目前尚缺乏针对颅脑创伤后认知功能障碍药物治疗的大规模临床随机对照研究和循证医学证据,所有的药物治疗经验均来自于一些小样本的研究,或是来自于其他原因(如老年性痴呆、血管性痴呆等)所致认知障碍的研究。目前主要用于改善颅脑创伤后认知障碍的药物有作用于多巴胺能系统的药物,如溴隐亭、左旋多巴等;作用于儿茶酚胺能系统的药物,如盐酸金刚烷胺和盐酸美金刚等;作用于胆碱能系统的药物,如多奈哌齐、利伐斯的明、加兰他敏等;脑代

谢激活剂,如胞磷胆碱等;激素替代治疗,如生长激素、甲状腺激素和雌激素等。

认知障碍康复也是颅脑创伤患者认知障碍的一种有效治疗方法,目前开展的康复方法主要有作业疗法、内隐记忆康复、无错性学习、认知行为训练、电脑辅助和虚拟认知康复、互联网远程控制认知康复以及电磁刺激等。认知康复与心理康复在一定程度上互相补充,也有互相重叠,两者可以相辅相成以期取得最佳的康复效果。

(四)失语与构音障碍以认知交流障碍为主要表现

1.认知交流障碍表现突出

颅脑创伤导致的局灶性优势半球损伤很少见,因而很少出现典型的失语症,这一特点与脑卒中后言语障碍有明显不同。有研究发现颅脑创伤患者的语言问题主要包括对话、叙述和"语用学"障碍,这些领域的障碍影响到患者的认知与语言交流能力。另有研究显示颅脑创伤患者在交流信息时,可能说得很多,但信息量不够,或是重复无用的信息。患者可能表达不切题,在叙述中难以抓住主题,且连贯性降低。

Bartle 等研究显示重度颅脑创伤后大约 1/3 的患者会出现构音障碍,颅脑创伤后构音障碍的患者存在舌-下颌之间的空间时间上的失协调。WangYT 等人研究显示颅脑创伤后构音障碍患者的呼吸时间短,中间有较长时间的不适宜的呼吸暂停,同时他们的语速较慢。

2.选择合适的量表进行评价非常重要

如果言语治疗师只应用单一语言障碍评价量表例如失语症筛查量表对颅脑创伤患者进行评估,只有少部分患者存在典型的语言障碍,而相当一部分患者因存在认知交流障碍,在评价检查中经常会采用不合作的方式,依从性不好,因此难以通过普通的失语症筛查量表识别出来。目前 LaTrobe 交流问卷用于交流能力的评估已被认可,社会融入意识检查(TASIT)可用于颅脑创伤后社会感知能力的评估,交流效果指数测定(CETI)可以测定构音障碍患者在 16 种情景下的交流能力,交流效果评测量表(CES)可同时评测构音障碍患者及与之对话的正常人,能更客观的反映构音障碍患者的交流能力。

3.康复治疗也要重点提高认知交流能力

针对颅脑创伤患者存在认知交流障碍,比如对自身语言障碍不能确认(角色以及地位定向障碍)、注意力不集中、逃避交流以及治疗、交流信息量不够、对自身需求或目的表达不切题等问题,可以试着对他们的会话进行录音,结合听者的反馈,对其说话的内容进行分析、指导,让患者逐渐形成逻辑性的会话方式。还可以通过让颅脑创伤患者模仿其他人说话来提高自身的交流能力。此外,将语言损伤程度相似的患者聚集在一起,进行某些交流主题的会话练习可能会使患者更容易接受,可取得理想的效果。而应用一些特定的技巧例如手势、书写等也有助于提高这些患者的语言交流能力。

(五)吞咽障碍不同于脑卒中后吞咽障碍

1.吞咽障碍不仅仅表现在口腔期,临床上受多种因素影响

普遍认为颅脑创伤后吞咽障碍主要集中在口腔期。主要表现为食团控制力下降及舌运动能力减弱,其次为吞咽启动延迟和双侧咽麻痹,少见的有吞咽反射消失及环咽肌失迟缓;主要影响因素包括低意识水平、气管切开史、机械通气时间>2周和认知障碍等。

2.康复治疗上加强口腔期的训练,同时关注其认知功能

针对颅脑创伤吞咽障碍目前还没有特殊的治疗方法,主要沿用了卒中后吞咽障碍的康复治疗方法,但是可能需要更多的口腔期训练。需要注意,患者的认知障碍对吞咽功能的影响较大,强化一些与进食有关的认知方面的训练可能会有助于患者吞咽障碍的恢复。以往研究显示,颅脑创伤后吞咽障碍的预后一般较好。

(六)运动障碍具有多样性和复杂性

1.运动障碍的临床表现复杂多样,双侧或多系统损伤多见

(1)锥体系损伤:偏瘫是颅脑创伤直接累及单侧皮质脊髓束的结果,也可因缺血、缺氧或其他继发损伤产生,这种运动障碍类似脑血管病引起的偏瘫。需要注意的是,由于颅脑创伤累及额叶较多,临床可见单肢瘫,或是下肢重、上肢轻的表现,明显不同于基底节病变造成的偏瘫。而双侧偏瘫则是累及双侧肢体及躯干,为双侧皮质脊髓束损伤的结果,在颅脑创伤患者中也较常见,双侧损伤程度可不对称。偏瘫或双侧瘫同时合并锥体外系损伤导致的肌张力障碍、共济失调等也较为多见,临床表现更为复杂。如果合并骨折、关节损伤、异位骨化等问题,则会使运动障碍问题更加棘手。

(2)锥体外系损伤:重度颅脑创伤患者锥体外系损伤以肌张力障碍最为常见,常表现为单侧性。肌张力障碍是一种不自主的、持续的、有固定模式的肌肉收缩引起的重复性旋转样动作或不正常姿势。其表现多种多样,可伴随震颤或肌阵挛样运动,可在安静时出现,但更多的是在意向性运动时出现或加剧。其他比较少见的类型包括颈部肌张力障碍、节段性轴性肌张力障碍和痉挛性肌张力障碍。

震颤是轻、中度颅脑创伤患者锥体外系损伤的最常见症状之一,常表现为大幅度的姿势性和意向性震颤,影响运动功能。震颤可表现在运动全过程中,越接近目标物,震颤的幅度越大,有时可表现为类似帕金森病的静止性震颤。闭合性颅脑创伤后运动障碍常表现为意向震颤,多发生于车祸所致减速伤的驾驶者或被汽车撞伤的行人。震颤一般不是独立的症状,常与其他障碍同时存在。

(3)平衡障碍:维持平衡反应的条件需要足够的支撑力,正常的姿势控制,良好的视—前庭功能—关节位置觉,以及正常的神经系统整合功能。平衡障碍的发生可源于一个或多个平衡因素受到损害,如下肢负重能力下降、肢体或躯干共济失调、深感觉障碍、视觉或前庭功能下降、肌张力障碍、姿势控制障碍等。几乎所有中重度颅脑创伤患者均存在平衡障碍,表现为身体重心偏向健侧,姿势僵硬而不能任意、充分地向各个方向进行重心转移,或者保护性平衡反应被破坏,不能及时进行姿势调整。重症患者不能在坐位或者站立位时伸手向不同方向取物,不能弯腰取物,不能转头,甚至影响步行能力,而轻症患者可能仅在体育或娱乐活动中表现出来。

2.康复治疗更强调个体化和持续性

(1)锥体系损伤:单纯锥体束损伤造成的偏瘫康复治疗与卒中后偏瘫类似,急性期注意良肢位摆放和关键肌被动活动,预防肩关节半脱位、肩手综合征、下肢静脉血栓等并发症,恢复期以诱发主动运动,控制肌张力,增强肌力训练为主。针对中枢性瘫痪造成的广泛性痉挛,临床上可使用盐酸替扎尼定,但需注意其嗜睡和乏力的副作用,也可选择应用巴氯芬或乙哌立松。

针对局部痉挛或痉挛性疼痛可选择肉毒毒素注射,疗效肯定。双侧偏瘫的康复治疗较为困难,往往平衡障碍问题突出,需要强调平衡功能的训练。研究发现,颅脑创伤后偏瘫的预后和卒中也存在一定的差异。

(2)锥体外系损伤:颅脑创伤后锥体外系损伤较为多见,也是康复治疗的难点。除了适当的物理治疗、手法按摩或其他放松性训练降低肌张力外,仍以药物对症治疗为主。研究发现,左旋多巴针对颅脑创伤所致的震颤效果不理想,而β肾上腺素能受体阻滞剂效果良好,α肾上腺素受体激动剂、异烟肼、丁螺环酮及肉毒毒素也有相关应用报道。静坐不能可使用抗胆碱能药物、溴隐亭、金刚烷胺、地西泮和β肾上腺素能受体阻滞剂。共济失调治疗有使用异烟肼、乙酰唑胺、抗胆碱能药物和卵磷脂有效的报道。手足徐动可选抗胆碱能药物、氟哌啶醇或丁苯喹嗪等。抽动症可选用氯硝西泮、可乐啶、哌甲酯、利他林、氟哌啶醇或非典型抗精神病药物治疗。肌阵挛、舞蹈症、偏侧投掷有应用抗癫痫药物、苯二氮䓬类对其治疗的报道。持续的肌张力低下可适当应用脊髓兴奋药物,但要适可而止;以肌张力增高为主时,可选用抗痉挛药物治疗,而肌张力多变时则不适合药物治疗。刻板行为可见于颅脑创伤后服用单胺类药物(如安非他明)所致的副作用,需考虑调整或停用该类药物。针对药物治疗效果不佳的某些顽固性锥体外系症状,也有外科手术治疗的报道,如丘脑切开术,齿状核定向切开术,小脑齿状核损毁术,小脑前庭电刺激等。以上药物或手术治疗多为小样本研究或个案报道,或是沿用其他锥体外系疾病的治疗经验,缺乏大样本的随机对照研究和循证医学证据,且许多药物的作用机制不清,长期疗效也有待进一步证实。

(3)平衡障碍:平衡障碍是颅脑创伤后运动障碍康复治疗最棘手的问题之一。康复治疗前需要分析造成平衡障碍的因素,针对这些因素进行单独治疗和整合治疗。例如通过下肢负重训练提高身体支撑能力,纠正异常协同运动模式,进行正常姿势的控制训练,躯干与肢体协调功能的训练,前庭-视觉、躯体感觉功能训练,以及提高信息综合加工及反馈能力训练。药物治疗如异烟肼、乙酰唑胺、抗胆碱能药物等也有报道,但有效性和安全性有待进一步研究证实。

五、并发症的处理

(一)癫痫仍然存在预防性用药的争论

外伤后癫痫发作又通常分为三种类型:急性癫痫发作、早期癫痫发作和晚期癫痫发作。不同类型的癫痫发作其预后也不同,急性癫痫发作似乎不会明显增加以后发生癫痫的危险性。受伤后出现的早期癫痫发作是皮层损伤严重程度的一个重要标志,在儿童的重型颅脑创伤中约30%～35%发生早期癫痫,而在成人中约为4%～15%。而晚期癫痫的发生率在儿童与成人的颅脑创伤患者之间无明显差别,晚期发生的癫痫发作出现复发的可能性为65%～90%。一项对越南战争中颅脑创伤患者的研究认为,颅脑创伤15年以上的患者其癫痫的发生率才降低到正常人水平。外伤后癫痫的自愈率为25%～40%,而通过有效的药物干预后,愈合率更高。有研究显示,伤后首次癫痫发作出现的越晚,其自愈率越低,尤其是伤后4年以上出现首次发作的患者。

抗癫痫药物曾被用于预防颅脑创伤后癫痫的发生。虽然许多研究证实这些药物在治疗的第一周能抑制早期癫痫的发作,但是大多数研究并没有显示它们能降低晚期癫痫的发生率,而且长期服用某些药物如苯安英钠将会损害认知功能。尽管如此,针对开放性颅脑创伤或开颅手术后患者,许多医师还是习惯预防性使用 3~6 个月,而一旦出现癫痫发作,则需要根据发作类型合理选择抗癫痫药物,用药剂和时间则根据癫痫发作控制情况而定。

(二)颅脑创伤后脑积水需尽早发现,严密观察,适时干预

重型颅脑创伤患者并发脑积水十分常见,多见于外伤后蛛网膜下腔出血或出血破入脑室者。外伤性脑积水应尽早发现,急性脑积水应尽早治疗,慢性脑积水应适时干预,否则可能对患者的病情、功能或预后产生重要的影响。

1.急性脑积水的治疗

急性脑积水应及时进行干预,部分轻症患者可不需任何治疗。对于脑室出血患者,应采用一系列措施,如脑脊液充分引流,血肿腔及脑室尿激酶液化冲洗,腰椎穿刺或置管恒压引流等治疗,如以上措施效果不好,可考虑行脑室－腹腔分流术治疗。

2.慢性脑积水的治疗

对慢性脑积水的外科治疗方案有很多研究,使用内窥镜下穿刺引流,重力引流,脑室－腹腔分流,脑室－心房分流,短期脑脊液体外引流等等。目前脑室－腹腔分流术是国内外最为常用的治疗的方法,但对手术时机和临床症状的改善情况尚缺乏客观深入的评定。CT 的动态观察对诊断慢性脑积水具有重要意义,进行腰椎穿刺管长时间引流可能具有较高的预测价值。侧脑室扩大受脑萎缩、脑软化等影响较大,脑室大小与压力不存在线性关系,对其扩大必须考虑各种因素的作用比例,谨慎手术;反之,即使脑室扩大不明显,只要是由积水引起,则应及时手术。临床中,需要综合考虑患者病情,选择最佳治疗方法。

(三)下丘脑－垂体功能异常是需要关注的问题

颅脑创伤后,多种因素可以造成下丘脑/垂体损伤,包括水肿、颅底骨折、出血、缺氧等原因导致的垂体和(或)下丘脑受压,或者直接暴力损伤下丘脑、垂体柄或者腺垂体。

急性期评价生长激素、性腺功能和甲状腺功能没有必要,因为颅脑创伤急性期体内激素水平变化多数是暂时性的、可逆的。对恢复期出现临床症状的患者,如易疲劳、持续低血压、性欲降低、月经紊乱、糖脂代谢异常等,需要进行相关激素水平的检查。多数学者还认为应对恢复期患者进行常规垂体功能检查,但检查的时机存在分歧。一般认为,颅脑创伤后 3 个月左右激素缺乏的发生率最高,但有部分病例仍可以自行恢复正常,所以需要在颅脑创伤后 6 个月(儿童)或 1 年(成人)时复查才能确诊,部分病例则需要在长期随诊过程中复查(5 年甚至更长)。

研究证实在急性期提高以上激素水平并不能明显改善预后。对于恢复期垂体功能减退,尤其是生长激素缺乏的治疗,除了促进生长发育外还有许多其他的益处。有报道显示,颅脑创伤患者使用激素替代治疗,其神经行为功能和生活质量表现出明显改善。也有报道显示,未成年生长激素缺乏患者通过生长激素替代治疗可以显著提高认知功能,而促甲状腺激素释放激素不仅具有神经内分泌调节作用,对中枢神经系统还有广泛的生理活性作用,曾被用于促进神经系统功能的恢复。雌激素替代治疗已被广泛应用于绝经后妇女,在颅脑创伤患者中也有临床报道,但其获益和风险也有待进一步评估。

六、颅脑创伤的研究难点和热点

(一)研究现状:缺乏循证医学证据

颅脑创伤的研究应当遵循转化医学的模式,从基础医学到临床医学,从经验医学到循证医

学。我国目前颅脑创伤的研究大多是回顾性研究和病例报告,随机对照研究也存在不规范、不合格甚至得出错误结论的现象。所以规范的临床试验的实施和循证医学证据的积累对于颅脑创伤的学科发展至关重要。

(二)研究难点:个体间的差异和动物模型的局限性

颅脑创伤动物模型的建立和使用对了解复杂的病理生理变化和恢复机制仍然是至关重要的。在过去的几十年里通过颅脑创伤动物模型进行的研究已经获得了受伤时及伤后情况的大量数据。然而动物模型与临床之间存在较大的差异性,没有一个单一的动物模型是可以完全成功复制人类颅脑创伤的,各种颅脑创伤模型有其研究及应用的侧重点和局限性。

(三)研究热点:多学科合作和新技术带来的契机

由于颅脑创伤机制的复杂性,导致了临床问题的复杂性和多样性。在现代颅脑创伤康复中,不仅涉及神经科学和康复医学,也涉及其他临床学科、营养学、电生理学、影像学、心理学、康复工程学,甚至由于职业、家庭、社会等问题涉及教育、法律、就业等问题,所以多学科合作是颅脑创伤康复的关键,合作能带来更多的契机。颅脑创伤的基础研究也需要生理学、生物化学、神经生物学、电生理学、细胞生物学、分子生物学等多学科的合作,从颅脑创伤的病理机制和修复机制上进行深入研究。

随着技术发展、科技进步,许多新的康复手段及设备不断涌现出来,使得康复医师与工程师、设计师之间的交流显得极为重要。新兴的运动控制训练装置、动态平衡训练装置、康复机器人、虚拟情景训练器、功能性电刺激等为患者的康复治疗提供了新的思路,提高了训练水平和效率,与日常生活相结合能够更好地促进模式化运动能力的恢复,并为职业训练提供帮助,有助于患者提高日常生活活动能力,促进其回归家庭或社会。

第十三节　脑卒中

一、与脑卒中有关的知识

(一)脑卒中的"四高"

1.概念

脑卒中是一种突然起病的脑血液循环障碍性疾病,过去亦称为脑血管意外(CVA)。脑卒中是指突然发生的、由脑血管病变引起的局限性或全脑功能障碍,持续时间超过 24 小时或引起死亡的临床症候群,临床上表现为一过性或永久性脑功能障碍的症状和体征。

2.分类

脑卒中分为缺血性脑卒中或称为脑梗死和出血性脑卒中或称为脑出血。出血性脑卒中分为颅内出血和蛛网膜下腔出血,缺血性脑卒中目前国际上公认的的分类标准是 TOAST,该标准侧重于缺血性脑卒中的病因学分类,自 1993 年公布以来已得到临床广泛认可。根据临床特点及影像学、实验室检查,TOAST 将缺血性脑卒中分为以下 5 个类型:①大动脉粥样硬化性卒中(LAA)。②心源性脑栓塞(CE)。③小动脉闭塞性卒中或腔隙性卒中(SAA)。④其他原因所致的缺血性卒中(SOE)。⑤不明原因的缺血性卒中(SUE)。

3.流行病学

(1)国际资料:脑卒中是危害人类生命与健康的常见病。每年的 10 月 29 日是国际脑卒中日,全世界每年新发脑卒中 1500 万,每 2 秒新发 1 例脑卒中,每 6 秒有 1 例脑卒中死亡。全球每年有超过 100 万脑出血新发病例。在美国和英国,脑卒中是紧随心脏病和癌症之后、位于第三位的死亡原因。根据美国国家脑卒中学会的报告,脑卒中幸存者中有大约 10% 几乎完全恢复;25% 有较少的功能障碍;40% 存在中到重度的功能障碍,需要特别护理;10% 需要在护理之家或长期照顾机构;15% 在脑卒中后短时间内死亡;大约 14% 的脑卒中幸存者在脑卒中发生的第一年里面会发生第二次卒中。

(2)中国数据:世界卫生组织数据显示,中国脑卒中发病率排名世界第一,每年有 150 万~200 万新发病例,且正以每年 8.7% 的速度上升,比美国高出一倍。第三次国民死因调查结果表明,脑卒中已经升为中国第一位死因。近二十年监测结果显示,脑卒中每年死亡人数逾 200 万,死亡率是心肌梗死的 4~6 倍,带来的经济负担是心肌梗死的 10 倍,每年高达 400 多亿元。我国现存脑卒中患者 700 余万人,其中约 70% 为缺血性卒中患者;存活者中 70% 以上有不同程度的功能障碍,其中 40% 为重度残疾。通常,脑卒中后两年内,25% 的患者会再发脑卒中或其他血管性事件。脑卒中后的 5 年,42% 的男性患者及 24% 的女性患者会再次发作脑卒中,且其中 65% 为缺血性脑卒中。因此,我国脑卒中具有发病率高、死亡率高、致残率高、复发率高的特点。

(二)脑卒中的康复评定

脑卒中的康复评定是在临床检查的基础上,对患者的功能做进一步评定,为制订康复治疗方案提供客观依据。因此,康复评定应该包括临床检查。

1.临床评定

(1)临床一般检查包括病史查体、实验室检查等。

(2)特殊检查如影像学 CT 或 MRI 检查等。

(3)临床量表检查脑卒中最常使用的临床量表包括以下三种:

1)格拉斯哥昏迷量表。

2)临床神经功能缺损程度评分。

3)美国国立卫生研究院卒中量表(NIHSS)。

2.康复评定

除上述临床检查外,常用以下功能评定方法。

(1)运动功能评定:包括①Brunnstrom 运动功能评定法。②Fugl－Meyer 运动功能评定法。③痉挛评定:常用 Ashworth 量表和改良 Ashworth 量表。④平衡功能评定:常用 Berg 平衡量表(BBS)、脑卒中姿势控制评定量表(PASS)、Brunnel 平衡评定量表。⑤步行能力评定:常用"站起－走计时测试"、Holdden 步行功能分类、Hoffer 步行能力分级。⑥日常生活活动能力评定:常用 Barthel 指数(BI)和改良 Barthel 指数(MBI)。⑦生存质量评定:常用生活满意度量表和 SF－36 量表等。

(2)认知功能评定:包括注意、记忆、逻辑思维、判断和执行等功能。常用的评定方法有简易精神状态检查量表(MMSE)、认知能力筛查量表(CASI)和神经行为认知状态测试(NCSE)、洛文斯顿作业方法认知评定成套量表(LOTCA)等量表。

(3)言语功能评定:包括失语证评定和构音障碍评定两个方面:①失语证评定:常用波士顿诊断性失语证检查(BDAE)、西方成套失语证检查法(WAB)、标记测验;汉语标准失语证检查(CRRCAE)、汉语失语成套测验(ABC)。②构音障碍评定:包括构音器官检查及构音检查。

(4)吞咽功能评定:包括临床检查法(CED)、饮水试验、摄食—吞咽障碍等级、电视荧光放射吞咽功能检查(VFSS)等方法。

(5)心理评定:常用方法有汉密尔顿抑郁评定量表和汉密尔顿焦虑评定量表。

二、脑卒中康复介入时机

(一)早期康复

1.早期康复的概念

能否实施早期康复取决于患者能否得到早期诊断和及时治疗。过去,由于人们对脑卒中早期表现的认识不足,在症状发生的初期往往误以为是劳累,休息不好所致。发生脑卒中后常在家休息,症状完全显现后才去医院就诊,错过了早期治疗的时机,更加谈不上早期康复。近年来,随着脑卒中知识的普及,对脑卒中的知晓率不断提高,一些早期症状也引起了注意,提高了脑卒中的早期诊断和治疗的几率,使得康复的早期介入成为可能。

但什么时间是早期康复介入的最佳时间尚无定论。

一般认为,脑卒中患者的早期康复是在病情稳定,不再进展的情况下给予康复介入治疗。《中国脑卒中康复治疗指南》中建议的早期康复(一级康复)是指"患者早期在医院急诊室或神经内科的常规治疗及早期康复治疗""经急性期规范治疗,生命体征平稳,神经系统症状不再进展48小时以后""多在发病后14天以内开始"。

由此看来,早期康复的切入点并非是从发病时间考虑,而更多的是考虑病情是否稳定。问题是既然脑卒中患者要接受"医院急诊室或神经内科的常规治疗及早期康复治疗",为什么早期康复一定要病情稳定?看来关键是对早期康复内涵的理解。

2.早期康复的内容

脑卒中患者早期康复的内容是围绕早期康复的目的,采取各种积极的手段,实施早期活动(如保持良姿位、定时翻身、各种肢体的主被动活动等)以及预防各种由于卧床导致的并发症[如肺部和(或)泌尿系感染、压疮、深静脉血栓形成等]。《中国脑卒中康复治疗指南》对早期康复介入的内容建议为"此阶段多为卧床期,主要进行良肢位摆放、关节被动活动,早期床边坐位保持和坐位平衡训练。"针对国内外公认的上述早期康复的内容,我们不禁要质疑,既然如此为什么发病后不能及时实施早期康复,而一定要待病情稳定后才可以介入呢?

(二)超早期活动或康复

1.超早期康复的概念

近年来,欧美国家关于脑卒中康复正在形成一个新的概念:very early mobilization,very early and intense mobilization,从字面上看是指"非常早期的活动",此处不妨将其翻译为"超早期康复"。根据最初研究者们给出的概念,very early mobilization是指对那些没有严重并发症或脑水肿的脑卒中患者,在发病24小时内就开始床上活动。Cumming等人观察了两家医院 71 例 24 小时内入院、病情稳定的初发或复发脑卒中(梗死或出血)患者。入组标准为年龄≥18 岁(平均年龄 74.7 岁),收缩压 120～220mmHg、心率 40～100bpm,氧饱和度>92%,体温<8.5℃。在症状发生 24 小时内随机分为超早期、密集活动组(VEM)和标准卒中单元组(SC)。超早期康复组在脑卒中后 24 小时内就开始活动,此后定期活动;标准脑卒中单元组接受标准脑卒中单元治疗与康复。主要观察指标是恢复至独立行走 50 米所需的天数以及卒中后 3 个月、12 个月的 Barthel 指数和 Rivermead 运动功能评分。结果发现超早期康复组患者比标准卒中单元组恢复至行走的速度明显增快(P=0.032;中位时间分别超早期康复组为 35 天和 70 天)。多元回归分析显示,超早期康复组的功能结局明显优于标准脑卒中单元组,包括 3 个月时的 Barthel 指数和 3 个月以及 12 个月时的 Rivermead 运动功能评分。研究结果证明,对那些没有严重并发症或脑水肿的脑卒中患者发病后 24 小时内开始活动是安全、可行的。此项研究结果表明早期活动有助于患者在没有辅助下快速恢复行走能力,患者可以早出院,在发病后 3 个月和 12 个月的功能结局更佳。早期活动也可以有效预防并发症如肌肉挛缩、深静脉血栓形成等。

2.超早期康复的目的及内涵

(1)脑卒中早期康复的目的:保持良姿位、早期活动、预防各种并发症是国内外公认的脑卒中早期康复目的。目前的主流观念认为脑卒中早期康复必须要等病情稳定后才可以介入。对此我们不禁要疑问,对于那些病情不稳定的脑卒中患者,是否也可以向那些病情稳定的患者一样在发病后 24 小时内介入康复呢? 过去的答案是"No",而现在的答案正在成为"Yes"。Wijk 等人的研究充分说明了这一点。

(2)脑卒中超早期康复的内涵:Wijk 等人发表了一项多中心随机对照研究。发病 24 小时内入住卒中单元的脑卒中患者被随机分为常规康复组(33 例)和超早期康复组(38 例),后者在常规早期康复的基础上另外给予早期离床活动(VEM),记录 2 组康复治疗的时间,治疗量和类型、发生的不良反应等事件。2 组患者在脑卒中后 2 周内共接受了 788 次治疗,统计发现 2 组间在首次开始活动的时间、每天治疗量、次数、每次治疗时间以及离床活动的百分比差异均有显著性,3 个月内与活动有关的不良反应发生率差异无显著性。

Wijk 等人的研究对脑卒中超早期康复的最大贡献在于将 71 例入组对象分为超早期康复组(38 例)和早期康复组(33 例);2 组对象中不仅包括 NIHSS<7 分的病情比较轻的患者(超早期康复组 15 例,早期康复组 15 例),也包括病情中度、NIHSS8～16 分的患者(超早期康复组 13 例,早期康复组 11 例)或病情重度、NIHSS>167 分的患者(超早期康复组 10 例,早期康复组 7 例),因此,研究结果格外具有说服力。虽然超早期活动的远期效果有待进一步研究,但至少说明这种超早期活动对脑卒中患者是安全、有效的。

(三)超早期康复的内容

从 Cumming 等和 Wijk 等的研究结果不难发现过去对脑卒中早期康复的认识存在一定的偏见,需要重新认识。早期或超早期康复的目的是预防脑卒中后由于卧床而可能出现的各种并发症,并尽可能地早期离床活动。因此,病情稳定方可以实施康复是曲解了康复的内涵。

1.床上活动

(1)保持正确的体位:保持良好的体位(良姿位或称良肢位)是脑卒中后早期康复的基本要

素。由于患者健侧肢体可以自由活动,因此,良姿位实际上是针对患侧肢体而言。避免患侧肢体受压,预防患侧肢体发生痉挛或出现共同运动的异常模式(即抗痉挛模式)是良姿位的基本内容。以上肢为例,具体做法是保持患侧肩胛骨前伸、肩关节外旋(仰卧位或患侧卧位)或中立位(健侧卧位)、肘关节伸直、前臂旋后(仰卧位或患侧卧位)或中立位(健侧卧位)。

(2)定时翻身:定时翻身是卧床患者的基本护理内容之一。对脑卒中后患者,定时翻身、改变体位,需要和良姿位结合起来,即定时翻身并保持良姿位。

(3)床上的主被动活动:通过肌肉的主动收缩(关节可以有或无活动)、借助于健侧肢体或设备使关节发生被动活动、利用各种物理因子促进肌肉收缩或关节活动,达到早期活动的目的。

1)清醒的患者:发病后就可以开始床上的主动活动,除了主动活动健侧肢体外,更重要的是主动活动患侧肢体(不论是否可以产生可见的动作)或在健侧肢体的辅助下活动患侧肢体。如上肢的 Bobath 握手(健手握住患手活动)、下肢在少许帮助下的双桥、单桥活动等。

2)有认知障碍或不清醒的患者:只要条件许可,可以在他人的帮助下做一些肢体的被动活动或借助于设备(如下肢活动器)被动带动患侧肢体的活动;也可以利用低频脉冲电刺激(即通常所说的功能性电刺激)诱发瘫痪肌肉收缩。

2.预防制动引起的并发症

(1)预防肺部感染:脑卒中后由于活动的减少使得肺部功能下降;呼吸肌力量降低导致肺部纤毛运动减弱,肺部的分泌物不容易排出。预防肺部感染首先是早期离床活动。对那些不能早期离床活动的患者,可以通过定时翻身、床上的呼吸肌训练,以及借助于肺部振动仪促进纤毛运动,改善呼吸功能。

(2)预防压疮:脑卒中后卧床期最容易发生的并发症是压疮,出现后治愈困难,因此,预防压疮的发生远较治疗重要。压疮的预防包括使用充气床垫、定时翻身并检查容易发生压疮部位的皮肤、尽早离床活动、促进受压部位的血液循环等。

(3)预防深静脉血栓形成:深静脉血栓多发生在脑卒中后瘫痪肢体的下肢,其主要原因是瘫痪侧下肢缺乏活动,失去了肌肉对血管的挤压作用。因此,预防深静脉血栓就是要恢复肌肉对血管的这种挤压作用。主动的肌肉收缩是最有效的方法,不论是等长运动还是等张运动都可以直接挤压血管。如果肌肉不能主动收缩,可以采取被动的方法帮助血管收缩。例如,穿戴预防深静脉血栓形成的弹力袜、利用压力治疗仪挤压肢体及其中的血管、利用低频脉冲电刺激促进肌肉收缩、挤压血管等。

(四)脑卒中三级康复

脑卒中后的功能障碍常持续很长时间,需要长期康复治疗,但患者一般不可能长期在发病患者住的医院接受住院康复。必然要经历从不同层级的医院康复,逐渐过渡到社区康复、居家康复;即从急性期康复到恢复期康复的不同阶段的康复。

1.分层级康复

分层级康复是指脑卒中后根据病程及康复的介入逐渐从发患者住的三级医院的早期或超早期康复过渡到二级医院和社区(家庭)的恢复期康复。国内目前推广的脑卒中"三级康复"比较好的体现了这种分层级康复的理念,《中国脑卒中康复治疗指南》中比较详细地介绍了三级

康复的内容

(1)一级康复:患者早期在医院急诊室或神经内科常规治疗同时开展康复治疗。

1)康复内容:此阶段多为卧床期,主要进行肢体良姿位的摆放,关节的主动、被动活动,早期床边坐位保持和坐位平衡训练。

2)转诊去向:对病情很轻的患者,如果能够在此期痊愈,或者出院后只需康复指导即可在家庭或社区进行康复训练,就可以直接从急诊科或神经内科出院回家。如果患者日常生活大部分需要他人帮助,或者出院后得不到康复指导或社区康复训练,建议患者转至康复医学科或专门的康复中心继续进行康复。

(2)二级康复:患者在综合医院康复医学科病房或康复中心进行的康复治疗。

1)康复内容:患者转入康复医学科或康复中心后,首先由康复医师采集病史,康复小组(包括康复科医师、康复治疗师和康复护士)对患者进行全身查体和功能评价,在运动、感觉、交流、认知、ADL及社会支持度等方面进行筛查。根据筛查结果,制订适宜的康复计划并开始实施。此阶段的训练内容主要是坐位平衡、移乘、站立、重心转移、跨步、进食、更衣、排泄等以及全身协调性训练、立位平衡、实用步行、手杖使用及上下楼梯等。经过训练,再对患者康复效果进行评价,确定下一步的治疗方案。

2)转诊去向:如果患者治疗有效,但日常生活仍不能自理,不能回归社区生活,建议转二级医院继续住院康复治疗。如果患者功能恢复良好,为进入社区康复做好了准备,就可以进入社区进行后续的康复。

(3)三级康复:患者在社区或家中继续接受康复治疗,前者称为社区康复,后者称之为居家康复。

1)康复内容:患者经过三级和二级医院的专业康复后,如果可以进行社区生活,就可以让患者回到居住区进一步康复。出院前康复医师应当准备一份患者诊治经过的总结,明确出院后的康复治疗计划。社区康复医师在二级康复的基础上,根据患者居住环境制订康复计划并负责实施训练。如果患者功能恢复达到平台期,可以对患者及其家属进行康复宣教,使患者可以在家中进行常规的锻炼以维持功能。如果患者功能仍有改善的空间,建议重新评价患者的功能,制订新的康复计划并继续康复治疗。

2)转诊去向:三级康复的最终去向是居家康复,患者可以不定期去社区医院或社区康复站接受专业化的康复指导。如果在功能恢复过程中患者出现了社区无法解决的问题,则视具体情况需要向上级医院(如三级或二级医院)转诊,寻求解决的方案。

2.分阶段康复

分阶段康复与分层级康复密切相关,不可分割。分阶段康复可以从两个方面考虑。一是从病程考虑,分为急性期康复和恢复期康复;二是从肢体瘫痪考虑,分为软瘫期康复和痉挛期康复。其中以病程来实施分阶段康复比较适宜。

(1)急性期康复:由于脑卒中早期就诊的时间大大提前,脑卒中早期干预的时间窗也相应地前移。由于许多患者发病后短时间(如一个月内)就已经从三级医院回到了社区或家庭,因此,急性期康复的时间包括从发病就介入的超早期康复(一级康复)到患者转诊到二级医院或社区后的康复。

急性期是脑卒中患者功能恢复或改善最快和最佳时期,康复介入以及介入的多少直接影响到患者的功能结局。急性期的康复投入少、产出多、回报快,应该作为康复介入的重点来抓。急性期康复的内容包括了上述分层级康复中的一级和二级康复。

(2)恢复期康复:脑卒中后患者常遗留不同程度的功能障碍,需要长时间的康复。过去认为脑卒中后 6 个月内功能不能恢复的,以后再恢复的几率比较小。20 世纪 90 年代"脑的十年"的研究成果证明,脑损伤后具有巨大的可塑性,这种可塑性既表现在损伤后脑组织的修复、侧支循环的建立、备用通道的开放;也表现在肢体行为学的改善和代偿,正常模式脱离异常模式的控制。

在脑的可塑性理论的指导下,新的、安全有效的康复方法不断出现,例如,在丰富的环境下训练患者、强制性使用患侧上肢、借助于镜像练习、通过想象治疗、给予功能性电刺激、经颅磁刺激和经颅电刺激以及机器人辅助下的治疗和虚拟现实环境训练等,都是经过循证医学产生出来的有效方法,尤其适合恢复期患者。因此,目前的观念认为脑卒中早期康复效果好,恢复期康复同样有效,脑卒中患者的功能恢复是终生的。终生康复正在成为一个新的概念在脑卒中康复中推广。

三、功能性电刺激:老方法新用途

(一)电刺激种类

1.电刺激

是指利用电流来治疗各类疾患的一种方法,是临床常用的治疗手段,分类很广,包括直流电、交流电、低频电、中频电等。

2.神经肌肉电刺激(NES)

是指应用电流刺激失神经支配的肌肉以恢复其功能的方法。包括低频电刺激、中频电刺激、高频电刺激。改善脑损伤后肢体瘫痪的神经肌肉电刺激主要采用低频和中频电刺激。

3.低频电刺激

包括经皮电神经刺激(TENS)和功能性电刺激(FES)。

(1)经皮电神经刺激(TENS):是将电极放在皮肤表面,通过低频冲直流电刺激神经纤维,从而达到治疗的目的。

(2)功能性电刺激(FES):是利用一定强度的低频脉冲电流,通过预先设定的刺激程序来刺激肌肉,诱发肌肉运动或模拟正常的自主运动,以达到改善或恢复被刺激肌肉或肌群功能的目的。功能性电刺激所刺激的肌肉在解剖上具备完整的神经支配,但是失去了应有的收缩功能或失去了中枢神经的支配(如脊髓或脑损伤),其特点是可以产生即刻的功能性活动,适用于偏瘫、脑性瘫痪或截瘫后肢体运动障碍患者的治疗。

因此,功能性电刺激只是低频电刺激和神经肌肉电刺激的一种,但不包括所有的低频电刺激和神经肌肉电刺激。

(二)功能性电刺激在脑卒中后应用

1.改善下肢功能

最早报告应用 FES 治疗脑卒中偏瘫患者足下垂的是美国医师 Liber-son,他将 FES 的表面电极贴于胫前肌肌腹处,通过对腓神经的刺激,使偏瘫患者产生足背伸和外翻的动作,有效控制了步行周期摆动相的足下垂,为 FES 在脑卒中偏瘫后运动功能恢复方面的应用开创了先河。此后,大量学者对 FES 进行了相关研究,证实 FES 可有效纠正足下垂。提高步速。

(1)改善患者行走功能:Burridge 等用 FES 在偏瘫患者步行周期的摆动期刺激总神经电,发现 FES 组治疗后足下垂较对照组减轻,步行速度增快。Sukanta 等将 30 例脑卒中足下垂患者随机分为 FES 组和对照组,FES 组刺激胫前肌,60 分钟/天,5 次/周,共 12 周。与对照组相比,FES 组行走速度、步长、关节活动度、痉挛、运动功能等均有明显的改善。

(2)FES 结合踝足矫形器(AFO):FES(此处为足下垂电刺激器)和 AFO 均是纠正脑卒中后足下垂的有效方法,Scheffler 等对脑卒中慢性期患者分别比较了 AFO、FES 和不使用任何支具的疗效,发现应用 FES 和 AFO 患者功能改善优于不使用支具的患者,且 FES 疗效优于 AFO。

Kluding(2013)在 Stroke 上报告了一项多中心研究,脑卒中后 3 个月以上患者(步速≤0.8m/s)随机分为佩戴 FES 组或 AFO 组;在第 6 周、12 周、30 周评价佩戴效果。两组经 30 周治疗后步行舒适度和速度都提高,虽然组间差异没有统计学意义,但 FES 组在第 12 周的满意度更高,且一直维持到第 30 周。该研究的结论是脑卒中后足下垂患者无论佩戴 AFO 还是 FES 都能提高步行功能,但 FES 的满意度更高。

(3)国内应用 FES 治疗脑卒中下肢瘫痪的研究:国内直至 20 世纪 90 年代,功能性电刺激的临床应用才逐渐受到重视。鉴于国外对脑卒中慢性期研究的经验,国内许多学者开始转向于对脑卒中早期进行研究,目的在于明确 FES 对早期患者的疗效,为扩大功能性电刺激的应用范围及临床推广提供依据。研究发现 FES 结合早期康复治疗,对提高患者的步行和生活自理能力,提高生活质量,预防继发损害均有重要意义。

上述研究显示,FES 作为一种"电生理支具",在纠正脑卒中患者的足下垂、提高行走能力、改善步态、缓解痉挛、增加安全性等方面,具有踝足矫形器以及其他治疗方法无可比拟的优势,为其临床推广应用奠定了基础。

2.改善上肢功能

FES 在成功应用于脑卒中下肢运动功能的改善后,逐渐开始应用于脑卒中后上肢功能的治疗。

(1)治疗肩关节半脱位:早在 1986 年,Baker 和 Parker 就观察了 63 例偏瘫伴肩脱位患者的受累上肢,采用传统悬带方法和电刺激冈上肌和后三角肌的方法,刺激频率以引起肌肉强直性收缩,治疗时间从一天 30 分钟,逐渐过渡到 6 到 7 小时;通断比从 1∶3 增到 24∶2,每周治疗 5 天,共 6 周。发现接受 FES 治疗的患者肩峰-肱骨头间距(AHI 值)从 14.8mm 减小至 8mm,而未接受 FES 治疗的对照组没有明显变化(13.3mm)。3 个月后,从每组各抽取部分患者随访,发现对照组患者的半脱位情况没有改变,接受电刺激组患者半脱位继续改善 1～2mm,表明 FES 治疗作用可以维持几个月。

Faghri 等将 26 名脑卒中后 16～17 天、一侧上肢迟缓性瘫痪的患者随机分为对照组或 FES 组。两组都接受常规物理治疗,FES 组患者同时接受冈上肌和三角肌电后部刺激(35Hz),刺激时间由 1.5 小时渐增到 6 小时,每周 7 天,共 6 周。6 周后 FES 组患者半脱位(AHI 值)从 6.0mm 减到 2.46mm,对照组从 4.0mm 增到 9.85mm;停止治疗 6 周后,FES 组半脱位仅轻度增加到 3.46mm,而对照组没有明显变化(9.35mm)。与对照组比较,FES 组患者除半脱位减轻外,肩被动外旋范围增大,后三角肌电活动增强。

(2)增加手部功能:脑卒中后绝大部分患者上肢功能恢复明显慢于下肢,超过 80%患者存在不同程度的上肢功能障碍,发病 6 个月以后仍有 60%以上的患者上肢功能障碍。

Bhatt 等将 20 名脑卒中慢性期患者随机分为 FES 组、手指跟踪训练组或综合训练组,给予每次 1 小时,每天 1 次,共 10 次治疗。采用 Block&.Box、Jebson-Tailor 手功能测试及功能性磁共振评估疗效。发现 FES 结合手指跟踪训练促进功能恢复的效果优于单纯 FES 或者单纯手指跟踪训练。Tarkka 等人将 20 名脑卒中慢性期患者随机分到治疗组或对照组,治疗组给予 FES 结合功能训练,对照组仅做功能训练,每周 5 天,共 2 周。治疗前后的 Wolf 运动功能测试(WMFT)及经颅磁刺激(TMS)显示治疗组的运动功能及中枢兴奋性显著进步,效果可以持续至 6 个月的随访,而对照组的功能未发现显著改善。

(三)功能性电刺激结合其他治疗手段

在过去的 10~20 年里,科学家们已开始研究中枢神经系统(CNS)的可塑性。动物实验表明主动重复训练能影响皮层的功能重构;强迫使用和重复作业训练能改善卒中后运动功能的恢复;使用体重支持平台系统强化运动训练可增强中枢神经系统损毁后的运动能力等。由此产生了另一个新领域,即将 FES 与其他治疗方法结合起来。

与生物反馈治疗结合

1.结合生物反馈的电刺激

由于 FES 治疗多为被动型治疗,缺乏主动训练。因此,将其与生物反馈结合,可以变被动治疗为主动参与,应用语音及信号灯作为指导,提示患者主动参与,促使有意识诱发微弱肌电信号,通过认知重新学习法重建和发展神经网络,促进运动功能的恢复。

Winchester 等将 40 例具有伸膝障碍的脑卒中偏瘫患者随机分为位置反馈训练组或对照组。每组接受每周 5 天,共 4 周治疗。患者主动伸膝,应用视听反馈,使其伸展达到比最大伸展度约小 5°的位置。一旦达到位置,将给予刺激,并完成某一程度的膝伸展。当能完成 150°或比预期伸展范围小 30°的主动膝伸时,则在位置反馈训练中增加 0.45kg 重量。与对照组相比,反馈训练组完成位置反馈刺激和周期性刺激的患者膝部伸展扭力明显增加(38nm,对照组19.4nm)。两组选择性主动运动范围差异无统计学意义。

2.与减重训练结合

Hesse 等采用序贯研究(A1-B-A2)的方法,对一组脑卒中后 13 周~41 周不能独立行走的偏瘫患者联合应用 FES 与减重平板行走训练,比较其与单纯传统康复训练的差异。A1期给予 15 次减重结合 FES 治疗,B 期给予 15 次传统康复训练,A2 期再给予 15 次减重结合FES 治疗,观察功能性行走分类和 10 米行走速度。发现在 A1 和 A2 期间患者的功能性行走改善,B 期仍保持稳定。行走速度经 A1 期治疗后增加 85%,B 期治疗后增加 1%,A2 期治疗后增加 77%。Ng 等也进行了一项单盲随机对照研究,将 54 例亚急性期患者随机分为减重训练+FES组(GT-功能性电刺激)、减重训练组(GT)和常规训练组(CT)3 组,所有患者均给予上述治疗,每次 20 分钟,每周 7 天,共治疗 4 周。分别在治疗前、治疗 4 周后、6 个月后随访时进行功能独立性评定、Barthel 指数、Berg 平衡量表、功能移动性分类、5 米行走速度测试等相关量表评定,结果显示减重训练与 FES 相结合,可以显著提高患者的步速和行走能力,且疗效可维持 6 个月。

3.与下肢循环运动相结合

Ferrante 等将 20 例脑卒中急性期患者随机分为 FES 组和对照组,FES 组给予八通道电刺激引导的系列踏车运动:包括 5 分钟被动踏车、10 分钟电刺激、5 分钟被动踏车、10 分钟电刺激和 5 分钟被动踏车 5 个部分。刺激的肌群为双下肢的股四头肌、臀肌、胫前肌和腘绳肌 4 组肌肉。2 组患者均给予每天 3 小时,共 4 周的常规治疗。与对照组比较,FES 组患者双下肢的股四头肌肌力明显增加,70％患者可以在 3 种不同的起立速度下完成由坐到站的运动,而对照组没有 1 例患者可以完成该运动。

4.与步行机器人相结合

FES 与行走机器人一直都是独立的系统,如果将两者相结合应用,是否可互补优点,发挥彼此优势? dohring 等研发出了八通道 FES 结合行走机器人系统,通过调试证实了该方法的可行性和有效性。McCabe 等采用八通道 FES 结合 LoKomat 行走机器人治疗发病≥6 个月的脑卒中患者,每天 30 分钟,每周 4 次,共 12 周。结果显示患者具有较高的满意度。

第七章　慢性疾病的健康管理

第一节　脑卒中

脑卒中的健康管理主要依据《脑卒中筛查与防治技术规范》《中国脑卒中康复治疗指南》。

一、什么是脑卒中

脑卒中,俗称中风,是一种急性脑血管疾病。当供给人体脑部的血流发生障碍,脑卒中就会发生。脑卒中包括血管阻塞(缺血性脑卒中)和血管破裂出血(出血性脑卒中)两种类型,可造成部分脑细胞因无法获得维持正常活动的氧供和营养出现损伤或者死亡。

脑卒中早期常见的症状如下。

(一)全脑受损害症状

头痛、恶心、呕吐,严重者有不同程度的神志不清;如迷糊或昏迷不醒。

(二)局部脑损害症状

脑的某一部位出血或梗死后,出现的症状复杂多样,但常见的主要有以下。

(1)偏瘫,即一侧肢体没有力气,有时表现为没有先兆的突然跌倒。

(2)偏身感觉障碍,即一侧面部或肢体突然麻木,感觉不舒服。

(3)偏盲,即双眼的同一侧看不见东西。

(4)失语,即说不出话,或听不懂别人及自己说的话。

(5)眩晕伴恶心、呕吐。

(6)复视,即看东西成双影。

(7)发声、吞咽困难,说话舌头发笨,饮水呛咳。

(8)共济失调,即走路不稳,左右摇晃不定,动作不协调。

二、我国人群脑卒中的重要危险因素

(一)年龄、性别和家族倾向

脑卒中会随着年龄的增长而发病率上升,55岁以上,年龄每增加10岁,发病率增长一倍。就性别而言,男性比女性发病率高50%。

临床实践证明,虽然家庭中有多人患病是否属于遗传目前尚未得到证实,但家族倾向的问题,与该家族中高血压、糖尿病和心脏病的发病率高呈正相关。

(二)可干预的危险因素

主要包括高血压、糖尿病、心脏病、血脂异常、肥胖、吸烟、饮酒。此外,颈动脉狭窄、伴有血浆同型半胱氨酸升高的高血压(H型高血压)是中国人群独特的但长期以来被忽略的危险因素。

三、脑卒中的危害

脑卒中发病率高,全国每年新发脑卒中患者约 200 万人;病死率高,我国每年因脑血管病死亡约 165 万,已成为我国居民第一位死因;患病率和致残率高,我国现存脑卒中患者近 700 万,其中致残率高达 75%,约有 450 万患者有不同程度的劳动能力丧失或生活不能自理;脑卒中复发率高,5 年内再次发生率达 54%。脑卒中在严重危害患者的生命和生活质量的同时,还造成了患者及其家庭和社会沉重的医疗、经济和社会负担。2003 年的调查显示,缺血性脑卒中救治直接费用 107 亿元,总费用达 198 亿元,相当于全国卫生总支出的 3.0%。

四、脑卒中健康管理的目标

结合我国提出的脑卒中三级预防的基本策略,确定脑卒中健康管理目标。

一级预防:指发病前预防。指导健康人群养成良好的健康生活方式,预防脑卒中危险因素的产生;指导脑卒中高危人群,早期改善不健康生活方式,及早控制危险因素。

健康管理目标是推广健康生活方式,让管理对象掌握自身保健的知识和能力;进行有针对性的危险因素干预,使脑卒中高危人群能够形成一种健康的生活方式并维持下去,从而降低脑卒中的发病率。

二级预防:针对发生过一次或多次脑卒中的患者,探寻病因和控制可干预危险因素,预防或降低脑卒中再发危险。

健康管理的目标是推广 ABCDE 策略,配合治疗,针对筛查出的危险因素进行干预,控制高危因素,降低脑卒中复发、致残的风险。

三级预防:针对脑卒中患者加强治疗和康复护理,防止病情加重,预防或减轻残疾,促进功能恢复。

健康管理的目标是提高社区医生对脑卒中的健康管理知识和技能,使患者能够在社区得到适宜的管理,促进患者康复,提高生活质量。

五、脑卒中健康管理的内容

(一)脑卒中高危人群的健康管理

1.早期发现脑卒中高危人群

健康管理师对 40 岁以上的人群收集资料,帮助被管理对象进行脑卒中风险评估:①有高血压病史(≥140/90mmHg),或正在服用降压药。②有房颤和心瓣膜病。③吸烟。④有血脂异常(血脂四项中任何一项异常)。⑤有糖尿病。⑥很少进行体育运动(体育锻炼标准是每周≥3 次,每次≥30 分钟,持续时间超过 1 年;从事中重度体力劳动者视为经常体育锻炼)。⑦明显超重或肥胖(BMI>26kg/m²)。⑧有脑卒中家族史。

高危人群:上述 8 项危险因素中,具有≥3 项危险因素,或既往史者,可评定为脑卒中高危人群。

中危人群:上述 8 项危险因素中,具有<3 项危险因素,但患有慢性病(高血压、糖尿病、心房颤动或瓣膜性心脏病)之一者,评定为脑卒中中危人群。

低危人群:具有<3 项危险因素,且无慢性病者为脑卒中低危人群。

如果属于高危人群,健康管理师应动员其进一步进行体格检查、实验室检查和颈动脉超声检查;针对评估发现的危险因素进行健康管理。

2.健康管理

健康教育:健康管理师要对被管理对象进行系统的脑卒中知识健康教育,分为四方面的内容:一是讲解何为脑卒中及其危害;掌握脑卒中的主要危险因素;二是讲解如何主动采取预防措施,通过健康的生活方式来预防或控制危险因素的进一步发展,鼓励其积极治疗相关疾病如高血压、糖尿病、高脂血症、肥胖症等;三是讲解脑卒中的几种预警症状、就诊时机及治疗与预后的关系;四是教会患者如何自行监测血压、血糖等指标的变化。采用集体讲解与个别指导相结合的方式,将各方面的内容贯穿整个管理过程。通过询问的方式进行评估,直至达到预期的目标。

健康生活方式指导。①合理膳食指导:健康管理师制订个体的膳食改善计划,并鼓励被管理对象坚持膳食改善计划,评估膳食改善效果。膳食指导的原则应提倡多吃蔬菜、水果,适量进食谷类、牛奶、豆类和肉类等,使能量的摄入和消耗达到平衡;限制红肉的摄入量,减少饱和脂肪(<10%总热量)和胆固醇(<300mg/d)的摄入量;限制食盐摄入量(<6g/d);不喝或尽量少喝含糖饮料。②运动指导:健康管理师结合个体情况制订运动改善计划,根据被管理者自身情况及爱好选择1~2项有氧运动(如快走、慢跑),评估运动改善效果。鼓励被管理对象每天运动时间不少于30min,每周不少于3次的有氧运动,切忌运动强度过大,持续时间过长。③戒烟限酒:通过健康管理师对被管理对象进行健康教育、戒烟咨询、心理辅导等方法鼓励吸烟者戒烟,不吸烟者也应避免被动吸烟。饮酒者应适度,一般男性每日摄入酒精不超过25g,女性减半,不酗酒。④控制体重:健康管理师要劝说指导超重者和肥胖者通过采取合理饮食、增加体力活动等措施减轻体重,降低脑卒中发病危险。⑤心理调节:健康管理师要及时疏导被管理对象的不良情绪,鼓励其积极调节自身心理状态,保持乐观情绪,避免过度疲劳与紧张。⑥定期体检:对40岁以上的管理对象建议每年进行1次体检,了解心脑血管有无异常,监测血压、血糖和血脂水平。发现异常应积极干预。

3.危险因素管理

血压管理:对患高血压者,要在医生指导下进行药物治疗,使血压达标。健康管理师电话随访服药、血压情况,增加服药的依从性。

血糖管理:健康管理师指导糖尿病患者改变不健康的生活方式,控制饮食,加强体育锻炼。2~3个月后血糖控制仍不满意者,在医生指导下进行治疗。健康管理要电话随访服药、血糖情况,增加服药的依从性。

控制血脂:当通过合理调整饮食结构,改变不良生活习惯,加强体育锻炼后,仍不能使血脂降至理想水平时,就必须开始药物治疗。要在医生指导下进行药物治疗。健康管理师电话随访服药情况,增加服药的依从性,定期监测血脂变化。

如心律不规则,请医生诊断有没有心房颤动。如确诊房颤,在医生的指导下治疗。

鼓励被管理对象进行颈动脉筛查和血浆同型半胱氨酸检测。当前,对颈动脉狭窄病变的干预技术已趋于成熟。对不同程度的狭窄患者可分别采取生活方式调整、药物治疗、颈动脉内膜剥脱术和颈动脉支架成形术予以干预。颈动脉狭窄的主要危险因素有:高血压、血脂异常、高血糖、长期吸烟史、长期大量饮酒、慢性牙周炎病史、缺血性眼病史、年龄>45岁男性和年龄>55岁女性。健康管理师要劝说具有以上2项危险因素者进行颈动脉筛查。劝告、提示被管理对象重视脑卒中早期症状,出现脑卒中早期症状,不论时间长短应及时就医,以缩短院前延误时间。

(二)预防脑卒中复发健康管理

对于发生过一次或多次脑卒中的患者,进行复发风险评估,提供专业的个性化健康管理,以达到降低其再发风险的目的。

预防脑卒中复发的治疗方法,需遵守 ABCDE 策略:①服用阿司匹林。②控制血压和体重。③降低胆固醇和戒烟,开展颈动脉血管支架术和颈动脉内膜剥脱术。④控制糖尿病、膳食调整。⑤健康教育、体育锻炼、定期查体。

健康管理师要根据 ABCDE 策略制订健康管理方案,并开展以下健康管理工作。

1.综合评估

全面评估患者对脑卒中发病的相关知识、预警症状及防治措施的掌握情况;了解其生活方式、饮酒吸烟史、饮食习惯及精神心理状况和肢体功能状况;监测血压、血脂、血糖及血流变等指标,进行危险因素测评。对健康管理对象进行评估后,确定存在的危险因素并进行规范管理。

2.制订健康管理计划

结合健康管理对象的具体病情、家庭状况及就医条件,制订个体、群体的脑卒中健康管理计划,给予相应的健康管理干预措施,鼓励、促进其改变不良生活方式,控制健康危险因素。健康管理主要内容有:健康教育健康生活方式指导、慢性病防控指导。

3.健康教育

(1)健康知识宣教:主要介绍健康四大基石,鼓励被管理对象改变不健康的生活方式。

(2)脑卒中危险因素宣教:鼓励积极防控危险因素。

(3)疾病知识宣教:针对健康管理对象的文化水平、学习能力,选用适宜的方法,讲解疾病的主要症状、病因、治疗原则、防治保健措施等,普及冠心病、动脉硬化、高血压、糖尿病预防知识。

(4)遵医行为教育:主要讲解药物治疗和服药依从性的重要性,让患者正确对待药物治疗,能耐心接受长期的防治措施,增强战胜疾病的信心。

4.健康生活方式指导

(1)膳食指导:帮助健康管理对象及其家庭制订科学合理的饮食计划,帮助其养成良好的饮食习惯。脑卒中患者的饮食与营养要注意:饮食要有节制;限制高胆固醇食物的摄入;饮食要多样化,切忌偏食;食盐要限制,对于患有高血压的脑卒中患者,每天食盐摄入应控制在 3g 以下;少吃甜食;多吃蔬菜和水果,适当多吃一些具有降低血脂和软化血管作用的食物;由于脑卒中患者长期卧床,肠蠕动减慢,易造成排便困难或便秘,故应增加高纤维素食物。督促健康管理对象戒烟限酒。

(2)运动指导:根据健康管理对象的情况制订运动计划,并指导计划的实施,科学进行运动和功能锻炼以降低脑卒中复发危险因素。

(3)心理干预:脑卒中患者除具有一般患者的心理变化外,还因脑部受损而产生不同程度的心理和情感障碍,因此进行心理调适十分重要。评估健康管理对象的心理状态,制订心理治疗方案,根据心理评估的结果采用不同的心理干预措施。由心理咨询师对其进行干预,采用认知行为疗法、心身放松疗法、音乐疗法,也可采用家庭疗法、小组疗法,使患者面对现实、正确对待病情及树立康复信心,有效提高积极参与治疗护理的积极性,促进疾病的恢复。

(4)控制体重指导:健康管理师要劝说、指导超重者和肥胖者通过采取合理饮食、增加体力活动等措施减轻体重,坚持健康的生活方式,使体重维持在正常范围内。

(5)鼓励定期查体:脑卒中患者最好每半年到医院做1次体检,日常注意检测血压和血糖,发现异常及时就医。

5.慢性病防控指导

鼓励健康管理对象定期复查,减少复发;坚持对高血压、糖尿病、高血脂等慢性疾病规范治疗;定期了解服药情况、血压、血糖自检结果;安排慢性病主要指标监测,评价治疗效果。

帮助开展家庭康复管理,主要促使患者家属建立良好的家庭康复环境,措施是向家庭提供健康信息;指导家庭成员间有效沟通,使家庭对患者尽可能地给予关注,提供心理和物质的支持。预警干预,指导健康管理对象学会重视早期多因素预警评估,严密观察危险因素并进行干预。一旦发生预警症状及时就医。

(三)脑卒中患者社区健康管理

1.社区管理流程

脑卒中患者社区健康管理主要是针对经过在医院急性期治疗,病情基本稳定后,出院回家进行恢复和康复的患者,由社区医疗机构开展的以康复训练指导为核心内容的健康管理过程。

脑卒中患者社区康复的流程是康复医生应当准备一份患者诊治经过的总结,明确出院后的康复治疗计划。社区康复医生在二级康复的基础上,根据患者居住环境制订康复计划并负责实施训练。如果患者功能恢复达到平台期,可以对患者及其家属进行康复宣教,使患者可以在家中进行常规的锻炼以维持功能。如果患者功能仍有改善的空间,建议重新评价患者的功能,制订新的康复计划并继续康复治疗。

社区脑卒中健康管理的主要流程为收集资料,了解评估患者病情,帮助制订诊疗康复计划,提供随访管理,指导合理用药;对病情稳定的患者开展健康管理,指导患者护理,预防并发症,减轻病痛;对病情加重,疾病复发,不宜在家中治疗康复者,协助转诊并跟踪管理。

2.健康管理主要内容

康复指导:对后遗症患者评估肢体瘫痪的程度、级别,进行康复治疗和功能训练指导,提高生活质量。健康教育,提高自我管理能力。①饮食指导:脑卒中患者应选择高蛋白、高维生素、低盐、低脂的清淡饮食,选择软饭、半流或糊状、胶状的黏稠食物,避免粗糙、干硬、油炸、辛辣等刺激性食物,少量多餐。如合并糖尿病,应在上述饮食基础上取糖尿病饮食。指导家属餐前准备防水围兜,进食前患者应注意休息,因为疲劳有可能增加误吸的危险,并及时去除干扰因素,如关闭电视收音机等,以保持进餐环境的安静、舒适。指导家属给患者提供充足的进餐时间,以利充分咀嚼。对嗜好烟酒者劝其戒烟限酒。②活动、休息、防止跌倒:培训患者及陪护人员如何防止跌倒,建立活动平衡的自信心,以确保安全。患者外出时应有人陪护,正确搀扶患者,选用三角手杖等合适的辅助工具,穿防滑软橡胶底鞋。③心理指导:脑卒中患者面对突如其来的疾病,常发生情绪失控、情绪低落等心理反应。应及时关注患者心理健康问题,加以安慰疏导,指导患者做好心理调控,保持情绪平衡。指导家属帮助患者解除对疾病的紧张、焦虑、悲观抑郁的情绪。④预防并发症:指导护理人员掌握要点及方法,如每2h变换体位,采用气垫床,避免受压和擦伤皮肤。护理人员要注意观察有无并发症的早期表现。

慢性病防控:脑卒中患者出院后为预防复发,常常还要服用降压、降脂、降糖和抑制血小板聚集类等药物控制慢性病。首先,在访视中要了解患者的服药依从性,指导患者正确服药,出现不良反应应及时到医院诊治。要教会家属正确测量血压的方法,对糖尿病患者要教会自测尿糖,并教会患者记录血压值或血糖值。在访视时及时了解患者自测的血压值或血糖值,及时了解用药效果,及时调整用药剂量和用药时间,将血压和血糖控制在正常范围。

患者家属指导:要在访视时主动和患者家属沟通交流,鼓励他们参与到疾病的治疗和护理中,让家属认识到家庭的关怀、体贴和精神鼓励等全面的干预对患者病情稳定的重要性,同时让家属了解脑卒中的基本病因、合理饮食调理的重要性、主要危险因素和危害及康复治疗的重要性,要求家属督促并帮助患者完成每天的康复护理计划。

生活质量评估:是社区健康管理的一项重要内容。在第一次访视患者时,要对患者的心理、生理、社会交往能力等情况进行综合评估并记录,建档保管。可制订调查问卷表,问卷内容主要包括患者对脑卒中疾病了解、自我症状评估、记忆及语言能力评估、肢体活动能力评估、健康知识水平评估、情绪心理及社会交往能力评估、对健康指导的需求评估等方面。在以后的第1、3、6个月访视,将同样的调查问卷逐一询问患者,比较患者经过康复指导后的不同时期的生活质量,全面评估患者的生活、情绪心理及社会交往能力,及时评价健康管理的效果。

第二节　冠心病

一、什么是冠心病

冠状动脉粥样硬化性心脏病简称冠心病。是指由于冠状动脉粥样硬化使管腔狭窄或阻塞导致心肌缺血、缺氧而引起的心脏病,为动脉粥样硬化导致器官病变的最常见类型,也是危害中老年人健康的常见病。

本病的发生与冠状动脉粥样硬化狭窄的程度和支数有密切关系,但少数年轻患者冠状动脉粥样硬化虽不严重,甚至没有发生粥样硬化,也可以发病。

冠心病的主要表现如下。

(一)心绞痛

心绞痛是冠状动脉供血不足,心肌急剧的、暂时的缺血与缺氧引起的临床综合征。其发作特点为阵发性前胸压榨性疼痛感觉,主要位于胸骨后部,可放射到心前区与左上肢,持续数分钟,常发生于劳动或情绪激动时,休息或含化硝酸酯类药物(如硝酸甘油)后症状消失。本病多见于男性,多数患者在40岁以上。

(二)心肌梗死

心肌梗死为冠心病的严重表现,胸痛症状持久而严重,休息或含服硝酸甘油无效。心肌梗死时冠状动脉完全阻塞,该部分心肌为没有血液供氧而坏死。多数由于粥样斑块破裂、血栓形成(凝血块阻塞)或血管痉挛等因素引起。疼痛是最先出现的症状,疼痛部位和性质与心绞痛相同,但多无明显诱因,且常发生于安静时,程度较重,持续时间较长,可达数小时或数天,休息和含化硝酸甘油片多不能缓解。患者常烦躁不安、出冷汗、恐惧,或有濒死感。有少数患者无疼痛,一开始即表现为休克或急性心力衰竭。部分患者疼痛部位在上腹部。

二、冠心病的危险因素

(一)冠心病危险因素的分类

(1)根据是否可干预分为可干预危险因素和不可干预危险因素,可干预危险因素包括行为因素、社会心理因素、生物因素等;不可干预危险因素包括遗传因素年龄、家族史等。

(2)根据临床实用性分为主要因素和次要因素,主要因素包括年龄、性别、血脂异常、高血压、吸烟、糖尿病及糖耐量异常;次要因素有肥胖、缺乏体力活动、遗传、社会心理因素等。新近发现的危险因素还有:①血中同型半胱氨酸增高。②胰岛素抵抗和空腹血糖增高。③C反应蛋白升高。④血中纤维蛋白原及一些凝血因素增高。⑤病毒、衣原体感染等。

(3)从人群防治的紧迫性出发,将冠心病的危险因素分为5类。①致病性危险因素:包括总胆固醇和低密度脂蛋白升高、高密度脂蛋白胆固醇低下、高血压、高血糖、吸烟,这些危险因素常见且作用强,也称为主要的危险因素。现已有大量证据证明这些危险因素可直接导致动脉粥样硬化,同时这些因素的作用是相互独立的。②条件性危险因素:这些因素致动脉粥样硬化作用相对小些,包括甘油三酯、脂蛋白(a)、同型半胱氨酸血症、低密度脂蛋白、PAI-1、纤维蛋白原和C反应蛋白升高。同型半胱氨酸是体内蛋氨酸脱甲基形成的中间代谢产物,20世纪90年代以来,临床和流行病学研究发现高同型半胱氨酸血症与动脉粥样硬化血栓形成、早发心血管病、周围血管病危险性升高有关,其致动脉粥样硬化的危险性比高脂血症、吸烟、高血压更独立。③促发性危险因素:即通过增强致病性危险因素的作用或影响条件性危险因素而发挥其加速动脉粥样硬化发展的作用,其包括肥胖、长期静坐、男性、种族、行为、有早发冠心病家族史、社会经济状态、胰岛素抵抗。④易感性危险因素:这种因素的存在与冠心病的发生和发展在生物学的机制并无关联,但是,当其存在时,则提示个体有易发生冠心病的可能,如左心室肥厚等。⑤斑块负荷:斑块负荷作为冠心病的危险因素,当斑块发展到一定的阶段,其本身就变成了主要冠脉条件的危险因素,如不稳定的粥样斑块伴发继发性病理改变,如斑块内出血、斑块纤维帽破裂等,而导致急性冠脉事件。现用年龄和心电图心肌缺血改变作为间接指标。

(二)冠心病危险因素的分析与控制

冠心病预防重要的是从源头上控制其发病率,一级预防即病因预防主要在于危险因素的控制。现在除了遗传因素、年龄、性别、家族史等不可改变外,其他行为因素和生物因素是可以干预,可以防治的。

1.年龄与性别

年龄40岁以上者男性发病率高于女性,但女性在更年期后冠心病发病率增高。此两阶段的人群应注意定期体检和防治,注意改变不良生活方式,避免诱发因素等。

2.血脂异常

除年龄外,脂质代谢紊乱是冠心病最重要预测因素。大量临床和流行病研究证明,脂质代谢紊乱,血脂异常尤其总胆固醇、甘油三酯、低密度脂蛋白升高和高密度脂蛋白降低是冠心病和其他动脉粥样硬化性疾病的重要危险因素。甘油三酯是冠心病的独立预测因子;总胆固醇(或低密度脂蛋白)水平与缺血性心脏病呈正相关,高密度脂蛋白水平与缺血性心血管病呈负相关。低密度脂蛋白的升高是动脉粥样硬化发生的必备条件,低密度脂蛋白水平每升高 1%,则患冠心病的危险性增加 2%～3%。当血浆低密度脂蛋白达到一定的"允许值",其他致病性危险因素则起作用或独立加速动脉粥样硬化的进展。

还有研究证实,高脂蛋白血症可致动脉粥样硬化,也是心血管发病的主要危险因素,其中脂蛋白(a)被认为是一种具有很强致动脉粥样硬化的脂蛋白,目前已公认为脂蛋白(a)是冠心病的一个独立危险因素。

许多临床试验的结果表明,血浆胆固醇降低 1%,冠心病发生的危险性即可降低 2%;积极降低低密度脂蛋白,可阻断或逆转动脉粥样硬化斑块的进展,是防治冠心病的重要措施。其具体方法包括:①适当降脂药物(在医生指导下),如他汀类、贝特类、烟酸依折麦布等。现多用他汀类药物降脂,又可明显降低冠心病的发病率。②坚持运动锻炼:坚持每天运动 30min,如散步、游泳、瑜伽、打太极拳或快走。有研究指出,每天步行半小时,可减少心脏病 50% 发作几率。③饮食治疗:限制热量和脂肪摄入,每天脂肪摄入量＜总热量 30%,饱和脂肪酸占 8%～10%,胆固醇摄入量＜300mg/d;尽量少食动物内脏和动物油、棕榈油等;控制碳水化合物的摄入量。

3.高血压

血压增高与冠心病密切相关,60%～70% 的冠心病患者有血压增高,而高血压病患者患冠心病较血压正常者高 3～4 倍。收缩期血压比舒张期血压更能预测冠心病事件,140～149mmHg 的收缩期血压比 90～94mmHg 的舒张期血压更能增加冠心病死亡的危险。原发性高血压是一独立疾病也是许多心脑血管病的重要危险因素,血压升高是脑卒中、心肌梗死、心力衰竭、肾功能不全等严重致死致残性疾病的主要危险因素之一。高血压的防治主要在于早期预防、早期发现和坚持治疗。

4.吸烟

吸烟是冠心病的重要危险因素,是最可避免的死亡原因。吸烟的危害是低剂量、长期持续的慢性化学物质累积中毒的过程,吸烟可造成动脉壁含氧量不足,促进动脉粥样硬化的形成。冠心病与吸烟之间存在明显的用量一反应关系。吸烟者与不吸烟者相比较,冠心病的发病率和病死率增高 2～6 倍,且与每天吸烟的支数成正比。被动吸烟者也是冠心病的危险因素,原因是烟草燃烧时产生的烟雾中有致心血管病的两种主要化学物质,即尼古丁和一氧化碳。研究还发现,吸烟者戒烟后,烟对身体的毒性作用也会慢慢地消失,因此,早日戒烟对减少心血管病的风险是有益的。

5.糖尿病和糖耐量异常

糖尿病是冠心病的独立危险因素,心血管病并发症是糖尿病患者的主要死亡原因。糖尿病患者中冠心病的发病率较非糖尿病者高 2 倍,糖耐量减低者心血管病的发病和死亡率是糖耐量正常者的 2～4 倍。

近年来研究发现,糖尿病患者发生心血管事件的概率与非糖尿病的冠心病患者相同,故将糖尿病由冠心病的危险因素提升为冠心病的"等危症"。这与糖尿病的糖代谢异常和脂质代谢紊乱,使低密度脂蛋白升高、高密度脂蛋白水平下降、甘油三酯/高密度脂蛋白比值异常升高导致动脉粥样硬化有关,并认为甘油三酯/高密度脂蛋白比值异常升高是筛选 2 型糖尿病伴冠心病的敏感指标。2 型糖尿病患者合并血脂、脂蛋白代谢异常是引起糖尿病心血管病变的一个重要危险因素,尤其是脂蛋白(a)升高。当糖尿病患者年龄＞45 岁、糖化血红蛋白＞7.0%、低密度脂蛋白－C＞3.12mmol/L 是糖尿病冠心病的独立危险因素。

糖尿病危险因素的控制,关键是控制血糖,防止和减少并发症的发生,具体措施包括:糖尿病健康教育、饮食治疗、运动锻炼、药物治疗、自我监测和改变不良生活习惯。

6.肥胖和超重

肥胖症已明确为冠心病的首要危险因素,并可增加冠心病死亡率。其原因为:①肥胖者血容量、心排血量增加而加重心脏负担,引起左室心肌肥厚、左心室扩大。②心肌脂质沉积导致心肌劳损,易发生心力衰竭。③超重者内分泌与代谢的紊乱,常导致胰岛素抵抗,发生高胰岛素血症和糖尿病。胰岛素抵抗和高胰岛素(或高胰岛素原)血症可引起脂类代谢紊乱,使高密度脂蛋白水平降低、总胆固醇、低密度脂蛋白水平升高,已有研究表明三者均加速动脉粥样硬化进程,成为动脉粥样硬化性心脏病的基础。高胰岛素血症和胰岛素抵抗可促进血管平滑肌细胞增殖、DNA 合成,导致动脉粥样硬化发生。

肥胖和超重者高血压患病率比非超重者高 3 倍,明显肥胖者高血压发生率比正常体重者高 10 倍,而高血压者 60%～70%可致冠心病。

衡量超重和肥胖最常用的生理测量指标是体重指数和腰围,前者通常反应全身肥胖程度,后者主要反应腹部脂肪蓄积,两个指标均/可较好地预测心血管病的危险。体重指数与总胆固醇、甘油三酯增高和高密度脂蛋白下降呈正相关。

减重能明显降低超重和肥胖患者心血管疾病危险因素水平,使罹患心血管病的危险降低。

7.不平衡膳食

引发心血管病的不平衡膳食因素主要有:①饱和脂肪酸摄入比例过度。②总热量摄入过多。③胆固醇摄入过多。④钠摄入过多和钾摄入过少。⑤蔬菜豆类食品和水果摄入过少。

饱和脂肪多来源于肉类食物,与动脉粥样硬化形成呈正相关;而单不饱和脂肪与多不饱和脂肪(多来源于植物性食物)没有致动脉粥样硬化的危险,相反它们有降低心血管病并发症危险的作用。

营养学研究表明,调整和控制膳食是预防和治疗心血管病的危险因素,降低冠心病发病的重要措施之一。一般人群健康膳食的基本特点是:①总热量的不超标,以维持正常体重为度,体重指数以 20～24 为正常范围。②膳食中总脂肪量应＜总热量的 30%,饱和脂肪酸应。＜总热量的 10%。③盐摄入量＜6g/d。④足量的蔬菜和水果。⑤其他保护性的膳食因素:年龄＞40 岁者即使血脂无异常,也应避免食用过多的动物脂肪和高胆固醇的食物,如肥肉、脑、肝、肾等内脏,蛋黄、鱼子、奶油等;食用低胆固醇、低动物性脂肪食物如鱼、瘦肉、蛋白、豆制品;不吸烟,不饮烈性酒,不暴饮暴食。

8.缺乏体力活动

缺乏体力活动是心血管病的确定危险因素,约 1/3 缺血性心脏病死亡与缺乏体力活动有关。参加一定的体力劳动和体育活动,有保护心血管的效应,对锻炼循环系统功能和调整血脂代谢有裨益,并可预防肥胖,是预防冠心病的一项积极措施。

体力活动量应以原来的身体状况、运动习惯和心脏功能状态而定,以不增加心脏负担和不引起不适为原则。体育活动要循序渐进,不勉强作剧烈运动,提倡有氧运动,如散步、保健操、打太极拳等。

9.社会心理因素

负性的心理反应是心血管病的危险因素,可增加心血管病的发病率。研究发现,性情急躁、好胜、竞争性强、不善于劳逸结合的 A 型性格者、抑郁症、焦虑症、社会孤立者易患冠心病。因心理压力大,易引起心理应激反应如血压升高、心率加快、激素分泌增加等。心理压力增加心血管病的危险的主要机制是:①引起神经内分泌失调,压力导致肾上腺素大量分泌,使得血液更容易凝聚,增加冠心病发作机会。②诱发血压升高和心律失常。③引起血小板反应性升高等;这些都是促进动脉粥样硬化的因素。另外,长期的负性情绪或过度的情绪波动会诱发冠状动脉收缩,粥样斑块破裂而引发急性冠脉事件,还易导致心脑血管病的复发。

因此,学会如何减轻心理压力,降低心理应激反应很重要:①合理安排好工作和生活,减少工作生活压力,生活要有规律,保证充足的睡眠。②保持开朗乐观、愉快的情绪,和谐人际关系,保持平和的心态。③劳逸结合,避免过度劳累和情绪激动,学会放松自己。

现在随着动脉粥样硬化性疾病发病呈年轻化趋势,不少学者认为,本病的危险因素和控制应从儿童时期就开始进行早期干预,即儿童也不宜进食高胆固醇、高动物性脂肪的饮食,勿摄食过量,积极参加体育运动,防止发胖;还应注意减轻孩子的心理压力,减轻学习任务,培养开朗乐观的性格等。

预防冠心病就是在没有冠心病证据的人群中减少发生冠心病的危险。主要是针对易患人群,控制易患因素,防止动脉粥样硬化的形成。我国著名心血管病专家胡大一教授曾经说过,冠心病有五道防线:首先是防发病,健康人要"防患于未然";第二要防事件,冠心病患者要预防发生心肌梗死、脑卒中(俗称中风)等严重事件;第三要防后果,发生心肌梗死或脑卒中要及时送医院抢救,防止往更坏的方向发展;第四是防复发,防止心肌梗死、脑卒中等复发;最后是防心力衰竭,因为反复发作心肌梗死,心脏扩大最终容易发生心力衰竭。守好这 5 道防线,会有更多的人拥有一颗充满活力的心。胡大一教授这段话实际上是说了冠心病三级预防。

三、冠心病的危害

自 20 世纪 80 年代以来,在多数西方发达国家人群冠心病及脑卒中发病率呈下降趋势时,我国人群冠心病及脑卒中发病率却呈增加趋势。我国近期流行病学资料显示,无论城市、农村,男性或女性,急性心肌梗死死亡率均随年龄的增加而增加,40 岁开始显著上升,其递增趋势近似于指数关系。2008 年,我国卫生事业发展统计公报显示,我国城市人口因心脏病死亡(主要是冠心病)121 万人,占 19.7%,仅次于恶性肿瘤。心血管病也是造成劳动力损失、生活质量下降、疾病负担增加的主要原因。心血管疾病以其高发病率、高致残率、高病死率及高治疗费用,严重制约了我国经济发展和人民生活水平及生存质量进一步提高。

四、冠心病健康管理的目标

一级预防:指导健康人群养成良好的健康生活方式,预防冠心病危险因素的产生;指导冠心病高危人群,早期改善不健康生活方式,及早控制危险因素,使高危人群能够形成一种健康的生活方式并维持下去,积极预防冠状动脉粥样硬化的发生。

二级预防:即对已发生冠心病者应积极治疗,防止病变发展,争取其逆转,可减少心肌梗死的发生率。

配合治疗,针对筛查出的危险因素进行健康管理,以达到更佳的治疗、保健效果。

三级预防:即对已发生并发症者及时治疗,防止其恶化,延长寿命。配合治疗,针对筛查出的危险因素进行健康管理,以达到更佳的治疗效果。

五、冠心病健康管理的内容

(一)冠心病的一级预防

1.健康教育与咨询

(1)建立健康合理的生活方式:规律的生活有助于心血管功能的稳定,良好而充足的休息睡眠,可改善心肌状况,减少心肌耗氧量。不良嗜好,如过度吸烟、酗酒、长期睡眠不足或对药物的依赖,则是心血管系统的大敌,会严重损害冠状动脉及心脏健康,进而损害心肌,对心血管健康极为不利。

(2)精神愉快:尽量不生气,尤其是不生闷气,不焦急,不烦恼,不悲伤,不忧郁,努力保持心境清静,情绪稳定,并常处于乐观之中,这样可以保持较强的机体免疫能力,心血管功能亦多协调和稳定。有利于患者的康复。

(3)合理饮食,避免肥胖和超重:每天进食的总热量不能过高,以蔬菜类、粗粮、水果为主,少量吃干果。

宜常食富含钙、钾、碘、铬的食物,因它们具有降血压、保护心脏、减少冠心病发病率的作用。所食油类应选用花生油、棉籽油、豆油、菜籽油、玉米油等植物性油类。饮食宜清淡,避免过咸食物的摄入,也应少吃甜食,还应选择低脂肪、低胆固醇的食物。适量吃鱼肉,不吃或少吃含胆固醇高的食物,如肥肉、动物油、动物内脏、软体动物及贝壳类动物、奶油等。还要注意晚餐不能吃得太饱。

(4)劳逸结合:应保证足够的休息时间,避免工作过度紧张,必要时工作量可做适当调整。包括家务活儿在内的一切体力劳动和脑力劳动,都必须适当节制,一切日常活动以不感到疲劳为好。

(5)适度锻炼:适度的体育锻炼可以增强心脏功能,增强心肌的储备力,帮助冠状动脉建立侧支循环,从而达到预防冠心病的目的。可选择步行、游泳、健身操或太极拳等安全、有效的体育锻炼活动,但不宜参加竞技性、大运动量活动。切忌久坐不动或卧床不起。

2.对有慢性病危险因素者进行有针对性干预

(1)保持血压正常,若出现高血压,应积极采取措施,包括药物及非药物措施,使血压降至正常范围。

(2)降低血清胆固醇。实验表明,只有维持较长时间的理想胆固醇水平,才能达到预防冠心病的发病或不加重冠心病的目的。宜主要通过非药物途径预防血脂升高。

(3)糖尿病患者应积极控制血糖,努力争取在正常标准值内。

(二)冠心病的二级预防

在积极配合治疗的基础上,进行健康教育与指导。

1.心理指导

护理人员要关心体贴患者,多与患者交谈、对症施护,要有计划地使患者了解疾病的易患因素,耐心细致地讲明情绪的波动可诱发或加重冠心病的发生,良好的情绪能促进早期恢复,以增强患者战胜疾病的信心。保持乐观愉快的情绪,要避免情绪波动,情绪波动会增加交感神经兴奋,儿茶酚胺增加,会引起血压升高,冠状动脉痉挛,至心肌缺血,诱发心绞痛或心肌梗死。通过做好健康教育工作,使患者和家属对冠心病有所认识,在防治该病时给予积极的配合。

2.膳食指导

(1)膳食总热量勿过高,以维持正常体重为宜。

(2)低脂饮食,脂肪摄入量不超过总热量的30%,避免过多食用动物内脏、脂肪、蛋黄等,应食用低胆固醇、低动物脂肪食物,如鱼、鸡、各种瘦肉、蛋白及豆制品等。

(3)少量多餐,严禁暴饮暴食以免诱发心绞痛或心肌梗死。

(4)提倡饮食清淡,多食富含维生素和植物蛋白、豆类及制品,多吃植物油。

(5)要避免晚餐过饱,晚餐过饱过于油腻,可使血脂增加,胃肠道负担加重,从而增加心脏负荷。

3.运动指导

适度合理、循序渐进地运动,可以增进身心健康,提高心肌和运动肌肉的效率,减少心肌耗氧量,促进冠状动脉侧支循环形成,护理人员应根据病情不同进行个体化指导,不强求一致,运动量以不引起心脏不适或气短为指标。如果运动后脉搏大于休息时20次/分,运动应减量,如果脉搏增加不大,运动量可适当增加。

4.生活起居要有规律

(1)合理安排工作和生活,避免过度劳累和情绪激动,注意劳逸结合,保证充分睡眠。

(2)一定要戒烟戒酒。吸烟可能诱发冠状动脉痉挛、血小板聚集,减低冠状动脉及侧支循环的储备能力,这些可使冠状动脉病变加重,易诱发再梗死。

(3)要避免晚餐后滴水不沾,人熟睡后体内水分会丢失,血液中水分会减少,血液浓缩会引起黏稠度增加,容易形成血栓。

(4)醒后起床时要慢起。右侧卧,两膝之间放个枕头,适当垫高下肢,与心脏保持水平位,手臂不要放在心脏位置,枕头不过高都对心血管疾病患者有益;早上起床后,不要急于起床,可适当活动一下四肢,再起床,避免体位改变对血压的影响。

(5)不要急忙走路、赶公共汽车、急上楼梯、顶风骑车、搬重物等,因这些动作易使心率加快、血压增高,导致心肌缺氧而发生心绞痛。

5.用药指导

冠心病患者除特殊治疗外,均需药物治疗,正确服用药物是有效治疗的重要保证。向患者介绍常用药物的主要作用、服用方式及可能出现的不良反应,如服用抗凝药物要定期复查出凝血时间并观察皮肤黏膜有无出血点,有无呕血黑便等。常备急救药物,放到随手能拿到的地方,如硝酸甘油、速效救心丸等。坚持药物治疗,定期复查。

(三)冠心病的三级预防

就是预防或延缓冠心病慢性并发症的发生和发展,抢救严重并发症。冠心病患者如果不注意保健和做好三级预防,很容易并发心肌梗死和心力衰竭而危及生命。

因此,早期诊断、及时治疗和按时服药常可预防冠心病并发症的发生,使患者能长期过上接近正常人的生活。

第四节　糖尿病

2型糖尿病健康管理依据《中国2型糖尿病防治指南》《中国成人2型糖尿病预防专家共识》《中国糖尿病营养治疗专家共识》《中国糖尿病运动治疗专家共识》等科学文件并总结多年工作经验后制定的。

一、什么是糖尿病

糖尿病是由于人体内胰岛素分泌和(或)作用缺陷所致的以慢性血葡萄糖(简称血糖)水平增高为特征的代谢性疾病。长期的碳水化合物、脂肪以及蛋白质代谢紊乱可引起多系统损害,导致心脏、肾脏、眼、神经等组织器官的慢性进行性改变,功能改变及衰竭,病情严重或应激时还可出现酮症酸中毒、高渗昏迷等急性代谢紊乱,危及生命。糖尿病主要分为1型和2型糖尿病,其中2型糖尿病约占糖尿病患者总数的90%以上。

(一)糖尿病的相关症状

糖尿病是一种慢性全身性疾病,其症状多种多样,涉及全身各个组织器官。

(1)典型症状:三多一少,即多尿、多饮、多食和体重减轻。血糖升高后因渗透性利尿使糖从尿中大量排出,导致多尿,继而出现口渴多饮;靶组织对葡萄糖利用障碍,组织细胞处于"饥饿状态",从而刺激摄食中枢,引起饥饿、多食;由于机体不能充分利用葡萄糖产生能量,致脂肪和蛋白质分解加强,消耗过多,使体重逐渐下降,乃至出现消瘦。

(2)不典型症状:2型糖尿病患者早期血糖是缓慢、逐步提高的,因此半数以上的患者早期可以无自觉症状或仅有轻微的乏力,不少患者因慢性并发症、伴发病或仅于健康检查时发现。有些患者可有皮肤瘙痒,尤其是外阴瘙痒;有的早期患者可于餐前出现心慌、手抖等低血糖症状(此症状往往被忽略);此外,当血糖升高较快时,可引起屈光改变导致视力模糊。

(3)糖尿病患者机体抵抗力下降,容易感染,且常常反复发作,不易治愈。其主要表现为呼吸道、泌尿系统和皮肤感染,这是筛查糖尿病的一个重要标志。

(4)糖尿病慢性并发症的相关症状:糖尿病慢性并发症包括大血管病变、微血管病变、神经病变及糖尿病足。大血管病变主要为大中血管动脉粥样硬化,主要表现为冠心病、心肌梗死、急性脑血管病等。微血管病变主要包括糖尿病肾病和糖尿病视网膜病变。神经病变包括:中枢系统并发症、周围神经病变和自主神经损害。中枢系统并发症可表现为:缺血性脑血管病、脑老化加速、老年性痴呆危险性增加等;周围神经病变可表现为:肢体感觉异常和疼痛、肌力减弱甚至肌萎缩和瘫痪等;自主神经损害可表现为:胃轻瘫、尿潴留、直立性低血压等。糖尿病足表现为足部溃疡、感染和(或)深层组织破坏。

(二)与糖尿病相关的化验检查

1.尿糖

尿糖阳性是诊断糖尿病的重要线索,但不是诊断糖尿病的标准,而且尿糖阴性也不能排除糖尿病的可能。

2.血糖

血糖升高是诊断糖尿病的主要依据,又是判断糖尿病病情和控制情况的主要指标。而且血糖水平的监测更是糖尿病健康管理中的重要组成部分。其有助于评估糖尿病患者糖代谢紊乱的程度,降糖治疗的效果并指导治疗方案的调整。血糖值反映的是瞬间血糖状态。

血糖的检测包括:空腹血糖、餐后血糖、随机血糖及夜间血糖。空腹血糖是指在隔夜空腹(至少8~10小时未进任何食物,饮水除外)后,所测定的血糖值。餐后2h血糖是指从第一口饭吃下去开始,过2h测得的血糖值(以第一口进餐时间为节点计算第2个h检测的血糖值)。随机血糖是指任意时刻所测量得的血糖值,不考虑进餐时间和食物摄入量。夜间血糖一般为凌晨2~3点钟的血糖值。

现已证实:血浆、血清血糖比全血血糖可升高15%;使用快速血糖仪所测定的血糖值偏低,与全自动生化分析仪检测的血糖值相比,有一定的差异。因此,诊断糖尿病时必须用全自动生化分析仪测定患者静脉血浆的血糖(即需要抽取患者静脉血,在正规医院化验室完成测定),而不能使用便携式血糖仪测定的末梢血(即指血)血糖作为诊断的依据。快速血糖仪因其方便、快速等优点,可作为糖尿病患者长期治疗过程中随访血糖控制程度的重要工具。

目前在糖尿病的管理中更强调自我血糖的监测。《中国血糖监测临床应用指南》指出:目前,临床上常用的4种血糖监测方法包括患者采用血糖仪进行自我血糖监测(SMBG)、连续监测3d血糖的动态血糖监测(CGM)、反映2~3周平均血糖水平的糖化血清白蛋白(GA)和反映2~3个月平均血糖水平的糖化血红蛋白(HbA1c)。

自我血糖的监测能使患者第一时间了解自我病情的管理和治疗效果,直观地激发患者自我管理健康的主观能动性,是糖尿病管理中血糖水平是否能达标的重要举措,同时也更能及时发现高血糖和低血糖紧急事件。因此医务人员应与患者充分讨论个体化的血糖控制目标和监测目的,指导患者解释监测结果并参考结果采取行动。同时,医务人员应认真审查血糖记录,并根据SMBG监测结果调整治疗方案。

糖化血红蛋白(HbA1c):HbA1c是反映近2~3个月平均血糖水平的指标,偶尔的血糖波动不会引起糖化血红蛋白的变化,在临床上已作为评估长期血糖控制状况的"金标准",也是临床决定是否需要调整治疗的重要依据。英国前瞻性糖尿病研究(UKPDS)发现:随着HbA1c水平的降低,糖尿病患者的各类心血管疾病和微血管并发症的发病率均有所下降。目前部分国家将HbA1c作为筛查糖尿病高危人群和诊断糖尿病的一种方法。但根据《中国2型糖尿病防治指南》,我国尚不推荐采用HbA1c诊断糖尿病。标准检测方法下的HbA1c正常值为4%~6%,指南推荐在治疗之初每3个月检测1次,一旦达到治疗目标可每6个月检查1次。

3.口服葡萄糖耐量试验(OGTT)

患者于早晨7~9时,空腹口服溶于300mL水中的75g无水葡萄糖粉(82.5g1分子水葡萄糖),5min 内饮完,从服糖第一口开始计时,分别检测空腹及服糖后 2h 的血糖水平。临床上主要用于血糖高于正常值但没有达到诊断糖尿病标准的患者的确诊。

4.胰岛 β 细胞功能检测

(1)胰岛素释放试验:可反映基础和葡萄糖介导的胰岛素释放功能。正常人空腹基础血浆胰岛素为 5～20mU/L,口服 75g 无水葡萄糖后,血浆胰岛在 30～60min 上升至高峰,峰值为基础数值 5～10 倍,3～4h 恢复到基础水平。胰岛素测定受血清中胰岛素抗体和外源性胰岛素干扰,故对于使用胰岛素治疗的患者,应加测 C 肽释放试验。

(2)C 肽释放试验:方法同上。基础数值不小于 400pmol/L,高峰时间同上,峰值为基础数值的 5～6 倍。也反映基础和葡萄糖介导的胰岛素释放功能。

(三)糖尿病的诊断标准

(1)典型糖尿病症状加任意时间血糖≥11.1mmol/L,或空腹血糖≥7.0mmol/L,或 OG-TT2h 血糖≥11.1mmol/L,均可确诊。

(2)无糖尿病典型症状,任意时间血糖≥11.1mmol/L,或空腹血糖>7.0mmol/L,或 OG-TT2h 血糖≥11.1mmol/L,择日重复 1 次方可确诊。

(3)糖代谢状态分类:空腹血糖 3.9～6.1mmol/L 为正常,6.1～6.9mmol/L 为空腹血糖受损(IFG),≥7.0mmol/L 应考虑糖尿病。

OGTT2h 血糖:<7.7mmol/L 为正常糖耐量,7.8～11.1mmol/L 为糖耐量减低(IGT),≥11.1mmol/L 应考虑糖尿病。

二、2 型糖尿病的危险因素

(一)不可干预因素

影响 2 型糖尿病的不可干预的危险因素主要包括遗传因素(家族史、基因、种族)、年龄、先前的妊娠期糖尿病。2 型糖尿病具有明显的家族聚集性。国内资料显示:糖尿病家族中一级亲属的患病率是散发组的 19 倍,二级亲属是 15 倍,家族总患病率是散发组的 26 倍。基因在 2 型糖尿病的遗传因素中亦起着关键作用,但是目前还不能具体鉴别出 2 型糖尿病由哪个具体的基因决定。研究表明,在美国,非裔美国人 2 型糖尿病的发病率最高,中国香港和中国台湾 2 型糖尿病的患病率明显高于大陆。我国通过两次全国糖尿病调查还发现,2 型糖尿病的发病率随着年龄的增长而增加,年龄>40 岁的人 2 型糖尿病患病率明显上升。一般情况下,大部分妊娠期糖尿病患者在分娩后临床症状可逐渐消失,血糖也可逐渐恢复正常。然而,部分患者可持续存在高血糖状态,可能发展为 2 型糖尿病。

(二)可干预的危险因素

(1)肥胖:肥胖是 2 型糖尿病最重要的危险因素之一,是 2 型糖尿病的独立危险因素。肥胖可以用体重指数(BMI)和腰围来衡量。2007－2008 年全国糖尿病普查结果表明,伴随着 BMI 升高,2 型糖尿病患病率呈现明显增高的趋势。

(2)体力活动:研究表明:中等强度的体力活动可明显降低 2 型糖尿病发病危险,体力活动是 2 型糖尿病的保护因素。

(3)营养因素:多数研究一致性显示,高脂肪饮食、低碳水化合物、低纤维膳食的摄入、高的血糖负荷和低的多不饱和脂肪与饱和脂肪的比率可能会诱发 2 型糖尿病。膳食中碳水化合物的质量和数量变化、膳食脂肪摄入增加可以与 2 型糖尿病基因变异产生交互作用,增加 2 型糖尿病风险。生命早期营养不良可以导致后来的代谢障碍和增加发生 2 型糖尿病的危险。

(4)除以上因素外,其他一些可变更性因素例如吸烟、饮酒、社会心理等方面在 2 型糖尿病患者的危险因素中也起着不可忽视的作用。

三、糖尿病的危害

糖尿病是一种常见病、多发病,是最重要的慢性非传染性疾病之一。近年来,随着生活水平的提高、生活方式的改变以及人口的老龄化,世界范围内糖尿病的患病率急剧上升,特别是像我国这样的发展中国家已成为糖尿病高发区。

糖尿病危害巨大,其慢性并发症可遍及全身各个重要脏器,并且还与高血压病、代谢综合征等疾病伴发出现。随病情进展,可出现心肌梗死、肾衰竭、视网膜出血等并发症,而且这些并发症可单独出现,也可先后出现,也可同时出现,一个糖尿病患者往往合并多个并发症,严重影响了患者的生活质量及寿命。

由于糖尿病发病隐匿,早期无自觉症状,所以高血糖的损害往往在糖尿病诊断前就已经发生了,诊断糖尿病的同时大血管病变、微血管的病变就已经存在,甚至有些患者就是以并发症就诊而发现糖尿病的。

因此糖尿病的致死、致残率较高,已经发展成为危害人类健康、社会和经济发展的全球性问题,WHO 称之为"21 世纪的灾难"。

四、糖尿病健康管理的目标

糖尿病的健康管理目标依据我国慢病三级预防的策略而制定。

(1)一级预防是对糖尿病高危人群进行健康管理,在高危人群中开展多渠道的健康教育,培养健康的生活方式,控制糖尿病的危险因素,定期进行糖尿病的筛查,最大限度地减少或延缓糖尿病的发生。

(2)二级预防是在糖尿病高危人群中尽早发现糖尿病患者,给予积极标准化的治疗并加以规范化健康管理,不仅要求高血糖的治疗达标,高血压、血脂紊乱和肥胖等糖尿病并发症的危险因素的治疗也要求治疗全面达标,并定期对并发症及相关疾病进行筛查,如高血压、血脂紊乱、心脑血管疾病等,以达到少发或晚发甚至不发生并发症的目标。积极开展和推广自我血糖监测技术,掌握如何监测血糖和监测的频度。

对胰岛素治疗的患者,应该教会其自我调整胰岛素用量的方法。

(3)三级预防是对已有糖尿病并发症和伴发症的患者,通过良好的代谢控制以减少已发生的糖尿病并发症的发展,提高生活质量,延长寿命,延缓或不发生致命的危害,降低致残率和致死率。配合治疗,针对筛查出的危险因素进行健康管理,以达到更佳的治疗、保健效果。

五、糖尿病患者健康管理的内容

糖尿病目前仍然是一种不可根治的疾病,糖尿病患者需要终生接受治疗。糖尿病健康管理是提高糖尿病治疗水平的重要举措。以往,药物治疗、饮食控制和运动是医学界公认的治疗糖尿病的"三驾马车",即通过这三个方面对糖尿病患者进行管理,三者缺一不可。然而,随着医学界对糖尿病的进一步研究发现,仅靠这三个方面还是不足以做到长期有效地控制血糖及预防糖尿病并发症的发生。为此,指南关于糖尿病的管理部分中,除了原有的药物治疗、饮食控制和运动这 3 项外，还特别提出了糖尿病的教育和自我血糖监测这两项措施，共同组成了糖尿病管理的五大要素。

(一)健康教育

糖尿病健康教育的核心是帮助患者提高个体健康素养和自我管理的能力。缺乏糖尿病防治的知识，是糖尿病控制不佳的主要原因。我国糖尿病患者对糖尿病基础知识、检查治疗手段及自我护理知识普遍缺乏了解，有 47.9% 的新诊断糖尿病患者从未接受过糖尿病教育。研究表明，实施糖尿病健康教育，不仅可以提高患者掌握糖尿病知识的程度和治疗的依从性，从而降低各种慢性并发症的发生率和致残率，而且还可减少疾病的医疗费用，减轻社会、家庭的负担。

糖尿病健康教育的内容主要包括：基础知识教育、心理健康教育、饮食和运动教育以及药物教育四个方面。糖尿病患者是健康教育的主要对象，但还应包括糖尿病前期高危人群、糖尿病患者的家属以及陪护人员等。糖尿病健康教育的形式可多种多样，在医院我们可以进行专题讲座、糖尿病教育咨询、阅读糖尿病知识手册等；在社区，可以召开座谈会、举办学习班、定期进行家庭访问和电话交谈等。自理模式是糖尿病健康教育一种良好的补充。慢性病患者自我管理方法是近年来国际上兴起的针对慢性病患者的治疗和管理方法。患者自我管理是指在专业人员的协助下，患者承担一定的预防性和治疗性保健任务，在自我管理技能支撑下进行自我保健，从而树立患者对自己健康负责和糖尿病可防可治的信念，提高患者随访管理的依从性。通过培训、咨询、指导、健康教育等方式，促进患者糖尿病防治知识和技能的提高，使其具备自我管理的能力，为患者提供自我管理技术支持和基本管理工具。糖尿病教育的方法也越来越灵活，报纸、杂志、书刊、广播、电视、多媒体电脑等都可应用于健康教育中。

(二)医学营养治疗

饮食控制经过临床实践，如今已发展为医学营养治疗，其目标是维持合理体重，提供均衡营养的膳食，达到并维持理想的血糖水平，减少心血管疾病的危险因素(控制血脂和高血压)，减轻胰岛素抵抗及降低胰岛 β 细胞负荷。饮食治疗是糖尿病管理中的一种重要手段，其重要性和效果已被医学界认可。饮食治疗的基本原则是控制总热量。每日摄入的总热量应根据糖尿病患者的体重和活动强度等因素计算，并应根据实际情况进行调整。掌握食物交换份的概念及交换方法，掌握不同物种一份交换份的重量，建立合理饮食结构，使其饮食丰富多彩。

(1)为自己量体定热量：糖尿病患者根据标准体重和活动强度，计算每日摄入的总热量。

标准体重(kg)＝身高(cm)－105

正常体型：标准体重±20%标准体重。

消瘦体型：＜标准体重－20%标准体重。

肥胖体型：＞标准体重＋20%标准体重。

如身高为 170cm，体重为 80kg，标准体重应为 65kg，能量的选择如果是轻体力劳动应为 65kg×(20～25)kcal/kg＝1300～1620kcal。如果日常吃的较多，控制严格的能量会不适应，饥饿感明显，应该先从 30kcal 开始，也就是 65kg×30kcal/kg＝1915kcal，适应后再按照 25～20kcal/kg 控制能量摄入，以将多余的体重减下来，有利于糖尿病的整体治疗。

(2)掌握食物交换份，让自己的食谱更宽：食物交换份是将食物按照来源、性质分成四大类

（谷薯类、菜果类、肉蛋类及油脂类），八小类（谷薯、蔬菜、水果、肉蛋、豆类、奶制品、坚果及油脂类）。同类食物在一定重量内所含的蛋白质、脂肪、碳水化合物和热量相似，不同类食物（每份）间所提供的热量也是相同的，即每份食物供能 90kcal。首先，按上述方法计算自己一天所需要的热量，再除以 90 可以得到每日所需的食品交换份份数，最后在每一类食物中选择自己喜欢的食物即可。糖尿病饮食是平衡饮食，碳水化合物、蛋白质、脂肪的量都有一定的比例，不可只吃肉不吃饭，也不可以只吃饭不吃肉，要注意荤素搭配、粗细搭配。

（3）糖尿病营养膳食指南：糖尿病患者最好有自己的营养师，每年至少常规看 4 次营养门诊，每季度 1 次，在治疗变化或生活调整后也应该让营养师看看你的膳食是否合理。看糖尿病门诊时带好膳食记录本，将近三日的膳食做好记录。

糖尿病患者每日摄取营养素的比例应为：碳水化合物 55%～65%，脂肪 20%～25%，蛋白质 10%～20%。一日三餐按 1/5、2/5、2/5 或 1/3、1/3、1/3 的比例供给平衡膳食，保证营养素种类齐全，比例恰当，数量充足。

基本原则有：食物多样、谷类为主，做到粗细搭配，降低食物生糖指数。例如，将豆类、杂粮与大米混合制作，将荞麦面、玉米面和白面混合制作，有利于血糖调控。保证蔬菜用量，每日 400～500g，绿叶和粗纤维蔬菜有利于控制血糖。早餐也应多吃蔬菜，可以选择能生吃的黄瓜、生菜等。如果吃山药、莲藕、土豆、芋头、红薯等根茎类蔬菜时，就要相应地减少全天的主食，以免全天总能量超标。一般说来，空腹血糖 7.8mmol/L 以下，餐后 2h 血糖在 10mmol/L 以下，以及糖化血红蛋白 7.5% 以下，病情稳定，不常出现高血糖或低血糖的患者，可以在营养师的指导下选用含糖量低、味道酸甜的水果。对于一些血糖高、病情不稳定的患者只能选用含糖量在 5% 以下的水果，像草莓、西红柿、黄瓜等。血糖控制稳定的患者，每天可以吃 150g 左右含糖量低的新鲜水果。如果每天吃新鲜水果的量达到 200～250g，就要从全天的主食中减掉 25g（半两），以免全天总能量超标。吃水果的时间最好选在两餐之间，饥饿时或者体力活动之后，作为能量和营养素补充。通常可选在上午 9 点半左右，下午 3 点半左右，或者晚饭后 1h 或睡前 1h。不提倡餐前或饭后立即吃水果，避免一次性摄入过多的碳水化合物，致使餐后血糖过高，加重胰腺的负担。蛋白质类食物分在三餐食用，每天吃奶类、豆类或其制品。定量吃肉、禽和鱼，最好每周食用 2 次深海鱼，禁食动物内脏。每日食用 1 个鸡蛋，多用鸡蛋时只食用 1 个蛋黄，以减少胆固醇的摄入，合并高胆固醇者，隔日 1 个鸡蛋。食盐以 5～6g 为宜，高血压者还应减少盐的摄入。烹调用油根据个体总热量不同而摄入不同，平均 20g 左右/天，可少量食用玉米油、橄榄油、麻油等。限量食用刺激性食物，如尖辣椒、强烈调味品（如芥末、胡椒、咖喱等）。禁食难以消化的油炸食物，过分坚硬的食物等。不食零食，如食用应在营养师指导下，在总热量控制内进食。

（4）糖尿病患者外出就餐注意事项。常赴宴的糖尿病患者宴席上必须控制总热量，学会科学用餐，掌握用餐技巧。以防血糖升高和并发症发生。①少吃多尝：随着人们生活水平的提高，宴席的饭菜越来越丰盛。但是四高膳食（高热量、高蛋白、高脂肪、高糖）对糖尿病病情控制十分不利，不少糖尿病患者赴宴后血糖升高。糖尿病患者每一顿饭都应该在控制总热量的基础上，合理选择食物。宴席上的"四高食品"要少吃多尝，把握住总量。要像蜻蜓点水一样，多样化的品尝一点，选择性的少吃一些，这样既饱了口福，也不至于超量。②少荤多素：宴席上鸡鸭鱼肉较多,动物油含量较高,而且烹调中多采用油炸煎炒,这样脂肪含量偏高。最好选择蒸、煮、炖、拌、卤加工的食品,如水煮基围虾、清蒸鱼等。宴席上多吃素食,如蔬菜类、菌类、豆类等,因为这些食品纤维素高、热量低、营养丰富。国际上最推崇的保健素食是魔芋,被称为"魔力食品""肉伴侣",因其具有饱腹、减肥、通便、清洁肠道功效,是糖尿病、心脑血管疾病患者餐桌上的佳品,但每次食用量不宜过多。同时应避免食用浓汤、粥类食物。③少精多粗:宴席上的主食大多是精细面粉制作,有的甚至加了奶油、糖、蜂蜜、果酱等升糖物质,同时精细的主食血糖生成指数很高,如精粉馒头、面包、大米饭,血糖生成指数高达80%以上,食用后血糖很快上升,故尽量少用。应多食用一些富含膳食纤维素、低血糖生成指数的粗粮,如全麦粉、莜麦、荞麦、煮玉米等,这些食品因富含膳食纤维素,具有饱腹,延缓葡萄糖吸收功效,可减少食量,消除餐后高血糖,另外还具有通便、减肥、降脂的作用。目前宴席上富含膳食纤维素的食品很少,如果经常参加工作餐,又无法按要求选择食物,也可以餐前用一袋膳食纤维素冲水,当饮料喝更是两全其美。④最好避免饮酒:允许的情况下可少饮一杯干红或啤酒,但应减去半两主食。最好是以茶代酒,避免空腹饮酒,以免造成低血糖的发生。此外,可以用鲜果蔬汁替代,如苦瓜汁、番茄汁、柳橙汁、柚子汁,水果汁不要超过200mL。⑤选择包装食品时,应学会阅读食品标签上的营养素含量,如每份食物的热量,总脂肪量,饱和脂肪酸量,胆固醇量,钠含量,总碳水化合物量,膳食纤维量。如果符合糖尿病膳食的原则,可以选择,食用时将能量从全天的能量中减掉。⑥不要吃得很撑,吃好的程度是控制在感觉自己不再饿。在假日,很容易出现整天一直在吃的情况,处理这种情况,试着将正餐食物分割成小点心份额的数量,分次食入,这样的结果只会比平日多吃一点点,而整天享受食物的乐趣,食物摄取量也没有超出标准。

(三)运动治疗

缺乏运动是糖尿病病因之一,同时运动也是糖尿病的治疗方法。运动治疗可以改善胰岛素抵抗,有利于血糖、血压、血脂和体重的控制,可以延缓糖尿病并发症的发生发展,改善身心状态,提高生活质量。

运动实施,要严格掌握运动的适应证和禁忌证,以确保运动的安全。要进行个体化评估、全方位管理运动处方,要依据病程、病情严重程度、是否存在并发症,以及年龄文化背景、运动习惯等综合考虑。避免运动不当造成心脑血管急性事件。

(1)运动前的注意事项。①评估病史:糖尿病患病史、相关并发症及治疗史、高血压病史心脏病病史及家族史、脑血管疾病史、肌肉骨骼及关节疾病史、吸烟和饮酒史等。②体格检查:测量身高、体重、腰围和臀围、血压、心率,涉及各系统并发症评估(包括心电图/超声心动检查、大血管风险评估、眼底及足部检查等),血生化全项、血常规、尿白蛋白、HbA1c、OGTT及胰岛素水平和敏感性评估,甲状腺功能检查等。③确定运动方式,制订切实可行的运动计划。选择较为方便的时间及合适的场地。(运动时着宽松服装和合适的鞋袜,天气寒冷时要注意保暖,气候恶劣时避免进行运动,尽量结伴运动,互相照顾、鼓励和督促,糖尿病患者运动前监测血糖,如血糖过低应先加餐,糖尿病患者应避免将胰岛素注射在将要运动的肢体上)。

(2)运动的步骤:运动前进行5~10min的热身运动,运动后进行整理运动。逐渐增加活动强度和时间,开始时可以设定一个较低水平的目标,如每天15~20min的步行、自行车或任何你习惯的内容,当已经达到开始设定的目标,可以再设定一个更高的目标。给身体一个适应过程,避免突然增加的活动量造成意外伤害。

适宜的运动强度,应使心率维持在最大脉率(170－年龄),此时身体感觉略微有些喘息、出汗,但仍然能够比较轻松地说话,在话语之间不会气喘吁吁。

(3)运动加餐的办法:为防止运动后口渴,身边备一个热水壶,外出一定带水,不要等口渴再喝水;备用1份可供随时吃的食物,以防止低血糖时及时食用,如糖块、饼干、面包等;正规的健身运动可以增加150kcal左右能量的食物,如牛奶1袋或全麦面包40g,或达能饼干40g。

运动时需要阳光空气,运动量由少到多,量力而为,由热身起,平路步行,持之以恒,循序渐进。要备有急救零食袋,外出办事或旅游很可能出现交通车晚点,不能按时进餐的情况,准备急救零食袋可以解决问题。食袋内容有:全麦或达能缓释淀粉饼干、燕麦条、即饮牛奶、糖果。

(四)糖尿病药物治疗应注意的问题

(1)要与医生保持联系,有自己经常看病医生的电话号码。做好各种记录,包括饮食和药物治疗、血糖、尿糖和其他有关检查等。

(2)定期复查,每月至少复诊1次。特殊情况下,如发热、腹泻或全身不适,及时就诊。经常量血压,保持血压在正常值。高血压可加快糖尿病并发症的发生和发展。

(3)每年至少做1次全面检查,包括测视力,看眼底,查24h尿白蛋白和神经系统体检等。

(4)注射胰岛素的患者,有饥饿感时,一定准备吃饭时再注射胰岛素,以免胰岛素注射与进餐相隔时间长而出现低血糖。有些药需要与饭同时吃,原因是,这类药有抑制肠道里的酶,延长碳水化合物在肠道分解和吸收的作用。如糖苷酶抑制剂、阿卡波糖等,需要与第一口饭同吃,且咀嚼后效果更好。因此,必须保证药物与食物混合在一起。药吃早了和晚了,都起不到最好的降糖效果。

糖尿病患者要重视第一口饭。还有的药物在饭前的0~15min吃药,因此"吃饭才吃药,不吃饭不吃药",如快速促胰岛素分泌剂,瑞格列奈、那格列奈等。这类药物吸收入血、刺激胰岛素分泌需要几分钟的时间,所以要提前于第一口饭。如果吃得太早,有可能造成低血糖,吃得过晚,又不能有效地降低血糖。在检测餐后2h血糖,时间计算也应该在吃第一口饭后开始计时。

(5)坚持医生指导的科学的治疗方法。不道听途说,不人云亦云。

(五)糖尿病监测

中国血糖监测临床应用指南指出:血糖的监测是糖尿病健康管理中重要的组成部分,贯穿在糖尿病治疗和评估的全过程。SMBG是最基本的评价血糖控制水平的手段。国际糖尿病联盟(IDF)、美国糖尿病学会(ADA)和英国国家健康和临床医疗研究所(NICE)等机构发布的指南均强调,SMBG是糖尿病综合管理和教育的组成部分,建议所有糖尿病患者都进行SMBG。SMBG的监测频率和时间要根据患者病情的实际需要来决定。SMBG的监测可选择一天中不同的时间点,包括餐前、餐后2h、睡前及夜间(一般为凌晨2~3点钟时)。

(1)胰岛素强化治疗患者的SMBG方案:胰岛素强化治疗(多次胰岛素注射或胰岛素泵治疗)的患者在治疗开始阶段,应每天监测血糖7次,涵盖空腹、3餐前后、睡前。如有低血糖表现需随时测血糖。如出现不可解释的空腹高血糖或夜间低血糖,应监测夜间血糖。达到治疗目标后每日监测血糖4次,涵盖空腹及3餐后。

（2）基础胰岛素治疗患者的 SMBG 方案：使用基础胰岛素的患者在血糖达标前，每周监测 3d 空腹血糖，每两周复诊 1 次，复诊前 1d 加测 5 个时间点血糖谱，涵盖空腹、3 餐后、睡前；在血糖达标后每周监测 3 次血糖，即：空腹、早餐后和晚餐后，每月复诊 1 次，复诊前 1d 加测 5 个时间点血糖谱。

（3）每天两次预混胰岛素治疗患者的 SMBG 方案。使用预混胰岛素者在血糖达标前，每周监测 3d 空腹血糖和 3 次晚餐前血糖，每两周复诊 1 次，复诊前 1d 加测 5 个时间点血糖谱；在血糖达标后每周监测 3 次血糖，即：空腹、晚餐前和晚餐后，每月复诊 1 次，复诊前 1d 加测 5 个时间点血糖谱。

（4）非胰岛素治疗患者的短期强化监测方案：短期强化 SMBG 适用于：有低血糖症状、感染等应激状态，正在对用药、饮食或运动方案进行调整，HbA1c 水平升高，刚进入一个新的生活环境，如入学、开始新工作或改变工作时间，需要获得更多血糖信息等情况。监测方案为每周 3d，每天监测 5 个时间点血糖，包括空腹、3 餐后及睡前。

（5）非胰岛素治疗患者的餐时配对方案：餐时配对方案建议每周 3d，分别配对监测早餐、午餐和晚餐前后的血糖水平，帮助患者了解饮食和相关治疗措施对血糖水平的影响。

（6）生活方式治疗患者的 SMBG 方案：生活方式治疗患者建议每周测 5～7 点血糖谱，以指导营养和运动方案，并能在血糖持续不达标时尽早开始药物治疗。

第五节　高血压

一、高血压的定义和流行情况

原发性高血压是以体循环动脉压升高为主要临床表现的心血管综合征，简称为高血压。高血压可使心、脑、肾等重要脏器的结构和功能受损，导致这些器官的功能衰竭。高血压的患病率是指人群中高血压患者所占百分比，是评价高血压流行程度最重要的指标。高血压是最常见的心脑血管疾病，其患病率在全球范围内呈逐年上升的趋势，我国的高血压患病率和患者数也呈现持续增加的趋势。2018 年发表的我国"十二五"高血压抽样调查（CHS）结果显示，我国 18 岁及以上居民的高血压患病率为 27.9%，加权患病率为 23.2%，据此推算约每 4 个成人中就有一个是高血压患者，高血压总患者数达 2.44 亿人。高血压患病率随年龄增加而明显升高，65 岁及以上人群的高血压患病率超过 50%。高血压患病年轻化趋势日益显著，18～24 岁、25～34 岁和 35～44 岁人群高血压患病率分别为 3.5%、5.8% 和 14.1%。我国高血压患病率还存在较大的地区差异，整体呈现北方高、南方低，且大城市如北京、天津、上海等更高。18 岁及以上居民的高血压知晓率为 51.6%、治疗率为 45.8%、控制率为 16.8%，我国高血压整体防治状况仍有待进一步改善。同时不同民族间比较，藏族、满族和蒙古族高血压的患病率较汉族人群高，而回、苗、壮、布依族高血压的患病率均低于汉族人群。

二、高血压的发病机理

高血压是一种多基因遗传病，是遗传因素和环境因素共同作用的结果，其发病机制至今尚未完全明确,涉及基因调控、分子机制、免疫应答和神经体液调节等多方面。

大量研究证实高血压与遗传密切相关。父母一方患高血压其子女则有较大概率发生高血压,且高血压家族儿童无论有无高血压,其在钠负荷试验中均较无高血压家族史儿童血压增高反应明显,提示摄入食盐过多容易导致高血压的发生。近年来研究发现高血压患者体细胞膜离子转运异常,而且与遗传密切相关。

血管内皮细胞通过自分泌和旁分泌方式维持血流动态平衡以及血管张力稳定,因此血管内细胞功能障碍与高血压密切相关。血管重塑是高血压病的一种显著性病理特征,早期是一种适应性的过程,但最终变为适应不良和失代偿,损害心、脑、肾等靶器官,引发高血压并发症。此外,氧化应激是引起血管损伤的一个重要因素,也可能是高血压的发病机制之一。研究表明,体重是影响血压的一项重要因素,高血压患者多肥胖,降低体重常可使血压下降。其他如交感神经兴奋性过高、精神紧张、睡眠过少,由于产生过多肾上腺素及去甲肾上腺素使血压增高,但直接引起高血压尚缺乏肯定证据。

动脉压的高低取决于心搏出量及总的外周血管阻力。任何因素引起心搏出量增加,如水钠潴留后血容量增加、心肌收缩力加强等,或外周血管阻力增加,如神经或内分泌因素引起周围动脉收缩等,均能使血压升高。前者使收缩压升高,后者舒张压增高显著。此外,一些间接因素,包括精神神经活动和某些内分泌激素等也可导致高血压。

这些因素通过上述直接决定因素来改变血压,其中最主要的是肾素-血管紧张素-醛固酮系统(AAS),它在高血压的发生发展中发挥着重要作用。肾脏疾患尤其是肾血管性疾患使肾脏血流灌注压降低时,或有效循环血容量降低时,或交感神经活性增加时均刺激肾小球旁细胞分泌大量肾素。肾素是一种蛋白水解酶,能催化自肝脏产生的血管紧张素原水解为血管紧张素Ⅰ,血管紧张素Ⅰ并无活性,当流经各种血管床尤其是肺循环时经转换酶作用被转化为有活性的血管紧张素Ⅱ。后者具有强烈的血管收缩作用,导致高血压,同时间接地通过刺激肾上腺皮质球状带分泌醛固酮,使肾小管潴钠,扩张血容量提高血压。

三、高血压的危险因素

高血压危险因素包括不可改变的危险因素和可改变的危险因素。人群中普遍存在危险因素的聚集,个体具有的危险因素越多,程度越严重,血压水平越高,高血压患病风险越大。

(一)不可改变的危险因素

1.遗传因素

遗传流行病研究表明,高血压有家庭聚集性。儿童血压水平明显受父母血压水平的影响,父母患高血压,其子女患高血压的概率增加。

2.年龄

调查显示,高血压患病率随年龄增长而增加,35岁以后高血压患病率持续上升,年龄每增长10岁,高血压患病率增加10%。

3.性别

男性高血压患病率高于女性,分别为14.39%和12.84%。一项人群5年随访资料显示,高血压发病率男性和女性分别为3.27%和2.68%。

4.种族

研究表明不同民族的高血压发病率存在不同,我国 56 个民族中高血压患病率最高的分别为朝鲜族(22.95%)、藏族(22.04%)、蒙古族(20.22%),最低为黎族(6.05%)、哈尼族(4.28%)、彝族(3.28%)。

(二)可改变的危险因素

1.高钠、低钾膳食

高钠、低钾膳食是我国人群重要的高血压发病危险因素。无论在成年人还是儿童和青少年中,钠的摄入量与血压水平和高血压患病率均量正相关,多个荟萃分析结果显示减少食盐摄入量可降低血压,预防高血压发生。

2.超重和肥胖

近年来我国居民超重和肥胖的比例明显增加,超重和肥胖显著增加全球人群全因死亡的风险,同时也会增加高血压和心脑血管疾病的患病风险,尤其是中心性肥胖。

3.过量饮酒

过量饮酒可增加血压升高的风险,限制饮酒与血压下降显著相关,酒精摄入量平均减少67%,收缩压下降约 3.3mmHg(1mmHg=0.133kPa),舒张压下降约 2mmHg。

4.吸烟

吸烟可导致血压升高、心率加快,吸烟者的收缩压和舒张压均明显高于不吸烟者。吸二手烟也可导致血压升高、高血压患病率增加,且对女性影响尤甚。

5.长期精神紧张

长期精神紧张是高血压患病的危险因素,精神紧张可激活交感神经从而使血压升高。一项包括 13 个横断面研究和 8 个前瞻性研究的荟萃分析表明,有精神紧张者发生高血压的风险是正常人群的 11.8 倍和 15 倍。

6.其他危险因素

除了以上高血压发病危险因素外,其他危险因素还包括缺乏体力活动以及糖尿病、血脂异常等,近年来大气污染也备受关注。

四、高血压的临床表现

高血压起病缓慢,缺乏特殊的临床表现和体征,通常是在测量血压时或者发生了心、脑、肾等并发症时才发现。高血压常见的症状主要有头晕、头痛、疲劳、心悸等,还可能出现受累器官的症状,如胸闷、气短、心绞痛、多尿等。高血压的并发症主要有脑血管病(包括脑出血、脑血栓形成、脑梗死、短暂性脑缺血发作等)、心力衰竭、冠心病、慢性肾衰等。

五、高血压的诊断

高血压的诊断主要根据诊室测量的血压值,采用水银柱或电子血压计,测量安静休息坐位时上臂肱动脉部位的血压。高血压的定义是在未使用降压药物的情况下,非同日 3 次测量诊室收缩压(SBP)≥140mmHg 和(或)舒张压(DBP)≥90mmHg。患者既往有高血压史,目前正在使用降压药物,血压虽然低于 140/90mmHg,仍应诊断为高血压。根据血压升高水平,又进一步将高血压分为 1 级、2 级和 3 级。

高血压的诊断除了依据测量的血压值进行分级,还要判断高血压的原因,以区分是原发性还是继发性高血压。此外,还要寻找其他心脑血管危险因素、靶器官损害以及相关临床情况,以便帮助进行高血压的鉴别诊断,评估患者的心脑血管疾病风险程度,指导诊断和治疗。

六、高血压的治疗

(一)高血压的治疗目标

高血压治疗的根本目标是降低发生心脑肾及血管并发症和死亡的总危险。在改善生活方式的基础上,应根据高血压患者的总体风险水平决定给予降压药物,同时干预可纠正的危险因素、靶器官损害和并存的临床疾病。在条件允许的情况下,应采取强化降压的治疗策略,以取得最大的心血管获益。降压目标:一般高血压患者应降至<140/90mmHg;能耐受者和部分高危及以上的患者可进一步降至<130/80mmHg。

(二)生活方式干预

生活方式干预在任何时候对任何高血压患者都是合理、有效的治疗,其目的是降低血压、控制其他危险因素和临床情况。

生活方式干预对降低血压和心血管危险的作用是肯定的,所有患者都应采用,主要措施包括:减少钠盐摄入,每人每日食盐摄入量逐步降至<6g;增加钾摄入;合理膳食,平衡膳食;控制体重;不吸烟,彻底戒烟,避免被动吸烟;不饮或限制饮酒;增加运动;减轻精神压力,保持心理平衡。

(三)高血压的药物治疗

降压药应用的基本原则:①常用的五大类降压药物均可作为初始治疗用药,建议根据特殊人群的类型、并发症选择针对性的药物,进行个体化治疗;②应根据血压水平和心血管风险选择初始单药或联合治疗。一般患者采用常规剂量,老年人及高龄老年人初始治疗时通常应采用较小的有效治疗剂量,根据需要,可考虑逐渐增加至足剂量;③优先使用长效降压药物,以有效控制24小时血压,更有效预防心脑血管并发症发生。④对血压≥160/100mmHg、高于目标血压20/10mmHg的高危患者,或单药治疗未达标的高血压患者应进行联合降压治疗,而对于≥140/90mmHg的患者,也可起始用小剂量联合治疗。

(四)降压治疗策略

降压达标的方式:除高血压急症和亚急症外,对大多数高血压患者而言,应根据病情,在4周内或12周内将血压逐渐降至目标水平。

降压药物治疗的时机:在改善生活方式的基础上,血压仍≥140/90mmHg和(或)高于目标血压的患者应启动药物治疗。

七、高血压的健康管理方案

高血压是心脑血管疾病死亡的最重要的危险因素。不健康饮食、吸烟、肥胖和超重、缺乏运动、长期精神紧张等是高血压发生与流行的重要影响因素,普及健康的生活方式可有效降低人群血压升高的风险。

绝大部分高血压可以预防,可以控制,却难以治愈,高血压防治要采取面对全人群、高血压易患(高危)人群和患者的综合防治策略,一级预防、二级预防与三级预防相结合的综合一体化的干预措施。

高血压健康管理应针对健康人群、高血压易患人群和患者开展规范化的血压健康管理,以期实施覆盖全人群、全生命周期、全方位的高血压健康管理服务。其内容包括健康信息收集、筛查评估、膳食指导、运动干预、心理疏导、药物治疗等。高血压健康管理的模式分为 3 个层面：①自我健康管理；②基层医疗卫生机构规范管；③上级医疗机构重点管理。

(一)健康人群的血压管理

健康人群的血压管理目标：倡导健康生活方式，保持合理膳食、适量运动、戒烟限酒、心理平衡，预防高血压。

(二)高血压易患人群的健康管理

1.高血压易患人群的管理目标

对这类人群应进行更积极地防控，针对具有高血压易患危险因素的人群，强化全方位的生活方式干预，包括营养指导、运动处方、心理指导及戒烟干预，以预防高血压和心血管病事件。

2.高血压高危(易患)人群策略

社区高危人群的干预主要强调早期发现可能导致高血压的易患因素并加以有效干预，预防高血压的发生。

3.高血压易患人群的筛选

高血压易患因素主要包括正常高值血压、超重和肥胖、酗酒和高盐饮食。

4.高血压易患人群的防治策略。

(1)健康体检要包括一般询问、身高、体重、血压测量、尿常规，测定血糖、血脂、肾功能、心电图等。

(2)控制危险因素的方法与一般人群策略相同，对体检出的高危个体进行随访管理和生活方式指导。

八、高血压患者的管理流程

高血压患者的健康管理目标：进行综合干预，包括开展全方位生活方式干预(营养指导、运动处方、心理干预等)和药物治疗，提高高血压的治疗率和控制率，预防心脑血管事件。单纯高血压患者血压应降至＜140/90mmHg，能耐受者可进一步降至＜130/80mmHg。

第六节　肥胖症

一、肥胖症的定义、分类及流行情况

肥胖症是一种以体内脂肪储存过多和(或)分布异常为特征的慢性代谢性疾病，通常伴有体重增加。肥胖症是 2 型糖尿病、高血压、血脂异常(高甘油三酯血症和低高密度脂蛋白血症)、心血管疾病和某些肿瘤的公认危险因素，且随着肥胖程度的加剧，其危险呈上升趋势。肥胖还与全因死亡率的增加有关。

根据发病机制和病因，肥胖可分为单纯性肥胖和继发性肥胖两大类。单纯性肥胖又称原发性肥胖，指无其他疾病病因的肥胖，可能与遗传、生活方式有关，其根据发病年龄和发病机制又可分为体质性肥胖(幼年起病性肥胖)和获得性肥胖(成年起病性肥胖)。继发性肥胖指继发于其他疾病或服用药物导致的肥胖,比如下丘脑、垂体、肾上腺、性腺或甲状腺疾病,服用精神类药物、糖皮质激素等药物所致的肥胖。本章重点介绍单纯性肥胖。

另外,根据脂肪储存部位,肥胖可分为中心型肥胖和周围型肥胖。中心型肥胖又被称为腹型肥胖,是以腹壁和腹腔内脂肪堆积为特征的肥胖,患者腰围增粗,呈现"苹果型"肥胖。中心型肥胖的患者患糖尿病等代谢性疾病和心血管疾病的风险大。周围型肥胖患者的脂肪主要堆积在臀部和大腿部,呈现"梨型"肥胖。

随着肥胖的日益流行,肥胖及其相关疾病已成为全球成年人的第一大慢性健康问题,是全球面临的重大公共卫生挑战。肥胖已成为残疾和死亡的主要原因之一,不仅影响到成年人,而且影响到儿童和青少年。2014 年,全球超过 19 亿成年人(18 岁及以上)超重,其中超过 6 亿人肥胖,4200 万 5 岁以下儿童超重或肥胖。《中国居民营养与慢性病状况报告》显示,2012 年全国成人(18 岁及以上)超重率为 30.1%,肥胖率为 1.9%,比 2002 年分别上升了 7.3% 和 4.8%;而 6~17 岁儿童和青少年超重率为 9.6%,肥胖率为 6.4%,比 2002 年分别上升了 5.1% 和 4.3%。

二、肥胖的发病机理

在最简单的层面上,肥胖是长期能量代谢不平衡的结果,并由持续的高能量摄入来维持肥胖状态。当能量摄入多于消耗时,除了以肝糖原、肌糖原的形式储存外,几乎全部转化为脂肪,储藏于全身脂肪库中。生物(包括遗传和表观遗传)、行为、社会和环境因素之间的复杂相互作用参与调节能量平衡和脂肪储存。

三、肥胖的危险因素

(一)遗传因素

肥胖具有明显的家族聚集性,提示遗传因素在肥胖的发生、发展中起重要作用,但至今未能明确其遗传方式和分子机制。编码瘦素(leptin)的 OB 基因、编码瘦素受体的 LEPR 基因、编码阿黑皮素原的 POMC 基因、编码激素原转换酶 1 的 PC1 基因、编码黑皮素 4 受体的 MC4R 基因出现基因突变可不依赖环境引起显著肥胖,上诉基因突变所致的肥胖被称为单基因肥胖,其特点是早发性极度肥胖。此外,还有一些存在肥胖表型的遗传综合征,如 Laurence—MoonBiedl 综合征和 Prader—Willi 综合征可导致肥胖。虽然肥胖具有遗传倾向,但大多数肥胖并非单基因疾病,而是多基因及环境因素共同参与的代谢性疾病。

(二)环境因素

(1)进食多,进食富含中性脂肪及糖类的高热量食物使能量摄入过多。

(2)久坐少动的生活方式使能量消耗减少。

(3)胎儿期母体营养不良,出生时低体重儿,或婴幼儿期处于营养不良状态,在成年期暴露于高热量饮食结构和缺乏体力活动的环境中时,也容易患肥胖症。

(4)有不少人戒烟后会出现体重增加。1g 酒精可产生 7kcal 能量,因此,饮酒可导致能量摄入过多。

(5)部分有慢性压力和消极情绪的人可出现食欲增强,甚至贪食,并最终导致肥胖。

(6)睡眠不足或睡眠不规律的人更容易出现肥胖。

(7)社会文化因素通过饮食习惯和生活方式影响肥胖的发生。

四、肥胖的临床表现

(一)一般轻中度肥胖者

多无自觉症状,仅表现为体重、腰围及体脂百分比增加。重度肥胖患者有活动耐量降低、胸闷、气促、打鼾、便秘、腹胀、疲乏等。

(二)肥胖症患者

常合并高血压、糖尿病、血脂异常、非酒精性脂肪性肝病、高尿酸血症及代谢综合征等代谢紊乱疾病。肥胖症患者还可并发阻塞性睡眠呼吸暂停低通气综合征、胃食管反流病、骨关节病、多囊卵巢综合征,阴茎勃起障碍和肿瘤等疾病。

五、肥胖的诊断与鉴别诊断

(一)体重指数(BMI)

BMI 是目前国际上最常使用的量度体重与身高比例的工具,计算公式为 $BMI(kg/m^2)=$ 体重/身高^2,可作为诊断肥胖的简易指标,其可操作性强,不受年龄及性别影响。但同时应该认识到 BMI 是一种较为粗略的指标,尤其对肌肉组织发达引起的体重增加,其准确性欠佳。人类不同种族的超重和肥胖诊断标准有一定差异,世界卫生组织将 $BMI \geqslant 25kg/m^2$ 定义为超重,将 $BMI \geqslant 30kg/m^2$ 定义为肥胖,并建议各个国家根据人群和国家的具体情况来定义超重和肥胖。《中国成人超重和肥胖症预防控制指南》将 $BMI \leqslant 18.5kg/m^2$ 定义为体重过低,将 $18.5kg/m^2 < BMI < 24.0kg/m^2$ 定义为体重正常,将 $24kg/m^2 \leqslant BMI < 28kg/m^2$ 定义为超重,将 $BMI \geqslant 28.0kg/m^2$ 定义为肥胖。

(二)腰围是最简便和常用的反映腹型肥胖的指标

世界卫生组织建议采用男性腰围 $\geqslant 94cm$,女性腰围 $\geqslant 80cm$ 作为腹型肥胖的诊断标准。《中国成人血脂异常防治指南》基于我国人群的研究证据建议采用中国男性腰围 $\geqslant 90cm$,女性腰围 $\geqslant 85cm$ 作为腹型肥胖的诊断标准。腰围的测量点位于腋中线肋骨下缘至髂嵴上缘中点位置,被测量者取直立位,保持平静呼吸,测量时卷尺与地面平行,松紧度适宜。

(三)体脂率

人体脂肪重量在总体重中所占的比例称为体脂率,又称体脂百分数,可用于肥胖的判断。一般来说正常成年男性体脂率为 $10\% \sim 20\%$,女性为 $15\% \sim 25\%$。男性体脂率 $> 25\%$,女性 $> 30\%$,可考虑为肥胖。双能 X 线吸收法(dEXA)可测量身体脂肪组织、非脂肪组织和骨的含量,对人体的辐射只是拍摄 1 张 X 线光片的 1% 的辐射剂量。DEXA 测量准确性高,目前被国际公认为是测定人体成分的一种"金标准"。但 DEXA 测试仪价格昂贵而且测量比较复杂,不便于普及应用。采用生物电阻抗法测量体脂率,其测量精度不高,测量值仅作为参考。

(四)鉴别诊断

肥胖症诊断明确后需首先排除继发性肥胖的可能。

1.皮质醇增多症

主要临床表现有向心性肥胖、满月脸、多血质面容、紫纹、继发性糖尿病、高血压、骨质疏松等。可根据 24 尿游离皮质醇水平、血皮质醇昼夜节律及小剂量地塞米松抑制试验结果等加以鉴别。

2.甲状腺功能减退症

主要临床表现有乏力、行动迟缓、反应迟钝、嗜睡、怕冷、厌食、腹胀、便秘、黏液性水肿等。可行甲状腺功能测定加以鉴别。

3.下丘脑性肥胖

下丘脑是人体能量稳态调节系统所在部位,其结构或功能损伤(如下丘脑肿瘤、先天性遗传缺陷和抗精神病药物)引起食欲亢进、体力活动减少和短期内体重显著增加,导致患者出现病态肥胖。可行视野、视力、鞍区 MRI 检查、垂体及靶腺激素测定加以鉴别。

4.多囊卵巢综合征

是育龄期妇女常见的一种复杂的内分泌及代谢异常所致的疾病,以慢性无排卵(排卵功能紊乱或丧失)和高雄激素血症(体内男性激素产生过剩)为特征,主要临床表现为月经紊乱、不孕、多毛、痤疮和肥胖。可通过妇科超声、性激素水平检测、葡萄糖耐量试验等加以鉴别。

5.导致肥胖的药物

如抗精神分裂症药物、抗抑郁症药物、糖皮质激素、口服避孕药、胰岛素和磺脲类降糖药物等。

六、肥胖的健康管理方案

(一)危险因素评估

(1)肥胖家族史。

(2)肥胖的起病年龄和进展速度。

(3)饮食模式和可能存在的进食紊乱(暴食症、贪食症、夜间进食综合征)。

(4)体力活动方式和频率。

(5)是否存在抑郁等情绪障碍。

(6)其他因素。如继发性肥胖病因、药物、社会心理因素、慢性压力、睡眠障碍、戒烟等。

(二)疾病评估和管理

1.目标

体重管理目标包括促进体重减轻和维持,预防体重反弹,预防和控制并发症,减少健康风险。除了关注体重的减少,还应关注腰围和身体成分的改善,主要是减少脂肪量,改善和维持去脂体重(FFM)。治疗目标还包括并发症的管理,如血脂的管理、2 型糖尿病患者的血糖控制、高血压患者的血压控制、肺疾病如睡眠呼吸暂停的管理,注意骨关节炎的疼痛控制和活动需求、管理心理障碍包括情感障碍、信心不足和身体形象干扰。肥胖管理可以减少药物治疗并发症的需要。患者应该明白,由于肥胖是一种慢性疾病,体重管理将需要持续一生。

2.体格检查

(1)所有成年人应每年测量体重和身高(据此计算 BMI)、腰围。

(2)寻找是否存在作为胰岛素抵抗标志的黑棘皮病。

(三)评估肥胖相关疾病

(1)肥胖相关健康问题。

1)代谢影响。

①内分泌:糖尿病前期、2 型糖尿病、血脂异常(高甘油三酯血症、低高密度脂蛋白血症、

②心血管:高血压、冠心病、中风、充血性心力衰竭、心房颤动、静脉瘀滞、静脉血栓栓塞性疾病(深静脉血栓形成、肺栓塞)。

③癌症:多种类型,最常见的是结肠直肠癌、绝经后乳腺癌和子宫内膜癌。

④胃肠道:胃食管反流病,胆石症,非酒精性脂肪性肝病。

⑤肾脏:肾结石、蛋白尿、慢性肾病。

⑥泌尿生殖系统。

女性:尿道应激性尿失禁、多囊卵巢综合征、不孕不育、妊娠并发症。

男性:良性前列腺肥大、勃起功能障碍。

⑦神经系统:偏头痛,假脑瘤。

⑧感染:皮肤和软组织感染。

2)机械效应。

①肺:阻塞性睡眠呼吸暂停综合征,肺动脉高压,限制性肺疾病,慢性低氧性呼吸衰竭。

②肌肉骨骼:骨关节炎,腰痛。

3)社会心理影响。

①抑郁症和焦虑症。

②社会歧视。

(2)检测血压。

(3)空腹血糖或随机血糖,如空腹血糖≥6.1mmol/L 或随机血糖≥7.8mmol/L 时,建议行口服葡萄糖耐量试验。

(4)血脂水平(总胆固醇、高密度脂蛋白胆固醇、低密度脂蛋白胆固醇、甘油三酯)。

(5)尿酸。

(6)甲状腺功能。

(7)肝功能(如果肝功能检查异常,提示非酒精性脂肪性肝病或其他肝脏疾病,则进行肝脏超声和 Fibroscan 等检查,若有必要可行肝脏活检)。

(8)心血管检查。

(9)内分泌激素及影像学检查(如怀疑继发性肥胖)。

(10)睡眠实验检查有无睡眠呼吸暂停综合征。

(四)改善饮食方式

饮食原则为低脂、低糖,适量摄入蛋白,限制能量摄入。了解患者减重的动机,增强患者信心。鼓励患者采用可坚持的、长期的饮食方式达到减重的目的。使用自我记录的食物日记对饮食进行定性评估,促进患者的自我监督。

1.减少食物总量

在膳食营养素平衡的基础上减少每日摄入的总热量,肥胖男性能量摄入建议为 1500～1800kcal/d,肥胖女性建议为 1200～1500kcal/d,或在目前能量摄入水平基础上减少 500～700kcal/d。要让患者明白,任何营养物质,如碳水化合物、脂肪、蛋白质等,都是食物热量的来源。

2.优化膳食结构

使用简化的方法选择适当的食物种类,大约四分之一来源于蛋白质(如肉类、家禽、鱼、奶酪、鸡蛋、豆类等),四分之一来源于低糖谷物(如荞麦、全麦、燕麦、糙米、黑米、藜麦等),剩下二分之一来源于蔬菜和低糖水果(如草果、樱桃、猕猴桃、柑、柚子、葡萄、梨等)。尽量采用蒸、煮、炖的烹调方法,避免煎、炸、炒的烹调方式。戒烟限酒,避免饮用含糖饮料。提倡地中海饮食,这种饮食有高含量的蔬菜、水果、豆类、未经加工的谷物和富含 O-3-脂肪酸的食物,如鱼类、坚果、奶酪。荟萃分析显示地中海饮食减少了 8% 的全因死亡率,减少了 10% 的心血管疾病的发病率或死亡,减少了 6% 的肿瘤疾病的发病率或死亡,减少了 13% 的神经退行性疾病的发病率。

3.改变饮食习惯

避免在两餐之间吃零食;三餐规律、定时定量,避免在晚上加餐;避免饮食失控和暴饮暴食。

(五)加强体力活动

(1)目的是培养活动兴趣,增加日常身体活动,减少坐着或躺着的时间,结合患者的年龄、存在的并发症、身体承受能力和兴趣爱好选择合适的体力活动方式。一些最近的研究和荟萃分析表明,与体重正常但久坐不动的人相比,达到较高心肺适应性的肥胖患者的全因死亡率更低,这一信息可能成为一些肥胖患者增加体力活动的动力。需要注意的是,有并发症(尤其是糖尿病)的患者进行中等以上强度运动或肥胖患者进行任何剧烈运动都需要心脏病专家使用运动压力测试进行心脏评估。

(2)适合肥胖患者的运动有快走、游泳、自行车、舞蹈、柔道、高尔夫球、乒乓球、羽毛球等中等强度运动(50%~70%最大心率,可凭主观感觉来判定运动强度,即运动时微微出汗、感觉到有一点吃力、能完整说 3~5 个字的句子)。

(3)每天 30 分钟,每周 5 天是超重或肥胖患者的合适运动时间。逐步增加体力活动的量和强度,如患者无法做到一次 30 分钟的运动,可采取每天 2 次×15 分钟或 3 次×10 分钟的方式进行运动。当运动总时长超过 30 分钟时,坚持运动的可能性会减低。

上述体力活动可以与抗阻运动相结合,每周 2~3 次(两次锻炼间隔≥48 小时),包括 8~10 次涉及躯干、上下肢大肌肉群的练习,锻炼肌肉力量。有氧运动联合抗阻运动可获得更大程度的代谢改善。

(六)认知行为治疗

心理因素管理是肥胖管理的重要组成部分,并强烈地影响治疗的成功与否,特别是对于患有严重肥胖的个体。一般来说,人的情绪状态和压力情况与想吃东西的欲望或需要有密切的关系。饮食失调,如暴饮暴食、夜间进食综合征和严重的多次吃零食,应由精神病学家、心理学家或肥胖专家进行认知行为治疗。我们的目标是减少对饮食的冲动,并找到新的策略来缓解这些情绪,用吃以外的其他方式来管理情绪。

(七)药物治疗

药物治疗可以帮助患者保持依从性,降低与肥胖相关的健康风险和提高生活质量,它还可以帮助预防肥胖的并发疾病(如 2 型糖尿病)的发展。

1.药物治疗指征

（1）BMI≥24kg/m²且伴有肥胖相关疾病（如高血压、2型糖尿病、血脂异常、负重关节疼痛、睡眠呼吸暂停等）。

（2）BMI≥28kg/m²，不论是否有并发症，经过3个月的生活方式改善仍不能减重5％，甚至体重仍有上升趋势者。

（3）药物治疗的疗效应在前3个月进行评估。如果减重效果令人满意（非糖尿病患者减重＞5％，糖尿病患者减重＞3％），则应继续治疗，否则就应该停止药物治疗，并对整体治疗方案重新评估。

2.常用药物

美国FDA批准的治疗肥胖症的药物主要有奥利司他、利拉鲁肽和纳曲酮/安非他酮。但在我国，目前有肥胖症治疗适应证且获得国家药监局批准的药物只有奥利司他。在选择治疗肥胖的药物时，应考虑药物对肥胖相关疾病和其他疾病的影响。

（1）奥利司他是一种有效的选择性胰腺脂肪酶抑制剂，可减少肠道对脂肪的分解和吸收。推荐剂量为120mg每天3次，餐前服。奥利司他的不良反应主要是胃肠道反应，表现为排便次数增多、稀便、脂肪泻、大便失禁等。罕见的不良反应包括转氨酶升高和重度肝炎、过敏反应等。由于奥利司他会引起粪便脂肪丢失，造成脂溶性维生素与β胡萝卜素的吸收减少，因此患者在服药期间应补充包含脂溶性维生素在内的复合维生素。

（2）利拉鲁肽是一种胰高血糖素样肽－1（GLP－1）类似物。GLP－1是一种肠促胰岛素，在进食后由回肠分泌，促进胰腺分泌胰岛素，并向大脑发送饱腹感的信息，因此，它也属于饱腹感激素的一类。它已经被用于治疗2型糖尿病，剂量为每天0.8～1.8mg。自2015年以来，3mg的剂量已经在欧洲上市，用于治疗肥胖症。利拉鲁肽耐受性良好，但在开始治疗时可能出现恶心、呕吐等副作用。

（3）纳曲酮/安非他酮结合了两种已经被批准的中枢作用药物。安非他酮是多巴胺和去甲肾上腺素转运体的非选择性抑制剂，用于治疗抑郁症和帮助戒烟。纳曲酮是一种阿片受体拮抗剂，广泛用于治疗酒精和阿片依赖综合征。纳曲酮/安非他酮组合的厌食效应被认为是持续激活下丘脑厌食神经元。推荐剂量为纳曲酮16mg/安非他酮180mg，每天2次。该产品要求在治疗12周后体重减轻5％，如果患者没有达到这个目标，就应该停止用药。该组合最常见的不良反应是恶心，但在大多数情况下只在治疗的前几周出现。除恶心外，头痛、头晕、失眠和呕吐是导致停药最常见的不良反应。

（八）减重手术

减重手术是针对严重肥胖患者中长期治疗最有效的方法，同时能有效改善血压、血糖、血脂等，然而，它是治疗肥胖最具侵入性的手段，可能不适合大多数患者。主要的减重手术方式包括：胃旁路术、胃束带、袖状胃减容术。经生活方式干预和药物治疗未能控制的程度严重的肥胖症患者。

肥胖患者在减重手术后需要终身随访和管理。所有减重手术后食物摄取都会减少，而胃旁路术后会引起营养吸收不良，这些都可能导致长期的多重营养缺乏（如蛋白质、多种维生素，矿物质和微量元素）和贫血、骨质疏松等营养相关性并发症。因此，根据所使用的手术方式，应该给每一个手术后患者长期补充矿物质和多种维生素。此外,建议对营养缺乏进行定期监测,并根据不同的情况提供适当的补充。

第七节 慢性阻塞性肺疾病

慢性阻塞性肺疾病(COPD,简称慢阻肺)是一种严重危害人类健康的常见病、多发病,严重影响患者的生活质量,病死率较高,并给患者及其家庭以及社会带来沉重的经济负担。我国对 7 个地区 20245 名成年人进行调查,结果显示 40 岁以上人群中慢阻肺的患病率高达 8.2%。

一、什么是慢性阻塞性肺疾病

慢阻肺是一种以持续气流受限为特征的可以预防和治疗的疾病,其气流受限多呈进行性发展,与气道和肺组织对烟草烟雾等有害气体或有害颗粒的慢性炎性反应增强有关。慢阻肺主要累及肺脏,但也可引起全身(或称肺外)的不良效应。慢阻肺可存在多种并发症。急性加重和并发症影响患者整体疾病的严重程度。肺功能检查对确定气流受限有重要意义。在吸入支气管舒张剂后,$FEV_1/FVC < 70\%$ 表明存在持续气流受限。慢阻肺常见症状如下。

(一)慢性咳嗽

通常为首发症状。初起咳嗽呈间歇性,早晨较重,以后早晚或整日均有咳嗽,但夜间咳嗽并不显著。少数病例咳嗽不伴咳痰,也有部分病例虽有明显气流受限但无咳嗽症状。

(二)咳痰

咳嗽后通常咳少量黏液性痰,部分患者在清晨较多;合并感染时痰量增多,常有脓性痰。

(三)气短或呼吸困难

这是 COPD 的标志性症状,是使患者焦虑不安的主要原因,早期仅于劳力时出现,后逐渐加重,以致日常活动甚至休息时也感气短。

(四)喘息和胸闷

不是 COPD 的特异性症状。部分患者特别是重度患者有喘息;胸部紧闷感通常于劳力后发生,与呼吸费力、肋间肌等容性收缩有关。

(五)全身性症状

在疾病的临床过程中,特别在较重患者,可能会发生全身性症状,如体重下降、食欲缺乏、外周肌肉萎缩和功能障碍、精神抑郁和(或)焦虑等。合并感染时可咳血痰或咯血。

二、慢阻肺的危险因素

引起慢阻肺的危险因素包括个体易感因素和环境因素,两者相互影响。

(一)个体因素

某些遗传因素可增加慢阻肺发病的危险性,即慢阻肺有遗传易感性。已知的遗传因素为 $α_1$-抗胰蛋白酶缺乏,重度 $α_1$-抗胰蛋白酶缺乏与非吸烟者的肺气肿形成有关,迄今我国尚未见 $α_1$-抗胰蛋白酶缺乏引起的肺气肿正式报道。哮喘和气道高反应性是慢阻肺的危险因素,气道高反应性可能与机体某些基因和环境因素有关。

(二)环境因素

1.吸烟

吸烟是慢阻肺最重要的环境发病因素。吸烟者的肺功能异常率较高,FEV_1 年下降率较快,吸烟者死于慢阻肺的人数多于非吸烟者。被动吸烟也可能导致呼吸道症状及慢阻肺的发生。妊娠妇女吸烟可能会影响胎儿肺脏的生长及其在子宫内的发育,并对胎儿的免疫系统功能有一定影响。

2.空气污染

化学气体(氯、氧化氮和二氧化硫等)对支气管黏膜有刺激和细胞毒性作用。空气中的烟尘或二氧化硫明显增加时,慢阻肺急性发作显著增多。其他粉尘也刺激支气管黏膜,使气道清除功能遭受损害,为细菌入侵创造条件。大气中直径 $2.5\sim10\mu m$ 的颗粒物,即 PM2.5 和 PM10 可能与慢阻肺的发生有一定关系。

3.职业性粉尘和化学物质

当职业性粉尘(二氧化硅、煤尘、棉尘和蔗尘等)及化学物质(烟雾、过敏原、工业废气和室内空气污染等)的浓度过大或接触时间过久,均可导致慢阻肺的发生。接触某些特殊物质、刺激性物质,有机粉尘及过敏原也可使气道反应性增加。

4.生物燃料烟雾

生物燃料是指柴草、木头、木炭、庄稼秆和动物粪便等,其烟雾的主要有害成分包括碳氧化物、氮氧化物、硫氧化物和未燃烧完全的碳氢化合物颗粒与多环有机化合物等。使用生物燃料烹饪时产生的大量烟雾可能是不吸烟妇女发生慢阻肺的重要原因。生物燃料所产生的室内空气污染与吸烟具有协同作用。

(三)感染

呼吸道感染是慢阻肺发病和加剧的另一个重要因素,病毒和(或)细菌感染是慢阻肺急性加重的常见原因。儿童期重度下呼吸道感染与成年时肺功能降低及呼吸系统症状的发生有关。

(四)社会经济地位

慢阻肺的发病与患者的社会经济地位相关,室内外空气污染程度不同,营养状况等与社会经济地位的差异也许有一定内在联系;低体重指数也与慢阻肺的发病有关,体重指数越低,慢阻肺的患病率越高。吸烟和体重指数对慢阻肺存在交互作用。

三、慢阻肺的危害

慢性阻塞性肺疾病患者每年发生 $0.5\sim3.5$ 次的急性加重,慢阻肺急性加重(AECOPD)是慢阻肺患者死亡的重要因素,也是慢阻肺患者医疗费的主要支出部分。例如,2006 年美国 AECOPD 住院病死率为 4.3%,每人平均住院费用高达 9545 美元。国内研究表明,AECOPD 住院患者每人每次平均住院费用高达 11598 元人民币。尤其是因 AECOPD 死亡的患者在末次住院期间的医疗支出显著增加,这与生命支持等诊治措施的费用居高不下有关。AECOPD 对患者的生活质量、疾病进程和社会经济负担产生严重的负面影响。因此,预防、早期发现和科学治疗 AECOPD 是临床上的一项重大和艰巨的医疗任务。

四、慢阻肺健康管理的目标

结合我国提出的 COPD 三级预防的基本策略,确定 COPD 健康管理目标。

一级预防是指发病前预防危险因素的产生并及早控制危险因素。健康管理目标是尽早查明与 COPD 易感性有关的遗传学因子及其他宿主因子,做好控烟工作,防止和治理空气污染,控制。减少职业性危害。

二级预防是指在疾病出现症状之前将其查出并给予处理以改变其病程。健康管理的目标是筛查出 COPD 高危人群,以期尽早检出早期病变者。

三级预防是指针对 COPD 患者加强治疗和康复护理,防止病情加重,尽量减少疾病对人身休功能和生命的影响。健康管理的目标是提高患者及其家庭对 COPD 脑卒中的健康管理知识和技能,使患者能够在家庭及社区得到适宜的管理,促进患者康复,提高生活质量。

五、慢阻肺健康管理的内容

(一)对一般人群的健康管理

慢阻肺是一种慢性进行性疾病,至今尚没有有效的治疗方法,所以预防显得尤为重要。具体的措施是提高人们对慢性阻塞性肺疾病等慢性病的认识,预防呼吸道疾病,加强体育锻炼,增强免疫力,戒烟,加强通风和个人防护,改善空气质量。

1.控烟

预防 COPD 的最简单。最经济,最有效的措施就是切实做好控制吸烟工作,提倡不吸烟,尤其是年轻人不吸烟是 COPD 防治工作,尤其是早期阶段的最主要干预性措施。实践表明,实行禁烟是一项涉及面广、难度大,需要持续时间相当长而且难以在短时间内见效的巨大工程。戒烟是一种明显有效的干预手段,对于人群的健康具有重大影响,因而应当成为全局性战略。国家每年都应当制订出减少吸烟的目标。对于成功戒烟者应予以奖励。此外,还需要前瞻性系统研究戒烟后戒烟者肺功能、免疫功能变化情况使我国戒烟工作更有说服力。

2.努力减少职业危害

在职业性危害因素中,已有证据表明长期接触镉和硅可引起 COPD,高危工作人群包括煤矿工人、接触水泥的建筑工人、金属加工工人、谷物运输工、棉纺工人、造纸工人以及大量吸入灰尘的工人。这里需要特别强调两点:①近几年在地方小工业的发展过程中,一些必要的劳动保护措施有所削弱,这必然增加工人接触危险因素的机会,应当引起重视。②随着工农生产的发展,新的职业不断涌现,可能会出现许多原先我们对其危害性认识不足的工种。

3.改善营养状态,加强体育锻炼

提高机体免疫力,改善机体内环境增强防御能力,预防、减少呼吸道感染,减缓疾病进展速度。

4.注意室内通风

据研究发现:如果不经常开窗换气,室内每立方米空气中细菌总数可多达 9000～15000 个,远远超过国家卫生标准规定的细菌数;而经常通风换气的室内,每立方米空气中的细菌总数只有 1500～4000 个,低于卫生标准的规定,室内氧气的含量也很正常。因此,室内经常通风换气是预防慢阻肺的重要措施。

5.积极应对雾霾

有证据表明,空气污染特别是二氧化硫(SO_2、一氧化氮 NO)、颗粒物质是引起 COPD 的重要环境因素。目前,国内大城市中由于汽车尾气排放量剧增、燃煤量增加,空气污染程度有增无减,这与近年来呼吸道感染性疾病增多不无关系,必须引起高度重视。目前,空气中主要污染物是 PM2.5,它是指环境空气中空气动力学当量直径≤$2.5\mu m$ 的颗粒物。它能较长时间悬浮于空气中,其在空气中含量浓度越高,就代表空气污染越严重。虽然 PM2.5 只是地球大气成分中含量很少的组分,但它对空气质量和能见度等有重要的影响。与较粗的大气颗粒物相比,PM2.5 粒径小,面积大,活性强,易附带有毒、有害物质(例如,重金属、微生物等),且在大气中的停留时间长、输送距离远,因而对人体健康和大气环境质量的影响更大。因为直径越小,进入呼吸道的部位越深。$10\mu m$ 直径的颗粒物通常沉积在上呼吸道,$2\mu m$ 以下的可深入到细支气管和肺泡。细颗粒物进入人体到肺泡后,直接影响肺的通气功能,使机体容易处在缺氧状态。

应对雾霾的有效措施如下:

(1)雾霾天气少开窗,最好不出门或晨练;专家指出,起雾时气压高,空气中的含氧量有所升高,人们很容易感到胸闷,早晨潮湿寒冷的雾气还会造成冷刺激,很容易导致食管痉挛、血压波动心脏负荷加重等。同时,雾中的一些病原体会导致头痛,甚至诱发高血压、脑出血等疾病。因此,患有心血管疾病的人,尤其是年老体弱者,不宜在雾天出门,更不宜在雾天晨练,以免发生危险。

(2)外出戴专业防尘口罩:KN90,KN95,N95 级别的防尘口罩才能有效过滤这类细颗粒物,同时还要选择适合自己的口罩,避免不密合导致周围泄漏。另外,外出归来,应立即清洗面部及裸露的肌肤。

(3)多喝桐桔梗茶、桐参茶、桐桔梗颗粒、桔梗汤等"清肺除尘"茶饮,桐桔梗茶有清火滤肺尘功能,能加强肺泡细胞排出有毒细颗粒物的能力,能协助人体排出体内积聚的 PM2.5 颗粒物及其他有害物质。

(4)少量补充维生素 D:冬季雾多、日照少,由于紫外线照射太少,人体内维生素 D 生成不足,有些人还会产生精神压抑、情绪低落等现象,必要时可补充一些维生素 D。

(5)饮食清淡多喝蜂蜜水:雾天的饮食宜选择清淡易消化且富含维生素的食物,多饮水,多吃新鲜蔬菜和水果,这样不仅可补充各种维生素和无机盐,还能起到润肺除燥、祛痰止咳、健脾补肾的作用。少吃刺激性食物,多吃些梨、枇杷、橙子、橘子等食品。

(6)深层清洁:由于建筑施工、汽车尾气、工业燃料燃烧、燃放烟花爆竹等原因造成悬浮颗粒物多,难免会堵塞在毛孔中形成黑头,造成毛孔阻塞、角质堆积、肌肤起皮等肌肤问题,所以自我保护的首要措施就是深层清洁肌肤表层,清洁毛孔。

(7)尽量减少吸烟甚至不吸烟:烟雾中有大量 PM2.5,会对人体有着直接和间接的危害。如果无法阻止周边的人吸烟,那么应该尽量远离烟雾。

(二)对稳定期 COPD 的管理

稳定期康复治疗的根本目的在于预防急性发作,改善日常活动能力,尽可能恢复受损的心肺功能,防止或减缓心肺功能的减退。近年来,一些国家和地区分别制定了 COPD 的诊治规范,其中不同程度地强调了呼吸康复治疗的重要性。稳定期 COPD 的主要康复治疗措施包括卫生宣教、心理支持、药物治疗、预防感染、物理治疗和运动锻炼、长期氧疗、营养治疗、呼吸肌锻炼等。

1.健康教育

对 COPD 患者进行健康宣教,使其全面了解 COPD 的定义、发病原因、预后及治疗原则,使其了解 COPD 的危险因素。例如,吸烟感染、饮食、职业暴露、空气污染等;宣传科学烹饪,改善厨房环境,保持室内空气湿化,减少到公共场所,减少有害物质对呼吸道刺激及危害。

2.心理指导

使患者了解 COPD 病程长,反复发作的特点,要有充分的思想准备,应听从医护人员的指导,积极参与治疗和康复护理活动,提高机体抵抗力,改善呼吸功能,延缓病情进展,提高生活质量。

3.保持呼吸道卫生,保持口腔清洁

中老年人的肺部感染多由口腔不洁引起,患者 3 次/天刷牙后用生理盐水漱口可保持口腔清洁,有效预防呼吸道感染,从而减少 COPD 患者急性发作的次数;有效排痰:其方法是深呼吸、有效咳嗽的同时配合叩背,以及体位引流。

4.平衡膳食,均衡营养

多食高热量、高蛋白、富含维生素、清淡、易消化、低盐的饮食等增强体质,提高机体免疫力。多饮水,2.5L/d 以上,以利稀释痰液,足够的水分可使呼吸道黏膜病变修复,增强纤毛的活动能力,防止分泌物干结。

5.适当运动

每天有计划地进行锻炼,如散步、慢跑、打太极拳、练气功等,以不感到疲劳为宜,避免过劳而引起呼吸困难。

6.定期注射流感疫苗、肺炎菌苗

注射疫苗减少呼吸道感染,每年秋季接种 1 次流感疫苗,每 5～6 年接种 1 次肺炎球菌疫苗可以减少这两种呼吸道感染,此外还可肌内注射核酪,接种气管炎疫苗、灭活卡介苗。

7.肺功能康复锻炼

坚持正确有效地进行缩唇呼气、腹式呼吸训练,缩唇呼吸可提高支气管内压,防止呼气时小气道过早陷闭,以利肺泡气排出。深而慢的腹式呼吸,通过腹肌的主动舒张与收缩加强腹肌锻炼,可使呼吸道阻力降低,肺泡通气量增加,提高呼吸效率。

腹式缩唇呼吸锻炼方法是:用鼻吸气,吸气时将腹部向外凸起;用口呼气,呼气时口唇缩成鱼嘴状,呼气时腹肌收缩腹部下陷,使气呼尽;吸呼比例为(2～3):1,放松、平静、缓慢均匀呼吸,约 10 次/分钟,每日进行 2 次锻炼,每次 10～20min。长期坚持下去,既能锻炼呼吸肌,也可促进体内二氧化碳排出,一般 2～3 个月肺功能可改善。

8."慢阻肺"患者应进行长期家庭氧疗

患者在进行家庭氧疗时应注意吸氧时间、流量、温度、湿化和消毒方法。一般采用双鼻导管吸氧,每天吸氧时间必须至少 15h 才能取得有效的临床作用,吸氧流量一般为低流量吸氧,在 1～2L/min 为宜,活动后可以适当提高,一般最多不超 3L/min,很多患者错误地认为氧流量越高越好,这类患者过高的吸氧容易引起呼吸抑制和CO_2潴留,甚至可能出现精神异常昏迷。在家庭氧疗前,最好先由专科医生评估各项指标,制订科学的吸氧计划。

第八节　高尿酸血症及痛风

一、什么是痛风及高尿酸血症

痛风是人体嘌呤代谢异常所致的一组综合征,其主要病理基础为持续、显著的高尿酸血症,在多种因素影响下,过饱和状态的单水尿酸钠析出,沉积于关节内、关节周围、皮下及肾脏等部位,引发急、慢性炎症和组织损伤。

高尿酸血症是指37℃时血清中尿酸含量。男性超过:$420\mu mol/L$;女性超过:$357\mu mol/L$。高尿酸血症是痛风病变发展中的一个阶段,是其最重要的生化基础。痛风的发生与血尿酸水平呈正相关。正常成人每日约产生尿酸750mg,其中80%为内源性,20%为外源性尿酸,这些尿酸进入尿酸代谢池(约为1200mg),每日代谢池中的尿酸约60%进行代谢,其中1/3约200mg经肠道分解代谢,2/3约400mg经肾脏排泄,从而可维持体内尿酸水平的稳定,其中任何环节出现问题均可导致高尿酸血症。

痛风的症状如下。

(一)临床分期

痛风对不同的人来说,症状表现也是大相径庭,痛风发病前后共有四个阶段,且每个阶段的症状都不一样。

1.一阶段即前期

又称高尿酸血症期,患者可无任何的临床症状,只表现为血尿酸升高。

2.二阶段即痛风的早期症状

表现为急性痛风性关节炎的发作,症状消失后关节会完全恢复,可反复发作,是一般皮下痛风石的形成期。

3.三阶段即中期

由于急性发作反复出现造成的,关节出现不同程度的骨破坏与功能障碍损伤,使慢性痛风性关节炎形成。可形成皮下痛风石、尿酸性肾病及肾结石,肾功能正常或轻度减退。

4.四阶段即晚期

会有明显的关节畸形及功能障碍,皮下痛风石数量增多、体积增大,破溃会出现白色尿盐结晶。尿酸性肾病及肾结石有所发展,肾功能明显减退,可出现氮质血症及尿毒症。

(二)痛风性关节炎

痛风最常见的临床表现为急性痛风性关节炎。急性痛风性关节炎起病急,大多发生于下肢小关节,特别是第一跖趾关节。常在夜间突然发病,患处关节局部红肿、剧烈疼痛,对温度、触摸、振动极为敏感。急性发作症状多持续一周余,然后逐渐缓解。关节局部红肿消退后,可有皮肤发痒、脱皮、色素沉着。发作期全身症状可有发热、乏力、心率加快、头痛等。反复发作数次后,可累及多个关节,并导致关节畸形。

(三)痛风性肾病

1.肾结石

据统计,痛风患者出现肾结石的概率为正常人的 1000 倍左右;由于尿中的尿酸量越多、酸碱度越酸,越容易发生结石,因此必要时应多喝白开水、服用小苏打防止肾结石发生。

2.肾损伤

如果痛风治疗不及时,造成长期高尿酸血症,会造成痛风性肾病,引起肾损伤。早期可出现尿蛋白和镜下血尿,逐渐出现夜尿增多和尿比重下降。最终由氮质血症发展为尿毒症。

二、高尿酸血症与痛风的危险因素

(一)遗传因素

痛风多有明显的家族遗传倾向,痛风患者亲属合并无症状高尿酸血症的检出率明显高于非痛风患者。

(二)年龄因素

好发于中老年人,发病高峰为 30～50 岁,约 95％为男性,5％女性常为绝经期后发病。

(三)环境因素

暴饮暴食、酗酒、食入富含嘌呤食物过多是痛风性关节炎急性发作的常见原因。

(四)继发因素

(1)引起体内尿酸生成过多的病因,如白血病、淋巴瘤进展期,真性红细胞计数增多症等。严重外伤、挤压伤、大手术后。

(2)引起肾脏尿酸排出减少的病因,如重症高血压、子痫致肾血流量减少,影响尿酸的滤过;先天性肾小管功能异常、范可综合征、巴特综合征等;影响肾小管分泌尿酸的代谢异常,如乙醇中毒、饥饿过度、酮症酸中毒等。

(3)影响血液尿酸浓度变化的因素包括长期用利尿剂治疗、重度肾前性脱水等。

三、高尿酸血症与代谢性疾病

20 世纪 80 年代以来,随着我国经济快速增长,人民生活方式的迅速改变,高尿酸血症呈现高流行年轻化的趋势(详见痛风流行病学),而仅有 5％～18％的高尿酸血症会发展为痛风。因此,长期以来,无症状高尿酸血症很少引起我们的关注,然而无症状高尿酸与几乎所有的代谢性疾病(糖尿病、肥胖、高脂血症、高血压)均密切相关。

(一)糖尿病

无症状高尿酸是糖尿病发生发展的独立危险因素,对痛风病患者做口服葡萄糖耐量试验,结果发现有 30％～40％合并糖尿病。此外,随着血尿酸水平的增高,糖尿病肾病的患病率显著增加,而生存率显著下降。

(二)高血压及高脂血症

痛风患者大多是较为肥胖体型,体内蓄积过多的脂肪容易使动脉硬化而引起高血压,血尿酸是高血压发病的独立危险因素,两者可能存在因果关系。且由于高尿酸血症患者日常饮食上偏向摄取高脂、高热量食物,因此体内的中性脂肪含量都相当高,胆固醇值通常也都超过正常标准,是高脂血症的好发族群之一。

(三)心脏病

血尿酸可预测心血管及全因死亡,是预测心血管事件发生的独立危险因素。长期高尿酸血症会造成缺血性心脏病。

目前,美国心脏病协会把痛风列为缺血性心脏病的危险因素及动脉硬化的促进因子。无症状高尿酸也是心衰,缺血性卒中发生及死亡的独立危险因素。原因部分在于持续的高尿酸血症会导致过多的尿酸盐结晶沉淀在冠状动脉,加上血小板的凝集亢进,均加速了动脉硬化的进展。

四、血尿酸的控制与健康管理的目标

(1)指导健康人群养成良好的健康生活方式,预防高尿酸血症危险因素的产生。

(2)指导高尿酸血症的高危人群及早控制危险因素,使其能够形成一种健康的生活方式并维持下去,对血尿酸进行有效控制。

血尿酸控制目标为无症状:控制在$<360\mu mol/L$;有发作:控制在$<300\mu mol/L$。

(3)对已发生高尿酸血症或痛风者,应鼓励积极治疗,防止病变发展。配合治疗,针对筛查出的危险因素进行健康管理,以达到更佳的治疗、保健效果。

(4)高尿酸血症健康管理的总体原则。

1)合理控制饮食。

2)摄入充足水分。

3)生活要有规律。

4)适当体育活动。

5)有效药物治疗。

6)定期健康体检。

五、高尿酸血症健康管理的内容

(一)健康教育,掌握健康生活方式

针对健康人群开展积极的健康教育与咨询,使其掌握健康的四大基石,养成健康的生活方式;了解高尿酸血症及痛风的危险因素,对健康的危害及干预措施,积极预防高尿酸血症等慢性病的危险因素。

(二)早期发现高尿酸血症者

早期发现痛风最简单而有效的方法,就是检测血尿酸浓度。对人群进行大规模的血尿酸普查可及时发现高尿酸血症,这对早期发现及早期防治痛风有十分重要的意义。在目前尚无条件进行大规模血尿酸检测的情况下,至少应对下列人员进行血尿酸的常规检测。

(1)60 岁以上的老年人,无论男、女及是否肥胖。

(2)肥胖的中年男性及绝经期后的女性。

由于我国经济快速成长,人民生活水平迅速提高,肥胖的人越来越多;肥胖不但会使尿酸合成亢进,造成高尿酸血症,也会阻碍尿酸的排泄,易引起痛风、合并高脂血症、糖尿病等。

(3)高血压、冠心病、脑血管病(如脑梗死、脑出血)患者。

(4)糖尿病。

(5)原因未明的关节炎,尤其是中年以上的患者,以单关节炎发作为特征。

(6)肾结石,尤其是多发性肾结石及双侧肾结石患者。

(7)有痛风家族史的成员。

(8)长期嗜肉类,并有饮酒习惯的中年以上的人。

凡属于以上所列情况中任何一项的人,均应主动去医院做有关痛风的实验室检查,以便及早发现高尿酸血症与痛风,不要等到已出现典型的临床症状(如皮下痛风结石)后才去求医。如果首次检查血尿酸正常,也不能轻易排除痛风及高尿酸血症的可能性。以后应定期复查,至少应每年健康检查 1 次。这样可使痛风的早期发现率大大提高。

(三)饮食控制、合理营养

1.限制总能量

维持理想体重,如超重应限制能量摄入,增加体力活动消耗;能量供给,按理想体重休息状态计算供给,通常 25~30kcal/<(kg·d)。

2.适当蛋白质摄入

蛋白质占总能量 11%~15%,每人每天可按千克体重计算,1g/(kg·d),急性发作期0.8g/(kg·d)。以植物蛋白质为主,动物蛋白可选用牛奶、奶酪和鸡蛋,肉汤中嘌呤含量高,可将肉类煮后弃汤食用,但应注意限量食用。

3.适量的碳水化合物

碳水化合物占总能量的 65%~70%,减少蔗糖或甜菜糖摄入,因为它们代谢后可成为果糖,果糖增加尿酸生成,蜂蜜含有果糖不宜食用。

4.限制脂肪摄入量

脂肪氧化生成能量是蛋白质和碳水化合物的 2 倍,为降低体重应限制脂肪摄入,每天应限制 40~50g,因脂肪有阻碍肾脏排泄尿酸的作用,急性期应严格限制。

5.禁忌酒类

经常饮酒加速 ATP 分解促进嘌呤合成,一次性大量饮酒同时伴有高嘌呤和高脂肪膳食可引发急性痛风发作。

6.食用碱性食物

含有钠、钾、钙、镁等元素的食物对痛风症患者的代谢有益,蔬菜、水果为碱性食物,可以降低血液和尿液的酸度,使尿液碱性化,增加尿酸盐的溶解度。

7.多饮水

每天至少要保持 2000mL 以上的饮水,以白开水最为适宜,浓茶、咖啡、可可等饮料虽然不增加尿酸,但有兴奋自主神经的作用,可能会引起痛风发作,应尽量避免使用。为了防止夜尿浓缩,可在睡前或半夜适当饮水。

8.注意食物的烹调方法

不用油煎、油炸的烹饪方法,肉类煮后食用,不吃火锅中的豆腐或蔬菜,不喝火锅中的汤汁,不用刺激性调料如辣椒、胡椒、芥末、生姜等以减少对自主神经的刺激,盐饮食。

9.规律饮食

不暴饮暴食,进食规律。

10.少吃火锅

因为吃火锅时嘌呤摄入量比正常进餐要高很多,易诱发痛风。

(四)适当运动,避免过度劳累

长时间剧烈活动会引起一过性高血尿酸血症,不仅不利于病情的改善,反而会成为痛风发生的诱因。因此运动应当从小运动量开始,循序渐进,适可而止。

(五)保持良好的生活方式

劳逸结合、避免精神紧张、过度劳累。这样能稳定患者病情,还可极大提高患者生活质量,是最主动的防治措施。

第八章　急性中毒

第一节　急性药物中毒

一、急性毒品中毒

毒品是指国家规定管制的能使人成瘾的麻醉(镇痛)药和精神药,该类物质具有成瘾(或依赖)性、危害性和非法性。短时间内滥用、误用或故意使用大量毒品超过个体耐受量产生相应临床表现时称为急性毒品中毒。急性毒品中毒常死于呼吸或循环衰竭,有时发生意外死亡。通常将毒品分为麻醉(镇痛)药品和精神药品两大类。传统毒品主要是麻醉(镇痛)药品,包括阿片类、可卡因类(包括可卡因、古柯叶和古柯膏等)、大麻类(包括大麻叶、大麻树脂和大麻油等);而新型毒品主要是兴奋剂、致幻剂等精神药品。兴奋剂是加速和增强中枢神经系统活动,使人处于强烈兴奋状态,具有成瘾性的精神药品,其种类繁多,大多通过人工合成,常见的有苯丙胺(AA)及其苯丙胺类衍生物如甲基苯丙胺(MA,俗称冰毒)、3,4-亚甲二氧基苯丙胺(3,4-MDA)、3,4-亚甲二氧基甲基苯丙胺(MDMA,俗称摇头丸)等;致幻剂包括麦角二乙胺、苯环己哌啶、西洛西宾和麦司卡林等。K粉(氯胺酮,ketamine)是苯环己哌啶衍生物,属于一类精神药品。绝大多数毒品中毒为过量滥用引起,滥用方式包括口服、吸入(如鼻吸、烟吸或烫吸)、注射(如皮下、肌内、静脉或动脉)或黏膜摩擦(如口腔、鼻腔或直肠)。有时误食,误用或故意大量使用也可中毒。毒品中毒也包括治疗用药过量或频繁用药超过人体耐受所致。

(一)阿片类药物中毒

阿片类药为麻醉性镇痛药,常见有吗啡、哌替啶(度冷丁)、可待因、二醋吗啡(海洛因)、美沙酮、芬太尼、舒芬太尼及二氢埃托啡等,以及其粗制剂阿片、复方樟脑酊等。一次误服大量或频繁应用可致中毒。吗啡中毒量成人为0.06g,致死量为0.25g;干阿片(含10%的吗啡)的致死量为吗啡的10倍,其口服致死量2~5g;海洛因中毒剂量0.05~0.10g,致死量0.75~1.2g。可待因毒性为吗啡的1/4,其中毒剂量0.2g,致死量0.8g,哌替啶致死量1.0g。

1.诊断要点

(1)病史:有本类药物应用或吸食史。非法滥用中毒者往往不易询问出病史,但查体可发现用毒品的痕迹,如经口鼻烫吸者,常见鼻黏膜充血、鼻中隔溃疡或穿孔;经皮肤或静脉吸食者可见注射部位皮肤有多处注射痕迹。

(2)临床表现特点:此类药物重度中毒时常发生昏迷、呼吸抑制和瞳孔缩小等改变。吗啡中毒典型表现为昏迷、瞳孔缩小或针尖样瞳孔和高度呼吸抑制(每分钟仅有2~4次呼吸,潮气量无明显变化)"三联征",并伴有发绀和血压下降;海洛因中毒时除具有吗啡中毒"三联征"外,并伴有严重心律失常、呼吸浅快和非心源性肺水肿;哌替啶中毒时除血压降低、昏迷和呼吸抑制外,与吗啡中毒不同的是心动过速、瞳孔散大、抽搐惊厥和谵妄等;芬太尼等常引起胸壁肌强直;美沙酮尚可出现失明、下肢瘫痪等。重度急性中毒 12 小时内多死于呼吸衰竭,超过 48 小时存活者,预后良好。轻度急性中毒患者有头痛、头晕、恶心、呕吐、兴奋或抑郁。患者有幻想,失去时间和空间感觉,并可有便秘、尿潴留及血糖增高等。慢性中毒(阿片或吗啡瘾)表现为食欲不振便秘、消瘦、衰老及性功能减退。戒绝药物时有精神萎靡、呵欠、流泪、冷汗、失眠,以致虚脱等表现。

(3)辅助检查。

1)毒物检测:尿或胃内容物、血液检测到毒物,有助于确立诊断。

2)动脉血气分析:严重麻醉药类中毒者表现为低氧血症和呼吸性酸中毒。

3)血液生化检查:血糖、电解质和肝肾功能检查。

(4)鉴别诊断:阿片类中毒出现谵妄时,可能为同时使用其他精神药物或合并脑部疾病所致。瞳孔缩小者还应与镇静催眠药、吩噻嗪类、有机磷农药、可乐定中毒或脑桥出血鉴别。海洛因常掺杂其他药如奎宁、咖啡因、地西泮等,以致中毒表现不典型,此时应想到掺杂物的影响。还须鉴别的是重症海洛因戒断综合征:有明确的吸毒史,如患者被发现时已陷入昏迷,而昏迷前是否应用毒品难以明确的情况下,鉴别有一定困难。重度海洛因戒断者一般无瞳孔缩小,以呼吸浅速为主要特征,每分钟可达 60 次以上,与海洛因中毒成鲜明对比,据此可以鉴别。本综合征用纳洛酮无效,反可使病情加重,使昏迷程度加深;应用吗啡后(一般 10～20mg),呼吸可迅速改善,由 50～60 次/分降至 20～30 次/分,各种反射改善并很快清醒。

2.治疗要点

(1)清除毒物:发现中毒患者后,首先确定中毒途径,以便尽速排出毒物。口服中毒患者以 0.02%～0.05%高锰酸钾溶液反复洗胃,洗胃后由胃管灌入 50～100g 活性炭悬浮液,并灌服 50%硫酸钠 50mL 导泻。

(2)吗啡拮抗剂。

1)纳洛酮:阿片类中毒伴呼吸衰竭者立即静脉注射 2.0mg;阿片成瘾中毒者 3～10 分钟重复,非成瘾中毒者 2～3 分钟重复应用。若纳洛酮总量已达 20mg 仍无效时应注意合并非阿片类毒品(如巴比妥类等)中毒、头部外伤、其他中枢神经系统疾病和严重缺氧性脑损害。长半衰期阿片类(如美沙酮)或强效阿片类(如芬太尼)中毒时需静脉输注纳洛酮(2.0～4.0mg 加入 250mL 液体中静脉滴注)。1mg 纳洛酮能对抗静脉注射 25mg 海洛因作用。纳洛酮对芬太尼中毒所致的肌肉强直有效,但不能拮抗哌替啶中毒引起的癫痫发作和惊厥,对海洛因、美沙酮中毒引起的非心源性肺水肿无效。

2)烯丙吗啡(纳洛芬):5～10mg/次,静脉注射或肌内注射,必要时 10～15 分钟后可重复给予,总量不超过 40mg。

3)左洛啡烷:首次 1～2mg 静脉注射,继而 5～15 分钟注射 0.5mg,连用 1～2 次。

(3)对症支持疗法:保持呼吸道通畅,吸氧,适当应用呼吸兴奋剂,如安钠咖(苯甲酸钠咖啡因)0.5g 肌内注射,每 2～4 小时 1 次;尼可刹米(可拉明)0.375～0.75g 或洛贝林 3～15mg 肌内注射或静脉注射。必要时气管插管人工呼吸,采用 PEEP 可有效纠正海洛因和美沙酮中毒引起的非心源性肺水肿,同时用血管扩张药和呋塞米,禁用氨茶碱。输液,纠正休克,抗生素应用等。重度中毒患者可同时予以血液净化治疗。

(二)苯丙胺类兴奋剂中毒

苯丙胺类中枢兴奋剂(ATS)包括苯丙胺、甲基苯丙胺(俗称冰毒)、3,4-亚甲二氧基苯丙胺(MDA)、3,4亚甲二氧基甲基苯丙胺(俗称摇头丸)等。当前滥用的"摇头丸"其主要成分含甲基苯丙胺、3,4-亚甲二氧基甲基苯丙胺、麻黄碱(麻黄素)和氯胺酮等,实质是甲基苯丙胺类的混合物。其药丸颜色有粉红、黄色、橘红色、黑色等别名有"舞会药、拥抱药、亚当、蓝精灵、雅皮士"等。ATS是一种非儿茶酚胺的拟交感神经胺低分子量化合物,吸收后易通过血脑屏障,主要作用机制是促进脑内儿茶酚胺递质(多巴胺和去甲肾上腺素)释放,减少抑制性神经递质5羟色胺的含量,产生神经兴奋和欣快感。可以吸入、口服、注射等方法进入体内。此类药物急性中毒量个体差异很大,一般静脉注射甲基苯丙胺10mg数分钟可出现急性中毒症状,吸毒者静脉注射30~50mg及耐药者静脉注射1000mg以上才能发生中毒,成人苯丙胺口服致死量为20~25mg/kg。

1.诊断要点

(1)病史:有明确的吸食此类毒品的病史。精神药品滥用常见于经常出入特殊社交和娱乐场所的青年人。

(2)临床表现特点。

1)急性中毒:常为吸食过量或企图自杀所致。临床表现为中枢神经和交感神经过度兴奋的症状。轻度中毒表现为兴奋、躁动、血压升高、脉搏加快、出汗、口渴、呼吸困难、震颤、反射亢进、头痛等症状;中度中毒出现错乱、谵妄、幻听、幻视、被害妄想等精神症状。重度中毒时,可出现胸痛、心律失常、循环衰竭、代谢性酸中毒、DIC、高热、昏迷甚至死亡。另外,ATS可引起肺动脉高压、心肌梗死、心肌病、高血压、心律失常、颅内出血、猝死等。

2)慢性中毒:慢性中毒比急性中毒更为常见。通常以重度的神经异常症状为特征,而且还可出现明显的暴力、伤人和杀人等犯罪倾向,为重大的社会问题。冰毒引起的精神异常可分为四类:分裂样精神病、躁狂-抑郁状态、分裂躁狂抑郁混合、病态人格样状态。除上述精神异常外,冰毒还引起性格改变:表现为无为、漫不经心轻浮、粗暴、威胁言行或孩童样性格等。

根据吸食史及临床表现,一般不难做出ATS中毒的临床诊断,必要时可测定血、尿中ATS及其代谢产物加以确诊。

2.治疗要点

(1)终止毒物吸收,加速毒物排泄:如系口服所致,可行催吐、洗胃、灌服活性炭及导泻等措施,必要时可行血液灌流,以清除血中毒物。

(2)对症治疗:无特效解毒剂,主要为对症治疗,防治并发症。

包括以下措施:

1)保持呼吸道通畅:应及时清除口、鼻腔的内分泌物及呕吐物,对频发抽搐、呼吸困难者,应及时行气管插管以防窒息;必要时行机械通气。

2)对昏迷者,可用纳洛酮。

3)急性中毒患者常出现高热、代谢性酸中毒和肌痉挛症状,应足量补液,维持水、电解质平衡,碱化尿液,利尿,以促进毒物排泄。

4)恶性高热者除物理降温(冰敷、醇浴)外,应用肌肉松弛剂是控制高体温的有效方法,可静脉缓慢注射硫喷妥钠 0.1～0.2g 或琥珀酰胆碱,必要时可重复,注意呼吸和肌肉松弛情况。

5)对极度兴奋或烦躁的患者,可用氟哌啶醇 2～5mg 每 4～6 小时肌内注射 1 次或以 50% 葡萄糖液稀释后在 1～2 分钟内缓慢静脉注射,必要时加量应用,待好转后改口服,每次 1～2mg,每日 3 次。高血压和中枢神经兴奋症状可用氯丙嗪 1mg/kg 肌内注射,4～6 小时 1 次。显著高血压可采用酚妥拉明或硝普钠。出现快速心律失常可用普萘洛尔。

(三)氯胺酮(K 粉)中毒

氯胺酮(ketanune,俗称 K 粉)是新的非巴比妥类静脉麻醉药,为中枢兴奋性氨基酸递质 N甲基 D 天门冬氨酸(NMDA)受体特异性拮抗药,选择性阻断痛觉冲动向丘脑新皮质传导,具有镇痛作用;对脑干和边缘系统有兴奋作用,能使意识与感觉分离;对交感神经有兴奋作用,快速大剂量给予时抑制呼吸;吸食者在 K 粉作用下会疯狂摇头,造成心力衰竭、呼吸衰竭,若过量或长期吸食,对心、肺、神经系统均可造成致命损伤。氯胺酮起效迅速,吸入少量 30 秒后可致人昏迷,清醒后也不记起所发生的事,因而有人把氯胺酮又叫作"迷奸药"。

1.诊断要点

(1)病史:有此类毒品明确的吸食史。

(2)临床表现特点。

1)精神、神经系统:表现为鲜明的梦幻觉、错觉、分离状态或分裂症状,尖叫、兴奋、烦躁不安、定向障碍、认知障碍、易激惹行为、呕吐、流涎、谵妄、肌张力增加和颤抖等。部分人可出现复视,暂时失明持续可达 15～30 分钟。

2)心血管系统:氯胺酮可增加主动脉压、提升心率和心脏指数,还可增加脑血流和颅内压以及眼压。因此,心功能不全、有心血管疾病、严重高血压或伴脑出血、青光眼患者服用氯胺酮非常危险。

3)消化系统:恶心呕吐、腹胀、胃出血、急性胃扩张等。

4)呼吸系统:主要表现为呼吸抑制、呼吸暂停、喉痉挛、支气管痉挛、哮喘等。

5)变态反应:主要表现为急性荨麻疹、眼结膜水肿、喉水肿、休克等,故有药物过敏史者易发生过敏性休克。

2.治疗要点

与苯丙胺类兴奋剂中毒的治疗基本相同。

(四)可卡因中毒

可卡因为古柯叶中提取的古柯碱,是一种脂溶性物质,为很强的中枢兴奋剂和古老的局麻药。有中枢兴奋和拟交感神经作用,通过使脑内 5－羟色胺和多巴胺转运体失去活性产生作用。中毒剂量为 20mg,致死量为 1200mg,有时纯可卡因 70mg 能使 70kg 的成年人即刻死亡。静脉注射中毒可使心脏停搏。急性重症中毒时,表现奇痒难忍、肢体震颤、肌肉抽搐、癫痫大发作,体温和血压升高、瞳孔扩大、心率增快、呼吸急促和反射亢进等。无特异性治疗,主要是对症支持治疗。

(五)大麻中毒

滥用最多的是印度大麻,含有主要的精神活性物质是四氢大麻酚、大麻二酚、大麻酚及其相应的酸。作用机制不详,急性中毒时与酒精作用相似,产生精神、呼吸和循环系统损害。长期应用产生精神依赖性,而非生理依赖性。一次大量吸食会引起急性中毒,表现精神和行为异常,如高热性谵妄惊恐躁动不安、意识障碍或昏迷。有的出现短暂抑郁状态,悲观绝望,有自杀念头。检查可见球结膜充血、心率增快和血压升高等。主要是对症支持治疗。

二、苯二氮䓬类药物中毒

苯二氮䓬类(BZD)药物已成为应用最广泛的镇静催眠药,还常被用于抗癫痫,抗惊厥和全身麻醉等,因而本类药引起的急性过量中毒也最为常见,也是城市人群急性中毒最常见的原因。本类药物也称弱安定药,包括超短作用时(<6 小时)的三唑仑(海乐神);短作用时(6～20 小时)的阿普唑仑(佳静安定)、劳拉西泮(氯羟安定,罗拉)、替马西泮;中作用时(≥20 小时)的地西泮(安定)、氯氮䓬(利眠宁);长作用时(≥40 小时)的氟西泮(氟安定)、普拉西泮等。一次误服大量或长期内服较大剂量,可引起毒性反应;同时摄入乙醇、中枢抑制剂及环类抑制剂等可使其毒性增强。因本类药物的中毒剂量与治疗剂量比值非常高,由本类药物中毒直接致死罕见,以利眠宁为例,成人的治疗口服量 5～50mg,最小致死量约 2g。

(一)诊断要点

1.病史

有误用或自服大剂量本类药物史。

2.临床表现特点

服用本类药物过量者,有嗜睡眩晕、乏力、运动失调,偶有中枢兴奋、锥体外系障碍及一时性精神错乱。老年体弱者易有晕厥。口服中毒剂量后,除上述症状外尚有昏迷、血压下降及呼吸抑制。同服其他中枢抑制剂或乙醇者,存在基础心肺疾病者或老年人可发生长时间深昏迷、致死性呼吸抑制或循环衰竭。静脉注射速度过快、剂量过大,也可引起呼吸抑制。

(二)治疗要点

1.其他

口服中毒者洗胃、导泻。

2.对症支持治疗

(1)重症患者应监测生命体征,保持呼吸道通畅,高流量吸氧。

(2)维持血液循环稳定。

(3)昏迷患者应注意保暖,维持水、电解质平衡,防治肺部及泌尿系感染。

3.特异性解毒剂

氟马西尼(flumazenil,安易醒)是 BZD 受体特异性拮抗剂,能与 BZD 类药物竞争受体结合部位,从而逆转或减轻其中枢抑制作用。昏迷患者可于静脉注射后 1 分钟清醒,因而本品适用于可疑 BZD 类药物中毒的诊断和重症 BZD 类中毒者的急救。对乙醇和阿片类药物中毒无效。

用药方法:先用 0.2～0.3mg 静脉注射,继之以 0.2mg/min 静脉注射直至有反应或达2mg。因本品半衰期短(0.7～1.3 小时),故对有效者每小时应重复给药 0.1～0.4mg,以防症状复发。曾经长期使用 BZD 类药物的患者,如快速注射本品,会出现戒断症状,如焦虑、心悸、恐惧等,故应缓慢注射;戒断症状较重者,可缓慢注射地西泮 5mg。

4.纳洛酮治疗

用法为依病情 0.4～1.2mg 静脉注射,必要时 30 分钟重复 1 次,或用 2～4mg 加入 5%～10%葡萄糖液 100～250mL 中静脉滴注。

5.中药醒脑静脉注射射液

常用 5～20mL 加入 5%～10%葡萄糖液 250～500mL 中静脉滴注。

6.胞磷胆碱

用法:0.25～0.5g/d 加入 5%～10%葡萄糖液 250～500mL 中静脉滴注。

7.血液净化疗法

对重症患者上述治疗措施无效时,可考虑血液灌流治疗。

三、巴比妥类药物中毒

巴比妥类(barbiturates)药物是巴比妥酸的衍生物。根据其起效时间和作用持续时间可分为 4 类。①长效类:包括巴比妥和苯巴比妥(鲁米那),开始做用时间 30～60 分钟,作用持续时间 6～8 小时;其催眠剂量分别为每次 0.3～0.6g 和每次 0.03～0.1g。②中效类:包括异戊巴比妥(阿米妥)和戊巴比妥,开始做用时间 15～30 分钟,作用持续时间 4～6 小时,其催眠剂量为每次 0.2～0.4g。③短效类:包括司可巴比妥(速可眠),开始做用时间 15～20 分钟,作用持续时间 2～3 小时,其催眠剂量为每次 0.1～0.2g。④超短效类:主要为硫喷妥钠,开始做用时间 30 秒内,作用持续时间 30～45 分钟,其催眠剂量每次 0.5～1.0g。一般由于误服过量或因其他原因应用过多而引起中毒,临床上以中枢神经系统的抑制为主要表现。苯巴比妥的口服致死量为 6～10g,而司可巴比妥、异戊巴比妥约为 3g。由于苯二氮䓬类已成为临床最常用的镇静催眠药物,故巴比妥类药物中毒已逐渐少见。

(一)诊断要点

1.毒物接触史

有服用大量巴比妥类药物史,或现场查出有残留的巴比妥类药物。

2.临床表现特点

(1)轻度中毒:发生于 2～5 倍催眠剂量。患者入睡,推动可以叫醒,反应迟钝,言语不清,有判断及定向力障碍。

(2)中度中毒:发生于 5～10 倍催眠剂量。患者沉睡或进入昏迷状态,强刺激虽能唤醒,但并非全醒,不能言语,旋即又沉睡。呼吸略慢,眼球有震颤。

(3)重度中毒:发生于误服 10～20 倍催眠剂量。患者深度昏迷,呼吸浅而慢,有时呈陈施呼吸。短效类药物中毒偶有肺水肿。吸入性肺炎很常见。脉搏细速,血压下降,严重者发生休克。昏迷早期有四肢强直,腱反射亢进,锥体束征阳性;后期全身弛缓,各种反射消失,瞳孔缩小,对光无反应。常伴有肝、肾功能损害的表现。

对本类药物有超敏反应者,可出现各种形态的皮疹,如猩红热样疹、麻疹样疹、荨麻疹、疱疹等,偶有剥脱性皮炎。

3.辅助检查

血液、呕吐物及尿液巴比妥类药物测定,有助于确立诊断。

4.鉴别诊断

昏迷者须与其他药物(如吗啡类、水合氯醛)中毒和其他原因的昏迷相鉴别。

(二)治疗要点

治疗重点在于维持呼吸、循环和肾脏功能。

1.清除毒物

口服中毒者洗胃。洗胃后由胃管灌入硫酸钠 30g 及 50～100g 活性炭混悬液于胃内。

2.促进巴比妥类药物的排泄

(1)静脉滴注 5％～10％葡萄糖液及生理盐水,每日 3000～4000mL。

(2)利尿剂:可快速滴注渗透性利尿剂甘露醇(0.5g/kg),每日 1～2 次;亦可用呋塞米(速尿)40～80mg 静脉注射,要求每小时尿量达 250mL 以上。

(3)碱性尿液:有利于巴比妥类由周围组织释出并经肾脏排泄。静脉滴注 5％碳酸氢钠液150～200mL。

3.促进苏醒药物

(1)纳洛酮:轻度 0.4～0.8mg,中度 0.8～1.2mg,重度中毒 1.2～2mg 静脉注射。必要时30 分钟重复 1 次,或 2～4mg 加入 5％～10％葡萄糖液 100～250mL 中静脉滴注。

(2)中药醒脑静脉注射射液也有一定的催醒作用。

4.维持呼吸与循环功能

保证气道通畅和充分的换气,持续给氧;必要时气管插管或气管切开,人工呼吸机呼吸。尽速纠正低氧血症和酸中毒,有利于心血管功能的恢复。如有休克应及时抗休克治疗,巴比妥类药物中毒引起的休克为中枢抑制所致,缩血管药物如去甲肾上腺素、间羟胺等常有较好抗休克效果。

5.血液净化疗法

对严重中效药物中毒或肾功能不全者,可考虑(血液或腹膜)透析疗法。对短效类药物中毒,利尿和透析的效果不理想,病情危重或有肝功能不全时可试用活性炭树脂血液灌流。当患者服用苯巴比妥量＞5g 或血苯巴比妥浓度＞80mg/L 时,应尽早予以血液净化治疗,首选血液灌流。

6.对症支持疗法

如中枢兴奋剂、抗感染、维持水电解质平衡、防治心力衰竭、脑水肿等。

四、抗精神病药物中毒

抗精神病药物是指能治疗各类精神病及各种精神症状的药物,又称强安定剂或精神阻断剂。

抗精神病药物种类包括:

1.吩噻嗪类

按侧链结构不同分为 3 类:

(1)二甲胺类:包括氯丙嗪、三氟丙嗪、乙酰丙嗪等,其急性中毒时中枢抑制、低血压、心脏毒性和锥体外系反应均较显著。

(2)哌嗪类:包括奋乃静、氟奋乃静、三氟拉嗪、丙氯拉嗪等,其急性中毒时锥体外系反应重,低血压与心脏毒性较轻。

(3)哌啶类:包括硫利达嗪、美索达嗪哌泊噻嗪和哌西他嗪等,其急性中毒时中枢抑制与心脏毒性严重,而锥体外系反应轻。

2.丁酰苯类

包括氟哌啶醇、氟哌利多、三氟哌多、替米哌隆、溴哌利多和匹莫齐特等,其急性中毒时锥体外系反应重,中枢抑制、低血压、抗胆碱作用及心脏毒性轻。

3.硫杂蒽类

其代表药物为氯普噻吨(泰尔登)。此外还有珠氯噻醇、氯哌噻吨、氟哌噻吨和替沃噻吨等。其急性中毒时中枢抑制、低血压、心脏毒性和锥体外系反应较轻,但易致心律失常、惊厥。

4.其他抗精神病药

舒必利、硫必利、奈莫必利、瑞莫必利、曲美托嗪、莫沙帕明、利培酮、氯氮平、奥氮平、佐替平、洛沙平、舒托必利、氯噻平和奥昔哌汀等。本类药物急性中毒时病情一般较氯丙嗪中毒轻。

在抗精神病药物中,以吩噻嗪类及丁酰苯类最常发生急性中毒,引起心脏、神经毒性、锥体外系反应和抗胆碱症状,但其性质远不及三环类抗抑郁药严重,较少致死。其中,氯丙嗪临床应用最广泛,是典型代表药。以下主要介绍氯丙嗪中毒,其他药物中毒可参考氯丙嗪中毒,解救方法主要是对症支持治疗。

(一)诊断要点

1.药物接触史

接触史要可靠,尤其注意精神病有自杀妄想者,并注意同时吞服多种药物。

2.临床表现特点

误服后于 0.5～2 小时出现症状。轻者仅有轻度头晕、困倦、注意力不集中、表情淡漠、共济失调;重者出现神经、心脏及抗胆碱毒性症状。

(1)神经系统症状。

1)锥体外系反应:有三种表现,即震颤麻痹综合征,静坐不能(舞蹈症)和急性张力障碍反应(如斜颈、吞咽困难、牙关紧闭等),可在急性过量中毒后 24～72 小时发生。

2)意识障碍:嗜睡,浅昏迷或深昏迷、大小便失禁,重者伴瞳孔缩小,呼吸抑制,可出现发作性躁动或肌肉震颤、痉挛。

3)体温调节紊乱:导致过低温,偶见高热。

4)癫痫发作:多出现于原有癫痫或器质性脑病者。

(2)心血管系统症状:可有四肢发冷、心悸、血压下降、直立性低血压(由卧位骤然起立时突然晕倒,血压下降),严重者可发生持续性低血压和休克。由于药物具有奎尼丁样膜稳定及心肌抑制作用,中毒者出现心律失常(窦性心动过速、房室和室内传导阻滞、室性期前收缩及室性心动过速等)、PR 及 QT 间期延长,ST－T 改变。低血压和心律失常是本品中毒的主要心血管系统表现。

(3)抗胆碱毒性症状:口干、视物模糊、瞳孔扩大、皮肤潮红干燥、肌张力增加、心动过速、便秘及尿潴留等。

(4)其他症状:消化道症状(恶心、呕吐、腹痛、肝脏损害)。对本品过敏者,即使治疗剂量也可引起剥脱性皮炎、粒细胞缺乏症及胆汁淤积性肝炎而死亡。慢性精神病用本药治疗的患者可能发展到抗精神病药恶性综合征：高热、强直、昏迷，伴大量出汗、乳酸酸中毒及横纹肌溶解。

3.毒物检测

患者呕吐物、洗胃液和尿的毒物分析及血药浓度测定，均有助于诊断与预后判断。

(二)治疗要点

本类药物中毒无特效解毒剂，以对症支持治疗为主。重点是识别并及时处理心血管系统并发症。

1.清除毒物

口服中毒者洗胃、导泻、灌服活性炭。

2.对症支持治疗

(1)一般处理：监测并稳定生命体征，保暖，供氧，保持呼吸道通畅，对呼吸抑制者行气管插管，人工通气，维持水、电解质和酸碱平衡。

(2)中枢神经系统抑制较重时，可用安钠咖、甲氯芬酯等。

(3)防治低血压和休克：应积极补充血容量，纠正缺氧、酸中毒和心律失常。如血压仍低则应加用升压药，主张用去甲肾上腺素、去氧肾上腺素、间羟胺等 α 受体激动剂。具有 β 受体激动作用者如肾上腺素、多巴胺、异丙肾上腺素等，应避免使用，否则可加重低血压(因氯丙嗪中毒已将 α 受体阻断，使 β 受体兴奋占优势，外周血管扩张而使低血压加重)。

(4)防治心律失常：治疗奎尼丁样心脏毒性作用(QT 间期延长、QRS 波增宽)可用 5% 碳酸氢钠 250mL 静脉输注；室性心律失常者以利多卡因为首选。

(5)控制癫痫发作：以地西泮为首选，也可选用苯妥英钠、异戊巴比安等治疗。

(6)锥体外系反应的治疗：急性张力障碍反应可用苯海拉明 25~50mg 口服或 20~40mg 肌内注射或 10~20mg 缓慢静脉注射；震颤麻痹综合征时可用东莨菪碱 0.3~0.6mg 肌内注射或苯海索(安坦)2mg 口服，每日 2 次，共 2~3 天。若症状较轻则无须处理。

3.血液净化疗法

对重症患者可行血液净化治疗。

五、抗抑郁症药中毒

抗抑郁症药用于治疗抑郁症或抑郁状态。临床常用的有。①三环类抗抑郁药(TCA)：丙米嗪、地昔帕明、氯米帕明、曲米帕明、阿米替林、去甲替林、普罗替林、多塞平、奥匹哌醇和度硫平等；②四环类抗抑郁药：马普替林、米安色林和米塔扎平等；③单胺氧化酶抑制剂(MAOD)：吗氯贝胺、异卡波肼和托洛沙酮等；④5-羟色胺再摄取抑制剂(SSRIs)：氟伏沙明、氟西汀(百忧解)、帕罗西汀(赛乐特)、舍曲林(左乐复)等。临床上因故意或意外摄入所致急性中毒常有发生，引起神经与心血管系统毒性，可导致致命后果，其病死率在因药物中毒所致死亡中居前位。其中以老三环类药毒性较大，按其急性中毒病死率依次为阿米替林、度硫平、地昔帕明、多塞平和曲米帕明。SSRIs 因其选择性强、不良反应少，在许多国家已成抗抑郁症药的首选药物；并且临床上产生急性中毒者罕见。以下主要介绍阿米替林中毒，其他药物中毒可参照阿米替林中毒，解救方法主要是用特效解毒药碳酸氢钠和对症支持治疗。

（一）诊断要点

1.病史

有过量摄入本品史。临床上急性中毒发生于一次吞服大量药物企图自杀者，1.5～3.0g 剂量可致严重中毒而死亡，与单胺氧化酶抑制剂、吩噻嗪类抗精神病药、拟交感药及巴比妥类药物合用，可使其心血管、神经系统毒性及呼吸抑制作用增强。

2.临床表现特点

以中枢神经系统和心血管系统症状为主，兼有抗胆碱症状。症状于吞服后 4 小时内出现，24 小时达高峰，持续 1 周左右。典型表现为 TCA 超量中毒特征性的昏迷、惊厥发作和心律失常三联征。早期死亡多因呼吸抑制、心律失常和反复癫痫发作；晚期死因有循环衰竭及 MOF。

（1）中枢神经系统症状：可有躁狂状态、锥体外系反应及自主神经失调症状。由于本品的抗胆碱作用，故在中毒陷入昏迷前常见兴奋激动、谵妄、体温升高、肌肉抽搐、肌阵挛或癫痫样发作。昏迷可持续 24～48 小时，甚至数日。

（2）心血管系统症状：血压先升高后降低、心肌损害、心律失常（期前收缩、心动过速、房室传导阻滞等），突然虚脱，甚至猝死。心电图检查常示 PR 及 QT 间期延长，QRS 波增宽。其中 QRS 波增宽是本品中毒的特征性表现。缓慢的心律失常常提示严重的心脏毒作用。严重低血压常源于心肌抑制，部分患者可发生进行性不可逆性心源性休克而死亡。

（3）抗胆碱症状：口干、瞳孔扩大、视物模糊、皮肤黏膜干燥、发热、心动过速、肠鸣音减少或消失、尿潴留等。

（二）治疗要点

本品中毒特效解毒剂是碳酸氢钠。治疗重点是纠正低血压、心律失常及控制癫痫发作。

1.一般措施

（1）口服中毒者洗胃、导泻、灌服活性炭 50～100g。

（2）持续心电监护。

（3）保持呼吸道通畅，高流量供氧，对昏迷、呼吸抑制者可行气管插管，人工通气。

（4）维持水、电解质和酸碱平衡，保持充足尿量。

（5）高热者行物理降温，禁用氯丙嗪、异丙嗪。

（6）急性肌张力障碍者可肌内注射东莨菪碱 0.3～0.6mg 或苯海拉明 20～40mg。

2.碳酸氢钠治疗

碱化血液能减轻本品的神经和心脏毒性，对癫痫发作及各类心律失常起到有效的防治作用，属基础治疗和特异性治疗，其机制不明。可用 5% 碳酸氢钠 125～250mL 静脉滴注，根据血气分析调整用药，维持动脉血 pH7.45～7.55 之间。

3.纠正低血压及休克

首先应积极补充血容量，纠正缺氧、酸中毒及心律失常，对血压仍低者应加用间羟胺、去甲肾上腺素、去氧肾上腺素（新福林）等 α 受体激动剂，对具有 β 受体激动作用的异丙肾上腺素、肾上腺素和多巴胺等药物不宜用。

4.纠正心律失常

（1）缓慢性心律失常：严重心动过缓伴血压下降者应行紧急临时心脏起搏，准备期间可用异丙肾上腺素 1mg 加入 5％葡萄糖液 500mL 中静脉滴注。

(2)室上性心动过速：可选用胺碘酮、普罗帕酮等药物静脉注射；对血流动力学不稳定者可行同步电复律，或行食管调搏超速抑制。

(3)室性心律失常：可选用利多卡因、胺碘酮等，但不宜用普鲁卡因胺，因可能加重心脏毒性。对伴有血流动力学不稳定的室速，首选同步电复律治疗。扭转型室速者，首选硫酸镁治疗，并及时纠正电解质紊乱如低钾血症等。

5.控制癫痫发作

癫痫发作时可用苯妥英钠治疗，避免应用地西泮及巴比妥类药物，后二者具有中枢神经和呼吸抑制作用。

6.血液净化疗法

对重症患者可行血液灌流治疗。

六、阿托品类药物中毒

阿托品类药物是从茄科植物颠茄和曼陀罗中提取的生物碱。包括阿托品和东莨菪碱，含有阿托品类生物碱的植物性生药如颠茄曼陀罗、白曼陀罗(洋金花)、莨菪子(天仙子)、山莨菪等，阿托品的合成代替品如后马托品、贝那替嗪(胃复康)、丙胺太林(普鲁本辛)、山莨菪碱(654－2)、溴甲阿托品(胃疡平)、苯海索(安坦)等。阿托品的最小致死量 80～130mg，个别病例为 50mg。东莨菪碱口服极量为 5mg/次，致死量为 8mg 左右。

(一)诊断要点

阿托品或颠茄中毒时，可出现多语、躁动、谵妄、哭笑无常、意识障碍、定向力丧失、幻觉、双手摸空等中枢神经系统兴奋症状；阵发性、强直性抽搐为毒物刺激脊髓所致。此外，还有极度口渴、咽喉干燥、吞咽困难、声音嘶哑、皮肤干燥而潮红、瞳孔散大、小便潴留(老年人常见)及心率增快。由于无汗及体温调节中枢的麻痹可引起高热；严重病例可因周围血管明显扩张及血管运动中枢麻痹而致血压下降乃至休克，最终出现呼吸衰竭而死亡。

曼陀罗(其根、茎叶、花及果实均含有阿托品、莨菪碱、东莨菪碱等)中毒多在吞食浆果后0.5～3小时出现症状，大多与阿托品相似，但有不发热、皮肤不红等特点，是由于其中所含东莨菪碱的拮抗作用所致。东莨菪碱对呼吸中枢有兴奋作用，对中枢神经系统有镇静作用，故其中毒时中枢神经系统兴奋症状不显著，而表现为反应迟钝、昏睡等抑制症状；其散瞳及抑制腺体分泌的作用比阿托品强，其中毒引起的瞳孔散大可持续多日。洗胃液中寻找曼陀罗及其果实等食物残渣有助诊断。

(二)治疗要点

1.停用阿托品类药物

口服中毒者早期用 1：5000 高锰酸钾溶液洗胃或 3％～5％鞣酸溶液洗胃，再给予硫酸镁导泻。洗胃困难者，皮下注射阿扑吗啡 5mg 以催吐。静脉输液以促进毒物从肾脏排出。

2.特异性解毒剂

(1)毛果芸香碱：每次 5～10mg，皮下注射，严重中毒 5～15 分钟 1 次，中度中毒可每隔 6 小时 1 次，直至瞳孔缩小、口腔黏膜湿润及症状减轻为止。

(2)毒扁豆碱(依色林)：0.5～2mg 缓慢静脉注射，每分钟不宜超过 1mg；必要时可重复应用,成人总量可用至 5mg。

(3)新斯的明:在抗胆碱酯酶时可导致 N 受体和 M 受体同时兴奋。口服,每次 10～20mg,每日 3 次,或每次 0.5～1.0mg,皮下注射,每 3～4 小时 1 次,直至口干消失为止。应注意:在治疗有机磷农药中毒时引起的阿托品中毒则不能用毒扁豆碱、新斯的明等抗胆碱酯酶药,只能用毛果芸香碱。

3.对症处理

(1)对狂躁不安或惊厥者,可采用快速短效镇静剂,如 10% 水合氯醛 10～20mL 保留灌肠,或地西泮 10～20mg 肌内注射,或氯丙嗪 25～50mg 肌内注射,或副醛 5～10mL 肌内注射等,但禁用吗啡及长效巴比妥类药物,以免与阿托品类中毒后期的抑制作用相加而增加呼吸中枢的抑制。

(2)出现中枢抑制症状时,可用中枢兴奋剂如氨钠咖。

(3)高热时行物理降温,采用冰袋冷敷、酒精擦浴、冷盐水灌肠等,必要时用解热剂。重症者可用皮质激素。

(4)尿潴留时应导尿,以防尿中之生物碱在膀胱内重新吸收。

(5)防治休克和呼吸衰竭等。

七、水杨酸类药物中毒

临床上常用水杨酸类药物有水杨酸钠、阿司匹林(乙酰水杨酸)和复方阿司匹林(由阿司匹林、非那西汀及咖啡因共同制成)等,此外,还有外用的水杨酸酯(冬绿油)和水杨酸酊,均具有解热、镇痛作用。常因一次吞服大量或在治疗过程中剂量过大及频繁投用而致中毒。阿司匹林最小致死量 0.3～0.4g/kg,成人经口最小致死量 5～10g;水杨酸钠的最小致死量 0.15g/kg。小儿内服水杨酸酯致死量约为 4mL。

(一)诊断要点

1.毒物接触史

有服用大量水杨酸类药物史。

2.临床表现

(1)轻度中毒:咽喉、上腹部灼热感,恶心、呕吐、腹泻、头痛、头晕、耳鸣;

(2)重度中毒:大量出汗、面色潮红、频繁呕吐、消化道出血、皮肤花白、发绀呼吸深快、烦躁不安、精神错乱、惊厥,并可出现昏迷、休克、呼吸衰竭。

(3)过敏患者可出现荨麻疹、血管神经性水肿、水肿和休克。易感者可迅速发生哮喘,重症可致死,称为"阿司匹林哮喘"。

3.实验室检查

(1)血液 CO_2、CP 降低,凝血酶原时间延长,尿中可有蛋白、红细胞、管型、酮体等。

(2)三氯化铁定性试验:在患者尿液中滴加几滴 10% 三氯化铁溶液,若尿中有水杨酸类,则呈紫色到紫红色。

(3)血清水杨酸盐测定:一般血清水杨酸盐含量超过 0.4g/L(40mg%),即可出现呼吸增强、酸中毒及意识障碍等。

(二)治疗要点

1.立即停药

用清水或 2％～5％碳酸氢钠溶液洗胃,硫酸钠导泻,同时灌服活性炭 50～100g。

2.碱化尿液、加速排泄

水杨酸类自尿中排出的速度取决于尿 pH,pH7.5 的排出量是 pH 为 6 时的 20～30 倍,故可用碳酸氢钠碱化尿液。应监测尿液 pH,因代谢性酸中毒时尿液呈明显酸性,其中的水杨酸盐可被再吸收。应用碳酸氢钠使尿液 pH 提高到 7～7.5 有助于清除体内水杨酸盐,同时应补钾,因组织缺钾时尿液难以碱化。避免使用乙酰唑胺碱化尿液。

3.对症处理

及时纠正水电解质与酸碱平衡失调,防治休克和脑水肿。对抽搐,可用小剂量镇静、抗惊厥药物,禁用巴比妥类、副醛、吗啡等中枢抑制剂。有出血倾向时给予大剂量维生素 K 静脉注射,也可用维生素 K 肌内注射。

4.血液净化疗法

病情危重者,应尽早行透析疗法。其指征为:血清水杨酸盐含量＞0.9g/L、心血管不稳定性、难治性代谢性酸中毒、严重低钾血症或者肾衰竭。

八、其他药物急性中毒

(一)水合氯醛中毒

水合氯醛在胃内吸收迅速,血浆蛋白结合率约 40％,在肝脏经乙醇脱氢酶的作用降解为三氯乙醇(活性成分)、三氯乙酸及数种葡糖苷酸。三氯乙酸的 $t_{1/2}$ 为 34～35 小时,三氯乙醇的 $t_{1/2}$:为 10～13 天。水合氯醛中毒常见原因为误服、自杀吞服过量和用药过量引起。水合氯醛成人中毒量为 4～5g,儿童中毒量为 1.5g,成人最小致死量为 5～10g。中毒血药浓度值为 100μg/mL,致死血药浓度值为 250μg/mL。

1.水合氯醛中毒临床表现特点

(1)治疗量下可出现消化道刺激症状,如恶心、呕吐、腹泻等。

(2)过量服用后 2～3 小时出现明显的中毒症状,呼出气体有梨样气味,初期瞳孔缩小,后期可扩大;并出现低血压、心律异常、肺水肿、呼吸困难、组织缺氧、言语表达异常、抽搐、昏迷等表现。

(3)肝肾功能损害表现。

2.急诊处理要点

(1)口服中毒者立即洗胃,并用硫酸钠导泻。由直肠给药引起的中毒者应即时洗肠。水合氯醛中毒时洗胃要注意防止食管、胃穿孔。

(2)静脉输液以促进排泄。

(3)对出现室性心律不齐的患者可应用 β 受体阻滞剂,如普萘洛尔(心得安),也可用利多卡因。氟马西尼对改善呼吸衰竭和昏迷有一定疗效。

(4)重症患者应尽早行血液净化治疗(血液透析或血液灌流)。

(5)对症与支持治疗。

(二)对乙酰氨基酚中毒

对乙酰氨基酚(paracetamol,扑热息痛,市售药名有泰诺、百服宁、必理通等)的治疗量为10~15mg/kg儿童中毒量约为150mg/kg,成人经口中毒量约为7.5g,致死量为5~20g,造成肝坏死的剂量阈值约为250mg/kg。成人一次服用15g以上者,约80%可发生严重肝损害乃至死亡。

对乙酰氨基酚的中毒量并非固定值,与饮酒史、营养状况及合并用药情况有关。造成中毒的原因有:误服大量本品;长期或大量服用本药;长期饮酒或巴比安类药物者,长期服用本药可增加肝毒性;长期与阿司匹林或其他非甾体抗炎药合用,可增加毒性;过敏反应。应避免长期或大量服用本品,因镇痛用药,成人连续服用不超过10天,小儿不超过5天;用于发热不超过3天。

急性中毒主要表现在肝脏损害(中毒性肝炎或急性肝衰竭),可分为3期:①服药后24小时内,患者可有轻度厌食、恶心、呕吐和出汗。②服药后24~48小时,患者自感稍好,但有右上腹肝区疼痛,并可发现肝功能异常。③2~4天后发生肝坏死、肝性脑病、心肌损害及肾衰竭,黄疸明显、凝血酶原时间显著延长。

肾脏损害可有蛋白尿、血尿、少尿,甚至肾衰竭。过敏反应可有皮疹、荨麻疹、皮炎、支气管哮喘等。

治疗要点。①大剂量服用后,立即催吐、洗胃、硫酸钠导泻。②应用解毒剂——乙酰半胱氨酸(痰易净):用药越早越好(24小时内)。用法:5%乙酰半胱氨酸水溶液加果汁内服,如服后1小时呕吐,可再补服1次,如连续呕吐可下胃管将药液直接导入十二指肠。用量:140mg/kg为起始量,70mg/kg为后续量,每4小时1次,17次可达解毒的负荷量。静脉滴注:成人,第1阶段,150mg/kg加入5%葡萄糖液200mL中静脉滴注15~120分钟。第2阶段,50mg/kg加入5%葡萄糖液500mL中静脉滴注4小时。第3阶段,100mg/kg加入5%葡萄糖液1000mL中静脉滴注16小时。儿童,根据患儿的年龄和体重调整用量。③尽早行血液净化疗法。④对症支持治疗,应用皮质激素等。

(三)异烟肼中毒

异烟肼(雷米封)成人1次内服1.5g可致轻度中毒,6~10g可致严重中毒。主要毒理作用是对中枢神经系统的影响:异烟肼进入体内后,结合并转移脑细胞中的磷酸吡哆醛,形成异烟肼吡哆醛,妨碍维生素B_6的利用,中枢性抑制递质GABA浓度降低,导致中枢神经系统兴奋性增加,造成惊厥。大剂量异烟肼本身可对肝细胞产生毒害作用。大量内服后0.5~4小时出现中毒症状,表现有头晕、乏力、呕吐、流涎、多汗、嗜睡、动作迟钝、烦躁不安、痛觉过敏、肌纤维震颤、平衡障碍、排尿困难、发绀、精神异常等。严重者可发生强直性痉挛或惊厥、抽搐、昏迷、高热、肺水肿、代谢性酸中毒及中毒性肝病、氮质血症等,最终死于呼吸、循环衰竭。

治疗要点:①口服中毒洗胃,活性炭50~100g灌服,硫酸钠导泻。②及早足量应用异烟肼拮抗剂维生素B_6。用1g维生素B_6对抗1g异烟肼。首剂按摄入异烟肼总量的1/2或1/3给予维生素B_6静脉注射或静脉滴注,随后分次重复使用,直至神志清楚或抽搐停止。③控制抽搐发作,首选地西泮静脉应用。④对严重中毒或有肾衰竭者用血液净化疗法。⑤对症处理。

(四)苯妥英钠中毒

苯妥英钠为抗癫痫药物。如开始剂量过大,剂量增加太快,或儿童每日总量＞8mg/kg,成人每日维持总量达0.6g,即可出现中毒症状。成人1次最小致死量约为2.0g。急性中毒后,可有眩晕、头痛、呕吐、共济失调、复视、眼球震颤,严重者可出现烦躁不安、呼吸急促、精神错乱、体温升高、角弓反张、大小便失禁、昏迷、血压下降等。最终患者可死于呼吸循环衰竭。

治疗要点:①口服中毒者、洗胃、导泻。②静脉补液,同时用利尿剂,以加速毒物排泄。③对症处理。④对严重中毒者用血液净化疗法。

(五)钙通道阻滞剂中毒

钙通道阻滞剂(维拉帕米、硝苯地平、尼莫地平等)误服大剂量易致中毒,与β受体阻滞剂联合应用不当时亦易发生中毒。急性中毒主要表现有恶心、呕吐、头痛、眩晕、心动过缓,不同程度的心脏传导阻滞或窦性停搏、心衰、低血压、休克等。

治疗要点:①口服中毒者洗胃、活性炭50～100g灌服,硫酸钠导泻。②给予钙剂可使血压上升、心肌收缩力增强、心率加快,房室传导阻滞减轻或消失。常用10%氯化钙10mL加入葡萄糖溶液20mL内缓慢静脉注射,随后每小时以20～50mg/kg静脉滴注。在用药后30分钟及以后每2小时测1次血钙,使血钙浓度维持在2mmol/L。钙剂用量多在1～7g。足量钙剂无效时,应选用儿茶酚胺类药物。③低血压者应用升压药(多巴胺、间羟胺、去甲肾上腺素等)。④对有心动过缓、房室传导阻滞者,应用阿托品、异丙肾上腺素,无效时可安置临时起搏器。

(六)β受体阻滞剂中毒

β受体阻滞剂(普萘洛尔、美托洛尔、氧烯洛尔、阿替洛尔等)误服、误用或短期内重复多次用药、一次用量过大或注射速度过快导致中毒。急性中毒最常见的症状是心血管系统(心动过缓、低血压、房室传导阻滞,甚至心源性休克),尚可有恶心、呕吐、腹泻、腹胀、乏力、嗜睡、视力障碍、气急、发绀等。

治疗要点:①口服急性中毒者,应及早催吐、洗胃、导泻。②对症支持处理:如心动过缓或房室传导阻滞可静脉注射阿托品,静脉滴注异丙肾上腺素等。出现严重低血压和心动过缓者可立即予胰高血糖素5～10mg静脉注射,继之以1～5mg/h静脉滴注;或者予以肾上腺素1～4μg/min静脉滴注,直至有效。

(七)氨茶碱中毒

氨茶碱是茶碱与乙二胺的复合物。急性中毒常因误用、用量过大或注射速度过快等所致(少数是对本药敏感)。氨茶碱的有效浓度范围是10～20μg/mL,＞30μg/mL大多会出现中毒症状。急性中毒通常表现有恶心、呕吐、颤抖、无力、心动过速、低血钾及代谢性酸中毒。

1.临床表现

(1)心血管系统,心动过速为中毒常见症状。血药浓度＞35μg/mL,半数患者发生危险的室性心律失常。静脉注射速度过快可致严重心律失常、阿斯综合征甚至猝死。正常氨茶碱静脉注射时亦可致呼吸骤停。

(2)神经系统有焦虑、激动、颤抖、失眠、癫痫发作、谵妄、抽搐、惊厥、精神错乱等。

(3)超敏反应因乙二胺所致,有皮疹、血管神经性水肿、胃肠道过敏(腹痛、呕吐、腹胀)等,甚至发生过敏性休克。

(4)氨茶碱注射或注射后15分钟内有可能发生严重不良反应如呼吸困难、面色青紫或苍白、大汗、心悸、大小便失禁、惊厥,甚至死亡。

(5)重症中毒惊厥、低血压、室性心律失常等服药后12~16小时或更长时间发生,部分是因服用缓释剂所致。

2.治疗要点

(1)口服急性中毒者,应及早催吐、洗胃、服用活性炭。

(2)抗惊厥治疗,用苯巴比妥钠,其脂溶性高,可透过血脑屏障,抑制中枢神经系统;尚可诱导肝微粒体酶加速氨茶碱的灭活。

(3)低血压、心动过速、室性心律失常,是因β受体兴奋。此时用小剂量β受体阻滞剂静脉注射,如普萘洛尔0.01~0.03mg/kg,或艾司洛尔25~50μg/(kg·min)。

(4)重症中毒及早行血液灌流治疗。

(八)克伦特罗(瘦肉精)中毒

瘦肉精为饲料添加剂,其正式药名为克伦特罗,为强效选择性$β_2$受体激动剂。饲料添加剂用量约为治疗剂量的5~10倍,通过食用含瘦肉精残留的动物内脏(肝脏、肺、眼球)或肉类而致中毒。病情的轻重与进食量有关,进食后潜伏期15分钟~6小时。

1.临床表现

心悸、心动过速、多汗、肌肉震颤、头痛、眩晕、恶心、口干、失眠、呼吸困难、神经紧张、皮肤瘙痒等,重症可发生惊厥、高血压危象。症状持续时间90分钟~6天。

2.治疗要点

(1)早期可予以洗胃、导泻;对已经进入血中的药物采取输液和强化利尿的方法加速药物清除。

(2)对症处理:惊厥者可用地西泮静脉注射,血压过高时适当降压,快速心律失常时用β受体阻滞剂等。

(3)监测血钾水平和及时补钾。

第二节　急性农药中毒

一、急性有机磷农药中毒

急性有机磷农药中毒(AOPP)主要是有机磷农药通过抑制体内胆碱酯酶(ChE)活性,失去分解乙酰胆碱(ACh)能力,引起体内生理效应部位ACh大量蓄积,使胆碱能神经持续过度兴奋,导致先兴奋后衰竭的一系列毒蕈碱样、烟碱样和中枢神经系统等中毒症状和体征。严重者,常死于呼吸衰竭。

(一)诊断要点

1.有机磷农药接触史

是确诊AOPP的主要依据,尤其是对无典型中毒症状或体征者更为重要。在日常生活中的急性中毒主要是由于误服、自服或饮用被农药污染的水源或食入污染的食品；也有因滥用农药治疗皮肤病或驱虫而发生中毒的。

常见的有机磷农药有：

(1)剧毒类：$LD_{50} < 10mg/kg$，如对硫磷(1605)、内吸磷(1059)、甲拌磷(3911)、速灭磷和特普等。

(2)高毒类：$LD_{50} 10 \sim 100mg/kg$，如甲基对硫磷、甲胺磷、氧乐果、敌敌畏、磷胺、久效磷等。

(3)中度毒类：$LD_{50} 100 \sim 1000mg/kg$，如乐果、倍硫磷、除线磷、敌百虫等。

(4)低毒类：$LD_{50} 1000 \sim 5000mg/kg$，如马拉硫磷(4049)、肟硫磷(辛硫磷)、碘硫磷等。我国为保护粮食、蔬菜和水果等农产品的质量安全，从 2007 年起停止使用对硫磷、甲基对硫磷、甲胺磷、磷胺和久效磷 5 种高毒有机磷农药。

2.临床表现特点

经皮肤吸收中毒，一般在接触 2～6 小时后发病，口服中毒在 10 分钟至 2 小时内出现症状。一旦中毒症状(急性胆碱能危象)出现后，病情迅速发展。其典型症状和体征主要有：流涎、大汗、瞳孔缩小和肌颤(肉跳)。

一般当出现上述症状或体征和有农药接触史，可诊断为 AOPP；如 4 个症状或体征中仅出现 3 个，也应考虑为 AOPP。

(1)急性胆碱能危象表现。

1)毒蕈碱样症状：又称 M 样症状，主要是副交感神经末梢过度兴奋，产生类似毒蕈碱样作用，表现为平滑肌痉挛和腺体分泌增加。先有恶心、呕吐、腹痛、多汗，尚有流泪、流涕、流涎、腹泻、尿频、大小便失禁、心跳减慢和瞳孔缩小；支气管痉挛和分泌物增加、咳嗽、气促，严重者出现肺水肿。

2)烟碱样症状：又称 N 样症状，ACh 在横纹肌神经肌肉接头处过多蓄积和刺激，使面、眼睑、舌、四肢和全身横纹肌发生肌纤维颤动，甚至全身肌肉强直性痉挛、全身紧缩和压迫感，而后发生肌力减退和瘫痪。呼吸肌麻痹引起周围性呼吸衰竭。交感神经节受 ACh 刺激，其节后交感神经纤维末梢释放儿茶酚胺，表现为血压升高和心律失常。

3)中枢神经系统症状：过多 ACh 刺激所致。表现为头晕、头痛、疲乏、共济失调、烦躁不安、谵妄、抽搐和昏迷。有的发生呼吸循环衰竭死亡。

(2)中间型综合征：多发生于重度 AOPP(甲胺磷、乐果、敌敌畏、久效磷等)中毒后 24～96 小时，在胆碱能危象和迟发性多发性神经病之间，故称中间型综合征，但并非每个中毒者均发生。发病时胆碱能危象多已控制，表现以肌无力最为突出。涉及颈肌、肢体近端肌脑神经Ⅲ～Ⅶ和Ⅹ所支配的肌肉，重者累及呼吸肌。表现为：抬头困难、肩外展受限；眼外展及眼球活动受限，眼睑下垂，睁眼困难，复视；颜面肌、咀嚼肌无力、声音嘶哑和吞咽困难；呼吸肌麻痹则有呼吸困难、频率减慢、胸廓运动幅度逐渐变浅，进行性缺氧致意识障碍、昏迷以至死亡。ChE 活性明显低于正常。一般维持 2～20 天，个别可长达 1 个月。其发病机制与 ChE 长期受抑制，影响神经肌肉接头处突触后功能有关。

(3)迟发性多发性神经病：AOPP 患者症状消失后 2～3 周出现迟发性神经损害，表现为感觉、运动型多发性神经病变，主要累及肢体末端，发生下肢瘫痪，四肢肌肉萎缩等。全血 ChE

活性正常,神经肌电图检查提示神经源性损害。目前认为此种病变不是 ChE 受抑制引起,可能是由于有机磷农药抑制神经靶酯酶(NTE)使其老化所致。多发生于甲胺磷、敌敌畏、乐果和敌百虫等有机磷农药重、中度中毒的患者。

3.实验室检查

(1)全血胆碱酯酶活力测定:ChE 活性测定不仅是诊断 AOPP 的一项可靠检查,而且是判断中毒程度、指导用药、观察疗效和判断预后的重要参考指标。

(2)有机磷农药的鉴定:当中毒者使用或服用的农药或毒物种类不清时,可对其剩余物进行鉴定。

(3)尿中有机磷农药分解产物测定:如对硫磷中毒尿中测到对硝基酚,敌百虫中毒尿中三氯乙醇增加。

4.急性中毒程度分级

(1)轻度中毒:仅有 M 样症状,全血 ChE 活力 70%～50%。

(2)中度中毒:M 样症状加重,出现 N 样症状,ChE 活力 30%～50%。

(3)重度中毒:除 M、N 样症状外,合并肺水肿、抽搐、意识障碍、呼吸肌麻痹和脑水肿,ChE 活力<30%。

(二)治疗要点

1.迅速清除毒物

将中毒者移离染毒环境,脱去污染衣物,用清水彻底清洗染毒的皮肤、指甲下和毛发。经口中毒者尽早洗胃,原则是宜用粗胃管反复洗胃,持续引流,即首次洗胃后保留胃管,间隔 3～4 小时重复洗胃,洗至引出液清澈、无味为止,洗胃液总量一般需要 10L 左右。洗胃液可用清水,2%碳酸氢钠溶液(敌百虫忌用)或 1:5000 高锰酸钾溶液(对硫磷忌用)。应待病情好转、ChE 活力基本恢复正常方可拔掉胃管。洗胃后注入 20%甘露醇 250mL 或 50%硫酸钠 60～100mL 导泻。如因喉头水肿或痉挛,不能插入胃管,或饱食后胃管阻塞,可胃造瘘洗胃。

2.特效解毒剂的应用

在清除毒物过程中,应同时使用胆碱酯酶重活化剂和抗胆碱药治疗。用药原则是:根据病情早期、足量、联合和重复应用解毒药,并且选用合理用药途径及择期停药。

(1)ChE 复能药:国内常用的有氯解磷定(氯磷定)和碘解磷定(解磷定),前者为首选。

氯解磷定的首次用量为:轻度中毒 0.5～1.0g,中度中毒 1.0～2.0g,重度中毒 2.0～3.0g,肌内注射或静脉注射。解磷定的剂量按氯解磷定剂量折算,1g 氯解磷定相当于 1.5g 解磷定,本品只能静脉应用。碘解磷定的首次用量为:轻度中毒 0.4～0.8g,中度中毒 0.8～1.2g,重度中毒 1.2～1.6g。首次给药要足量,旨在使解毒剂短时间内尽快达到有效血药浓度。应用 ChE 复能药后,N 样,症状如肌颤等消失和全血 ChE 活性恢复至 50%～60%以上时,显示 ChE 复能药用药剂量足,可暂停给药。如未出现上述指标,应尽快补充用药,再给首次半量。如洗胃彻底,轻度中毒无须重复用药;中度中毒首次足量给药后一般重复 1～2 次即可;重度中毒首次给药后 30～60 分钟未出现药物足量指征时应重复用药。

对 AOPP 中间综合征致呼吸衰竭患者,推荐用突击量氯解磷定静脉或肌内注射;1g 每小时 1 次,连用 3 次;接着 2 小时 1 次,连用 3 次;以后每 4 小时 1 次,直到 24 小时;24 小时后,每

4小时1次,用2～3天为一疗程;以后按4～6小时1次,时间视病情而定。胆碱酯酶活力达到50％～60％时停药。

ChE复能药对甲拌磷、对硫磷、内吸磷、甲胺磷、碘依可酯和肟硫磷等中毒疗效好,对敌敌畏、敌百虫中毒疗效差,对乐果和马拉硫磷中毒疗效不明显。对中毒24～48小时后已老化的ChE无复活作用。对ChE复能药疗效不佳者,以抗胆碱药和对症治疗为主。

(2)抗胆碱药。

1)外周性抗胆碱药:主要作用于外周M受体,能缓解M样症状,对N受体无明显作用。常用阿托品,首次用量为:轻度中毒2.0～4.0mg,中度中毒5.0～10.0mg,重度中毒10.0～20.0mg,依病情每10～30分钟或1～2小时给药1次,直至患者M样症状消失或出现"阿托品化"。阿托品化指征为口干、皮肤干燥、心率稍快(90～100次/分)、瞳孔较前扩大和肺湿啰音消失,显示抗胆碱药用量足,此时,可暂停给药或给予维持量。如未出现上述指标,应尽快补充用药至出现上述指标为止。当中毒晚期ChE已"老化"或其活性低于50％时,应给予适量抗胆碱药维持"阿托品化",直至全血ChE活性恢复至50％～60％以上为止。如出现瞳孔明显扩大、神志模糊、烦躁不安、抽搐、昏迷和尿潴留等为阿托品中毒,立即停用阿托品。

2)中枢性抗胆碱药:如东莨菪碱、苯那辛、苯扎托品等,对中枢M和N受体作用强,对外周M受体作用弱。东莨菪碱首次用量为:轻度中毒0.3～0.5mg,中度中毒0.5～1.0mg,重度中毒2.0～4.0mg。盐酸戊乙奎醚(长托宁)对外周M受体和中枢M、N受体均有作用,但选择性作用于M1、M3受体亚型,对M2受体作用极弱,对心率无明显影响;较阿托品作用强,有效剂量小,作用时间(半衰期6～8小时)长,不良反应少。首次用量为:轻度中毒1.0～2.0mg,中度中毒2.0～4.0mg,重度中毒4.0～6.0mg。首次用药需与氯解磷定合用。当中毒患者经急救治疗后,主要的中毒症状基本消失,全血ChE活性恢复至50％～60％以上时,可停药观察;如停药12～24小时以上,其ChE活性仍保持在60％以上时,可出院。但重度中毒患者通常至少观察3～7天再出院。

3.对症支持治疗

(1)保持呼吸道通畅:吸除气道分泌物,给氧;对昏迷患者,需气管插管,呼吸衰竭时进行人工通气。

(2)维持循环功能:包括抗休克治疗、纠正心律失常等。

(3)镇静抗惊:早期使用地西泮,能间接抑制中枢乙酰胆碱的释放,并通过阻滞钙通道抑制神经末梢发放异常冲动,保护神经肌肉接头。AOPP使用地西泮可起到镇静、抗焦虑、肌肉松弛、抗惊厥和保护心肌的作用。可用于经解毒治疗后仍有烦躁不安、抽搐的患者,用法为10～20mg肌内注射或静脉注射,必要时可重复。

(4)防治脑水肿、抗感染、维持水电解质酸碱平衡等,详见有关章节。

4.血液净化疗法

对重度中毒,尤其是就医较迟、洗胃不彻底、吸收毒物较多者,可行血液灌流或血浆置换治疗。

二、拟除虫菊酯类农药中毒

(一)诊断要点

1.病史

有短期密切接触较大剂量或口服拟除虫菊酯类农药史,如溴氰菊酯(敌杀死)、氰戊菊酯(速灭杀丁)、氯氰菊酯(灭百可)等。

2.临床表现特点

(1)生产性中毒:潜伏期短者1小时,长者可达24小时,平均6小时。田间施药中毒多在4~6小时起病,主要表现为皮肤黏膜刺激症状,体表污染区感觉异常(颜面、四肢裸露部位及阴囊等处),包括麻木、烧灼感、瘙痒、针刺和蚁行感等,系周围神经兴奋性增高的表现,停止接触数小时或十余小时后即可消失。常有面红、流泪和结膜充血,部分病例局部有红色丘疹样皮损。眼内污染立即引起眼痛、畏光、流泪、眼睑红肿和球结膜充血。呼吸道吸收可刺激鼻黏膜引发喷嚏、流涕,并有咳嗽和咽充血。全身中毒症状相对较轻(最迟48小时后出现),多为头晕、头痛、乏力、肌束震颤及恶心、呕吐等一般神经和消化道症状,但严重者也有流涎、肌肉抽动甚至抽搐,伴意识障碍和昏迷。

(2)口服中毒:多在10分钟至1小时出现中毒症状,先为上腹部灼痛、恶心、呕吐等消化道症状,可发生糜烂性胃炎。继而食欲不振、精神萎靡或肌束震颤,部分患者口腔分泌物增多,尚可有胸闷、肢端发麻、心慌、视物模糊、多汗等。重度中毒者出现阵发性抽搐,类似癫痫大发作,抽搐时、上肢屈曲痉挛、下肢挺直、角弓反张,伴意识丧失,持续约1/2~2分钟,抽搐频繁者每日发作可多达10~30次,各种镇静、止痉剂常不能明显奏效,可持续10~20天,也有无抽搐即意识障碍直至昏迷者。对心血管的作用一般是先抑制后兴奋,开始心率减慢,血压偏低,其后可转为心率增快和血压升高,部分病例尚伴其他心律失常。个别病例有中毒性肺水肿。

3.实验室检查

(1)毒物检测:拟除虫菊酯原形物质排泄迅速,停止接触12小时后在接触人员的尿中就难以测出。但其代谢产物可检测出的时间较长(2~5天)。有条件时可做毒物或其代谢产物检测。

(2)全血ChE活性:无明显变化,有助于与急性有机磷农药中毒(AOPP)鉴别。

(3)心电图检查:少数中毒患者ST段下降及T波低平,窦性心动过缓或过速,室性期前收缩或房室传导阻滞等。

4.急性中毒分级

(1)轻度中毒:常有头晕、头痛、恶心、呕吐、食欲不振、乏力、流涎、心慌、视力模糊、精神萎靡等,但体检无阳性发现。口服中毒者消化道症状更明显,可有上腹部灼痛及腹泻等。

(2)中度中毒:除上述症状外,尚有嗜睡、胸闷、四肢肌肉震颤、心律失常、肺部啰音等。

(3)重度中毒:有呼吸增快、呼吸困难、心悸、脉搏增快、血压下降、阵发性抽搐或惊厥、角弓反张、发绀肺水肿和昏迷等。病情迁延多日,危重者可致死亡。

5.鉴别诊断

需要鉴别的疾病有中暑、上呼吸道感染、食物中毒、脑卒中、原发性癫痫或其他急性农药中毒等。因本品的气味与有机磷相似,尤其应与AOPP相鉴别,除依据接触史外,本品中毒全血

ChE 活性大多正常,且多数不能耐受 5mg 以上阿托品治疗,一般预后较好,毒物检测有助于鉴别。

(二)治疗要点

1.清除毒物

生产性中毒者,应立即脱离现场,将患者移至空气新鲜处,脱去染毒的衣物。口服中毒者用肥皂水或 2%～4%碳酸氢钠溶液彻底洗胃,然后用 50%硫酸钠 40～60mL 导泻,并经胃管灌入活性炭 50～100g 吸附残余毒物。对有频繁抽搐、意识障碍或昏迷、中毒性肺水肿等表现的严重中毒病例,应尽早做血液灌流或血液透析治疗。

2.控制抽搐

常用地西泮或巴比妥类肌内注射或静脉注射。抽搐未发生前可预防性使用,控制后应维持用药防治再抽搐。抽搐发作时,可用地西泮 10～20mg 或异戊巴比妥钠(阿米妥)0.1～0.3g 静脉注射。亦可用苯妥英钠 0.1～0.2g 肌内注射或静脉注射,本品尚可诱导肝微粒体酶系,有利于加速拟除虫菊酯类农药的代谢解毒。

3.解毒治疗

无特效解毒剂,下述药物可试用:

(1)中枢性肌松剂:美索巴莫(舒筋灵)0.5g 肌内注射,或贝克洛芬 10mg 肌内注射,每日 2 次,连用 3 天。

(2)中药葛根素和丹参:对实验中毒动物有保护和治疗作用,已试用于临床,对控制症状和缩短疗程有一定的疗效。葛根素静脉滴注 5mg/kg,2～4 小时重复 1 次,24 小时用量不宜大于 20mg/kg,症状改善后改为每日 1～2 次,直至症状消失。亦可用复方丹参注射液治疗。

(3)阿托品:只能用于控制流涎和出汗等症状,0.5～1.0mg 肌内注射,发生肺水肿时可增大至每次 1～2mg,但总量不宜过大,达到控制症状即可。切不可企图用阿托品来做解毒治疗,否则将加重抽搐,甚至促进死亡。

4.其他

对症支持治疗。

三、氨基甲酸酯类农药中毒

氨基甲酸酯类农药包括:①萘基氨基甲酸酯类,如西维因;②苯基氨基甲酸酯类,如叶蝉散;③氨基甲酸肟酯类,如涕灭威;④杂环甲基氨基甲酸酯类,如呋喃丹;⑤杂环二甲基氨基甲酸酯类,如异索威等。除少数品种如呋喃丹、涕灭威等毒性较高外,大多数属中、低毒性。可经呼吸道、皮肤和消化道吸收,在体内代谢迅速,一般 24 小时即以代谢产物的形式从尿中排出摄入量的 70%～80%。中毒机制是其可与 ChE 阴离子和酯解部位结合,形成可逆性的复合物,即氨基甲酰化,使其失去对 ACh 的水解能力,致 Ach 蓄积产生相应的临床表现。但氨基甲酰化 ChE 易水解,使 ChE 活性于 4 小时左右自动恢复。因此,尽管中毒开始病情较重,一旦脱离接触,ChE 即很快复能,症状也很快消失,24 小时几乎完全恢复正常。本类农药中毒禁用 ChE 复能药。

(一)诊断要点

1.毒物接触史

有氨基甲酸酯类农药接触史。

2.临床表现特点

本类农药中毒临床表现与有机磷农药中毒类似,但其具有潜伏期矩、恢复快、病情相对较轻,只要彻底清除毒物,病情通常无反复等特点。经皮吸收中毒潜伏期大约为 0.5～6 小时,经口中毒多在 10～30 分钟内发病。主要表现有头晕、头痛、乏力、恶心、呕吐、流涎、多汗、瞳孔缩小,严重者可出现呼吸困难、肌颤、腹痛、腹泻、意识障碍、抽搐、惊厥、发绀、昏迷、大小便失禁等,可因呼吸麻痹致死,死亡多发生于中毒发作后的 12 小时内。经皮中毒局部皮肤可有潮红,甚至出现皮疹,乃药剂的直接刺激作用所致。中毒程度分级可参照有机磷中毒的分级标准划分。

(二)治疗要点

1.清除毒物

生产性中毒者应迅速脱离中毒环境,除去染毒衣物,用肥皂水或 2% 碳酸氢钠溶液清洗染毒部位。经口中毒者,立即用清水或 2% 碳酸氢钠液洗胃,然后注入 50% 硫酸钠 50mL 导泻。

2.解毒治疗

应及早应用阿托品类药物,禁用 ChE 复能药;但如系本品与有机磷农药混合中毒,则往往先有较短期的氨基甲酸酯农药中毒阶段,继之出现较长而严重的有机磷农药中毒过程,可先用阿托品,在中毒一段时间后可酌情适量使用复能药。中毒初始 6～8 小时,轻度中毒 1～2mg、中度中毒 2～3mg、重度中毒 3～5mg,依病情 15～60 分钟重复用药。一般轻或中度中毒可肌内注射给药;严重中毒则应静脉注射。轻、中度中毒不需要阿托品化;经口严重中毒必要时可考虑阿托品化至病情明显好转后再减量维持,切忌盲目大量投药,谨防阿托品中毒。6～8 小时后,轻、中度中毒可用 0.5～1.0mg 阿托品,每 4～6 小时重复维持;严重中毒每 2～4 小时用阿托品 1～2mg,全部维持用药时间 24 小时左右即可。也可用东莨菪碱 0.01～0.05mg/kg,静脉注射或肌内注射,每 30 分钟 1 次,至症状缓解后减量维持治疗 24 小时左右。

3.其他

对症支持治疗。

四、甲脒类农药中毒

(一)诊断要点

1.病史

有甲脒类农药接触史,包括杀虫脒、单甲脒和双甲脒(双虫脒、灭螨胺)等。

2.临床表现特点

急性中毒潜伏期短,经皮肤吸收平均 6 小时左右,最快 2 小时左右即发病;经口误服 0.5～1 小时发病。全身性多脏器受累,其中以嗜睡、发绀和出血性膀胱炎为主要表现。心力衰竭、脑水肿及呼吸衰竭是常见的致死原因。

(1)神经系统:开始有头晕、头痛、乏力、肌肉酸痛、肢体麻木及眩晕等,稍后则出现视物模糊、步态不稳、肌肉震颤、癔症样抽搐、嗜睡及昏迷等,以嗜睡较突出。少数昏迷者治疗清醒后可出现幻觉、偏执等精神症状。重症可出现呼吸暂停或叹气样呼吸。

(2)发绀:主要因高铁血红蛋白血症所致。以口唇、鼻尖、四肢末端发绀明显,无气促是其中毒特点之一。发绀程度与中毒剂量成正比。

(3)泌尿系统:多于中毒后 12～48 小时出现尿频、尿急、尿痛等膀胱刺激症状,尿中几乎 100%有血尿及白细胞,但多无管型。

(4)循环系统:重者可出现心力衰竭及肺水肿、心源性休克、心音低钝、心率减慢,ST－T 改变、QT 延长,大多为可逆性损害,多于 5～15 天内恢复。

(5)消化系统:有恶心、呕吐及明显厌食,少数病例有上消化道出血,尤其与有机磷混合中毒者较为多见。部分病例有一过性轻度肝功能异常。

(6)局部症状:严重污染局部皮肤有麻木、烧灼感、疼痛感、局部充血、瘙痒及痱子样丘疹等。

3.鉴别诊断

应注意与农药氯酸钠、敌稗、除草醚等中毒所致的化学性青紫和 AOPP 鉴别。

(二)治疗要点

1.清洗毒物

对皮肤染毒者,立即脱去污染衣物,用肥皂水清洗皮肤。对经口中毒者,可采用 1%～2% 碳酸氢钠液反复洗胃,洗胃后灌入活性炭 50～100g。

2.解毒治疗

无特殊的拮抗药。高铁血红蛋白血症使用小剂量亚甲蓝、大剂量维生素 C、高渗葡萄糖和辅酶 A 治疗。亚甲蓝每次按 1～2mg/kg 加入 50%葡萄糖 20～40mL 中,缓慢(＞10～15 分钟)静脉注射,必要时 1～2 小时重复半量,每次量不宜超过 200mg,24 小时总量勿超过 600mg。

3.其他

对症支持治疗。

五、沙蚕毒素类农药中毒

沙蚕毒素类农药包括巴丹(杀螟丹)、杀虫双、杀虫环(易卫杀)和杀虫蟥等。大多为中等毒性,其主要中毒机制是在神经突触处竞争性地占据胆碱能神经递质的受体,阻断胆碱能神经的突触传导;在剂量较小时以周围性神经－肌接头阻滞作用为主,大剂量则可直接作用于中枢神经系统。

(一)诊断要点

1.病史

有本类农药的接触史或口服史,须注意与急性有机磷农药、氢基甲酸酯类农药中毒等相鉴别。

2.临床表现特点

绝大多数中毒由经口误服所致,其中毒潜伏期短,约 0.5～1 小时发病。主要表现有头晕、眼花、头痛、恶心、呕吐、中上腹不适感、心悸、烦躁、乏力、麻木、视物模糊、面色苍白、流涎、出汗等,严重者可有全身肌肉抽动或肌肉麻痹(包括呼吸肌),甚至发生惊厥和昏迷,也可发生肺水肿,瞳孔可见缩小等。大量误服尚可引起心、肝、肾等脏器损害,全血 ChE 活性有所下降,但均在正常人的 50%以上。死亡原因主要为呼吸衰竭和(或)心肌损害所致的严重心律失常,但死亡率甚低。所有中毒症状包括昏迷在内均延续不太久,可逐渐减轻,如能安全度过急性期(24

小时内)多可顺利恢复;但如大量经口误服,延误治疗,也可由呼吸麻痹等致死,常发生于中毒后的 12 小时内,甚至更短。

(二)治疗要点

1.清除毒物

口服中毒者应首选碱性液体洗胃,洗胃后予以导泻。

2.解毒治疗

可使用阿托品。一般病例可用 0.5～1.0mg 肌内注射或静脉注射,1～4 小时 1 次;重症者可用 2～3mg,0.5～1 小时 1 次,无须阿托品化,维持用药时间一般不超过 3 天。对有烦躁不安者,可改用东莨菪碱。巯基类络合剂也可用于解毒治疗,可选用 L－半胱氨酸,每次 0.1g 肌内注射,每日 1～2 次,用 2～3 天即可;也可选用二巯丙磺钠(0.25g 肌内注射或静脉注射,6～8 小时 1 次,每日 2～3 次)或二巯丁二酸钠等药物。禁用 ChE 复能药,否则将加重 ChE 的抑制而加重病情。

3.其他

对症支持疗法。

六、杀鼠剂中毒

杀鼠剂(rodenticide,鼠药)是指一类可以杀死啮齿动物的化合物。我国常用的杀鼠剂按其作用快慢可分为两类:急性杀鼠剂与慢性杀鼠剂。前者指老鼠进食毒饵后在数小时至一天内毒性发作而死亡的杀鼠剂,如毒鼠强、氟乙酰胺;后者指老鼠进食毒饵数天后毒性才发作,如抗凝血类杀鼠剂－敌鼠钠及溴敌隆。按其主要毒性作用可大致分为:①中枢神经系统兴奋类杀鼠剂;②有机氟类杀鼠剂;③植物类杀鼠剂;④干扰代谢类杀鼠剂;⑤硫脲类杀鼠剂;⑥有机磷酸酯类杀鼠剂;⑦无机磷类杀鼠剂;⑧氨基甲酸酯类杀鼠剂;⑨抗凝血类杀鼠剂。

(一)中枢神经系统兴奋类杀鼠剂

1.毒鼠强

毒鼠强又名没鼠命、四二四、三步倒,神猫、好猫、一扫光、王中王、气体鼠药等,化学名为四亚甲基二砜四胺。剧毒,大鼠 LD_{50} 为 0.1～0.3mg/kg,对成人的致死量约为 5～12mg。由于其剧烈的毒性和稳定性,易造成二次中毒。

(1)诊断要点:毒鼠强口服后迅速吸收,于数分钟至 0.5 小时内发病。主要症状为头痛、头晕、乏力、恶心、呕吐、腹痛、不安,严重者神志模糊、抽搐、强直性惊厥及昏迷,中毒性心肌炎致心律失常和 ST 段改变,以抽搐惊厥症状最为突出。临床上遇有进食后数分钟至 0.5 小时,即出现恶心、呕吐、抽搐及意识障碍者应高度怀疑毒鼠强中毒。确诊则需从患者血、尿、呕吐物或胃液中检测出毒鼠强。

(2)治疗要点。

1)清除毒物:口服中毒者应及早采取催吐、洗胃和导泻。应留置胃管 24 小时以上,以便反复洗胃,减少毒物吸收;同时从胃管灌入活性炭 50～100g,以吸附残存在胃黏膜皱襞上的毒物。导泻用 50% 硫酸镁或 20% 甘露醇。

2)控制抽搐:控制抽搐宜联用苯巴比妥钠和地西泮。苯巴比妥钠用法一般为 0.1～0.2g 肌内注射,6～12 小时 1 次。地西泮每次 10～20mg 静脉注射,10～20 分钟 1 次,或用 50～

100mg加入生理盐水250mL中持续静脉滴注,滴速以刚好能控制抽搐为宜。其他控制顽固性抽搐的药物可选用羟丁酸钠60～80mg/(kg·h)静脉滴注,或丙泊酚(异丙酚)2～12mg/(kg·h)静脉滴注,或硫喷安钠每次50～100mg,静推,直至抽搐停止。

3)血液净化疗法:血液净化疗法能减轻急性症状,缩短病程,并可能减轻毒物对脏器的损害应尽早使用。以血液灌流(HP)最常用,血液透析(HD)和血浆置换(PE)亦有效。

4)解毒剂:可试用二巯丙磺钠(Na-DMPS),每次0.125～0.25g肌内注射,每日2～4次,连用7～10天;和(或)大剂量维生素B_6:首剂用维生素B_6 0.5～1.0g加入25%葡萄糖液20～40mL中静脉注射,续以1～2g加入生理盐水250mL中静脉滴注,每日2～4次。有学者认为两药联用能控制抽搐,患者神志清醒早、恢复快。可试用氨酪酸(GABA):通过补充外源性GABA,进一步增加脑内GABA含量,从而增强GABA与脑内GABA受体结合能力,拮抗毒鼠强强烈致惊作用。氨酪酸2～8g加入5%葡萄糖溶液250～500mL中静脉滴注。

5)加强支持疗法与保护脏器功能。

2.鼠特灵

鼠特灵又名鼠克星、灭鼠宁。大鼠经口LD_{50}为5.3mg/kg。中毒主要表现为中枢神经系统兴奋、抽搐、痉挛,因呼吸衰竭而死亡。无特效解毒剂,口服者催吐、洗胃、导泻,对症处理。可试用血液净化疗法。

3.毒鼠硅毒鼠硅

又名氯硅宁,杀鼠硅、硅灭鼠。大鼠经口LD_{50} 10.96mg/kg。中毒主要表现为中枢性运动神经兴奋,反复抽搐,甚至角弓反张。无特效解毒剂,除催吐、洗胃、导泻外,主要为对症处理,可试用血液净化疗法。

(二)有机氟类杀鼠剂

包括氟乙酰胺和氟乙酸钠,均为早已禁用的急性杀鼠剂。氟乙酰胺入口服致死量为01～0.5g;氟乙酸钠入口服致死量为0.07～0.1g。

1.诊断要点

有机氟类杀鼠剂口服后有2～15小时的潜伏期,严重者短于1小时。急性中毒时可出现以中枢神经系统障碍和心血管系统障碍为主的两大综合征。前者表现有头晕、头痛、乏力、易激动、烦躁不安、肌肉震颤、意识障碍至昏迷、阵发性抽搐,因强直性抽搐致呼吸衰竭;后者表现有心悸、心动过速、血压下降、心力衰竭、心律失常(期前收缩、室速或室颤)、心肌损害(心肌酶活力增高,QT与ST-T改变等)等。尚可有消化道症状和呼吸系统表现(呼吸道分泌物增多、呼吸困难、咳嗽等)。实验室检查有血氟、尿氟增高,血钙、血糖降低。确诊需要做毒饵、呕吐物、胃液、血液、或尿液的毒物鉴定。

2.治疗要点

(1)清除毒物:口服中毒者,立刻催吐、洗胃、导泻,并给予蛋清或氢氧化铝凝胶保护消化道黏膜。洗胃后,可于胃管内注入适量乙醇(白酒)在肝内氧化成乙酸以达解毒目的;或于胃管内注入食醋150～300mL有解毒作用。

(2)特效解毒剂——乙酰胺(解氟灵):成人每次2.5～5g肌内注射,每6～8小时1次,儿童按0.1～0.3g/(kg·d)分2～3次肌内注射,连用5～7天,首次给全日量的一半效果更好。

危重患者一次可给予 5～10g。在无乙酰胺的情况下,可用无水乙醇抢救:无水乙醇 5mL 加入 10%葡萄糖溶液 100mL 中静脉滴注,每日 2～4 次。

(3)控制抽搐:用苯巴比妥纳和(或)地西泮治疗。

(4)血液灌流:危重患者可选用。

(5)对症支持治疗:包括心电监护、防止脑水肿、保护心肌、纠正心律失常、维持水、电解质酸碱平衡、高压氧疗等。

(三)植物类杀鼠剂

以毒鼠碱为代表。毒鼠碱又名番木鳖碱、马钱子碱、士的宁,是从马钱子种子提取的一种生物碱。入口服致死量 0.25～0.5g。

1.诊断要点

毒鼠碱口服后症状出现快,开始是颈部肌肉僵硬感、反射亢进、肌颤、吞咽困难,继而发生强直性惊厥,表现为面部肌肉挛缩、牙关紧闭、角弓反张。轻微刺激可诱使其发作,可因窒息、呼吸衰竭致死。与毒鼠强中毒的鉴别有赖于毒物分析。

2.治疗要点

(1)将中毒者置于安静而黑暗的房间,避免声音及光线刺激。

(2)口服中毒者,清水洗胃,然后留置活性炭悬液 30～50g 于胃内。

(3)镇静抗惊厥(苯巴比要、地西泮等)。

(4)对症支持治疗。一般中毒 24 小时后症状得到控制,如无并发症可逐渐恢复。

(四)干扰代谢类杀鼠剂

1.灭鼠优

灭鼠优又名鼠必灭、抗鼠灵、吡明尼。大鼠经口 LD_{50} 为 12.3mg/kg。

(1)诊断要点:中毒的潜伏期约 3～4 小时。口服者出现恶心、呕吐、腹痛、食欲不振等胃肠道症状,随后出现自主神经、中枢及周围神经系统功能障碍,如直立性低血压、四肢疼痛性感觉异常、肌力减弱、视力障碍、精神错乱、昏迷、抽搐等。早期可有短暂低血糖,后出现糖尿,常伴酮症酸中毒。肌电图和脑电图异常。

(2)治疗要点。

1)口服者,催吐、洗胃导泻。

2)尽早使用解毒剂烟酰胺:200～400mg 加入 250mL 液体中静脉滴注,每日 1～2 次。好转后改口服,每次 100mg,每日 4 次,共 2 周。

3)血糖升高时给予胰岛素。

4)对症支持治疗。

2.鼠立死

鼠立死又名杀鼠嘧啶、甲基鼠灭定。人口服最小致死量为 5mg/kg,毒理作用为维生素 B_6 的拮抗剂,干扰 γ-氨基丁酸的氨基转移和脱羧反应,引起抽搐和惊厥。临床上主要表现为兴奋不安、阵发性抽搐、强直性痉挛,反复发作。

治疗要点:①口服者,催吐、洗胃、导泻。②尽快应用特效解毒剂维生素 B_6;每次 0.5～1.0g 稀释后静脉注射或静脉滴注,必要时反复应用。③对症处理。控制抽搐可用苯巴比妥和地西泮等。

(五)硫脲类杀鼠剂

硫脲类杀鼠剂包括安妥（α—奈基硫脲，入口服致死量为 4～6g）、灭鼠特（氨基硫脲，小鼠经口 LD_{50} 为 14.8mg/kg）、灭鼠肼（又名捕灭鼠、灭鼠丹、鼠硫脲，人最小致死量为 0.09mg/kg）、双鼠脲等。中毒多由于误食拌混的毒饵所致。急性中毒时，主要表现有口部灼热感、恶心、呕吐、口渴、头晕、嗜睡等；重症患者可出现呼吸困难、发绀、肺水肿等；也可有躁动、全身痉挛、昏迷、休克等；稍晚期可有肝大、黄疸、血尿、蛋白尿等表现。

治疗要点：①清除毒物，口服者，立即用清水或 1∶5000 高锰酸钾溶液洗胃，禁用碱性液洗胃、导泻，忌用油类泻剂。皮肤接触者，清水冲洗。②禁食脂肪性食物及碱性食物。③半胱氨酸肌内注射，可试用半胱氨酸100mg/kg肌内注射，或 10％硫代硫酸钠溶液 20～30mL 静脉注射，据称可降低安妥的毒性。谷胱甘肽 0.3～0.6g 肌内注射或静脉注射，也有类似作用。④肺水肿者应用肾上腺皮质激素，并限制入量。⑤对症治疗。

(六)有机磷酸酯类杀鼠剂

有机磷酸酯类杀鼠剂主要有毒鼠磷（大鼠经口 LD_{50} 为 3.5～7.5mg/kg）、溴代毒鼠磷（小鼠经口 LD_{50} 为 10mg/kg）、除鼠磷等，其临床表现和救治措施与 AOPP 类同。

(七)无机磷类杀鼠剂

典型代表是磷化锌，对人的致死量约为 40mg/kg。人类中毒多由于误食拌有磷化锌的毒饵。

诊断要点：磷化锌口服后首先出现消化道症状，如恶心、呕吐、腹痛、腹泻，口腔、咽部有烧灼感和蒜臭味。剧烈呕吐可带有胆汁和少量咖啡样液体。逐渐出现烦躁不安、血压下降、全身麻木、运动不灵，严重者出现意识障碍、抽搐、呼吸困难，甚至昏迷、惊厥、肺水肿、呼吸衰竭、心肌及肝、肾损害等。呼气及呕吐物有特殊的蒜臭味（磷化氢的气味），多个脏器损害特别是肝、肾损害的表现，可作为诊断的依据。

治疗要点。①清除毒物：口服者，立即口服 0.5％～1％硫酸铜溶液 10mL，每 5～10 分钟 1次，共 3～5 次（硫酸铜既可作为催吐剂，又可使毒物变为无毒的磷化铜而沉淀，但不可多服以防铜中毒）；或立即用 0.2％硫酸铜溶液反复多次洗胃（每次 300～500mL），直到洗出液无蒜味为止。随后再用 1∶5000 高锰酸钾溶液洗胃，使残留的磷化锌氧化为磷酸盐而失去毒性。清洗彻底后，胃内注入液状石蜡（使磷溶解而不被吸收）100～200mL 及硫酸钠 20～40g 导泻。但禁用硫酸镁或蓖麻油类导泻，因为前者与氧化锌作用生成卤碱而加速毒性；后者可溶解磷而加速吸收。禁食脂类食物如牛奶、蛋清、脂肪、肉类及油类等，以免促进磷的溶解与吸收。洗胃与导泻均应细心，以防胃肠出血与穿孔。②对症处理：由于无特效解毒剂，主要采用综合对症治疗。如呼吸困难者，予以吸氧；脑水肿者，给予脱水剂；输液纠正水、电解质紊乱及酸中毒；及时应用保护心、肝、肾等药物与措施。因磷化锌是无机磷化合物，应禁用 ChE 复能药。

(八)氨基甲酸酯类杀鼠剂

氨基甲酸酯类杀鼠剂，常见的有灭鼠安（大鼠经口 LD_{50} 为 20.5mg/kg），灭鼠睛（大鼠经口 LD_{50} 为 0.96～1.12mg/kg）等，其临床表现和救治与氨基甲酸酯类农药中毒相同。

(九)抗凝血类杀鼠剂

抗凝血类杀鼠剂是国家批准使用的慢性杀鼠剂，是我国最常用的合法鼠药。第一代抗凝血类杀鼠剂有杀鼠灵(灭鼠灵,华法林)、杀鼠醚(立克命,克鼠立,杀鼠萘)、敌鼠(野鼠净,双苯杀鼠酮)与敌鼠钠、克鼠灵(克灭鼠,呋杀鼠灵)、氯鼠酮(氯鼠敌,利法安)等,其大鼠经口 LD_{50} 分别为:50～393mg/kg(人口服致死量为 50mg/kg)、5～25mg/kg、3mg/kg(人口服致死量 5mg/kg)3mg/kg、25mg/kg 和 9.6～13.0mg/kg。第二代抗凝血类杀鼠剂有溴鼠灵(大隆、溴鼠隆、溴敌拿鼠)、溴敌隆(乐万通、灭鼠酮)、氟鼠灵(杀它仗、氟鼠酮)等,其大鼠经口 LD_{50} 分别为 0.26mg/kg,1.75mg/kg 和 0.25mg/kg。其中,杀鼠灵、杀鼠醚、克鼠灵、溴鼠灵、溴敌隆和氟鼠灵等属于双香豆素类抗凝血杀鼠剂;敌鼠与敌鼠钠、氯鼠酮等属于茚满二酮类抗凝血杀鼠剂。

抗凝血类杀鼠剂的中毒机制是干扰肝脏对维生素 K 的作用,使凝血酶原和凝血因子Ⅱ、Ⅶ、Ⅸ、Ⅹ 等的合成受阻,导致凝血时间与凝血酶原时间延长;同时,其代谢产物亚苄基丙酮,可直接损伤毛细血管壁,使其通透性增加而加重出血。

1.诊断要点

本类杀鼠剂作用缓慢,误服后潜伏期长,大多数 2～3 天后才出现中毒症状,如恶心、呕吐、食欲不振、精神不振、低热等。中毒量小者无出血现象,不治自愈。达到一定剂量时,表现为广泛性出血,首先出现血尿、鼻出血、齿龈出血、皮下出血,重者咯血、呕血、便血及其他重要脏器出血,可发生休克,常死于脑出血、心肌出血。由于中毒出血者多以出血为主诉来就诊,提高对其警惕性及详细询问病史有助于减少误诊。

2.治疗要点

(1)清除毒物:口服中毒者催吐、洗胃、导泻;皮肤污染者用清水彻底冲洗。

(2)特效解毒剂维生素 K_1:无出血倾向、凝血酶时间与凝血酶原活动度正常者,可不用维生素 K_1 治疗,但应密切观察;轻度出血者,用 10～20mg 肌内注射,每日 3～4 次;严重出血者,首剂 10～20mg 静脉注射,续以 60～80mg 静脉滴注;出血症状减轻后逐渐减量,一般连用 10～14天,出血现象消失,凝血酶原时间与活动度正常后停药。

(3)肾上腺皮质激素:可以减少毛细血管通透性,保护血小板和凝血因子,促进止血、抗过敏和提高机体应激能力,可酌情应用,并同时给予大剂量维生素 C。

(4)输新鲜血:对出血严重者,可输新鲜血液、新鲜冷冻血浆或凝血酶原复合物,以迅速止血。

(5)对症支持治疗。应注意维生素 K_3、维生素 K_4、卡巴克络、氨苯甲酸等药物对此类凝血类杀鼠剂中毒所致出血无效。

七、百草枯中毒

百草枯(PQ),又名克芜踪、对草快,是目前最常用的除草剂。可经消化道、呼吸道和皮肤黏膜吸收,常因防护不当或误服致中毒。人口服致死量 1～3g。中毒死亡率高达 30%～50%。

(一)诊断要点

1.临床表现特点

百草枯中毒的特征是多脏器损伤和衰竭,最常见者为肾、肝和肺损伤,死亡主要原因是呼吸衰竭。

(1)消化系统:经口中毒者有口腔烧灼感,口腔、食管黏膜糜烂溃疡、恶心、呕吐、腹痛、腹泻,甚至呕血、便血等。严重者发生中毒性肝病,表现为肝区疼痛、肝大、黄疸和肝功能异常、肝衰竭等。

(2)中枢神经系统:表现为头晕、头痛、四肢麻木、肌肉痉挛、烦躁、抽搐、幻觉、恐惧、昏迷等。

(3)肾脏:表现为肾区叩痛,尿蛋白阳性,血 BUN、Cr 升高。严重者发生急性肾衰竭。

(4)肺脏:肺损伤是最突出和最严重的改变,表现为胸痛、发绀、呼吸困难,早期多为刺激性咳嗽,呼吸音减低,两肺可闻及干湿啰音。大量口服者,24 小时内可出现肺水肿、出血,常在1~3天内因 ARDS 而死亡。非大量摄入或经皮缓慢吸收者多呈亚急性经过,服药后有一个相对无症状期,于 3~5 天出现胸闷憋气,2~3 周呼吸困难达高峰,患者往往在此期死于肺功能衰竭。少数患者可发生气胸,纵隔气肿等并发症。

胸部 X 线显示病变局限或弥漫,口服达致死量者 X 线多呈弥漫性改变,中毒早期(3 天~1 周),主要为肺纹理增多,肺野呈毛玻璃样改变,严重者两肺广泛高密度影,形成"白肺",同时出现肺实变,部分小囊肿;中毒中期(1~2 周),肺大片实变,肺泡结节,同时出现部分肺纤维化。中毒后期(2 周后)呈局限或弥漫性网状纤维化。动脉血气分析呈低氧血症。

(5)皮肤、黏膜:接触浓缩液可以引起皮肤的刺激、烧灼,1~3 天后逐渐出现皮肤烧伤,表现为红斑、水疱、溃疡等。高浓度百草枯接触指甲后,可使指甲出现白点,甚至横断、脱落。眼结膜、角膜接触百草枯后,可引起严重的炎性改变,24 小时后逐渐加重,形成溃疡,甚至继发虹膜炎,影响视力,另外可有鼻、喉刺激,鼻出血等。

2.临床分型

(1)轻型:百草枯摄入量<20mg/kg 患者除胃肠道症状外,其他症状不明显,多数患者能够完全恢复。

(2)中到重型:摄入量 20~40mg/kg,患者除胃肠道症状外可出现多系统受累表现,1~4天内出现肾功能、肝功能损伤,数天~2 周内出现肺部损伤,多数于 2~3 周内死于肺功能衰竭。

(3)暴发型:摄入量>40mg/kg,严重的胃肠道症状,1~4 天内死于多脏器功能衰竭。

(二)治疗要点

百草枯中毒无特效解毒剂,治疗以减少毒物吸收、促进体内毒物清除和对症支持为主。

1.阻止毒物继续吸收

彻底清洗被污染的皮肤、黏膜和眼睛。经口中毒者,立即催吐,尽早彻底洗胃,可用清水或2％碳酸氢钠溶液。洗毕后用 30％漂白土、皂土或活性炭 60g 灌胃,以吸附胃肠内的百草枯,再予以硫酸镁、硫酸钠或 20％甘露醇导泻,重复应用,直至粪便中出现吸附剂。

2.清除已吸收的毒物

尽早行血液净化治疗,以血液灌流效果最好,每日 1 次,持续 1 周左右。也可采用血浆置换,每日或隔天 1 次,直至病情缓解。

3.防治毒物损伤

及早应用自由基清除剂,如维生素 C、维生素 E、维生素 A、还原型谷胱甘肽、乙酰半胱氨酸等。早期应用糖皮质激素和免疫抑制剂可能对患者有效,可选用甲泼尼龙、地塞米松、硫唑嘌呤、环磷酰胺等。丹参、川芎、银杏叶提取物等能对抗自由基、抑制纤维化,可以试用。

4.对症支持治疗

包括保护胃黏膜、防治感染、防治肾损伤、呼吸支持治疗等。

5.其他

避免高浓度氧吸入,以免加重肺损伤,除非 $PaO_2<40mmHg$ 或发生 ARDS 时可吸入>21%氧气或用 PEEP 机械通气。

八、急性阿维菌素中毒

阿维菌素(又称豁极灭,avermectin)属十六元大环内酯类高效生物农药,系广谱杀虫、杀螨剂。临床阿维菌素中毒病例多为经消化道中毒,经皮肤吸收或吸入途径导致中毒者少见。

(一)诊断要点

1.临床表现特点

由于阿维菌素中毒的严重程度与服毒剂量相关,故临床表现很不一致。患者可无症状或仅表现为轻度短暂的中枢神经系统抑制和胃肠道症状;早期表现为恶心呕吐,瞳孔放大(借此与有机磷中毒相区别),行动失调,肌肉颤抖,严重时可出现昏迷、呼吸衰竭以及休克。中枢神经系统损害最为常见,可表现为中枢抑制、呼吸抑制、血压异常,该药对呼吸中枢的抑制与有机磷农药中毒所致的呼吸肌麻痹不同,属中枢性呼吸衰竭,严重者可因频繁抽搐窒息或出现室颤而死亡。值得注意的是当患者将阿维菌素与酒精同服,可出现与酒精中毒相类似的头痛、肌肉颤动、精神异常、恶心和呕吐,严重者发生意识障碍。目前尚不清楚这两者毒性作用是否有叠加效应。

2.辅助检查

(1)外周血象正常或轻度升高,血胆碱酯酶正常。中毒严重者血气分析提示Ⅰ型呼吸衰竭。

(2)心电图和心电监护可见各种类型心律失常,严重者可出现室颤。

(3)意识障碍加抽搐患者常较早发生吸入性肺炎,X 线胸部平片或肺脏 CT 可出现炎症浸润征象。

(4)头颅 CT 可显示弥漫性脑水肿或缺血改变。

(5)胃镜下呈胃黏膜糜烂和浅表性胃炎表现。

(二)治疗要点

本品无特殊的解毒药,主要是对症支持治疗:

1.清除毒物

可采用清水洗胃、活性炭吸附、导泻以及利尿等方法。如农药进入眼睛可用大量清水冲洗。阿维菌素分子量为872,结构中具有亲脂性集团,理论上血液灌流可以去除。

2.加强脑保护

积极使用脱水剂治疗,可予 20%甘露醇 125mL 静脉注射,6~8 小时 1 次,必要时酌情加用袢利尿剂和甘油果糖。脑局部亚低温治疗;维持脑灌注压,如血压下降,可在积极液体复苏基础上,使用血管活性药物。

3.保护其他脏器功能

纳洛酮可解除毒物对中枢神经的抑制作用,阻断和逆转内阿片肽所致缺血和继发性损伤,具有兴奋中枢神经系统作用,可用于阿维菌素中毒治疗。

4.重视止痉治疗的特殊性

避免使用增强 γ－氨基丁酸活性的药物(如巴比妥类,苯二氮䓬类、丙戊酸、丙泊酚等)。因这些药物也可与 GABA 受体结合,引起 GABA 相同的神经系统抑制症状。但对抽搐频繁,严重脑水肿患者,可考虑小剂量交替使用。

5.抗感染及其他治疗

患者多伴有意识障碍和吸入性肺炎,可给予经验性抗感染治疗。注意维持水、电解质酸碱平衡,营养支持治疗等。

第三节　窒息性毒物中毒

一、一氧化碳中毒

(一)诊断要点

1.病史

职业性中毒多为意外事故,常有集体中毒。生活性中毒常见于冬季,与通风不良、煤炭在燃烧不完全的情况下取暖有关。应注意询问患病时环境、通风情况及同室人有无中毒等。

2.临床表现特点

按中毒程度可分为 3 级:

(1)轻度中毒:碳氧血红蛋白(COHb)饱和度在 10%～30%。患者有头重感、头痛、眩晕、颈部搏动感、乏力、恶心、呕吐、心悸等,甚至有短暂的晕厥。若能及时脱离中毒现场,吸新鲜空气后,症状可迅速好转。

(2)中度中毒:COHb 饱和度 30%～40%。除上述症状加重外,患者口唇可呈樱桃红色,出汗多,心率快,烦躁,昏睡,常有昏迷与虚脱。初期血压升高,后期下降。如能及时抢救,脱离中毒环境吸入新鲜空气或氧气后,亦能苏醒,数日后恢复,一般无后遗症。

(3)重度中毒:COHb＞40%。迅速出现昏迷、呼吸抑制、肺水肿、心律失常或心力衰竭。反射消失,大小便失禁,四肢软瘫或有阵发性强直或抽搐,瞳孔缩小或散大。如空气中 CO 浓度很高,患者可在几次深呼吸后即突然发生昏迷、痉挛、呼吸困难以致呼吸麻痹,即谓"闪电样中毒"。重度中毒常有并发症,如吸入性肺炎和肺水肿,心肌损害(ST－T 改变、室性期前收缩、传导阻滞等)和皮肤水疱。

少数重症患者(约 3%～30%)抢救苏醒后经约 2～60 天假愈期,可出现迟发性脑病的症状主要表现有:

(1)急性痴呆性木僵型精神障碍:一般清醒期后,突然定向力丧失,记忆力障碍,语无伦次,狂喊乱叫,出现幻觉。数天后逐渐加重,出现痴呆木僵。

（2）神经症状：可出现癫痫、失语、肢体瘫痪、感觉障碍、皮质性失明、偏盲惊厥、再度昏迷等，大多为大脑损害所致，甚至可出现"去大脑皮质综合征"。

（3）震颤麻痹：因 CO 中毒易发生基底神经节损害，尤其是苍白球，临床上常出现锥体外系损害。逐渐出现表情淡漠、四肢肌张力增高、静止性震颤等症状。

（4）周围神经与脑神经损害：在中毒后数天可发生皮肤感觉障碍、水肿等；有时发生球后视神经炎或听神经损害。

(二)治疗要点

治疗原则是脱离中毒现场，纠正缺氧，防治脑水肿，改善脑组织代谢，防治并发症和后遗症。

1.现场处理

立即打开门窗或迅速转移患者于空气新鲜处，松解衣领腰带，保暖，保持呼吸道通畅。应注意，CO 比空气轻，救护者应俯伏入室。

2.纠正缺氧与高压氧治疗

应迅速纠正缺氧状态。吸入氧气可纠正缺氧和促使 COHb 离解。吸收新鲜空气时，CO 由 COHb 释放排出半量约需 4 小时；吸入纯氧时可缩短至 40 分钟；吸入 3 个大气压的纯氧可缩短至 20 分钟。高压氧治疗不但可降低病死率，缩短病程，且可减少或防止迟发性脑病的发生；同时也可改善脑缺氧、脑水肿，改善心肌缺氧和减轻酸中毒。故对 CO 中毒稍重患者应尽早采取高压氧治疗。最好在 4 小时内进行。一般轻度中毒治疗 5～7 次；中度中毒 10～20 次；重度中毒治疗 20～30 次。对危重病例亦可考虑换血疗法。

3.防治脑水肿

频繁抽搐者可用地西泮、水合氯醛、氯丙嗪等控制，忌用吗啡。

4.促进脑细胞功能的恢复

可适当用维生素 B 族、ATP、神经节苷脂（GM1），辅酶 A、胞磷胆碱等。

5.防治并发症

昏迷期间加强护理，保护呼吸道通畅，加强对症支持疗法，防治肺部感染、压疮等的发生。

二、氰化物中毒

氰化物（cyanide）为含有氰基（CN）的化合物，多有剧毒。氰化物主要有氢氰酸、氰酸盐（氰化钾、氰化钠、氰化铵、亚铁氰化钾）、腈类（丙腈、丙烯腈、乙腈）、氰甲酸酯、肼类及卤素氰化物（氯化氰、溴化氰、碘化氰）等。钒酸盐、腈类、氰甲酸酯及肼类在人体内可放出氰离子（CN⁻），氰酸盐遇酸或高温可生成氰化氢，均有剧毒。某些植物果仁如苦杏仁、桃仁、樱桃仁、枇杷仁、亚麻仁、李仁、杨梅仁中均含有苦杏仁苷（氰苷），在果仁中的苦杏仁苷酶或被食入后在胃酸作用下可释放出氢氰酸。南方的木薯，其木薯配糖体水解后可释出氢氰酸，生食不当可致中毒。东北的高粱秆、西北的醉马草中亦含有氰苷，可致中毒。职业性氰化物中毒是通过呼吸道吸入和皮肤吸收引起的，生活性中毒以口服为主。口服致死量氢氰酸为 0.06g，氰酸盐 0.1～0.3g。成人服苦杏仁 40～60 粒，小儿服 10～20 粒可引起中毒，甚至死亡。

(一)诊断要点

急性氰化物中毒多由于意外事故或误服而发生。口服大量氰化物，如口服 50～100mg 氰化钾(钠),或短期内吸入高浓度的氰化氢气体(浓度>200mg/m³),可在数秒内突然昏迷,造成"闪电样"中毒,甚至在2～3分钟内有死亡的危险。因此,诊断要迅速果断,应先立即进行急救处理,然后再进行检查。根据职业史和临床表现不难做出诊断。此外,患者口唇、皮肤及静脉血呈鲜红色,呼出气体有苦杏仁味,可供诊断参考。一般急性氰化氢中毒表现可分为四期:

1.前驱期

吸入者可感眼、咽喉及上呼吸道刺激性不适,呼吸增快,呼出气有苦杏仁味,头昏、恶心。口服者有口、咽灼热、麻木、流涎、恶心、呕吐、头痛、乏力、耳鸣、胸闷及便意。一般此期短暂。

2.呼吸困难期

紧接上期出现胸部紧迫感、呼吸困难、心悸、血压升高、脉快、心律不齐、瞳孔先缩小后散大。眼球突出,视听力减退,有恐怖感,意识模糊至昏迷,时有肢体痉挛,皮肤黏膜呈鲜红色。

3.惊厥期

患者出现强直性或阵发性痉挛,甚至角弓反张,大小便失禁,大汗,血压下降,呼吸有暂停现象。

4.麻痹期

全身肌肉松弛,感觉和反射消失,呼吸浅慢,甚至呼吸停止。若能抢救及时,可制止病情进展。

(二)治疗要点

氰离子在体内易与三价铁结合,在硫氰酸酶参与下同硫结合成毒性很低的硫氰酸盐从尿排出,因此,高铁血红蛋白形成剂和供硫剂的联合应用可达到解毒的目的。

1.现场急救

如系吸入中毒,立即戴上防毒面具,使患者迅速脱离中毒现场,如系液体染毒,立即脱去污染衣物,同时冲洗污染皮肤。呼吸停止者行人工呼吸。

2.解毒药物的应用

(1)亚硝酸异戊酯,立即将亚硝酸异戊酯1～2支放在手帕中压碎,放在患者口鼻前吸入15～30秒,间隔2～3分钟再吸1支,直至静脉注射亚硝酸钠为止(一般连续用5～6支)。

(2)在吸入亚硝酸异戊酯的同时,尽快准备好3%亚硝酸钠注射液,按6～12mg/kg加入25%～50%葡萄糖液20～40mL中缓慢静脉注射(2～3mL/min),注射时注意血压,一旦发现血压下降,立即停药。

上述两药仅限于刚吞入毒物,现场抢救时有效。

(3)在注射完亚硝酸钠后随即用同一针头再注入50%硫代硫酸钠(大苏打)20～40mL,必要时可在1小时后重复注射半量或全量,轻度中毒者单用此药即可。

(4)如无亚硝酸钠可用大剂量亚甲蓝(10mg/kg)静脉注射代替,但疗效较差。

上述疗法的作用在于亚硝酸盐能使血红蛋白氧化为高铁血红蛋白,后者对氰离子有很大的亲和力,结合成氰化高铁血红蛋白,从而有效地阻止氰离子对细胞色素氧化酶的作用,但此结合不牢固,不久又放出氰根,故应随即注射硫代硫酸钠,使其与氰形成稳定的硫氰酸盐,由尿排出体外。亚硝酸异戊酯和亚硝酸钠的作用相同,但后者作用较慢,维持时间较长,青光眼者慎用。本品用量过大产生变性血红蛋白过多可致缺氧,但同时应用硫代硫酸钠多能避免之。

葡萄糖加少量胰岛素静脉滴注可使氰离子转化为腈类而解毒。

4－二甲基氨基苯酚(4－DMAP)优点为具有迅速形成高铁血红蛋白的能力,抗氰效果优于亚硝酸钠,副反应轻,使用方便。氰化物中毒后,立即肌内注射10％ 4－DMAP 2mL;1小时左右再给50％硫代硫酸钠20mL静脉注射。应用本品者严禁再用亚硝酸类药物,以防止高铁血红蛋白形成过度症(发绀症)。

4－DMAP 3mg/kg和对氨基苯丙酮(PAPP)1.5mg/kg合用,可组成抗氰预防片,能有效预防氰化物中毒,口服40分钟显效,有效时间为4～6小时。依地酸二钴的钴与氰离子结合形成无毒的氰化钴,其解毒作用快而强,无降压副作用,故为治疗本病的首选药物之一。其用法是600mg加入50％葡萄糖40mL内,静脉缓慢注入。必要时,可重复应用8～10次。

3.洗胃

如系口服中毒者,可用大量5％硫代硫酸钠溶液或1∶5000高锰酸钾溶液或3％过氧化氢溶液洗胃(忌用活性炭),以使胃内氰化物变为不活动的氰酸盐。洗胃后再给硫酸亚铁溶液,每10分钟1汤匙,可使氰化物生成无毒的亚铁氰化铁。由于氰化物吸收极快,故洗胃可在上述解毒剂应用后再进行。

4.高浓度给氧

高流量吸氧可使氰化物与细胞色素氧化酶的结合逆传,并促进硫代硫酸钠与氰化物结合生成硫氰酸盐。有条件应尽早使用高压氧疗法。

5.对症支持疗法

皮肤灼伤可用1∶5000高锰酸钾液擦洗或大量清水冲洗。恢复期可用大剂量维生素C,以使上述治疗中产生的高铁血红蛋白还原。

三、硫化氢中毒

硫化氢(H_2S)是具有刺激性和窒息性的有害气体。急性中毒均由呼吸道吸入所致。H_2S进入人体后,在一定的剂量范围内,小部分可以原形或随呼出气排出,大部分则被氧化生成无毒的硫化物、硫代硫酸钠及硫酸盐等排出体外,在体内无蓄积作用。对机体产生危害的是来不及代谢和排出的游离H_2S,它进入血液后可先与高铁血红蛋白结合形成硫化高铁血红蛋白,过量的未能结合的H_2S,即随血液进入组织细胞,发挥致毒作用。H_2S主要与呼吸链中细胞色素氧化酶及二硫链(－S－S－)起作用,影响细胞的氧化还原过程,造成组织细胞内窒息缺氧。如吸入H_2S浓度甚高时,强烈刺激颈动脉窦,反射性地引起呼吸停止;也可直接麻痹呼吸中枢而立即引起窒息造成闪电式中毒死亡。

(一)诊断要点

1.病史

有与H_2S接触(如清理粪池、菜窖、阴沟等)史。

2.临床表现特点

主要以中枢神经系统损害。眼和呼吸道刺激症状,以及心肌损害等中毒表现。急性H_2S中毒可分为3级:

(1)轻度中毒:主要表现为眼和上呼吸道的刺激症状,如畏光、流泪、眼刺痛及异物感,流涕、鼻及咽喉灼热感、胸闷有紧束压迫感及刺激性干咳等。体格检查可见眼结膜充血,胸部听诊可有干啰音。一般于数日内症状消失。

(2)中度中毒:除上述症状加重外,还有中枢神经系统的一般中毒症状(头痛、头晕、乏力等)及共济失调、消化系中毒症状(恶心、呕吐、肝大及功能障碍)。患者呼吸困难,呼出气体有臭鸡蛋样味;同时有视觉功能障碍,眼看光源时,可在光源周围见到彩色环,这是角膜水肿的征兆。

(3)重度中毒:多为吸入高浓度 H_2S 引起。一般先有头痛、头晕、心悸,继之谵妄、躁动不安、抽搐、意识障碍、昏迷。抽搐和昏迷可间歇发作。最后可因呼吸麻痹而死亡。昏迷时间较久者,同时可发生细支气管肺炎和肺水肿、脑水肿。吸入极高浓度($1000mg/m^3$ 以上)时,可立即猝死,即闪电式中毒。严重中毒病例经抢救恢复后,部分患者可残留有后遗症,如神经衰弱症、前庭功能障碍、锥体外系损害、中毒性肾损害精神障碍、痴呆、瘫痪及心血管病变等。

(二)治疗要点

1.现场急救

应立即将患者沿上风方向拖离现场,移至空气新鲜处,脱去被污染的衣物,保暖,吸氧。对呼吸心搏骤停者,立即进行心肺复苏术。应确保抢救者自身安全。

2.高压氧治疗

高压氧治疗可有效地改善机体的缺氧状态,并可加速硫化氢的排出和氧化解毒。凡昏迷者,宜立即行高压氧治疗,每日 1～2 次,10～20 次一疗程,一般用 1～2 个疗程。

3.对症支持治疗

对躁动不安、高热昏迷者,可采用亚冬眠或冬眠疗法。宜早期、足量、短程应用糖皮质激素以及时防治中毒性肺水肿、脑水肿。危重病例可考虑换血疗法(换血量每次约 500mL)。应用大剂量谷胱甘肽、半胱氨酸或胱氨酸等,以加强细胞的生物氧化能力,加速对硫化氢的解毒作用。用抗生素预防感染。

4.高铁血红蛋白形成剂的应用

高铁血红蛋白形成剂能将血红蛋白氧化为高铁血红蛋白,使之与 H_2S 结合,减少其对细胞呼吸的毒性作用。但目前尚存在较大争议,在重度硫化氢中毒患者中可考虑使用,可用药物有 4-DMAP 和 3‰亚硝酸钠,具体用法见"氰化物中毒",但禁用硫代硫酸钠。大剂量亚甲蓝(每次 10～20mg/kg)效果不理想。辅以静脉滴注高渗葡萄糖和大剂量维生素 C,有助于高铁血红蛋白还原。

第四节　刺激性气体中毒

刺激性气体主要对呼吸道黏膜、眼及皮肤有直接刺激作用,呼吸道是有害气体侵入人体的主要途径,一旦吸入,轻者表现为上呼吸道刺激或支气管炎的症状,重者产生中毒性肺炎或中毒性肺水肿,且可发展成为 ARDS。较常见的刺激性气体有。①硝酸及含氮氧化物:如一氧化氮、二氧化氮等;②硫酸及含硫化合物:如二氧化硫、三氧化硫等;③盐酸及含氯化合物:如氯气、光气、四氯化硅、三氯化锑、三氯氧磷、三氯化砷等;④氨;⑤氟化氢;⑥氟代烃类化合物:如八氟异丁烯、氟光气、聚四氟乙烯的裂解产物等;⑦卤烃类:如溴甲烷、氯化苦等;⑧酯类:如硫酸二甲酯、醋酸甲酯等;⑨醛类:如甲醛、乙醛等;⑩其他:如羰基镍、氧化镉等。

一、诊断要点

(一)病史

有与刺激性气体的接触史。

(二)临床表现特点

1.中毒性呼吸道炎症

大多由高水溶性刺激性气体引起。临床表现有鼻炎、咽炎、声门水肿及气管、支气管炎等呼吸道症状;少数患者可发生喘息型支气管炎。

2.中毒性肺炎

除上述呼吸道刺激症状外,主要表现为胸闷、胸痛、气急、剧咳、咳痰,有时痰中带血。

3.中毒性肺水肿及 ARDS

吸入水溶性大的刺激性气体后,则立即出现明显的眼、上呼吸道黏膜刺激症状;吸入水溶性小的刺激性气体,黏膜刺激症状较轻,随后患者可能有一段时间症状暂时缓解,之后患者症状突然加重,呼吸困难、端坐呼吸、发绀、烦躁不安、咳泡沫痰、心动过速、大汗、血压下降。部分患者可演变为 ARDS。

(三)辅助检查

X 线征象可有局部片状阴影或大小与密度不一,边缘模糊的片状阴影,少数呈蝴蝶翼状,肺纹理增粗。

二、治疗要点

(1)立即脱离刺激性气体环境,保持呼吸道通畅,吸氧。

(2)及早足量应用皮质激素,氢化可的松 $200\sim500mg/d$,或地塞米松 $20\sim30mg/d$,或甲泼尼龙 $80\sim160mg/d$ 加入液体中静脉滴注或静脉注射。

(3)雾化吸入酸性气体中毒者可用 5%碳酸氢钠溶液雾化吸入,碱性气体中毒者可用 3%硼酸溶液雾化吸入。

(4)解除支气管痉挛。

(5)预防控制感染。

(6)纠正酸碱失衡和水、电解质紊乱。

(7)加强监护,防治休克、ARDS 等。

参考文献

[1]刘玮.现代内科学诊疗要点[M].北京:中国纺织出版社,2022.

[2]黄忠.现代内科诊疗新进展[M].济南:山东大学出版社,2022.

[3]胡春荣.神经内科常见疾病诊疗要点[M].北京:中国纺织出版社,2022.

[4]李伟,司晓云,吴立荣,等.心血管危急重症诊疗学[M].北京:科学出版社,2021.

[5]牛杏果.现代急危重症与急诊医学[M].南昌:江西科学技术出版社,2019.

[6]徐新娟,杨毅宁.内科临床诊疗思路解析[M].北京:科学出版社,2021.

[7]石聪辉.急诊科临床诊疗思维与实践[M].长春:吉林科学技术出版社,2019.

[8]王永红.健康管理360°解读[M].重庆:重庆出版社,2021.

[9]郭姣.健康管理学[M].北京:人民卫生出版社,2020.

[10]宋为群,张皓.重症康复指南[M].北京:人民卫生出版社,2020.

[11]李钢,等.临床神经康复[M].武汉:湖北科学技术出版社,2020.

[12]徐晓霞.现代内科常见病诊疗方法与临床[M].北京:中国纺织出版社,2021.

[13]黄佳滨.实用内科疾病诊治实践[M].北京:中国纺织出版社,2021.